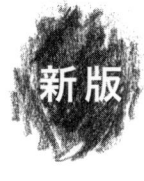新版

子どもの治療相談面接

Therapeutic Consultations
in Child Psychiatry

D.W.ウィニコット ─── 著
橋本雅雄　大矢泰士 ─── 監訳

岩崎学術出版社

Therapeutic Consultations in Child Psychiatry by D. W. Winnicott
© *The Winnicott Trust 1984*
Japanese translation rights arranged with The Winnicott Trust
c/o The Marsh Agency Ltd., London
through Tuttle-Mori Agency, Inc., Tokyo

目　次

第1部
　序　　*1*
　症例 I　　イーロ　9歳9カ月　　*12*
　症例 II　　ロビン　5歳　　*27*
　症例 III　　イライザ　7歳半　　*40*
　症例 IV　　ボブ　6歳　　*61*
　症例 V　　ロバート　9歳　　*83*
　症例 VI　　ローズマリー　10歳　　*98*
　症例 VII　　アルフレッド　10歳　　*102*

第2部
　序　　*117*
　症例 VIII　　チャールズ　9歳　　*119*
　症例 IX　　アシュトン　12歳　　*135*
　症例 X　　アルバート　7歳9カ月　　*149*
　症例 XI　　ヘスタ　16歳　　*161*
　症例 XII　　ミルトン　8歳　　*177*

第3部
　序　　*197*
　症例 XIII　　エイダ　8歳　　*202*
　症例 XIV　　セシル　初診時生後21カ月　　*219*
　症例 XV　　マーク　12歳　　*249*
　症例 XVI　　ピーター　13歳　　*272*
　症例 XVII　　ルース　8歳　　*294*
　症例 XVIII　　X夫人　30歳（アンナ〈6歳〉の母親）　　*308*
　症例 XIX　　リリー　5歳　　*320*
　症例 XX　　ジェイソン　8歳9カ月　　*323*
　症例 XXI　　ジョージ　13歳　　*359*

　文献ノート　　*375*
　訳者あとがき　　*378*
　索　　引　　*383*

謝　辞

　私は Joyce Coles 夫人に感謝の意を表したいと思います。彼女は本書の刊行にあたって，索引作りを含め，膨大な作業を周到に行なってくれました。
　Masud Khan 氏は惜しみなく助言と建設的批判の時間を割いてくれました。彼の協力なくして，本書の出版はありえなかったでしょう。
　出版社の方々には，絵を掲載することで，大変ご協力いただきました。これらの絵は，本来人に見せるために描かれたものではないために，転載の問題では多大な困難が生じました。特に私が，これらの絵を巧みに書き写してもっときれいな画像にするより，子どもたちが描いた元の状態のままで掲載されることを望んだために，大変ご迷惑をおかけしました。
　本書に収録した症例のいくつかは，すでに以前，講義や論文で発表したものです。転載をご許可くださったことに心から感謝いたします。既刊の詳細は，以下の通りです。

　症例III：*Voices* (Spring 1968), a journal published by the American Academy of Psychotherapists ; also Handbook of the Psychotherapy of Children, edited by Dr. G. Bierman (Ernst Reinhardt, Munich, 1969).
　症例IV：*International Journal of Psycho-Analysis*, Volume 46.
　症例VI：*St. Mary's Hospital Gazette*, Jan./Feb. 1962, under the title 'A Child Psychiatry Interview'.
　症例VII：*A Crianca Portuguesa*, Ano. XXI, 1962-63 (Lisbon).
　症例IX：*Foundations of Child Psychiatry*, edited by Emanuel Miller (Pergamon Press, 1968).
　症例XII：*The World Biennial of Psychiatry and Psychotherapy* (Basic Books, 1970).
　症例XIII：*Crime, Law and Corrections*, edited by Ralph Slovenko (Charles C. Thomas, 1966), under the title 'A Psychoanalytic View of the Antisocial Tendency'.
　症例XIV：*British Journal of Medical Psychology* (1963), Volume 36, Number 1, under the title 'Regression as Therapy'.
　症例XV：*Modern Perspectives in Child Psychiatry*, edited by John G. Howells (Oliver & Boyd, 1965).
　症例XVII：published in shortened version as 'Becoming Deprived as a Fact: A Psychotherapeutic Consultation', *Journal of Child Psychotherapy* (December 1966), Volume I, Number 4; also delivered as a lecture, 'Principles of Direct Therapy in Child Psychiatry', at the invitation of the Judge Baker Guidance Center, April 1967, the Fiftieth Anniversary of their Founding.

第1部

序

　本書は，精神分析学の児童精神医学への適用に関する事柄を扱っています。私は3,40年にわたって多くの子どもたちや成人たちに精神分析を行なってきました。その経験から私は，精神分析学を児童精神医学の実践に応用でき，経済的な面でも意義づけられる，ある特別の分野に到達したことに気づいて自分で驚いています。もちろん，すべての子どもに精神分析療法を施行することが，有益でも実際的でもないことは明らかです。また，精神分析医は何度となく，児童精神医学の実践において有効であると学んだやり方を実行に移そうと試みて，多くの困難にぶつかってきました。私は初回面接を十分に活用することで，児童精神医学のかなり多くの症例の問題に対処できることに気づきましたので，児童精神医学の分野で研究をしている方々や，この分野を志している学生諸君のために手引きとなるよう，いくつかの実例を記述したいと思います。
　この治療に用いられている技法は，技法とは呼びがたいものかもしれません。類似した症例は二つとはなく，治療者と患者との間にも，正統的な精神分析療法より，はるかに自由なやりとりが行なわれています。だからといって，長期間にわたる精神分析療法の重要性が否定されるわけではありません。長期間の精神分析において，その治療的操作は転移における無意識的要素という臨床素材の中に日ごとに浮かび上がってくるものに対して行なわれます。そして，その無意識的要素は作業が継続するからこそ意識化されるのです。本書で述べる治療法の基本原則は，やはり精神分析であると私は考えています。もし，この（精神分析でない）療法のためのトレーニングはどのようなものか，と学生に尋ねられたなら，私は必ず精神分析のトレーニングと答えるでしょう。ただ，精神分析トレーニングの最も重要な部分は選抜である，と私は固く信じています。誤って選抜された研修医をよい分析医にするのは容易なことではありません。この選抜の最も主要な部分がつねに，自分が治療者に適しているかど

うか，自分で判断する自己選抜であることは明らかです。そして，研修医自身の教育分析には，この自己選抜という事柄が含まれています。つまり，精神分析トレーニングの一環である教育分析は，病気の人をよくするというよりもむしろ，精神分析の治療者として本当に適している人を得るために行なわれるのです。もちろん，自分自身が病気である人は病者に共感しやすいと言えますし，無意識に達する価値を信じるためには，すでにそれを経験していることが大切であるとも言えます。しかし，ともかく私たちが病気でなく，治療の必要がないのに越したことはありません。

　もし私たちが適切な選抜方法だけでも知っていれば，たとえ精神分析的なトレーニングを容易に行なえない場合でも，本書で述べるような治療に適した人をどう選んだらいいか分かるでしょう。たとえば，すぐに言えることは，その個人固有の同一性を失わずに患者に同一化する能力を確実にもっていること，また，患者の葛藤を受け容れる contain 能力をもっていること，言いかえると，不安にかられて問題の解消を外に探し求める代わりに，患者の葛藤を受け入れて患者の中でそれらの葛藤が解決されるのを待ってあげられる能力をもっていること，さらに患者の挑発に乗って仕返しをする傾向のないことなどです。また，安直な解決をもたらすような思想体系は，どのようなものであっても，それ自体禁忌なのです。というのは，患者は，自分の病気の成立や存続にとって役に立つ，実際的な質を備えた外的障害を操作することを通じてしか，内的葛藤の解決を望まないからです。また，言うまでもなく，治療者はどんなことが起ころうとも，専門家としての信頼性を備えていなければなりません。真摯な人であれば，たとえ私生活や，決して止まることのないパーソナルな成長過程で，個人的な苦悩を経験している場合でも，専門家としての基準を維持することは可能です。

　このような治療者として望ましい資質を数多く列記すると，精神医学やソーシャルワークの分野で専門的な仕事をしようと志している人びとの大部分についていけないと思わせてしまうかもしれません。しかし，私にとっては上に述べたような資質が，精神分析における重要なトレーニングよりも，むしろもっと大切に思えるのです。そして，長時間の深層に及ぶ個人分析治療の経験も欠くことのできないものです。

　もし私が間違っていなければ，私が本書で述べているタイプの作業は精神分析と違って，病院の場で**社会的な要請や圧力**に対応していくうえでの重要性をもっています。

初めから強調しておかなければならないのは，この技法が大変柔軟性をもっていることです。一つの症例を研究するだけで，何をすべきか分かることは誰にもできないでしょう。20ほどの症例を研究してみれば何か一つのよいアイディアが得られるかもしれませんが，一つ一つの症例がそれぞれ異なっているという事実は，依然変わりはないのです。この治療法の理解をさらに困難にしているのは，幾つかの症例を口頭で話すことでは教えようがないことです。学生諸君には，すべての症例を注意深く子細に読み，研究し，楽しんでくれることを要求しなければなりません。

　もちろん，ここで私が学生諸君にこのような要求をするためには，その基礎として症例報告の正確さと正直さがなければなりませんが，しかし，正確に報告することがいかに難しいかもよく知られていることです。テープレコーダーもビデオテープもこの問題を解決してはくれません。私は症例について報告したい時，自分自身の行なったこと，言ったことを含めて，面接時に起こったことのすべてを記録します。こうすることは私自身に大変負担になりますが，その記録から面接のほぼ全容が再構成できるという，その負担に見合うだけの報酬が得られます。もっとも，2，3日後には判読できなくなることも時々あります。治療の一部始終を記述するという，このような努力をすることが私には楽しみでした。なぜなら，とかく面接の多くは，特に面接の内容の豊かさは，「夢が夜明けとともに萎えてしまうように」失われてしまいがちだからです。

　ここに載せた症例は，かなり簡略化され過ぎているように思えるかもしれません。というのは，私はほとんどすべての症例で絵を交換する方法を用いたからです。本書で報告した症例で私が用いた技法は，通常スクィグル・ゲーム Squiggle Game と呼ばれているものです。もちろん，スクィグル・ゲームに関して独創的なところはありませんし，スクィグル・ゲームのやり方を学べば，私が治療相談面接と呼んでいるものが身につくと思うのは正しくありません。スクィグル・ゲームは，子どもとのコンタクトをつけるための，単なる一つの手段にすぎません。ゲームの中や，面接場面全体で何が起こるかは，そこで現われた素材を含めて，子どもの体験をどう活用するかによって決まってくるのです。治療者と子どもの相互関係を活用するためには，子どもの情緒発達についての理論と，子どもと環境的要素との関係性についての理論を十分知っていることが必要です。ここに報告した症例では，スクィグル・ゲームと治療相談面接とを人為的に関連させて記載しました。事実，それらを関連させることで，子どもの絵や，子どもと私の絵から，その症例が生き生きと感じられる

からです。これらの絵を通して，その子どもがまるで私の傍らにいて，ある程度症例の記述を手伝っているかのようです。そのために，子どもと治療者が語ったことの報告が，真実の響きのこもったものになるのです。また，スクィグルや描画などの素材は，両親を打ち明け話に引き込み，治療相談面接という特別な状況で子どもがどんな様子だったか知らせることが治療に役立つという面でも，臨床上重要な意味合いをもっています。これらの絵は，私が子どもの言ったことを報告するよりも，親たちにとってより現実性をもっているのです。親たちは子ども部屋の壁に貼ってあったり，子どもが学校から持って帰る，いくつかのタイプの絵についてはよく知っていますが，このように連続している何枚かの絵を見て，それも家庭状況では明らかにならないような子どもの個性と知覚能力を表わす絵を見て，しばしば非常に驚きます。本書で報告されているいくつかの症例においては，子どもの個性や知覚能力が家庭では明らかになっていなかったという，この側面についての論議がされています。しかし当然，こういった（非常に有益な）洞察を親たちに告げることが，常に適切であるとは限りません。親たちは治療者が彼らに寄せている信頼を悪用するかもしれませんし，そうして，子どもと治療者の間の一種の親密さに基づいた作業を台無しにするかもしれません。

　治療相談面接という特殊な場と，初回面接（あるいは，繰り返される初回面接）の活用とに関する私の概念化は，病院の外来や私個人の診療所で臨床を行なっていくうちに，徐々に生まれてきたものです。とはいっても，私の概念形成にとって，特別に重要な意味をもっていたといえる時期がありました。それは私が小児科医をしていた20代半ばの頃で，その時期私は，病院の臨床場面で多くの患者に接していて，できるかぎり多くの子どもたちとコミュニケートし，絵を描き，そして彼らが自分たちの見た夢を語ってくれる機会をもちました。そして，**子どもたちは来院する前の晩に私の夢を見る**ことが頻発することに，私は非常に驚かされました。子どもたちが会うはずになっている医者について見る夢は明らかに，医者や歯医者，自分を助けてくれると思われる他の人びとに関して，彼ら自身が想像的に作り上げた像を反映していたのです。また，それらの夢は，程度の差はあっても，親の態度や来院の準備をも反映していました。にもかかわらず，私自身が**子どものあらかじめ抱いている先入観**に合わせようとしていることに気づいて，私は非常に興味を感じました。また，このような夢をみた子どもたちは，その夢が私についてのものだ，と私に話せたのです。その頃はまだ知識がなく活用できなかったのですが，現在私が用いてい

る言葉で言えば，私は主観的対象 subjective object の役割を果たしていたわけです。私が今感じていることは，この主観的対象の役割を果たしている時が医師にとって，子どもと接触する絶好の機会であるということです。しかも，この役割は初回面接か，2〜3回の面接の間しか持続しないものなのです。

　このような状況と，催眠においてあまり有効と思われない方法で得られる状況との間には，ある関係性が存在するにちがいありません。私はかつてその関係性に関して，このような特殊な状況で子どもたちがしばしば（同じような作業をしている治療者にたいしてと同様に）私に示してくれた，非常に大きな信頼を説明するために作り上げた理論の中で触れたことがあります。そして，この特殊な状況は，神聖という言葉を使うにふさわしい特性をもっているのです。この神聖な契機は，活用されることもあるし，無駄にされる場合もあります。もし，この契機が無駄にされると，自分は理解されているという子どもの信念が打ち砕かれることになります。一方，もし活用されれば，子どもは自分が援助されているという信念を強めることになります。このような症例では，初回面接（あるいは最初の2〜3回の面接）という特殊な場面で深層に及ぶ作業がなされるわけですし，その結果として起こった子どもの変化を，両親や，現在子どもの置かれている社会場面で責任のある人びとが利用できるのです。そのようにして，子どもが情緒発達の面で困難に陥っていても，結果的に面接がその困難を解決し，発達過程を前進させたと言えるのです。

　しかし，一部の症例では，この種の面接の作業がより長時間の，よりインテンシィブな精神療法の前段階に過ぎないこともあります。この種の面接に特有の，自分が理解されたという経験をもつことで初めて，子どもの精神療法への心構えができるということもよく起こります。もちろん，子どもは実際に理解された以上に，理解されていると感じているかもしれませんが，子どもがそう感じることは自分は理解され，多分援助さえされるだろう，という希望を子どもに抱かせることにつながるでしょう。

　この種の面接で生じる困難の一つに，理解するということに成功すると，子どもは，ある程度の期間にわたる頻回の面接を必要にするような種類の依存を精神科医やソーシャルワーカーに向け，インテンシィブな治療への発展を容易に期待する，という事態の起こることがあげられます。しかし，いつもそうなるというわけではありません。

　このような精神療法的面接を避けるべき種類の症例もあります。といって，重症の子どもたちには有効な作業が不可能だと言っているのではありません。

私が言いたいのは，もし，子どもが治療相談面接の場面から離れて**異常な家庭や社会状況に戻ってしまう**と，子どもにとって不可欠で当然与えられるべき，環境側の供給が見出せない場合のことです。つまり，「平均的に期待できる環境」average expectable environment があってこそ，面接中少年や少女に起こる変化，つまり発達過程での困難の緩和を示している変化にうまく対処し，それを活用できるものと，私は信じているのです。

　事実，この種の作業に適応かどうか，症例を評価する際の主な困難は，子どもが現在置かれている環境を評価する難しさなのです。もし，強力な有害な外的要因が継続していたり，一貫した個人的保護が欠けている場合には，治療者はこのようなやり方を避けて，「管理」management で行なえることを利用するか，一般に転移として知られている個人的関係性が成立する機会を子どもに与えるようなセラピーを設定したいと感じるでしょう。

　もし，読者が本書の一連の症例を細部まで**楽しんで**読んでくれたとしたら，読者は精神科医としての私が定数因子であること以外，何も予見できないという感じを抱くでしょう。私自身はこれらの症例記述の中で，他の誰でもない私という一人の人間として登場しています。ですから，もし誰か他の精神科医が私の立場になったら，どの症例も同じ結果にならないでしょう。新しい症例の未知の領域を探求する時の私の唯一の同行者は，いつも私が持ち歩き，改めてあれこれ考える必要もない，すでに私の一部になっている理論なのです。それは，個々の子どもがその置かれた特有の環境に対してもつ関係性の歴史総体をも必然的に含む，個人の情緒発達についての理論なのです。私の治療の理論的基礎が，時間の経過と経験によって変化するのは避けがたいことです。私の立場は，チェロ奏者にたとえることができるでしょう。チェロ奏者は，まず，最初は**技術**を身につけるために努力し，それから技術は当たり前のこととして，実際に**音楽**を奏でられるようになるのです。私は今，30年前よりもずっと容易に，成功率の高い治療を行なっていることに気づいています。そして，技術を身につけようと今も懸命に努力している人たちと情報を分かち合いたいし，同時にこの人たちにいつか音楽を奏でられる日がやってくるという希望を与えたいと思います。しかし，書かれた楽譜から優れた音楽家の演奏を聴く満足はごくわずかしか得られないかもしれません。

　このような症例記述の質をはかる基準は，楽しめるということでしょう。もし，本書の症例の記述を読むのに骨が折れるとすれば，私が小賢しくまとめ過ぎたのです。つまり，私が技術をひけらかすのに夢中で，音楽を奏でなかった

のです。もちろん，私は症例を記述する際にしばしばそのようなことが実際に起こることを知っています。

選ばれた症例について

　想像でおわかりのように，どの症例から始めるかを決めるのは難しいことです。私はイーロのケースから始めることにしました。イーロはフィンランド人の少年ですので英語は話せませんし，私はフィンランド語が話せません。そこで，ヘルカ・アシカイネンさんに通訳をお願いしましたが，ゲーム中少年と私が二言三言言葉を交わした時に，彼女は巧みに一方からの言葉をうけて，他方に投げ返してくれました。この症例では言葉の障害のために，絵が特に重要な役割を果たしました。しかし，私がこの症例を選んだのは，言葉の障害のためではありません。そんなことは，イーロも私もすぐに忘れてしまいました。私がその時までこの少年と会う必要がなかったという理由から，この症例を選んだのです。つまり単純に，私がその病院を訪れた時，そこのスタッフが私に，自分たちのよく知っている症例について話して欲しいと望んだということです。イーロはその病院の整形外科の病棟に入院していました。私は子どもとコミュニケートする方法を示すために，彼と面接したのです。この症例は偶然にも，次のような原理を説明しているように思えます。もし，子どもや大人に適切で専門的な方法による機会が与えられれば，ごく限られた専門的接触の設定のなかにも，クライエントは（最初は躊躇しがちであっても）現在かかえている問題や情緒的葛藤，あるいは自分の人生のその瞬間に起こっている緊張のパターンなどを表わすでしょう。このことは，バス旅行で隣り合わせた人の話にただ耳を傾けているだけの場合にも当てはまると思います。内容がなんらかのプライバシーにまで立ち入ったならば，その話はどんどん進展し始めるでしょう。それはリウマチや，職場の不満などについてのただの長話かもしれませんが，治療相談のための素材はすでにそこにあるのです。その素材が何の役にも立たなくなってしまうのは，あなた自身がその時，与えられた素材を専門的な方法で真剣に使用しようとしていないからです。その理由のために，バスの中で提出された素材は散漫になって，つまらなくなってしまうのです。治療相談面接では，素材は特異性をおび，すぐに興味深いものになります。それはクライエントたちが，多分理解してもらえるだろう，深いレベルで話し合えるだろう，とすぐに感じるからです。ですから，バス旅行の隣の席の人たちをクライ

エントにしてしまうのは明らかに無責任なことです。そうしてしまうと，その人たちはどうしても依存的になり，それ以上の面接を求めることになるか，バスの停留所で喪失感を味わうことになるでしょう。しかし，児童精神科に連れて来られた子どもたちの場合は，本書の症例経過が示すように，専門的状況がつくり出され，作業が行なわれるのです。そして，子どもとのコンタクトを保つ方法や手段はいくつかありますが，ここで再度強調しておきたいのは，私からの情報に耳を傾けることができ，私がその後の治療手順について判断を下すのを手助けしてくれるような，**感性豊かな両親像が必要なこと**です。

　ここで報告した症例のなかには，1～2回の治療相談面接で，劇的な変化をしたものがいくつかあります。これらの変化は，行なわれた作業の有効性の証拠としてだけでなく，親たちの態度の証拠としても把握されるべきでしょう。もちろん，このような治療に最も適しているのは，すでに親が私に信頼を置いてくれている症例です。しかし，これはあくまでも，望ましい形態であると言っているのです。つまり，一般に人は話し合いを重ね，当然起こってくる疑惑を克服した上で，自分たちが相談しようと決めた医者を信じ始めるものです。実際に事態が順調に進み，子どもになんらかの変化が起これば，相談医はすぐに親から信頼される人物となり，そのことが，子どもの症例に好ましく作用するという，良い循環がつくり上げられることになります。しかし，結果を評価する場合，親たちは自分たちの努力が無駄に終わったと思うより，むしろ相談医を信頼したがるものであるという事実を十分に考慮にいれる必要があります。つまり，親たちの何人かは，できることなら良い報告をしようとします。親の報告は，多くの場合有用なものですが，客観的説明としてはかなり疑わしいのです。結果を評価する時には，このことを常に念頭に置いておかなければいけません。私は親たちが話してくれたことを最終的な評価とするほど無邪気ではありません。ここで強調したいのは，私がこれらの相談面接を報告する目的が，症状の治癒の説明をするためではないことです。むしろ，私の目的は**子どもとコミュニケートする**実例を報告することです。私は子どもたちと行なった作業を報告する必要性を感じています。この必要性はある程度，現代において治療者たちがグループ状況に目を向けすぎる傾向にある，という事実から生じています。もちろん，グループの作業から得られる利点も数多くあることも確かですが，個人としての実際の患者と行なう作業の価値は，グループ治療者によってあまりにも安易に見落とされています。グループ状況においては，その時点で困難に陥っているメンバーは誰であるかを発見することが目的なのです。そ

して多分，その困難に陥っているメンバーというのは，精神科医やソーシャルワーカーに注意をうながすような症状を呈しているメンバー，つまり家庭や社会集団の中で病的なメンバーとは別人であるかもしれません。

　この症例集で報告されるいくつかの症例で，子どもの症状は両親の一方または両方，あるいは社会状況などの病理を反映していて，この点に注目する必要のあることが見てとれるでしょう。とはいえ，環境のなかの主要な欠陥と接触をもたせてくれるのは，やはり子どもかもしれません。私の主張によれば，この症例集が全体として示しているのは，たいていの場合，子どもの状態を心配した両親によって連れてこられた子どもこそが，実際に病気にかかっている人であり，したがって一番に注意が向けられる必要があるのは子どもだということです。子どもであれ大人であれ，すべての人が問題をもっています。この問題がその瞬間に緊張を引き起こしているゆえに，面接の素材にはこの問題が現れてきます。もしいくつかの問題がいちどきに初回面接で現れたとしたら，それは，多様な問題をより分けて，個別に，おそらくは多様なやりかたで扱うために，もっと長期にわたるような種類の作業が必要だということの証拠です。

　ここで読者に，症候的にある成果が現われても，あまり興奮しないように注意しておかなければならないでしょう。というのは，症状の改善は，私がこの症例集を書く時に念頭に置いた主目的ではないからです。ある症例ではあまりはっきりした結果が出ないでしょうし，別の症例では悪い結果が出ることさえあるかもしれません。もしこの作業を他の管理や治療法に切り替えることになったとしても，治療法自体の欠陥とは考えられないでしょう。実際，代わりの治療法は常に用意しておかなければなりません。

　私が最も望んでいるのは，かなり詳細に記述された本書が良い教材として認められることかもしれません。分析療法や週1回の精神療法の記述の場合と違って，ここに記述した多くの症例では，起こったことの全容が記述されています。したがって，学生は素材に現われたどんなことについても論議できます。つまり，吟味や検討のもとになる素材について，教師と同程度に知っているからです。私の考えでは，もし素材が批判されたとしたら，満足すべき結果が得られたことになります。私は，ここに書いたことを単に真似されるよりは，批判されることのほうが望ましいと思っています。すでに述べたことですが，どの症例においても治療者は一人の人間としてとり込まれているので，二人の精神科医が行なった面接がまったく違っているように，まったく同じ面接は二つとないのですから，作業をまるごと模倣することはできないのです。

この精神療法的面接について注目してもらいたいことが，もう一つあります。それは無意識の解釈が主たる特徴ではないということです。しばしば，面接の全過程を変えるような，重要な解釈が行なわれています。そして，面接のある長い時間，あるいは面接全体を通して解釈を行なわないでいて，ある時点で無意識の解釈のために素材を使う，そのやり方についてきちんと説明するほど難しいことはありません。このやり方はまるで，人が自分自身の中のまったく相反する二つの傾向の存在に耐えなければならないのと同様のことのように思えます。私の場合，つぎのようなやり方のおかげで，この問題はいくらか和らげられます。すなわち，もし，子どもが解釈に同意しなかったり，反応できないようであれば，私はすぐに自分で言ったことを引っこめます。しばしば，解釈の根拠の点で私が誤っていると，子どもが訂正してくれることがありました。もちろん時には，私が正しい解釈をしたのに，その正しい解釈が否認されるという抵抗が起こることもあります。しかし，解釈が有効でない場合は常に，不適切な時機に，不適切なやり方で解釈したのですから，私は無条件で撤回します。解釈自体は正しいかもしれませんが，私がそのやり方で，その特別の時点に，その素材を言語化する上で誤ってしまったということです。教条的解釈は子どもに，私の言ったことをプロパガンダとして**受け入れる**か，解釈と私と全状況を**拒否する**かの二者択一を迫ることになります。私と治療関係にある子どもが，私の言うことや私の採ったやり方を拒否する権利を，自分がもっていることを分かっていると考えていますし，望んでもいます。実際に，このような面接の主導権は私でなく，子どもの側にある事実をはっきりと主張しておきたいと思います。この作業は1，2回，多くとも3回くらいのセッションまでなら容易ですが，面接が何度も繰り返されるようであれば，読者もそのうちきっと気づくように，転移や抵抗に関するすべての問題が現われ始め，通常の精神分析の線に沿った治療が行なわれなければならなくなります。もう一つ読者に理解していただきたいのは，私は決して（と望んでいるのですが）自分自身の利益のために，解釈をしていないということです。私はその症例の素材を言語化し自分に聞かせることで，私が使っている理論のある部分を立証する必要はないのです。私はもう，自分の利益のためにしたいと思う解釈はすべてしつくしてしまいました。他人の考え方を変えてみても，私が得ることは何もありません。いくつかの長期の精神分析的治療の経験は私に大きな影響を与えました。10年前には正しいと思え，患者が畏敬の念をもって受け入れた解釈が，結局は馴れ合いの防衛であったことが分かったのです。とても雑な例ですが，次のよ

うなことがいえます。人はヘビをすべてペニスの象徴と考えたがる，いくらか宣伝家的な傾向をもっているかもしれません。もちろん，ヘビはペニスの象徴でもありうるのです。しかし，もし早期幼児期の素材や，ヘビが子どもにとって何を意味するかということの根源にまで到達しようとするなら，子どものヘビの絵が自己を，つまり未だ手も指も足も足指も使えない自己を描いたものでありうることを理解すべきでしょう。治療者がヘビをペニスの象徴と解釈したために，どれほど多くの患者が自己の感覚 a sense of self を伝え損なったことでしょう。夢や恐怖症に見られるヘビは，部分対象には程遠い，**最初の全体対象** a first whole object でありうるのです。この例は学生がこの症例集を読む時の手掛かりを提供していますし，私がまさにこの種の誤りを犯してきたことも正直に報告しようとしたので，その実例も数多く出てくるでしょう。そして私は，学生と教師の教育場面でこれらの症例を利用していく時の方法を示すために，この例をあげたのです。

　ここで述べた作業の背景には，私とともに成長してきた，個人の情緒発達に関する理論があります。この理論は本質的に複雑なので，私の行なうすべての作業で使用している理論についての私の理解を，ここで再度述べることは適切ではないでしょう。この主題については，膨大な文献があります。私の考え方の発展を知りたいと思う学生は，私がかつて書いた他の本を読んでくだされば，どういうことが必要なのか分かるでしょう。そのために，それらの本のリストを巻末に載せておきました。

　最後に，これらの症例を提示することで，私が何かを立証しようとしているのではないことを，分かっていただきたいと思います。私が自分の主張の立証に失敗しているという批判は，まったくの見当違いです。私には主張する気などないのですから。学生は私の記述を読むより，直接子どもたちと個人的に接触して，素材を集めるにこしたことはないことを付け加えておきます。しかし，これは，特に学生にとっては，常に可能であるとはかぎりません。ごく少なく見積っても，この種の正直に症例報告するという試みは，学生の勉強や，力動的心理学の分野の作業の経験を積もうとしている，ソーシャルワーカー，教師，精神科医などにとって，学ぶところがあるでしょう。

症例Ⅰ　イーロ　　9歳9カ月

　私はフィンランドのクオピオにある小児病院 Lastenlinna（子どもの城）[注1]を訪問した時に，職員の会合で症例について話して欲しいと頼まれた。このグループは，医師たち，師長，数人の看護師，心理学者，ソーシャルワーカー，および何人かの外部参加者など，種々の職種の人びとで構成されていた。この場合，私が自分の症例を提出するよりも，グループのメンバーが知っている症例について話すほうがよいと思われたので，この病院の整形外科病棟から一人の少年が選ばれ，私は，児童精神科医が通常扱うような当面差し迫った問題をもたないこの少年と面接した。

　この少年にはかつて，学校を休んだり，頭痛，腹痛などのはっきりしない症状があったことを，私はあらかじめ教えられていた。しかし，この少年は幼児期からずっと気にし続けてきた，先天性の合指症のために入院していた。彼は整形外科では顔馴染みで，皆から好かれていた。この面接の結果はまったく予測できなかった。イーロは私の知らないフィンランド語しか話せなかった。そこで，ヘルカ・アシカイネンさんに通訳をお願いした。彼女はソーシャルワーカーとして彼の母親にかかわっていたので，この症例についていくらかの知識をもっていた。アシカイネンさんは，イーロと私がすぐに彼女の存在を忘れてしまったほど優秀な通訳だったので，この面接の経過には影響を与えなかったと言える。実際，彼女は話し過ぎることなく，必要最小限の役割を演じてくれた。イーロと私と通訳は，あらかじめ2本の鉛筆と紙の置いてある小さな机の席について，私が簡単に説明したスクィグル・ゲームにすぐに熱中した。

　　　私が言った。「私が目を閉じて，紙にこんなふうに描くから，君はそれを何かに変えてごらん。そうしたら，こんどは君の番で，君が同じように描いて，私がそれを何かに変えるよ。」

（注1）世界保健機関 WHO の後援を受けている。

(1) 私が，閉じた形になったスクィグルを描くと，彼はすぐに「アヒルの足だ」と言った。

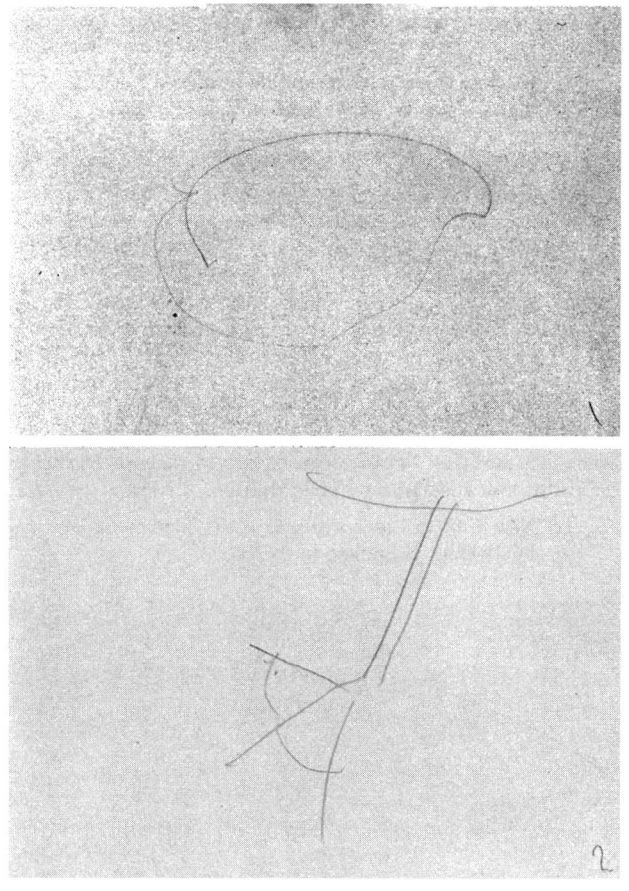

　イーロが自分の肉体的欠陥を主題にして私とコミュニケートしたがっていることが，即座に明らかになったのは，私にとってまったくの驚きだった。私はそのことには何も触れず，この事態を確認したいと思ったので，

(2) 私は，水掻きのついたアヒルの足を描いた。

　私は，私たちが同じものについて話していることを，はっきりさせておきたいと思ったのである。
　すると彼は，今度は自分で描くことにして，

(3) 彼自身で，水掻きのついたアヒルの足を描いた。

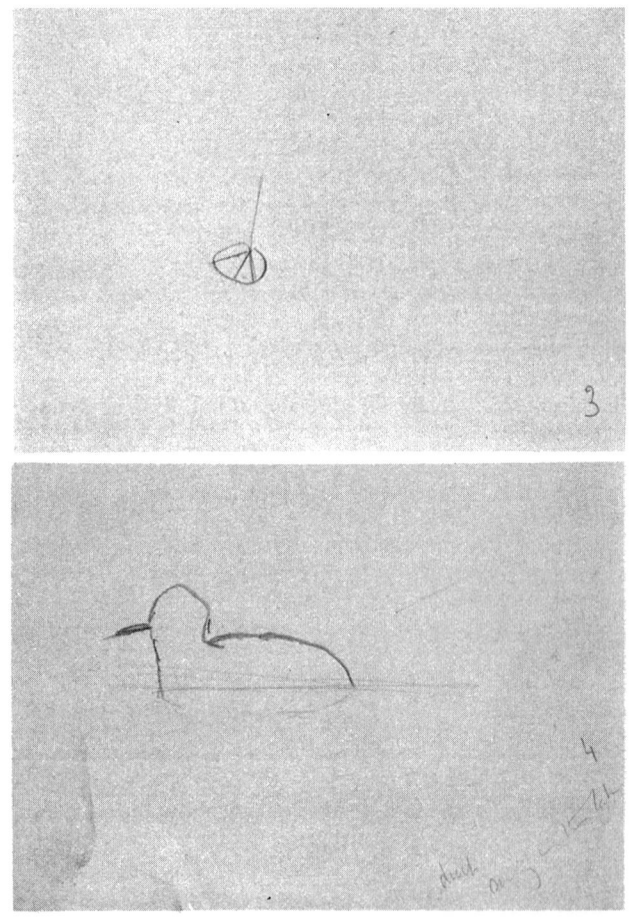

私はこの時，私たちが水掻きのついた足という主題にしっかりと取り組みだしたので，話題が彼の肉体的欠陥に移るのを，ゆったりと待っていればよいのだと認識した。

(4) 次に，私があいまいなスクィグルを描き，彼はこれを湖で泳いでいるアヒルに変えた。

この時私は，イーロがアヒルや水泳や湖によい感情をもっていることをコミュニケートしたのだと感じた。ついでに付け加えれば，フィンランドにはたく

さんの湖や島があり，子どもたちは水泳やボート遊びや釣りに夢中なのである．

(5) ここでイーロがスクィグルを描き，自分で角笛に変えた．

　私たちはアヒルの足という主題から離れて，音楽についてや，彼の兄がコルネットを吹く様子について話し始めた．彼は「僕はピアノを少しだけ弾けるんだ」と言ったが，彼にはそのような肉体的欠陥があるので，変形した指でぽつんぽつんと曲を弾くことを言っているのだと，私には推測できた．彼は音楽が大好きで，フルートを吹きたいのだと言った．

　ここで初めて，私はこの素材について触れた．イーロが健康で幸福な少年であり，ユーモアのセンスも持っていることが分かったので，私は，アヒルがフルートを吹くのは難しいだろうね，と言ったところ彼はとても面白がった．

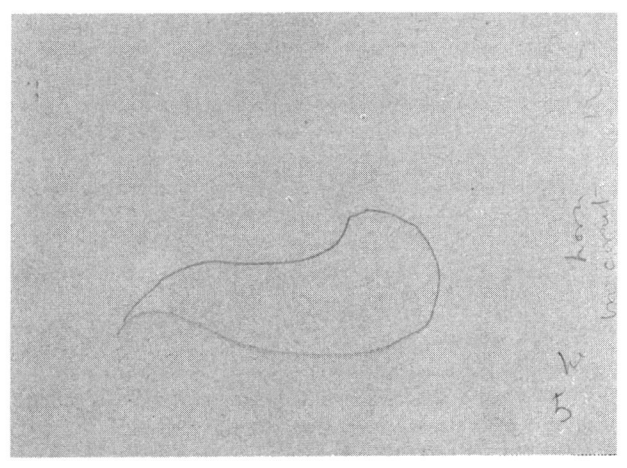

　彼がアヒルによって自分自身の肉体的欠陥を表わしていることを，私が彼に説明しなかったことに気づかれるだろう．説明してしまうのは得策ではない．というのは，彼が自分の行なっていたことの意味に気づいていたり，自分自身の肉体的欠陥を表わすのにアヒルを意識的意図的に使っていた，ということはまずありえないからである．実際には彼は自分が合指症であるという考えを認めることも，それに対処することもできなかったのだ，と私は考える．

(6) 私がスクィグルを描き，彼はこれをすぐに犬に変えた．

　彼はこの絵をとても気に入った．ある力強さが，私のスクィグルから，彼の描いた犬に入り込んでいることが分かるだろう．これは，自我支持の例示として使うことができるだろう．自我支持は，たとえ必要だとしても，あまりに活

16

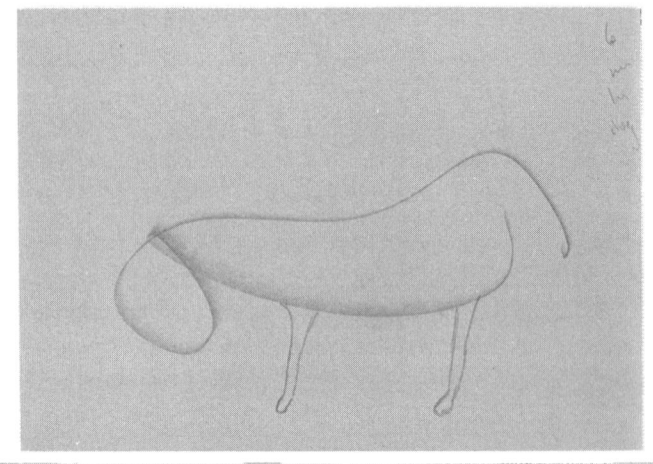

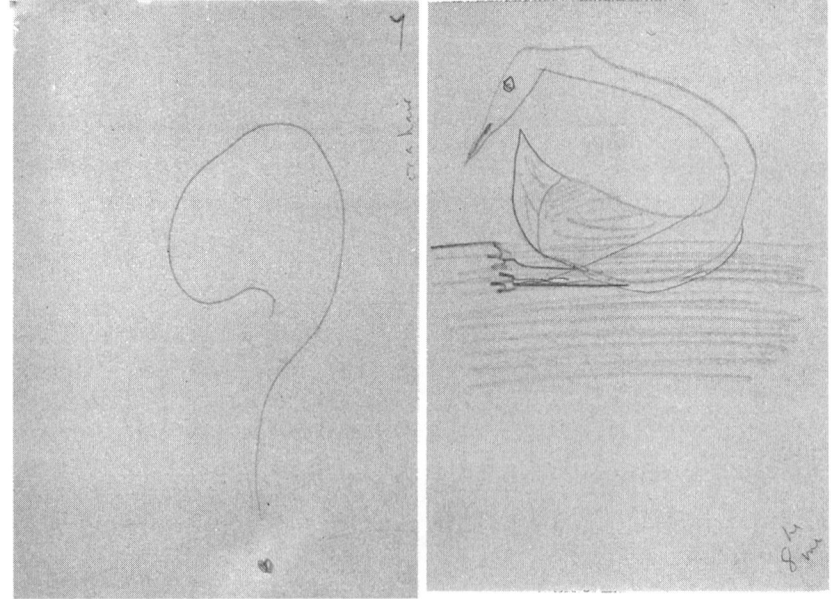

発で積極的になり過ぎる場合もある,ということが見てとれるだろう。

(7) 彼がスクィグルを描き,私が疑問符に変えた。彼が「これは髪の毛にできるよ」と言ったように,明らかに彼の心の中にあるのは疑問符ではなかった。

彼が心の中で髪の毛を考えていたのを私が分からなかったのは,面接の自然な過程で重要な部分であったことに同意していただけるだろう。彼は自分の意

図を私が魔術的に分かってしまうと考えたならば，不安に陥ったであろう。

(8) 彼のスクィグルを，私はかなり不恰好な白鳥にした。

私はそのとき，二人で楽しんでいるゲームに熱中しながらも，アヒルのテーマを漠然と続けていたように思うが，これについてはっきりと考えていた記憶はない。

　この時には，私たちは自由にいろいろなことについて少しずつ話せるようになった。そこで，私は「君はおよげるの」と尋ねた。彼の「うん」という答え方は，いかにも彼が水泳を楽しんでいる様子であった。

(9) 私のスクィグルを，彼は靴だと言い，これに何も描き加える必要はないと言った。

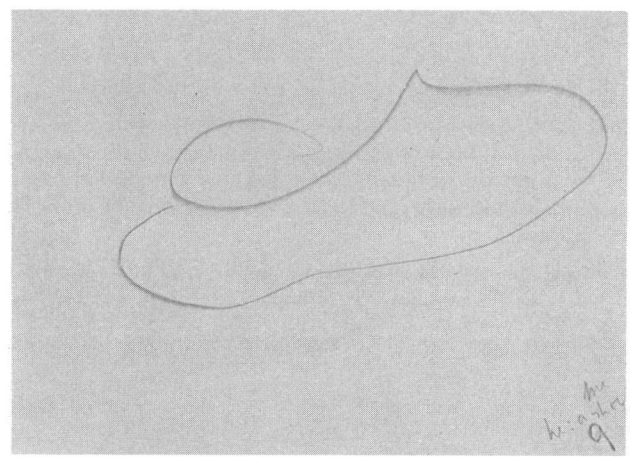

(10) 私は，今思えばかなり作為的に，彼が手に変えられるような形のスクィグルを描いた。

このやり方が正しいのか，誤っているのか，言うことはできないが，私はその時はそうしたいと思った。

　イーロは一本の線を描き加えて，花に変えた。彼の言うには，「こことここを繋いだら，これは花だよ。」

今この絵を見ると，彼が自分の手を見ることを嫌がっていたのが分かる。もちろん，私は何も言わなかったし，言わなくてよかったと思っている。というのは，この時に私が何か言っていたとしたら，その後に起こった驚くべきことの妨害をしてしまったかもしれないからである。

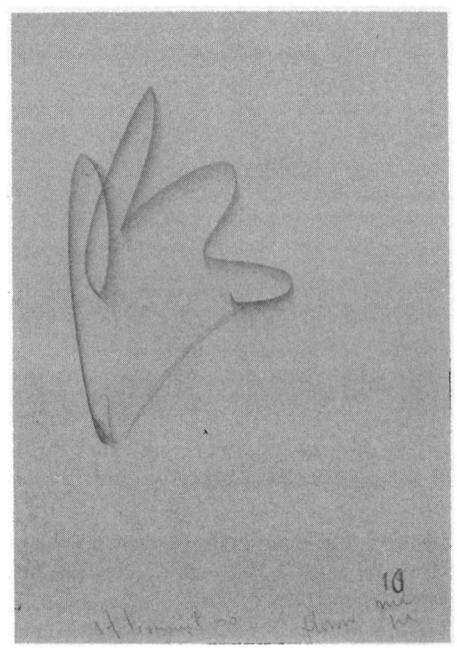

(11) 今度は彼が、むしろ意図的な絵に近い性質のスクィグルを、それも非常に素早く描いた。この絵には、私のスクィグル（No.10）の影響が見られる。このスクィグルは、変形した手を描いたもののように見えた。これは重要な瞬間だった。なぜなら、私が彼に何を考えているのかを訊いたら、彼は「これができちゃったんだ」と言った。彼は**自分でも予期**しないことをしたのだった。

今や彼は自分の手に目を向けようとしていたし、このことは、彼が手になるべきものを花に変えた、No.10で見られた否認に対する反応であると言えるだろう。私は、私たちが意義深いコミュニケーションをしていると確信していたので、この段階で事態をそのままにしておいた。

　　私は彼に夢について尋ねた。彼は「僕は目を閉じて眠るから、何もみえないよ」と言って、少ししてから「僕の夢はほとんどすてきな夢だよ。もうずっと嫌な夢は見てないんだ」と言った。私は夢のテーマを切り上げて、待っていた。
(12) すると、彼はこの絵を描いた。私は「これは君の左手みたいだね」と言った。

事実、この角度は、その絵から数センチ離れてテーブルの上に置かれている、彼の左手の目立つ2本の指の角度と全く同じだった。

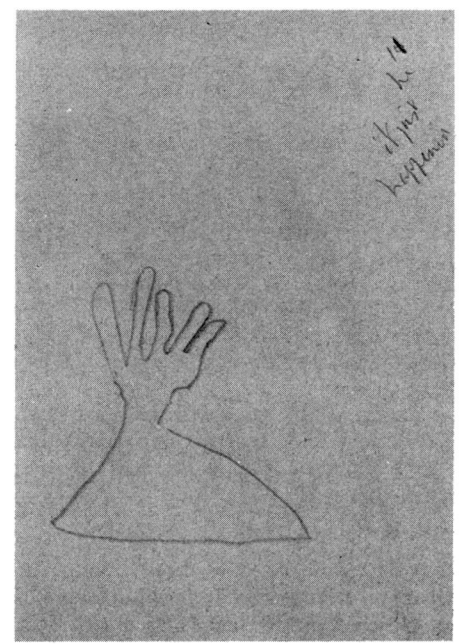

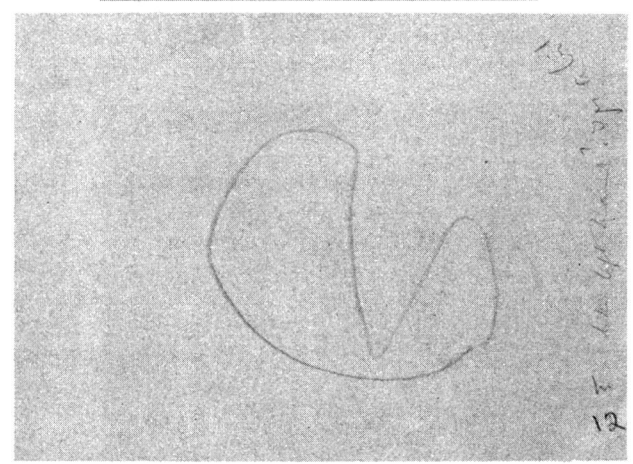

「ほんとだ,すこしね」と彼は言った。

ここで,彼は自分の手について客観的になっていたが,彼がその時までに誰かと彼の状態について話し合ったことがあったかどうか,はっきりしていなかった。彼はこれまで何回もの手術を受けてきたし,これからももっとたくさんの手術を受けるだろう,と語った。彼が自分の足も手と同じだと言ったので,

彼が私の描いたスクィグル（No. 9）に靴を見たことは，当面の問題と関連していたのだと分かった。

  彼が「足の指は4本しかないんだ。前は6本あったけど」と言った。
  私は「それじゃあ，アヒルみたいだね」と言った。

私は彼が整形外科医について何か言いたいことがあるかもしれないと，考えをめぐらせ始めた。事実，この時は知らなかったが，外科医は，イーロが「従順すぎるくらいだ」と感じていたという意見を述べていた。
 この時点で，私の心の中である考えが定式化され始めていた。私が次のように言ったのは，おそらく，それについて話し始めようとしたのだろう。

  「外科の先生は，君の生まれた時からの姿を変えようとしているね。」彼は，フルートを吹けるようになりたいと言い，これから受ける手術について語った。

目の前のテーブルに置かれた彼の手を見れば，彼がフルートを吹けるようになることはまず絶対にあり得ないと，十分すぎるほど，分かるのだった。

  ほんの少しして，私は彼に尋ねた。「大きくなったら，何になりたいの。」彼は子どもたちがよくそうするように，初めは「分かんないな」と言ってから，「お父さんみたいに，ビルを建てる人になるんだ」と答えた。彼のもう一つの考えは，学校で工作を教える人になることだった。

彼の体の状態では実現困難か，実現不可能なことを彼ができるようになりたいという，とても難しい問題を私たちが話し続けているのだ，と私は分かった。

  何度も手術をされることでかんしゃくを起こしたことはないか，彼に尋ねた。彼は即座に「かんしゃくを起こしたことは一度もないよ」と答え，さらに，こう付け加えた。「これは僕が自分で選んだんだ。僕が何度も手術をすることを選んだんだ。4本の指が全部くっついているより，2本の指のほうが仕事をするには都合がよいもの。」

今や，彼が自分の手ばかりでなく，自分の置かれている不利な条件まで見つめて，自分の問題についての意味深い言語化を行なっているのだ，と私は感じた。彼に提供した専門的接触の中で，（意識的に意図することなく）彼が求めているものはまさにこのことである，と私は考えた。

症例Ⅰ　イーロ　21

⒀　私たちはスクィグル・ゲームに戻り，私は彼のスクィグルを，剣の柄にした。彼は続けて，

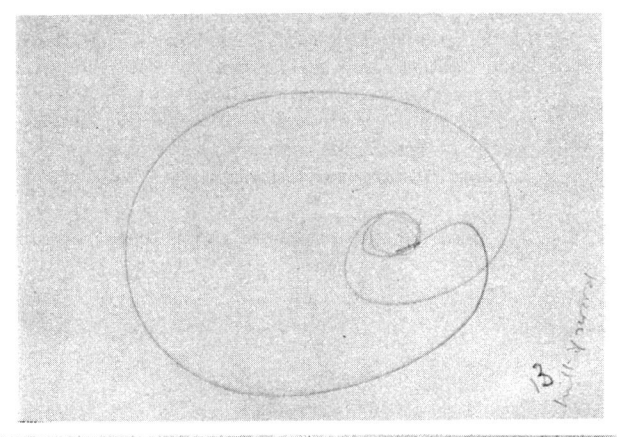

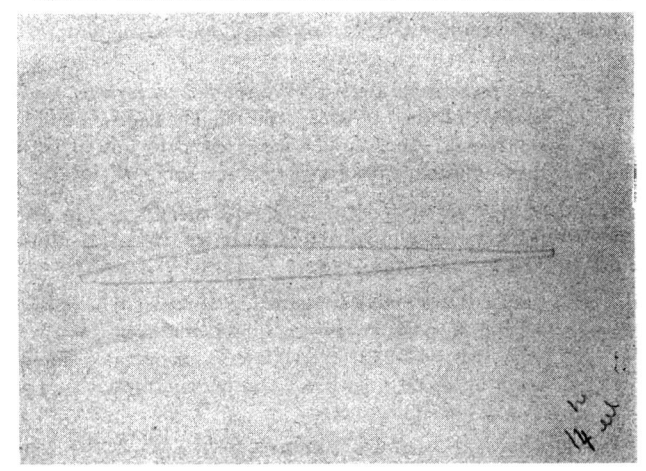

⒁　描きたかった絵を描き，これを彼はウナギと呼んだ。今振り返ってみると，これは柄についている剣でもありえたことが分かる。当時，フィンランドはウナギのシーズンだった。私はウナギを描いた彼のアイディアをからかった。「そのウナギ，湖に帰すの，それとも料理して食べちゃうの」と私が言うと，彼はすぐに「湖に戻して泳がせよう，だって小さいもの」と答えた。

　彼はウナギと自分を同一視していた。彼が自分自身の原初的状態，つまり誕生以前についての一種の空想に言及しているのだ，と私は確信した。この確信は，私がすでに心の中で定式化していた考えと一致していた。

そのため，私は彼にこう言った。「もし，君も小さいと考えるならば，君だって湖で泳ぎたいだろうし，アヒルのように湖面を泳ぎたいでしょう。君は，水掻きの付いた手や足を持った自分が好きなことと，生まれた時のままの君を愛してくれる人が必要なことを，私に話してくれているんだ。大きくなるにつれて，君はピアノを弾きたい，フルートを吹きたい，工作をしたいと思い始めた。それで手術を受けることに同意したんだね。でも，一番大切なことは，君が今のままで，生まれた時のままで愛されることなんだ。」

彼は私の意見に答えて，こう語った。「お母さんも僕と同じなんだよ。」これは私が知らなかった事実である。言いかえるなら，彼は自分自身のこの身体的条件に対処するさいに，母親に関する同じ身体的条件にも対処しなければならなかったのである。

⒂　ここで，私は複雑なスクィグルを描いた。彼はすぐに電球とランプシェードに見立てた。彼の家では，母親がちょうどこの絵のような形の大きなランプシェードを買ったばかりであった。したがって，母親のことはまだ彼の念頭にあったのである。私は試みに，このスクィグルについてさまざまの違った提案をしてみたが，彼はそれらすべてを拒否した。

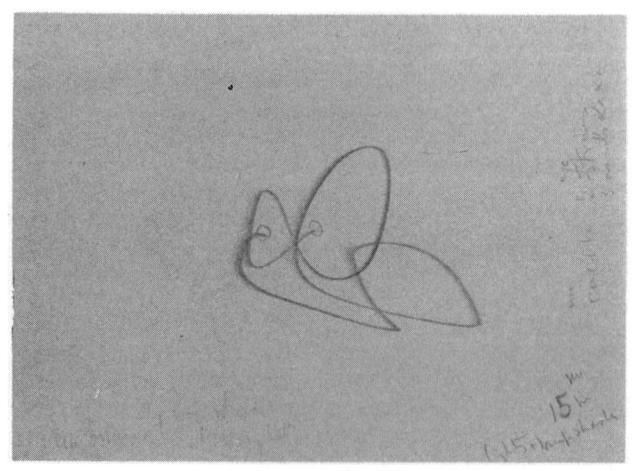

⒃　彼は1枚の紙を取り，慎重に描いた。この絵は，紙を押さえている左手の奇形の正確な写しであった。彼は仰天して叫んだ。「また，同じだ！」

このあたりで，中心的なテーマの緊張を解くために，私たちは彼の家庭や家族について話した。彼は家庭と，家庭の中での父親の役割とに関するポジティブな事柄をいくつか話し，赤ん坊が生まれてくる可能性をもった進行態としての，彼の家族のイメージがよく伝わってきた。

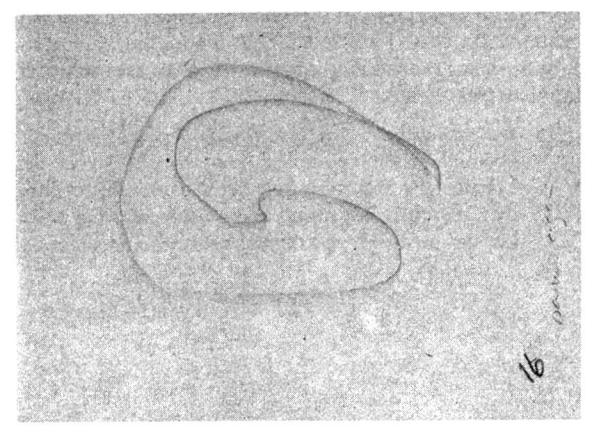

どこかの時点で，私は彼が幸せ者かどうか尋ねた。それに対して彼は一般化した答え方をした。
「悲しかったら，自分で分かるでしょう。」
私たちはスクィグル・ゲームに戻った。

(17) 彼のスクィグルを私は，足と靴にした。

彼がこのスクィグルを描く時に，水平に近く鉛筆を寝かせて持つ，私の技法を取り入れたことに私は気づいた。そのやり方をすると，スクィグルの線はさまざまな太さになり，結果的により面白いものになる。私が彼のスクィグルを靴にしたのは，面接もそろそろ終わりに近づいたので，新たなテーマを導入する危険を私自身が冒したくなかったからだと思う。

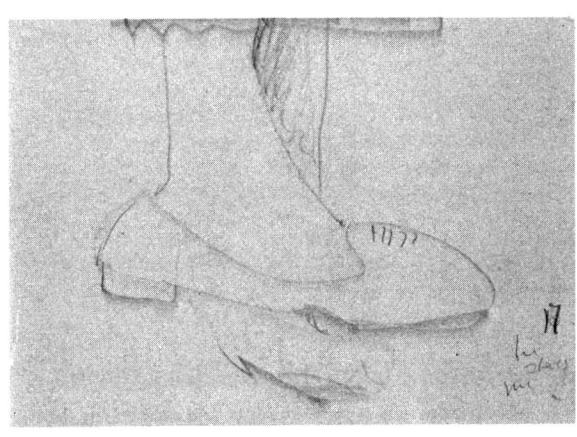

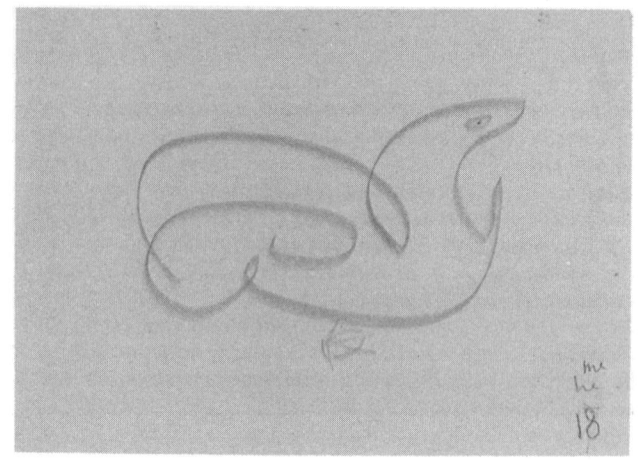

(18) 私たちは最後のスクィグルを始めた。私の番だった。私は目を閉じて、故意に複雑なスクィグルを描き、こう言って彼に挑戦した。「これを何かに変えるのは無理だと思うな。」彼は紙をぐるっと回し、素早く彼の望んでいるものを見出し、目と水掻きのついた足を描き入れて言った。「アヒルだよ。」

こうして私たちは最後にイーロの自分自身に対する愛の再表明を目にしていた。その自分への愛は、彼が今までも愛されてきたと感じていることを示している。しかし、彼は生まれた時のままの状態で、つまり、整形外科の手術を受けて変化や改善の過程が始まる以前の状態で、愛される必要のあることが強調された。

(19) 最後に、私の要望に応えて、彼はNo.18の裏面に名前と年齢を書いてくれた。（ここには掲載していない。）

母親との面接

思いがけなく、私はイーロの母親に必要とされる立場にいた。彼女はその時病院にいて、息子が面接を受けていることを知ったので、私に会いたいと申し出た。私にはなぜこうなったのか分からなかったが、息子と1時間あまり過ごしたイギリスからの訪問者がどんな人物か、彼女には知る権利があると思った。今度も、面接はアシカイネンさんの通訳で行なわれた。彼女は母親とは、ソーシャルワーカーとしていろいろな機会に会っていた（アシカイネンさんは本来

は心理士なのだが，この病院は人手が不足していて，それぞれの役割分担がはっきりしていない)。再び，母親と私は通訳を介して話し合っていることを忘れてしまった。私個人は通訳されたことを憶えておらず，母親と直接向かい合っていたように感じている。

母親との1時間近い面接の内容を詳述することはここでは必要ない。母親は面接時間の大半を，それまでソーシャルワーカーと繰り返し話してきた話題を，単純に繰り返していた。突然，予想もつかないことが起こり，イーロとの面接の間に私の心の中で定式化されていた考えが確認され，この症例全体が明らかになった。母親はわっと泣き出し，明らかに動揺していた。彼女は，その時までソーシャルワーカーにも話せなかった事柄を打ち明けた。それは多分，彼女がそれまでは決して意識化したり，言語化したりする心の部分では扱えなかったものであった。

要約すると，彼女は次のようなことを話した。「私は誰でも性に対して罪悪感をもっていることを知っています。でも，私は違っていました。私はずっと性的に自由であると感じてきましたし，結婚してからの性生活も満足してきました。性に対する罪悪感の代わりに，私の手足の奇形が子どもたちに遺伝するかもしれないと，いつも感じてきました。そういう形で，私は罰を受けるのだろうと思っていました。結婚以来，妊娠するたびに，生まれてくる赤ん坊についての不安が，つまり先天的な障害があるのではないかという不安が高まりました。この障害があるので，赤ん坊を生んではいけないと思っていました。赤ん坊が生まれ，その子が正常であるたびに，私は計り知れない救いを感じました。しかし，イーロの時には，彼は私と同じような手足をしていたので，私は救われませんでした。私は罰せられたのです。彼を見た時，私は彼を憎みました。私は彼を全く拒否して，しばらくの間(おそらく20分か，もう少し長い間)もう二度と彼を見られないと感じました。彼をどこかよそへやらなければいけないと思いました。そのあと，ふと私にこんな考えが浮かびました。徹底的に整形外科手術を受ければ，彼の手足の指を直してもらえるかもしれない，と。すっかり直ることは不可能に見えたのに，すぐに私は，イーロの指を直してもらうよう断固として言い張ることに決め，この瞬間から，私は彼に対する愛情が戻ってくるのを感じて，それ以来，私は彼のことを他の子たちよりも愛していると思います。ですから，彼の側から見れば，大切なものを得たと言えますが，しかし，私は整形外科医を利用するというこの欲求にとりつかれてきたんです。」

彼女は今まで心の中でしばしば意識の近くまでのぼっていたが，話す機会や勇気がなかった，このことを言語化することで変わったようにみえた。彼女が話したことが，治療相談面接の中でイーロが話した内容と全く同一であることは，私にはすぐに分かった。彼は自分に向けられた母親の特別の愛から大切なものを得られたけれど，母親の強迫的な欲求に巻き込まれることで，その代償を払うことになった。この強迫的な欲求を，整形外科医は気づいていたし，他の職員も，普通の親子だと外科的に治療すべきことを納得させなければならないのに，この親子はなぜこんなに手術に固執するのか，不思議に思っていた。

私がこの面接の中で行なった作業に，ある結果が出たといえるだろう。ついでながら，この作業は，よく知っている子どもについて話すことを私に期待していた職員たちに説明するさいの明快な素材を与えてくれた。もっと大切なことは，この作業の結果イーロの手足の治療に対してより現実的な態度がとられた，という報告が後にされたことである。治療の限界が以前より容易に受け入れられるようになり，そして，そのことが全体的な緊張を取り除いた。この少年が面接をしたという事実を忘れていなかったことも，また多分興味深いことだろう。彼は私がどんな人だったか憶えていないだろうし，面接や絵についても話すことはできないだろう。にもかかわらず，彼は今でもアシカイネンさんに上手に訳してもらった手紙で私と接触を保っていて，犬と写っている写真や，湖で友人と釣りをしている写真を送ってくれる。この面接が行なわれてから今年で5年になる。

症例Ⅱ　ロビン　5歳

　この症例も精神医学的な問題はなかったので，私の作業の主眼は，この子が当面の渇望や葛藤とともに自分自身を提示できるような状況をつくることだった。もちろん謝礼をもらってやっているにしても，正常という言葉の意味の範囲内にいるといってよい子どもと，このような専門的な方法を用いて面接することには，大きな喜びがともなうものである。
　この家庭のロビン以外の子どもたちは，皆ティーンエイジャーである。この症例の管理において結局，私はまず母親に会い，ロビンと面接してから再び母親に会った。母親と二度目に会った時には，私とロビンの間で何が起こったかを知らせることができた。この症例は，ロビンの発達上，自然な前進が起こったと考えられる。彼の両親はその状況を自分たちで扱えたので，家庭外の援助は必ずしも必要ではなかったかもしれない。しかし，両親は援助を求めていたし，私とロビンとの面接は，両親と家族全体が学校の援助を得てすでに行なっていた作業を，よりやりやすくしたように思う。
　この症例の問題は，ロビンが入学しようとした時に，登校拒否の徴候を示したことである。彼は恵まれた家庭環境に育った少年であり，入学するということは確かに，発達上の重要な局面を表わしていた。さらに，彼が家族の中で一番幼く，そしておそらく最後のメンバーであったために，ロビンの学校に対する葛藤はある程度まで母親個人の葛藤と重なり合っていた。つまり，彼はおそらく母親にとって最後の子どもになるだろう。その彼が学校に行くようになったら，母親は今後，すべての依存を包含している，家庭をもっているという感覚を取り戻せなくなるだろう。一方，この母親は素晴らしい活動力と特別な興味をもった女性だったので，この10年間の母親としての没頭が終結することは，彼女にとって解放を意味していたし，そのため，以前習得した特殊技能を生かせる仕事に復帰できるのである。この特別な症例では，以上のような事態は自然に解決されていったであろう。とはいえ，ロビンが就学にまつわる症状を呈していたのは事実であり，それに伴って，まだロビンが母親に要求を満たして

もらえると期待できた．乳児の頃の体験を母親に思い起こさせるような，母親の注意を求める退行的要求も見られた．

　この少年と面接する機会を得て，どのように彼が面接の中でパーソナルな問題を提示するのかは，私にとって大いに興味あることだった．母親を待合室に残して，彼が私と一緒に面接室に入ることには問題はなかった．しかし，5歳の彼に，私のスクィグル・ゲームができるかどうか，私にも確信はなかった．この面接の大部分が，私や私の振る舞いによって左右されていることが認められるだろう．それでも最終的に少年は，自分自身と当面の問題を表出することに成功した．彼と私は，共に過ごした40分間で明らかにお互い十分コミュニケートできた．もし，私が技法的により厳格で，また私がもっていたこの面接の目標がうまく作用していなかったら，この面接は，何も達成されないまま尚早で不自然な終わり方をしたであろう．

　　私は，さほど確信はもてなかったが，スクィグルを始めた．
(1) この私のスクィグルに対して，彼は何もできなかった．
(2) 彼はこのスクィグルで答えた．私はこれをクモにした．

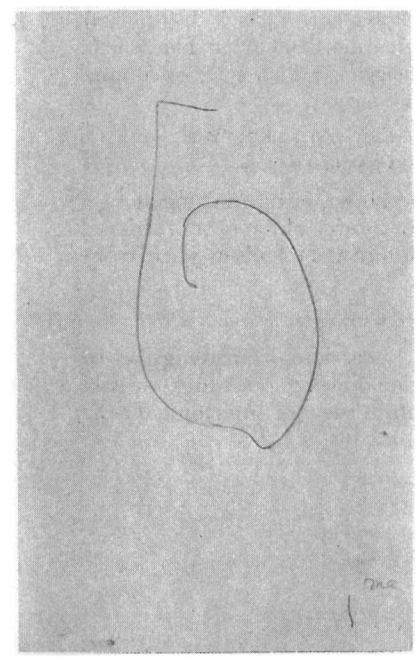
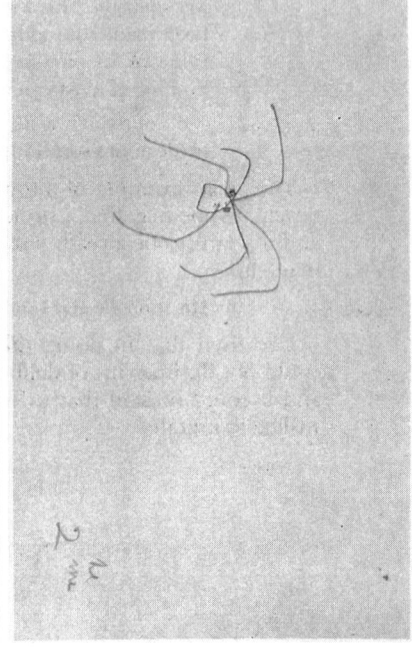

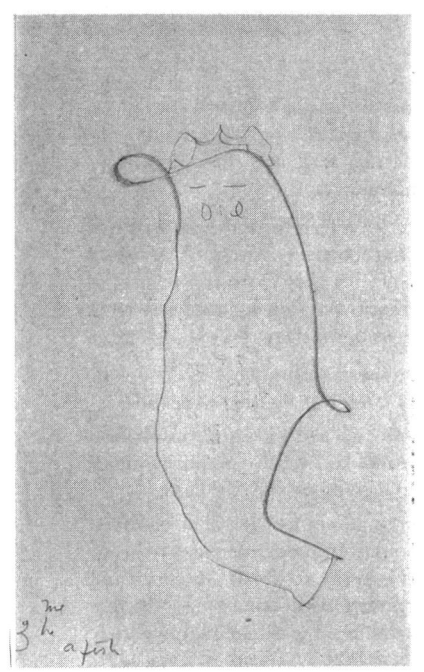 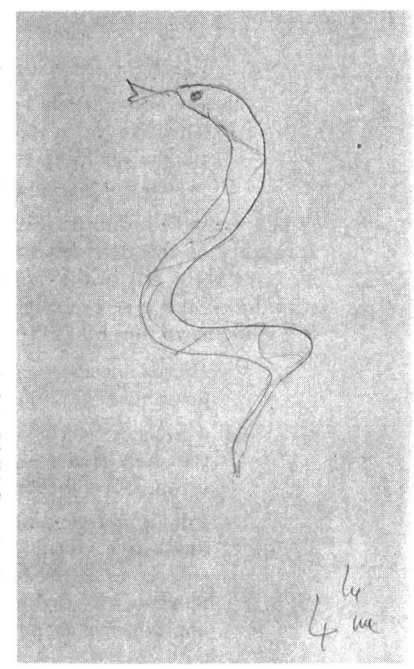

(3) 再び，私のスクィグル。彼はその先端に，縮れた髪を描くことから始めた。私は彼の髪質がクシャクシャなことに気づいた。彼は眉と目と，足に当たるものを描き加えて，これは魚だと言った。

　私はこの時点で，望みがあると感じた。これは原始的な絵だが，彼にとってはパーソナルなものであり，彼を喜ばせ，彼は創造的なやり方で遊ぶようになったのである。私は彼が絵を描く時に一方の手で紙を押さえようとしない子どもの一人であることに気づいた。私は彼のために紙を押さえてやった。そうしないと，線が乱れてしまって，何もできあがらなかっただろう。私はこのことを，依存のほんの小さな徴候と受け取った。これは面接の経過中に，症状としてはすっかり消えてしまうかもしれないものである。この子は自信を得た後には，使っていない一方の手で紙を押さえ始めるかもしれない。私はそのような変化を待ち，それに注目する。

(4) それから，彼がスクィグルを描き，私がこれをヘビにした。私は彼に相談しながら描いたので，ヘビにしたのは，すべて私のアイディアだったわけではない。とはいえ，このヘビというアイディアは，彼よりはむしろ私から出たものだった。

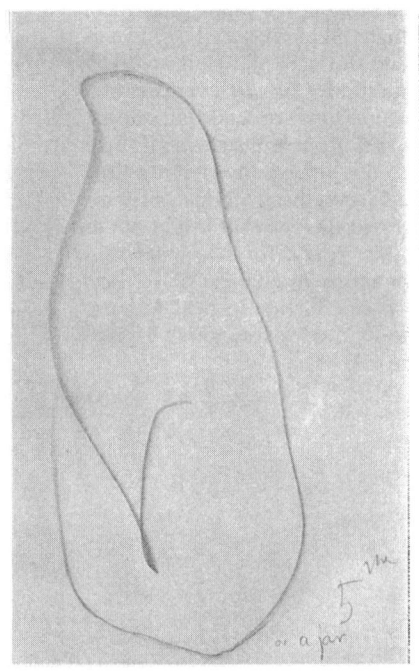 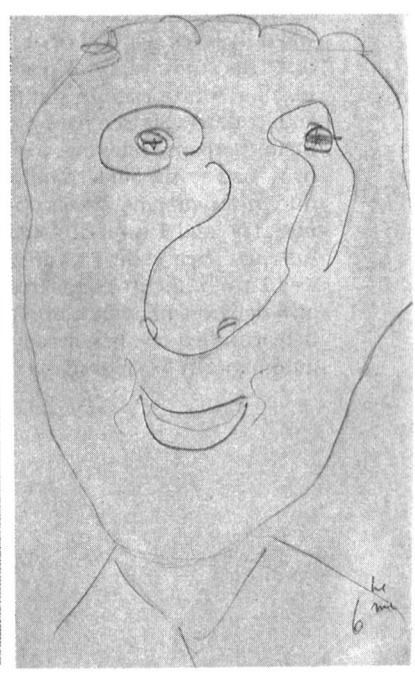

(5) 私のスクィグル。これは良いスクィグルだと思った。これは，ほとんど何にでも変えられただろうし，スクィグルそのものとしても，ある種の価値をもっていた。彼はこれを何にも変えられなかった。まもなく彼は言った。
「もちろん，これはもう壺になっているよ。」そこで私は言った。「そう，君は名前を付けることで，何かにしたんだ。」

　これは，ファウンド・オブジェクト^(訳注)の一例である。海岸を歩いていて石や一房の海草などを見つけ，そのままで彫刻作品に見えるので暖炉の上に飾りたくなる，というような場合とよく似ている。

(6) 彼のスクィグルを，私は顔にした。

　私は，これをしながら，彼が意図的に描こうとしても描けないものを自分は描いてしまっていることに気づいていたが，あえてリスクを冒すことにした。どのみち，この絵のもっている写実性は，彼が模倣したいと思うようなものでない，と言えただろう。

　（訳注）ファウンド・オブジェクト（found object）とは，現代美術の用語で，拾った漂流物や日常の人工物などを，それ自体で芸術作品として提示する手法のこと。

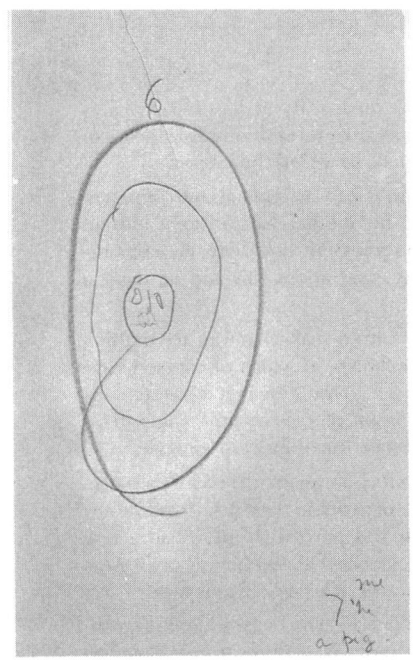

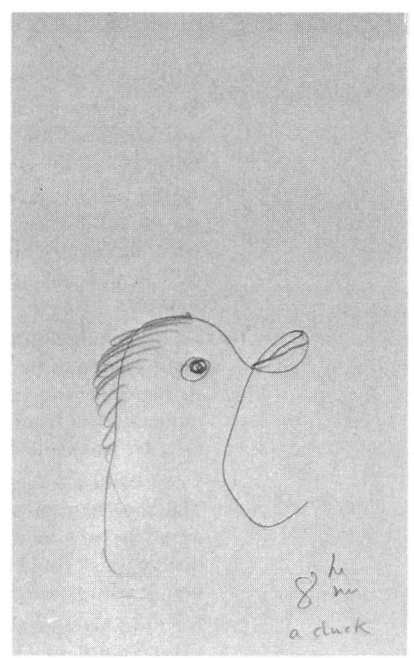

(7) 私の次のスクィグルを、彼は驚いたことにブタにした。これは No. 3 のように、彼のパーソナルな絵で、彼以外は誰もやらないやり方で描かれたブタであって、その尾は彼のユーモアのセンスをうかがわせるものだった。

このユーモアのセンスは、病気を特徴づける防衛の強固さとは対極の、自由の証しである。ユーモアのセンスは治療者の味方であり、治療者はそこから自信と、策をめぐらす余地があるという感覚を得られる。また、それは子どもの創造的な想像力と幸福の証しでもある。

彼はこの時には、完全にゲームに熱中していて、こう言った。「今度は先生の番、それとも僕？ これはすごく面白いね。」彼の番だったので、彼が描いた。
(8) 私は彼に相談して、彼のスクィグルをアヒルにした。ここで私はゲームを続けながら、夢について試験的に尋ね始めた。
(9) 私がスクィグルを描いたが、彼はそれを使えなかった。この面接で、私が本物の夢、つまり実際に夢見られて想起された夢の素材を扱おうとする明確な意図をもっていることが見てとれるだろう。夢は、空想すること fantasying とは対照的

32

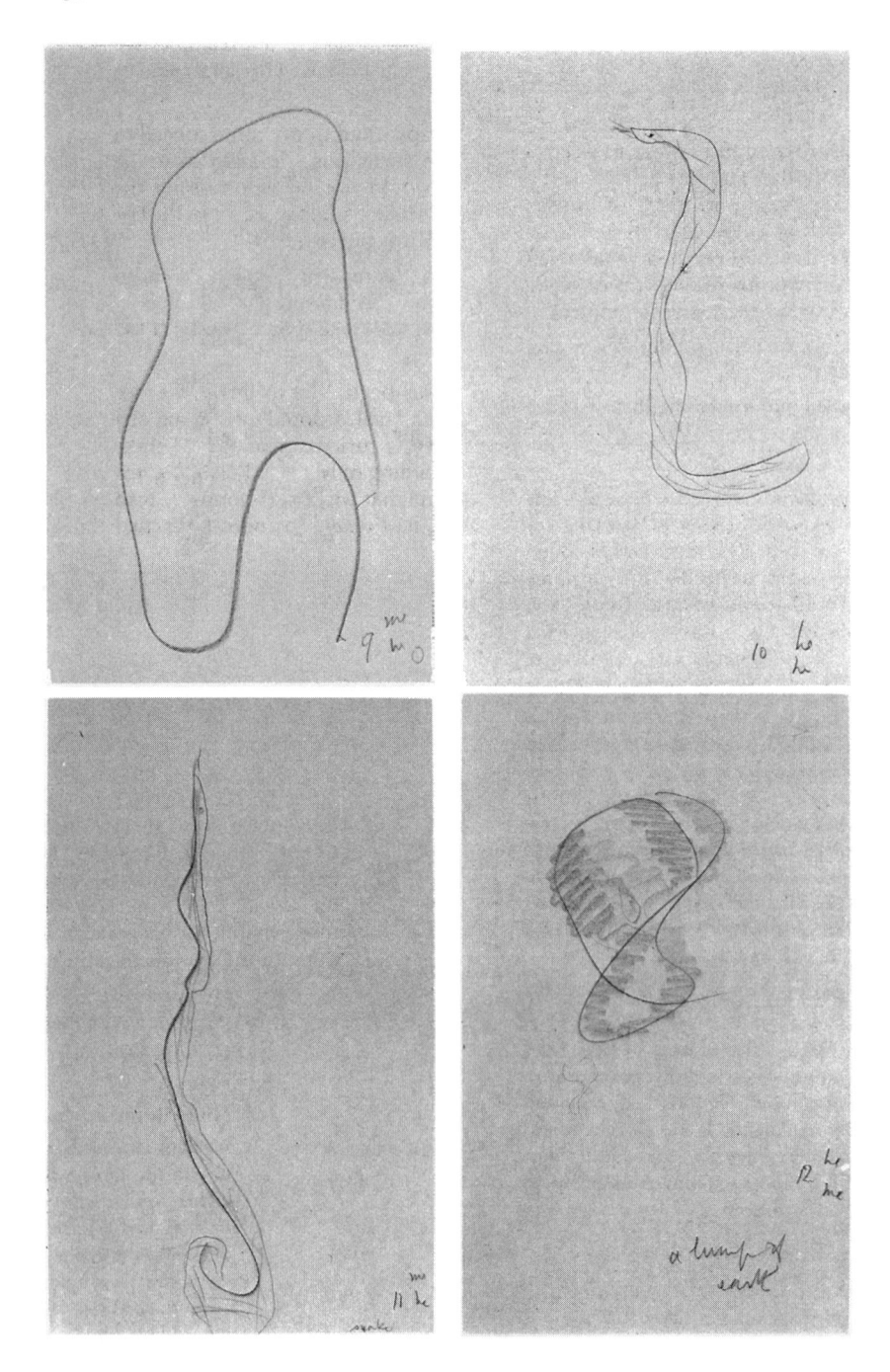

なものである。つまり，空想することは，非生産的で，定まった形を持たず，ある程度操作の加えられたものなのである。

このように夢の素材に触れていくことは，ほとんどすべての症例で繰り返されるが，絵から生じたものであれ会話から生じたものであれ，その素材が夢のレベルに近づいたと治療者がいつ感じるかは，微妙な問題である。したがって，「夢を見ることはありますか」という質問をするのが適当かもしれない。事実，多くの子どもたちは，一つもしくはいくつか，彼らにとって興味深い夢を，それも多分繰り返される夢を見ている。そして，一つの夢を理解するのを手助けしてやると，彼らはより多くの夢を語ろうとする。夢の理解を助けることは明らかに，両親にはできないことである。私は親が子どもの夢を解釈すべきではないと考えている。その理由は，よく知られているように，顕在夢は防衛の要素を含んでいるし，防衛は注意深く扱わなければならないからである。もし，ある人が防衛を扱い始めたら，その人はすでに精神療法家になってしまって，自動的に親の役割から逸脱しているのである。

　　ロビンは自分から，犬と象とカンガルーに関する夢を見ることを話した。彼の場合，この夢は単に活動的で生命力に満ちていることの証しだったので，私たちはその話題から離れた。
　　彼が愉快に過ごしている田舎から母親に連れて来られたのを，私は知っていたので，この時点で，私のところに来ることで不機嫌にならなかったか尋ねた。彼は来ることには腹を立てなかった，ときっぱりと否定し，スクィグルを描いたが，
(10)　これを彼は自分でヘビに変えた。この絵には，No. 4の絵のアイディアの名残りを見ることができる。もちろん，それは私のアイディアだったことは思い出さなければならない。しかし，この絵は彼の視点からはまったく違ったものであった。というのは，その絵はすべて彼自身のものであったからである。彼は自分自身のスクィグルを意図的なかたちで利用した。
(11)　今度は私がスクィグルを描き，これを彼は再びヘビに変えた。この時彼は，細部まで労を惜しまず，勃起（直立）を象徴するとでも言えそうな，新たな特性をもたせる描き方を楽しんでいた。これははっきりと上に向かって伸びていた。
(12)　次は彼のスクィグルで，私はこれを土の塊に変えた。私はそう変える以外に，何も思いつかなかった。私は彼にこう言った。「これはウンチみたいだと思わないかな。」（私は作業しながら，彼の家庭では排泄物をなんて呼んでいるのか尋ねたところ，彼は教えてくれた。）

しかし，彼はそれを土だと言った。おそらく私は，その前の絵で偶然の現象だったかもしれない特性を，ことさらに私が強調してしまわないように，勃起というアイデアからなるべくかけ離れた何かを表現する必要を感じていたのだろう。当然，私はその時，そのことを考えぬいていたわけではない。

(13) 今度は私がスクィグルを描き，彼がこれを「丸くなっているヘビ」にした。「これは幸せそうだね。」彼はこの絵にかなり強い関心をしめして，ごく自然に言った。「僕は，この丸くなっているヘビが好きだな。」

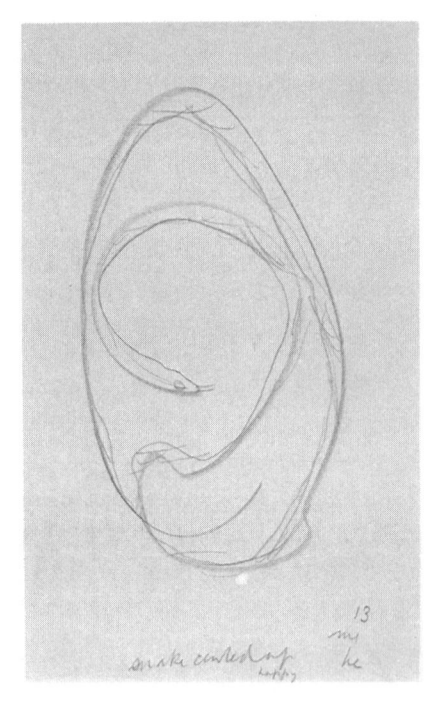

上記のようなことが進行している間に，彼は自分の顔を指で撫でたり，鉛筆で顔をいじったりし始めた。丸くなっているヘビというアイデアと，顔を手で触ることに示される幼児性の名残りとが関連しているという感じを，私は心に留めた。また，私は彼がごく幼い時に移行対象を使わず，眠るまでの間肌を撫でるために実際の母親の顔を必要としていた，と母親が語っていたのを思い出した。私はこのことを話題としてとり上げなかった。というのは，このことは，母親が語ったことで，彼自身の話したことではないからである。しかし，私は，世界から安全に保護されて，母親の膝の上で丸くなっている彼自身とい

う視点から，その幸せなヘビに言及した。その時にはロビンと私は，彼が自分の葛藤について，つまり，外の世界に出ていって成長することと，退行的に依存することのあいだでの葛藤について，言葉にする段階にまで到達したのだと私は確信した。

その時，彼が言った。「先生の番だね。」こんなふうに彼はゲームを先に進める言葉を発するようになった。

(14) 彼のスクィグルを，私は幽霊と呼ぶものに変えた。
(15) 私のスクィグル。これを彼はガチョウにした。

私たちはすべての絵を，私たちが一緒に遊んだり作業した机の傍らの床に，一列に並べていたので，一度に全部の絵をみることができた。私たちは農場を持っていることに気づいた。ヘビ，クモ，土，アヒルとガチョウ，そして池の魚とブタ。私たちはNo. 9の絵が，何か地面に転がっているものではないか，と思い始めた。彼は，これは針金ではないか，と言った。彼は，私の描いたNo. 6の絵を指差して，「ほら，農夫もいるよ」と付け加えた。私が言った。「君は農夫になりたいの。」「まあね。でも困るのは，農場ではやらなくてはいけない仕事がたくさんあるんだ」と彼が言った。彼が農場からここへ相談のために来ていたことを記憶に

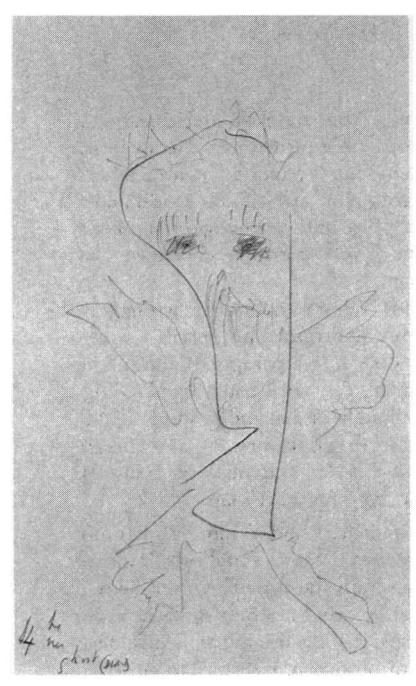

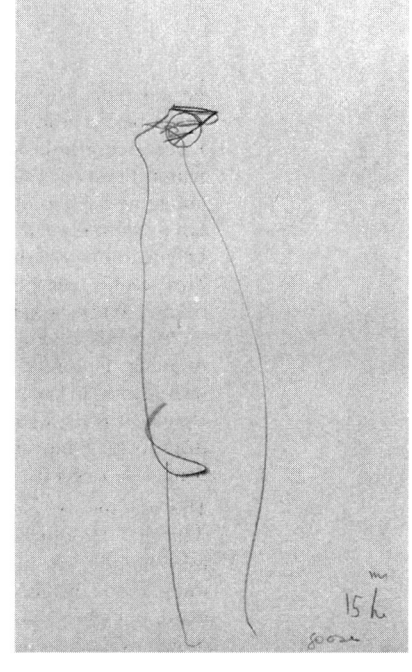

留めておきたい。そして彼は，農夫にとって農場は決して「ファウンド・オブジェクト」でないことを知っていた。

　私の脳裏に，ある種の解釈，たとえば次のようなことを言ってみてはどうか，という考えが浮かんだ。「君は世間に出ていって，農夫になって働こうか，それとも，母親の膝の上に戻ってヘビのように丸くなり，快楽のためにそうしたいと思った時には，いつでも母親に触れられるような所に留ろうか，迷っているんだね。」彼はこの考えをすんなりと受け入れた。

(16)　彼はこう言いながら，描いた。「僕たちは農園をもっているのだから，これを蕪と呼んでもいいよね。」

(17)　次に私は，らせん状のスクィグルを描いた。私はなぜか分からなかったが，これをむしろ意図的に描いた。おそらく私の頭には，針金というアイディアがあったためだろう。彼は鉛筆を手に取り，撫でるようにいじりまわしていた。その様子は，まるでこの場で移行対象を見出したかのようだったので，私は幼い時にいつもベッドに連れていったものについて尋ねた。彼は何匹かのサルとクマについて語ってくれた。そこで私は，上にクマの頭を描き，テディ・ベアにした。私は次のような揺れ動きについての自分の解釈を，もう少し続けてみた。「僕は世間に向かって前進しようとしつつ，依存へ逆戻りして母親の膝の上で丸くなろうとし

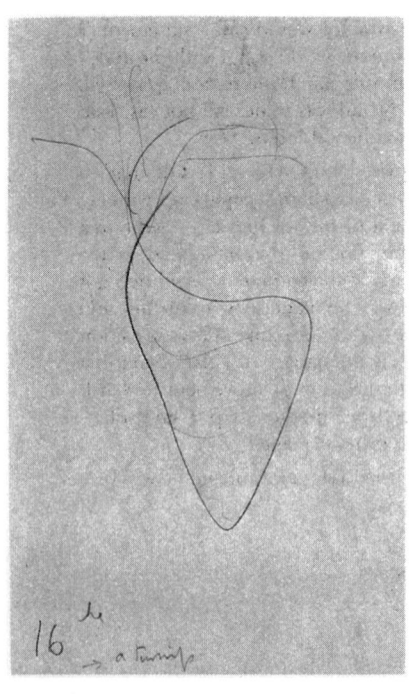

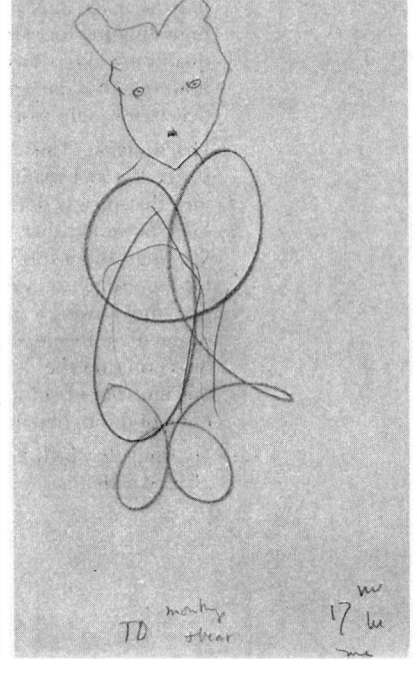

ている。」(当然，この年齢の少年に対して，依存というような言葉は使わなかった。)

(18) これは彼のスクィグルで，彼は言った。「これは"R"だけれど，向きが逆だね。」彼はそう言いながら，鉛筆を取り落とした。これは明らかな失錯行為で，非常に意味のあることだと言える。私は彼に，Rは君の名前の頭文字だね，と指摘した。彼はこのことは考えていなかったらしく，面白がっていた。私はこう言った。「これは逆向きだね，きっとRは前に進んで外に出るのが怖いんだ。すぐにもお母さんの膝に戻れることを確かめておかなければならないんだね。」

(19) 私の描いた複雑なスクィグル。私はこう言った。「これは難しすぎるかな。」彼はすぐに答えた。「ううん，僕はこれを魚にできるよ。」そして，彼はその魚に満足していた。その魚は，ある特性を備えていたが，彼はそれを表わす適切な言葉が分からなかった。私が，この魚は堂々としているね，と示唆すると，そういう言い方もあるね，と彼は言った。この絵は，No.11のヘビに似ているように思えた。私はそのヘビを，世界に向かって前進している彼自身の言明，**僕は在る**I Am，と呼びたい。そこに運動の方向性という性質が加わったものと言える。しかし，堂々としているという言葉は，私が言ったもので，彼の言葉でないことは強調されなければならない。私はその言葉は彼が探していたものだったと信じている。

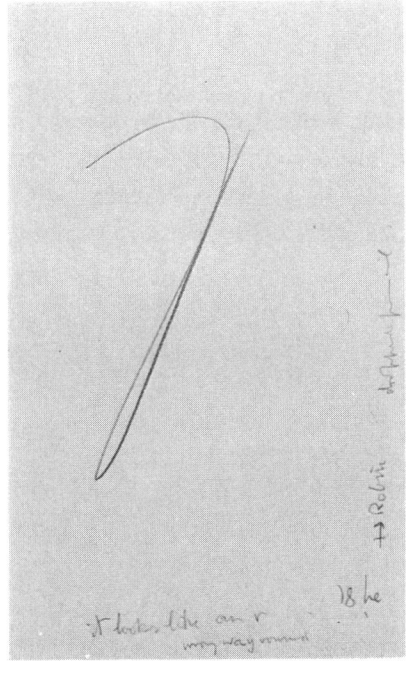

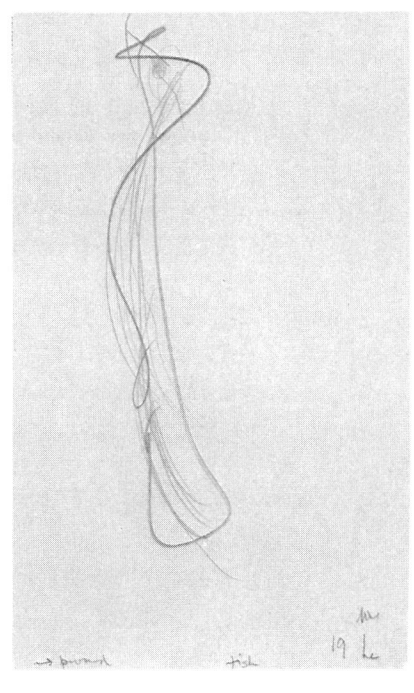

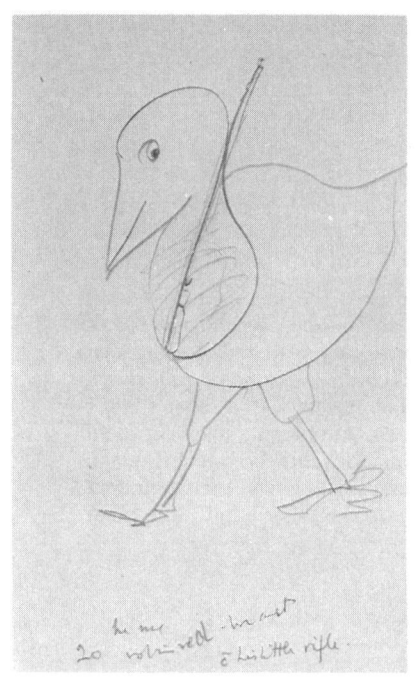

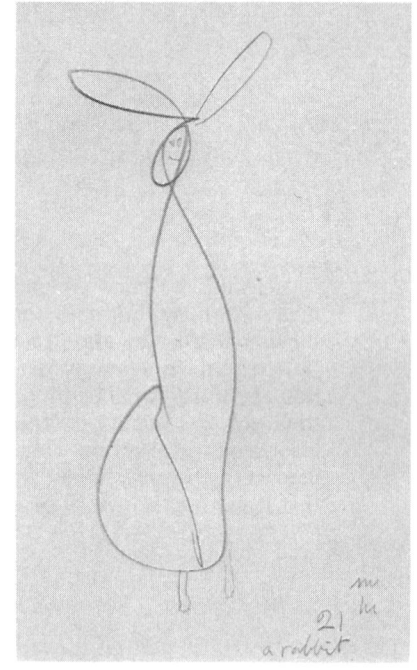

⑳ 彼のスクィグル。これは彼を仰天させた。彼は言った。「これは，ちゃんとしたＲだ。」私は，彼が自分自身を描いているという考えに沿うように，それをコマドリ robin に変えた。しかし，この絵には，全体とそぐわない線が１本あった。それについて，彼はこう説明した。「彼は小さなライフルを持っているんだ。」このようにして彼はその線に意味付けをして，その絵を主要テーマの展開の連続性の中に位置付けた。その主要テーマとは，**僕は在る**，が一つの方向性で，その方向性が前進であり，母の膝を離れて外の世界に向かっているというときに，この**僕は在る**にともなう危険である。私はこのことについて少し，彼の言葉で話した。

㉑ 私のスクィグルを，彼はウサギにして，とても喜んだ。

㉒ それから，私は最後のスクィグルを描いたが，彼はこれをヘビにして，こう言った。「小さなライフルを持ってるよ。」私たちはふたりして笑った。

こうして私たちは，自分たちが十分にやり終えたことを，そして，問題点が明確に述べられたことを理解した。彼は，多くの子どもたちがしたがるように，再び絵の素材を見直し始めた。明らかに彼は，世界に向かって前進するか，あるいは母親の膝元へ逃げ帰るか，という自分の葛藤を，私に分からせようと行動してきたのである。私はこの葛藤を，就学に関連した主要な問題をもち，同

症例Ⅱ　ロビン　*39*

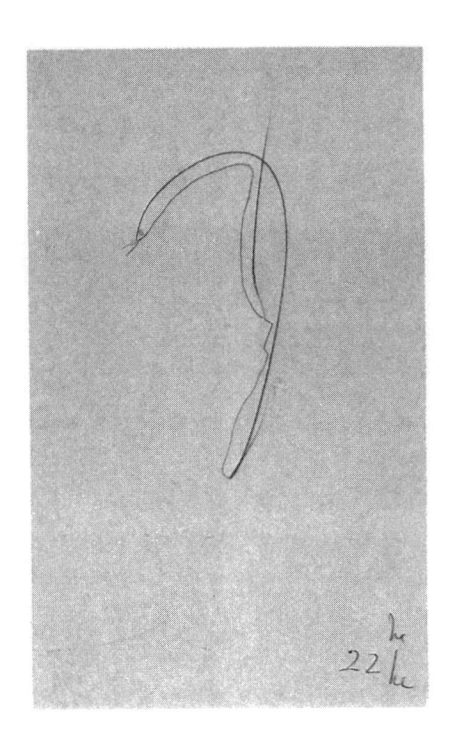

時に母親の側に赤ん坊を育て終わったことについての葛藤の可能性のある，5歳のロビンの姿として受け取った。ロビンは病気ではない，と私は確信していた。一方，ロビンを学校へ行かせるという実際的な問題は，両親自身と，少年の発達の特別な時期に適応していく両親のやり方次第であると，私は分かっていた。たまたま，両親は手っ取り早く効果のあがるやり方で，早朝の登校時に起こる問題に本腰を入れるようになった。このやり方は，父親の側に大きな努力が必要だった。つまり，必要とあらばいつでも少年を学校へ連れて行けるように，父親はかなり仕事を減らした。

私が彼との面接で起こったことを母親に報告したことがきっかけで，両親がより自由にこの問題について話し合ったということなのかどうか，そこまでは私には分からない。ともあれ，問題はおのずと解決し，この報告の初めに述べたように，この両親は私の援助がなくても，十分にこの問題を扱っていけたと思う。しかし，両親はこの特別な時期に治療相談で助けてもらった，と感じている。

症例III　イライザ　7歳半

　この最初の第1部では，精神医学的な診断に価するほど病的でない子どもの症例を続けていくのが，おそらく適当なことであろう。第1部で記述したほとんどの症例において，私は好球を打っている。そして，もし球がいい位置に来なかったら私は打ちにいかないというのが，実にこの作業の特徴なのである。この比喩を続けるなら，好球を打ち続ければそこそこ高得点を上げられる，と言えるだろう。あえて繰り返しになる危険を冒しても述べておきたいことは，このような症例の大部分において，全体的な環境は好ましいものであり，もし，家族や社会集団の中の子どもや病気の人に，わずかでも援助を与えることができたなら，生命力や発達過程の力によって臨床的改善が起こってくるのである。これは，悪循環を良循環に変えるといった事柄である。症例化しうる潜在群の大多数は，この種のものである。
　この症例IIIは，両親がこの幼い少女を私のところへ連れて来る以前から，個人的に私に信頼を寄せるだけの理由があったので，この子どもについて初めから話し合わなくても，安心して子どもを私に任せた。面接の後も，母親は面接場面で何が起こったかについて，私と話し合うことを特に望まなかった。母親が言うには，彼女は結果には関心があるが，その結果がどのようにもたらされたかについては知りたいと思わなかった。
　母親はイライザを連れて来て，雑誌「Animals」が何冊かおいてある面接室で一緒に待っていた。このことが明らかに，面接の開始時の素材に影響を与えた。
　イライザは，男と女の同胞のいる家族の真ん中の子であった。母親とイライザと私と一緒にいた数分間，私たちは雑誌「Animals」について話し合った。私はイライザを待合室に連れていって，母親のためにコーヒーの用意をしたが，これらのことすべてにイライザは関心を示した。それから，イライザは私と一緒に面接室にすんなりと戻り，私たちはすぐに私が簡単に説明したスクィグル・ゲームに取りかかったが，イライザは素直に応じた。彼女はゲームとして

のスクィグルは知らなかった。

イライザは金髪で肌の白い，華奢な少女で，年相応にとても可愛らしく，そして，かなり自立していて，私との間で形成される関係について完全に信頼を寄せていた。

私たちは次のように始めた。

(1) 私のスクィグル。

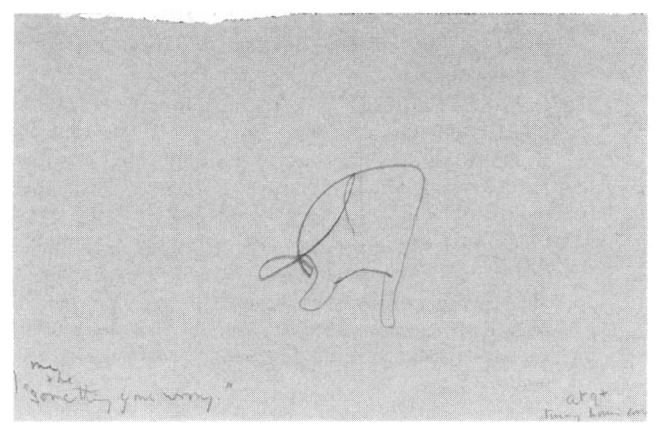

私の知る限りでは，なぜ私に会いに来たかを，イライザは前もって話されていなかった。しかし，彼女は1本の鉛筆を手にして，すっかりくつろいでいた。

> 彼女は私のスクィグルに，もう一方の足を描き加えたが，両足の間の空白はそのままにしていた。(おなかの線は，後から付け加えられたものである。No. 9 を参照。)
> 私は「これは何だろうね」と訊いた。
> 彼女は「何かおかしくなっちゃったもの」と言った。

私の経験では，ここで彼女が明白に行なったようなやり方で，子どもが深層の事柄に即座に入っていくことはさほど珍しいことではない。面接が始まったばかりであるが，この絵の腹部に相当する部分の空白と，イライザの「何かおかしくなっちゃったもの」という言葉の組み合わせは，イライザがある問題に気づいていることと，その問題というのは腹部に関係したものであろうことの明確な手掛かりを与えてくれたので，私は心に留めておいた。**もちろん，私は何も言わなかった。**当然私は，ここには「赤ちゃんはどこからくるの」といった類の問題があるのではないか，と思っていた。

42

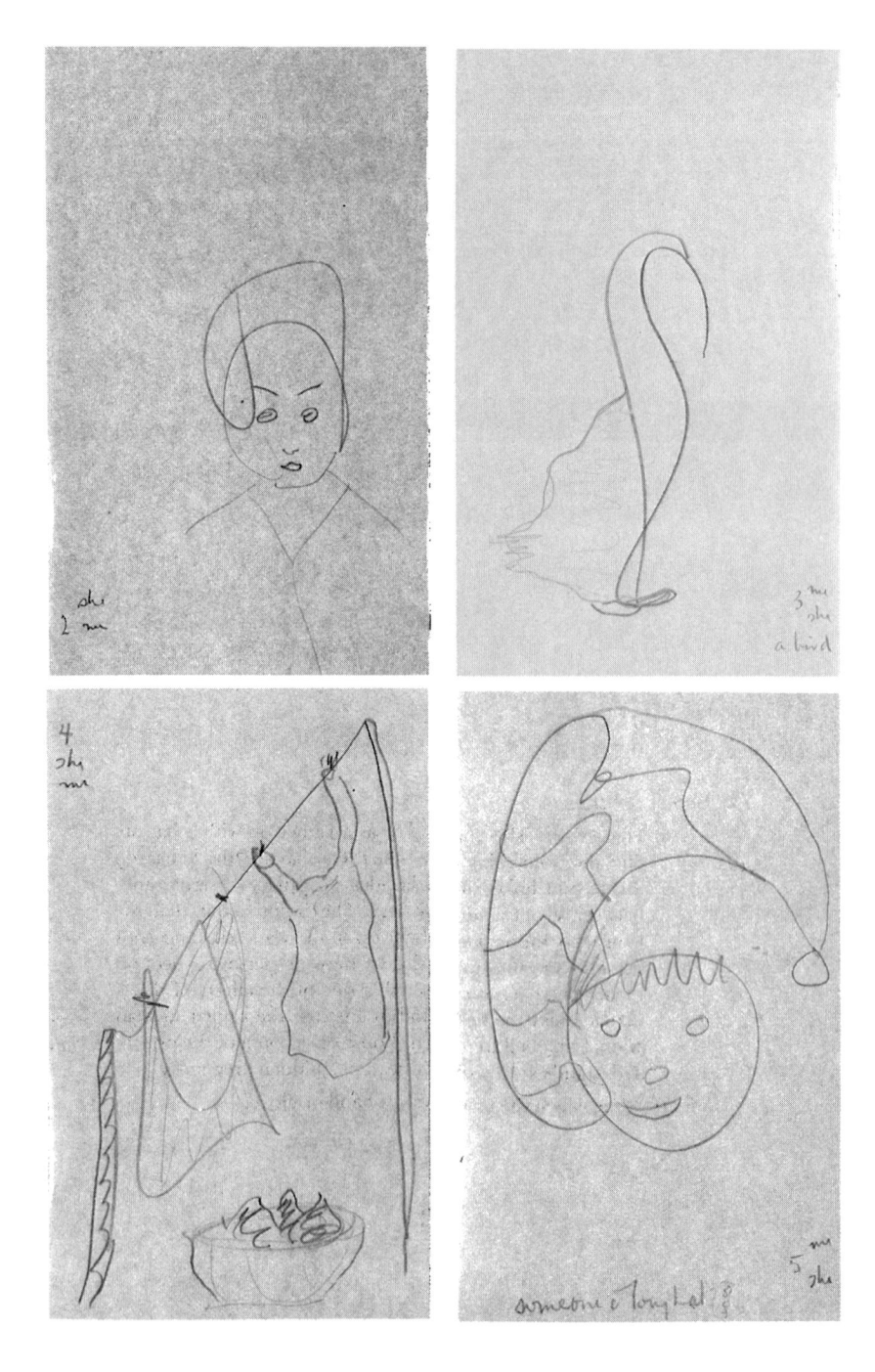

(2) 彼女のスクィグル，私がこれを顔にすると，彼女は気に入っている様子だった。私は何か理由があってこうしたわけではなく，ただ気がついたらそうしていたのである。
(3) 私のスクィグルを，彼女はすぐに鳥にして，そうすることで絵を通して自己表現する能力があることを示した。
(4) 彼女のスクィグル，私は，これを何にしたらいいだろう，と彼女と話し合った。彼女はロープに吊した洗濯物というアイディアを喜んだ。これは，街中に住む彼女の家庭の日常生活には見られないことであった。「全部，洗濯屋さんにいっちゃうの」というのは注釈のようであったが，私の言える限りでは，この言葉自体が重要な意味をもつものとは思えなかった。それより，彼女が私の絵を見て，家庭生活の話をしたことが重要である。
(5) 私のスクィグル，彼女はこれを，長い帽子を被った誰かに変えた。彼女は，帽子が頭の横にまで落ちているのを，かなり面白いと考えたようだった。私がこの子は男の子なのか女の子なのか，問い質すと，彼女はどちらにもなると言った。

挿　　入

ここで，私が3カ月前にイライザの母親と，重要な面接を行なっていた事実にふれておく必要がある。その面接は，主に母親に関するものであったが，イライザについて語る中で，母親はイライザの早期幼児期の重要なある出来事について話した。それは**帽子**に関連することであった。もし，私の考えが母親の語ったことに支配されていたなら，私はNo. 5の絵が帽子というメインテーマを示していると多分考えたであろう。しかし，私は**常に手掛かりは子どもから得ることにしている**。したがって，ここまでのイライザとの面接の中で私は，メインテーマは，それが何を意味するものであれ，（No. 1の絵の）前足と後足の間の空白に関連したものであろうと思っていた。しかし，帽子は明らかに，二次的なテーマとして現われた。この帽子コンプレックスについては，この子どもとのセッションの記述の最後で説明するつもりである。

ゲームの続き

(6) 彼女のスクィグル，彼女はこれを素早く，帽子を被ったカンガルーと見なした。ここで，彼女はカンガルーのテーマの方を強調して，そのテーマと前足と後足の間の重要な場所というアイディアを結びつけた。つまり彼女は，このカンガルーもカンガルー特有の姿勢で膝を折り曲げていると指摘し，自分の膝を胸にくっつけて見せて説明した。この姿勢をとることは，腹を隠すことになることが分かるだろう。そして，いずれにしてもカンガルーは腹部に袋を持っているために，隠された妊娠ではなく，目に見える妊娠をほのめかすために，子どもがしばしば選ぶ動物である。

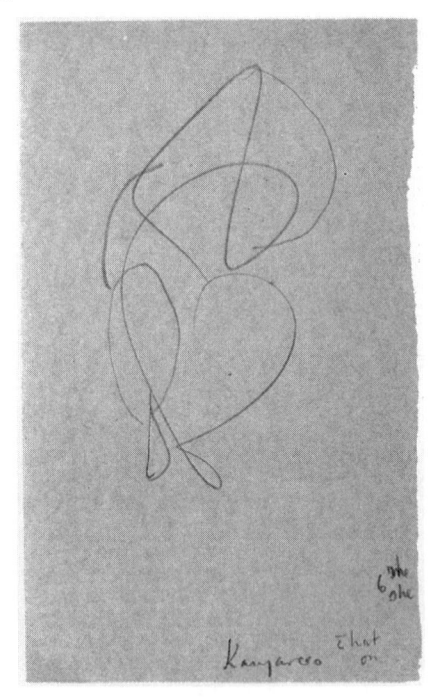

(7) 私のスクィグルを，彼女は手あるいは手袋に変えた。
(8) 彼女のスクィグル。私たちは一緒に，これをトランペットに変えた。
(9) 私のスクィグルを，彼女は「犬かなにか」に変えた。この絵もまた，足があるべき位置と尾との間に，空白があることに気づかれるだろう。明らかに彼女はこのことを自覚していた。というのは，彼女は No. 1 の絵に戻り，おなかの線を描き加えたからである。
(10) 彼女のスクィグル，これについて，私は彼女と話し合った。私はこう言った。

症例III　イライザ　45

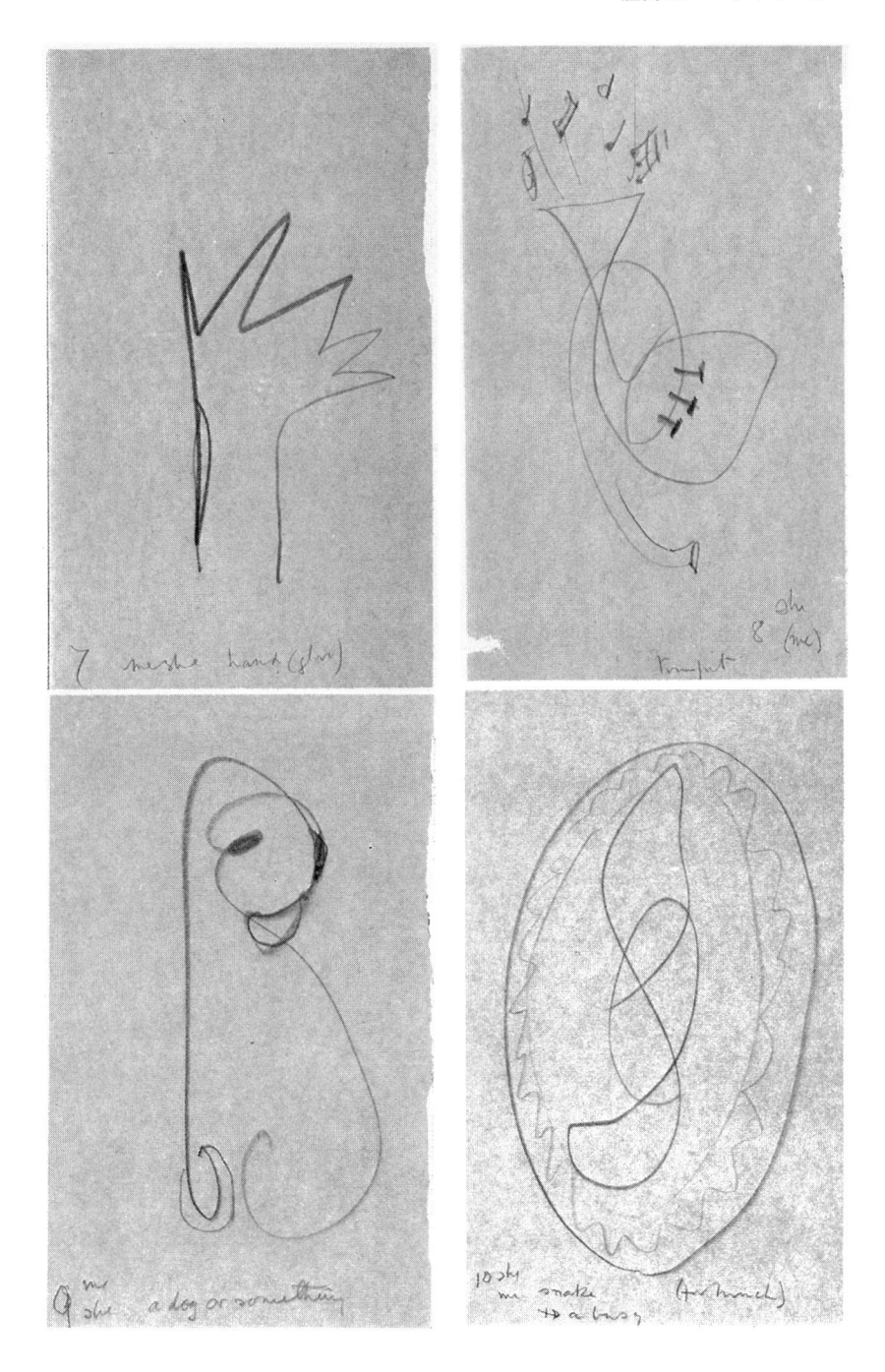

「これは本当に，このままで完全だね。何もすることはないね。(ここで私は，排泄物のことを彼女の家庭では，日頃何と呼んでいるのかを聞き出さなければならなかった。それは'busy'と呼ばれていた。)もしかしたら，これは'busy'じゃないかな。もし，さっきの動物におなかがないのなら，これが落ちてきたのかもしれないね。」

イライザは，ひどく興味をもったかのように，しかし，まるで私が彼女の分からない言葉を語っているかのように，私を見つめていた。そして彼女は，これはヘビだ，と言った。そこで，私はその周りに皿を描いて，それを私たちの昼食にすることができることを示した。

(11) 私のスクィグルを，彼女は獰猛な犬に変えた。この犬は「誰かに襲いかかろうとしている」みたいだと彼女は言った。

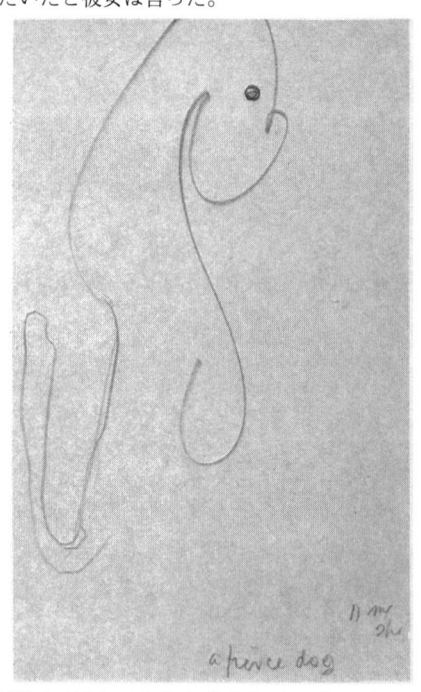

これは，普段の行動や外見には本来現われることのない，彼女の性質の中の何かに到達するイライザの能力を示す証しであった。(ついでに述べておくと，私は襲いかかることと，腹部が欠けているというアイディアとを，結びつけて考えていた。また，彼女が生まれてから，何度か母親の妊娠を，特に彼女が3歳6カ月から4歳になる時の二度目の妊娠の経過を，当然目撃しなければならなかったことを私は心に留めておいた。)

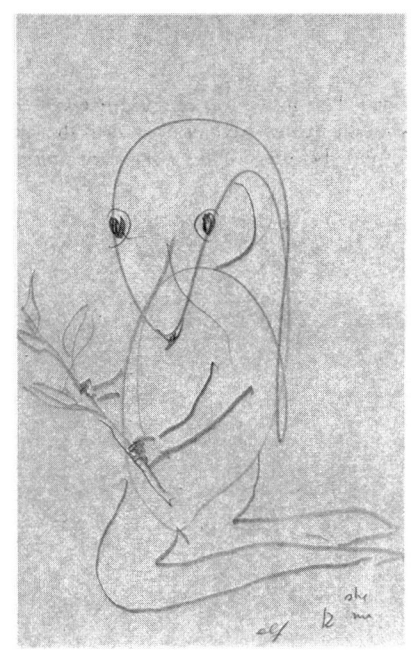

⑿ 彼女のスクィグル，私はこれを「妖精かなにか」に変えた。彼女はその妖精が枝の葉を食べ尽くしてしまうだろうと考えた。彼女はこれを，絵としても想像的なアイディアとしても大層気に入っていた。

⒀ 私のスクィグルを，彼女は高度に想像的な方法で扱った。「これは，トンネルの下を進むものなの。モグラかもしれない。」私はこの絵には，排泄や出産や性交についての，幼児期的な象徴性があると感じたが，この事柄は解釈しないで，そのままにしておいた。

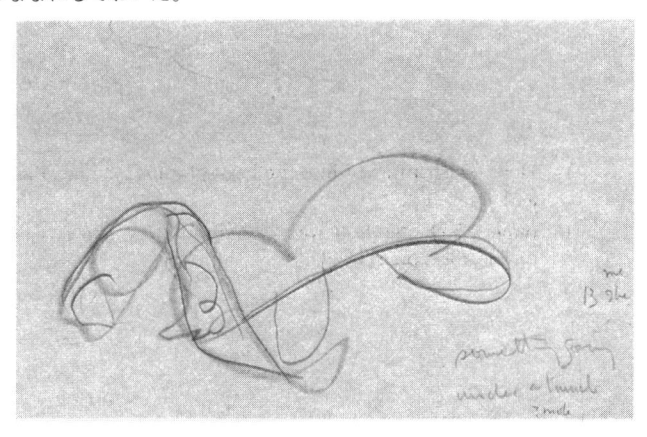

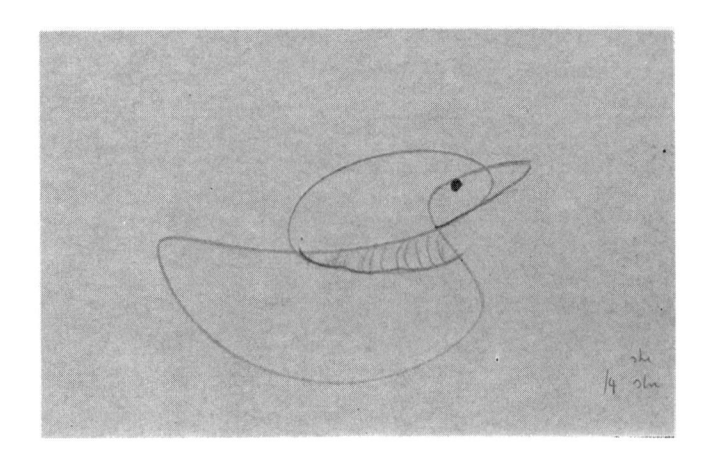

(14) 彼女は自分のスクィグルを，暗やみの中で見かけるようなカモの一種にした。これは眠りに入る前に脳裏に浮かぶいろいろなアイディアに，私たちが近づいていたことを意味していた。私たちは実際の夢の素材に近づいていたのである。

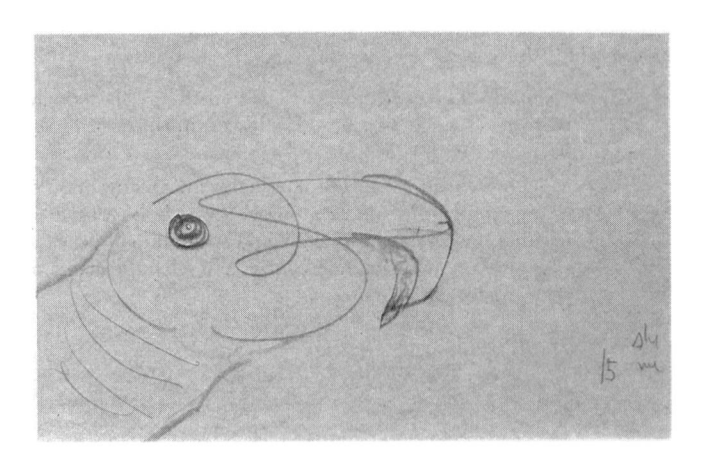

(15) 彼女のスクィグルを，私はある種の鳥の頭にした。

症例III　イライザ　49

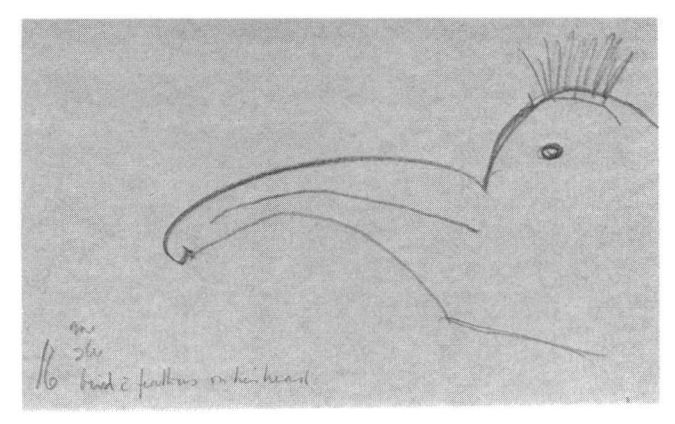

(16)　私のスクィグル，彼女はこれを，私と同じように扱った。彼女はその鳥の頭に羽毛を付けた。

この時までに，床の上に絵を並べていくことに関する一種のゲームが生まれていた。彼女は，一枚描き終わるごとに，その絵を手に取って絵の列の最後まで持っていくことが楽しくてしょうがない様子で，いまや絵は部屋の半分以上広がるほどになっていた。彼女が絵を置きに行ったり，絵の番号を確かめに行く時に，私は「さよなら」と言い，彼女が戻って来ると，「こんにちは」と声を掛けた。彼女は興奮しすぎてはいなかったが，そこでの出来事に生き生きと興味を示していた。私たちは一緒に遊びながら二人とも楽しんでいた。

(17)　彼女のスクィグルを，（彼女の真似をして，また彼女にもそう言いながら）私はカモにした。私はカモに魚を食べさせた。

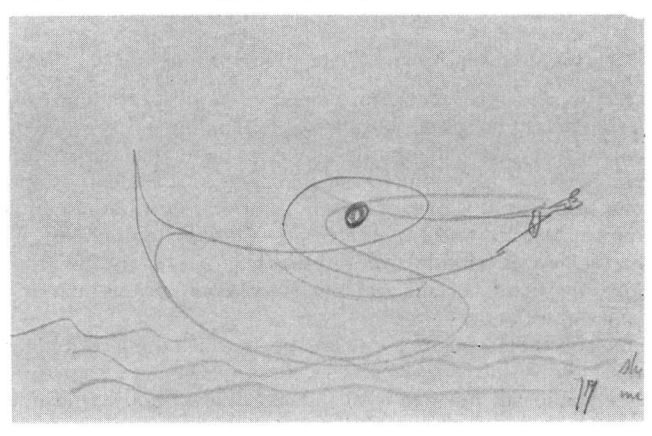

⒅ 私のスクィグル。彼女はこれを「獰猛ななにか」にした。

　この時までに私は，今まで彼女が見たかもしれない夢について，試しに幾つかの質問をしていたが，彼女が夢を語るのは，そう簡単にはいかなかった。彼女はやっと思い切って，自分の夢は恐ろしいものだ，と説明した。そこで，私はこう指摘した。何か恐ろしいものが確かにあって，それは彼女の一部なのだけれども，彼女自身はどうしたらよいか分からないでいるのだろう，と。そして私は彼女に，獰猛な犬（No.11）を思い出させた。同じテーマが，このNo.18に描かれている「鉤爪と大きな耳と，暗やみでも見えそうな奇妙で大きな一つの目を持っている，獰猛ななにか」の絵にも続いていた。

　私はここで，もしおなかがないとしたら，どのような物が内側から外へと落ちてくるかについて少し話した。つまり，おそらく獰猛なものが，彼女が描いたように落ち出てくるだろう。（心の等価物としての身体。）

　私はさらに，鉤爪についてと，お母さんが彼女の後の赤ちゃんを生もうとしているときに，お母さんのおなかの内側にあるものなら何にでも襲いかかるという彼女の考えについて，いくらか話した。私の言ったことは，彼女にとってまったく新しいアイディアだった。彼女は妊娠（もちろん私たちはこの言葉は用いなかった）していた時の母親について，何か憶えているかどうかはっきりしないのだった。

⒆ 彼女のスクィグル，初め私が少し手を加え始めたが，その後二人で昆虫に変えた。

⒇ 私のスクィグル，これは今までのスクィグルとはかなり違っていて，より凝縮されていた。私が「これは，変ちくりんだね」と言うと，彼女は「そうでもないわ」と言って，すぐに「触角を持つ，ある種の動物」に変えた。「これは大きな足と尾を持っているの。これはかわいいものにも，恐ろしいものにもなれるの。」

　このあたりで私は，獰猛で恐ろしいものは雄と雌のどちらなのか，彼女から情報を得ようとしたが，満足のいく答えは得られなかった。

(21) 彼女のスクィグルを，私は彼女が「おめかしした貴婦人」と呼んだものにした。私がこれを描いている間に，彼女は次の絵を描いていた。

症例III　イライザ　51

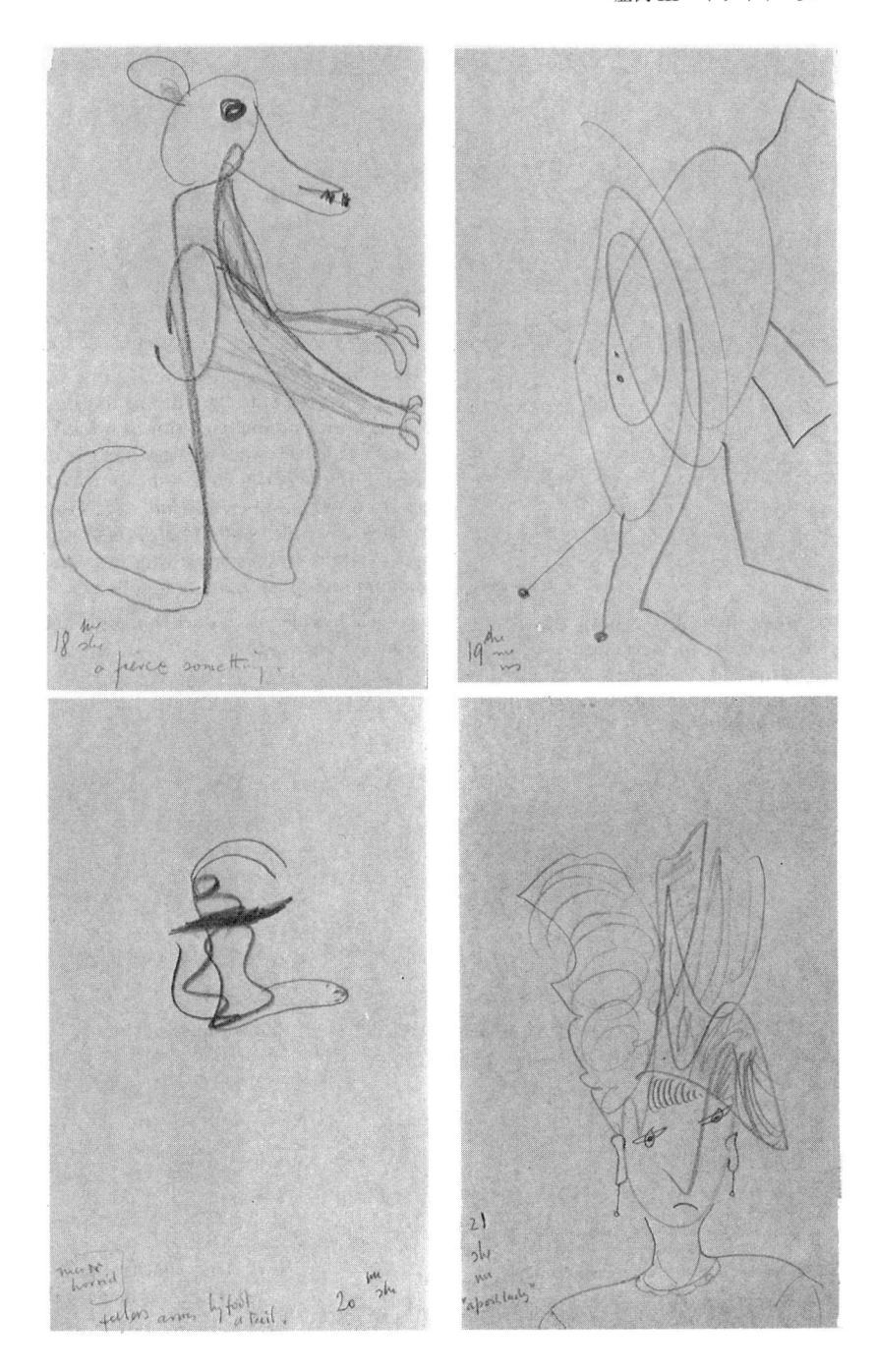

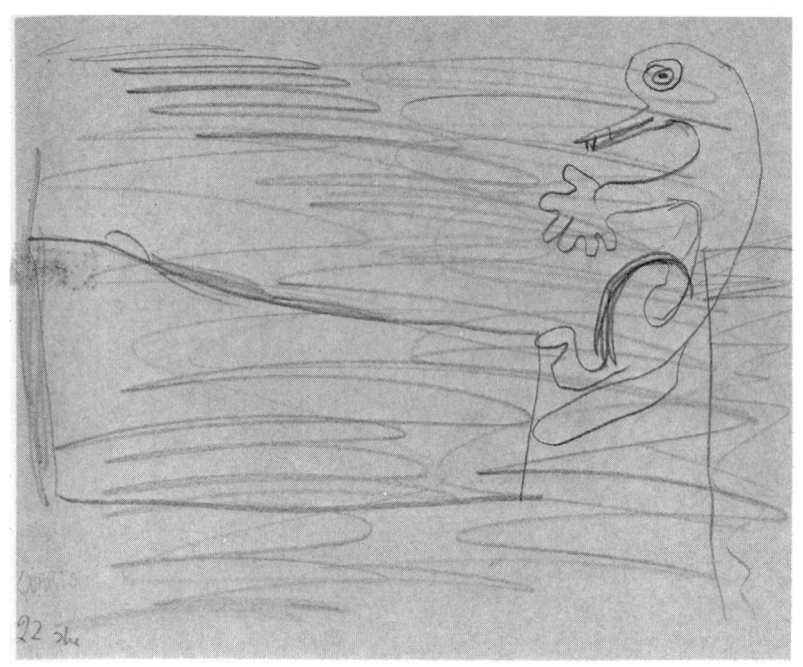

(22) ここで彼女は，四つ切判の大きな紙を選んだ。(子どもたちはよく，これから重要な意味のあることをするというのを示すために，こういう行動をとるものである。) この絵は「彼女にとって描くのがとても難しい」ものなので，彼女は「すごい勇気」を出さなければならない，と言った。「これは，ぞっとするような夢なの。」彼女は，暗やみから描き始め，それから，自分が横たわっているベッドを描き入れた。その後で，彼女は上から自分に向って飛びかかってくる何か the THING の細部を描いた。それは両膝を上に折り曲げていた。(その恰好は，彼女がカンガルーを描いた時に，言葉で説明したり，自分の身体を使って私に示してくれたものであった。) それは，1本の大きな足と，1本の小さな足と，一つの目を持っていた。彼女から見れば，これは「ひどく恐ろしい」ものであった。

私は，もしそれが彼女のところに到達したら，彼女に何をするのかを聞き出そうとしたが，彼女の言えたのは，「ものすごく怖ろしいと思う」ということだけだった。

私はここで，ある種の誘惑（彼女の家庭環境ではありそうにないが）の形での性的刺激か，あるいは何らかの形でのマスタベーション，といったアイデアをめぐって探索を試みた。私は彼女が理解できる言葉を用いた。また，決して彼女にこの問題を無理に認めさせたりしなかったが，私がそれについて知って

いるということは伝わるようにした。彼女はまるで，マスタベーションとそれにまつわる罪悪感について意識的に考えたのは，この時が初めてであるかのように，驚いたような目で私を見つめた。明らかに，ここで私はあくまで推測をしていたにすぎないが，私のアイディアは現に目の前で起こっていると私が思ったことにもとづいていた。私は非常に注意深くやっていて，大きなリスクも十分にカバーできる強力な肯定的側面をもった私たちのあいだの関係を，決して危険にさらしていないことをしっかりと確かめながら進めていた。

　この時点で私は彼女に，何か他のことをするか絵を描くか，選ばせることにした。彼女はあと2回，スクィグル・ゲームをすることを選んだ。こうして，私は彼女に，逃げる，あるいは話題を変える，あるいは遊んで何が起こるか見る，というすべてのチャンスを与えた。

(23)　私のスクィグル，彼女はこれを，またカンガルーにした。今度のカンガルーは，赤ちゃんカンガルーを入れた，大きなおなか，または袋を持っていた。膝は折り曲げられていなかった。私は，母親が妊娠するというアイディアに直接触れるようなことはしないで，赤ちゃんの入っているおなかについて考えるために，カンガルーの習性に関する話をした。彼女はカンガルーを，足でいろいろなことをしたり，

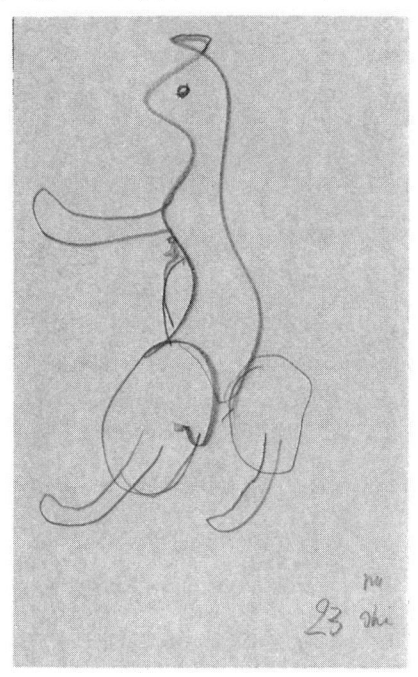

跳びはねたりする動物だと語った。私はイライザに，もう少し私自身の考えを伝えた。つまり，彼女を襲ってくるとても恐ろしいものは，これまでずっと彼女がうまく受け入れられないできた何かを表していて，それは，彼女が母親のお腹の中にいる赤ちゃんについてそれと似た感情を抱いているという事実なのだろう。だとすると，あの恐ろしい「何か」は，彼女に属する何かが戻ってきたということなのかもしれない，それを彼女は恐ろしいと思うかもしれないけれど，それはむしろ，彼女自身の自己の一部になることを自分で許せないでいるものなのだろう，と。

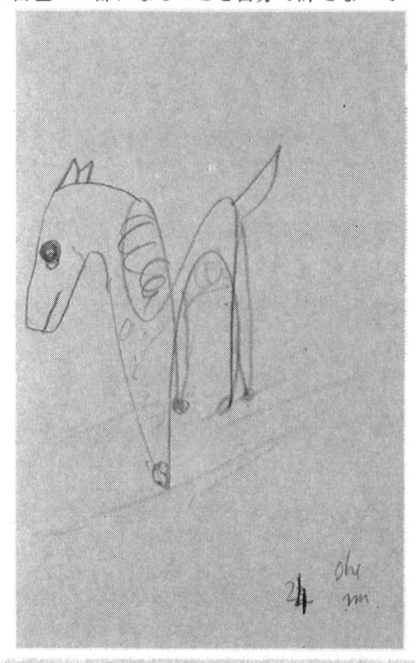

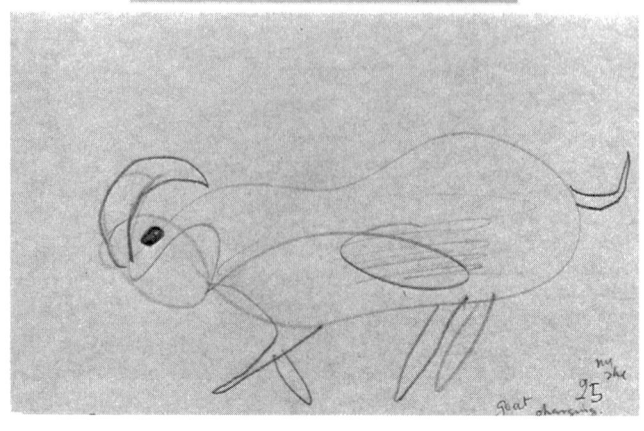

(24) 彼女のスクィグルを，私は彼女の好きな動物にした。彼女はゲームを続けたがっているようなので，私はゲームを続けた。
(25) 私のスクィグル，彼女はこれを，突進するヤギにした。(ヤギというのは，一般的にそうであるように，イライザにとっても本能の象徴，通常は男性の性本能の象徴であろうと私は推定したが，そのことを口にはしなかった。)
(26) 彼女のスクィグルを私は小さな動物に変え，彼女はこれを喜んだ。
(27) 私のスクィグル，彼女はこれを，ネズミにすると言った。いずれにせよ，これは

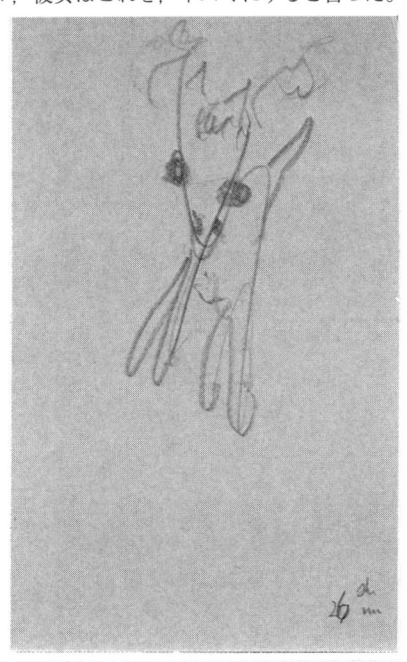

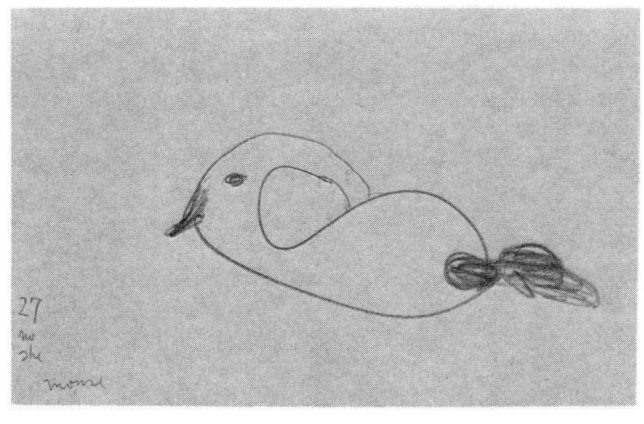

大きな耳を持っていた。
　いよいよ私たちは，彼女が最後だと言うスクィグルにとりかかった。

(28)　最後のスクィグル。彼女のスクィグルを，彼女は自分できわめて空想的に，男の人の顔に変えた。眼鏡から描き始められたこの絵は，まさしく私の似顔絵であった。その男の人は新聞を読んでいた。「違うの，この人は腕を組んでるの。」この時点で，彼女はとても自由であった。事実，彼女は自分のスクィグルの中に，見たいものを何でも見ることができた。

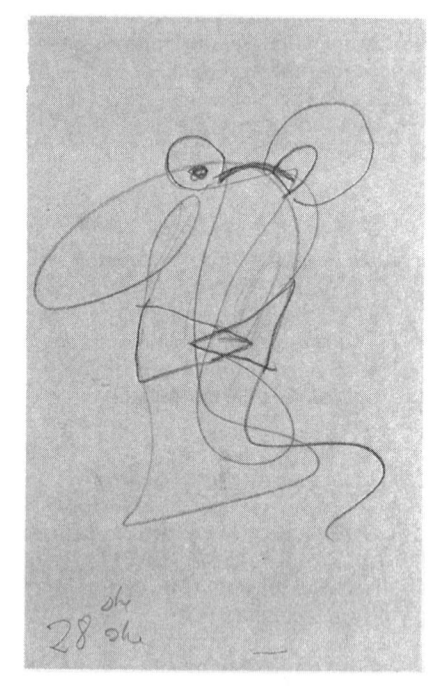

　イライザはこの時，いつでも帰れる準備ができていたので，私は彼女に，お母さんを呼んでこよう，と言った。そして，彼女がもう一度絵を正しい順番で見たがっていたので，二人で絵を全部集めた。私たちは面白かったことや解釈の作業を含む，重要な細部をすべて見直していった。彼女は例の大きな四つ切判の夢の絵を取り出し，「違うもの」として傍に置いた。私は，もしも母親が入って来たとしたら，イライザはこの絵を，私と彼女だけの秘密にしておいて欲しいと，望んだかもしれないと思う。いずれにせよ私はすべての絵をホルダーに挟み，これらの絵は彼女のものだから，欲しい時はいつでも手に入れられるけれど，彼女のために保管しておいてあげると言った。私はいつも面接の最

後にそう子どもたちに言うようにしている。そして，子どもたちはめったにスクィグル・ゲームの絵を家に持って帰りたがらないものである。

さて，イライザは母親を連れて来た。そして，彼女はとても満足した様子で，正面のドアから出ていった。私が「いつかまた，会いましょう」と言うと，彼女は「そうしたいわ」と言った。

コメント

この技法を学ぼうとしている読者や，イライザの精神医学的な状態像を評価するためにこの素材を使おうとしている読者は，ここで提出されたことを，何の助力もなしに検討したいと思うだろう。確かに，この症例のある一面や，別の一面を強調することで，実にさまざまな意見が提出できるだろう。

しかし，読者がこの面接で起こったことを個人的に研究した後で利用できるように，ひとつコメントをしておかなければならない。

全般的所見

この聡明な少女は，正常という用語の意味の範囲内に入るし，言い換えれば，精神医学的な判断でも健康である。つまり，彼女は，どんな硬直した防衛機構からも，自由であることを示している。さらにはっきり言うなら，彼女は遊べるし，遊ぶことを楽しめる。そして，私の遊ぶことを容易に受け入れ，私たちの遊ぶことを重ね合わせ，また，躁的(注1)になることなくユーモアのセンスを示した。

イライザは自分の想像力を使うことができ，設定された状況を十分試した後，重要な夢を示すことができた。その夢では，獰猛さが現われた。それは，臨床的には欠けていて，彼女のことを知っている人たちからみても彼女のパーソナリティの中には見出せないような，ひとつの特徴なのである。

イライザの「全体としてのパーソナリティ」機構の中で，葛藤していたり，自分で気づいていなかったり，ごちゃまぜにされていたりするために，彼女にとって多少のトラブルを引き起こしている，いくつかの領域がある。そこへと

(注1)「躁的」という用語は，私が用いる場合には，対抗抑うつ的な症状で置き換えられた，否認された抑うつ気分があることを意味している。

注目させるような細かい特徴が面接の中に現れていた。その細かい特徴とは，次のようなものである。

> 何かおかしくなっちゃったもの (No. 1)。
> 腹部の線が描かれず，空白になっていること (No. 1)。
> 後から描き加えられた腹部の線 (No. 9 の時)。
> 妊娠に関する混乱を表わすカンガルーのテーマ。
> 性器的妊娠は理解されているが，前性器的（消化管的）妊娠空想は相対的に抑圧されていること。

まるでイライザは，赤ん坊が子宮から生まれるという情報を与えられていたにもかかわらず，体の内側から出てくる赤ん坊という概念と，つまり消化器的空想システムと苦闘しているために，未だその情報を「取り入れ」ないでいるようだった。この欠陥が，母親からもたらされたものなのか，子どもからなのか，あるいは両者からなのか，ここで決定することはできない。というのは，この不安は明らかに，消化管的空想システムのなかの恐ろしい「何か」をめぐって形成されていたからである。そして，このことは周期的に母親を太らせた，母親の腹の中のいくつもの何かに対して彼女が抱いたであろう，恐ろしい，あるいは破壊的な観念に関係していたのである。

二次的なテーマ (No. 5 の後の「挿入」を参照)

帽子への関心が繰り返し現われるが，これは，母親がかつて説明した，重要なエピソードの結果であろう。そのことに，私は今まで触れなかった。そこで，この症例の中心的な問題を妨げない（と私は望むが）程度に，そのことを述べておこう。

先に述べたように，母親との面接では主に母親自身のことについて話したのだが，終わる間際に彼女は，イライザの幼児期の管理に関して，罪悪感を感じていることを語った。彼女はこう話した。「ばかばかしいことなんですが，それはイライザがまだ生後10カ月の頃に起こったことなのです。私は 2，3 日家を空けなくてはならなくなり，あまり気は進まなかったのですが，子どもたち（その当時イライザは一番年下の子どもだった）を，家庭の環境と日課はいつも通りにするようにと，乳母に任せて出かけました。私はそれで大丈夫だと思っていました。でも，どこかで罪悪感を感じていたに違いありません。というのも，私は家に戻った時，イライザ（赤ちゃん）のところへとんで行ったか

らです。**帽子**もとらないで。恐ろしいことに，イライザは凍りついたようになっていて，私が何をしても反応しなかったのです。私はあの子を抱き上げ，腕の中に抱き続けました。そして，結局は（おそらく丸1日経って）あの子の緊張は解けて，私が出かける前のようになりました。次第に何もかも正常に戻りましたが，でもイライザは，帽子恐怖だけは発展させ持続させました。何カ月もの長い間，イライザは帽子を被った女性を見ることに耐えられなかったのです。」

　母親がイライザを精神科相談につれてくる決心をしたのは，おそらく，この帽子恐怖と，イライザが生後10カ月の時の3日間の母親喪失で受けたものが残っている可能性があるからだった。というのは，母親は夜尿についてまったく心配していなかったし，事実，相談に来た時点では夜尿はおさまっていた。

　しかし，すでに指摘したことだが，重要なのは私は子どもから得た素材を追求したが，イライザの生後1年以内の生活について，母親が語ったことから理解し得た，帽子についての副次的なテーマを追求しなかったことである。

主要なテーマ

　次第に，主要なテーマが明確になった。それはイライザのパーソナリティのなかで見失われていた特質，つまり獰猛さに関するものであった。これは，まず「獰猛なもの」（No.18）に現われ，そして夢の中の「何か」（No.22）にも現われた。この獰猛さは，摂取-保持-排泄という（あるいは前性器的な）身体機能の観点に基づいて，母親のおなかの内側で大きくなっていると彼女が想像したものについての恐怖と関連していた。それはまた，彼女自身の攻撃的欲動や，新たな妊娠のために彼女から遠ざかっていく母親への怒りや，母親の体内にあると想像された恐ろしい対象に脅えての攻撃，などにも関連していた。これらすべての背後には，母親の中身に対する多層的な攻撃があった。これは本能に駆られた，対象-関係的な，あるいは原始的な愛情衝動に属するものであり，そこには，乳房の中身への攻撃という考えや貪欲な食衝動といったような前史も伴っていた。

　この1回の治療相談面接においてなされた作業は，原始的に対象と関係することや愛情衝動を，反応的怒りを含む二次的衝動から解放するのに十分なものであった。その結果，臨床的には子どものパーソナリティは全般的により自由なものとなり，母子間の感情の交流は非常に容易になった。

　この作業の主要部分は，子ども自身による発見であった。夢を使うことの

できる彼女の中で，一連の発見が順序立てて次々と重ねられていった。しかし彼女は，以前に見たその夢を治療面接のなかで表現して私のために引き出すことができるまでは，その夢から十分な利益を得ることができないでいたのである。

換言すれば，解釈は，この結果を作り出したというより，すでに彼女の中にあったものを，彼女自身が発見することを援助したのだといえる。これが治療の本質なのである。

結　果

イライザは，私との関係の中で以上のような事柄に到達したが，その結果，よりリラックスした人間になった。そして両親はこの相談面接の臨床的な結果に満足した。このことから，イライザは，赤ん坊の出生について，実際に与えられていたものよりもずっと想像力に富んだ，子どもらしい説明を受け入れる準備ができたといえるかもしれない。

全般的なコメント

再び繰り返すが，この症例は私が治療相談面接と呼ぶものの，あるいは最初の1時間の活用の，豊かさと可能性を伝えていると思う。この症例を検討する時，生後10カ月の時点での愛情剥奪，その剥奪に対するイライザの反応，そして，そのイライザの反応への母親の対応，といったテーマをとり上げて論じることもできるかもしれない。しかしながら，主要なテーマは，素材に現われた（イライザ自身にとっても意外な）テーマでなければならない。そしてそれは，もし私が母親とあらかじめイライザについての面接をしていたとしても，まったく予想できなかったものである。

この種の生育歴の取り方を，私は大事にしている。逆に言えば，これとは違う種類の生育歴の取り方を私は重視しないとも言える。母親からたくさんの事実を聞き出すことには，大きな価値はない。そしてまた，質問に対する患者の答は，中心的なテーマから遠くそれたところにしか導いてくれないものである。この中心的なテーマこそ，精神医学において常に困難なものであり，実際に必ず葛藤が見出される場なのである。

症例IV　ボブ　6歳

次に，ほぼ同年代の子どもが，世界につながる方向と依存に立ち戻る方向という両面傾向のうち，退行的な面を自由に用いることに対して本人が感じている障害を，まったく予期しないかたちで見せた症例[注1]を提示したいと思う。以下の症例の詳細の中で明らかになるように，この症例の場合，その障害は母親の中にあった。この治療相談面接もまたよい結果が得られた。

母親はパニック発作とうつ病のため数年来，精神分析医である私の同僚の精神科医にかかっていた。彼女は，見るからに重症の患者と分かる人で，精神療法を受けていた。父親も何回かのうつ的な病相を呈していて，両親ともグループ療法に参加していた。家族が崩壊せずに存続したのは，私の同僚の数年にわたる援助のお陰だと思っていると彼らは言った。

予備的接触

まず私は両親と一緒にボブに会った。この家族には，6歳のボブと，5歳と1歳の弟がいることが分かった。また，15歳の女の子もいたが，母方の祖父母の養女になっていた。ボブの父親は工場で働いていた。家には，三つの寝室があったが，それでも十分ではなかった。ボブは，すぐ下の弟と一緒の寝室を使い，時には一つのベッドで寝ていた。

ボブがどんなふうなのか，私にはすでに分かり始めていた。彼の話す言葉は短く詰まっていて，そのほとんどが理解しにくかった。それでも，彼は自由に意思を伝達した。彼は興奮した様子でやってきて，一体何が起こるのかわくわくしながら小さな椅子に腰掛けた。確かに，彼の胸はある種の漠然とした期待でふくらんでいたと言えるだろう。

この時点で両親は待合室に退き，その後45分間私は私の部屋でボブと二人き

(注1) Int. J. Psycho-anal., 46に最初に掲載された。

りで過ごした。

ボブとの面接

ボブは面接しやすかった。彼は親しさと援助が得られるものと期待していた。私は紙と鉛筆を渡し、ゲームすることを提案し、続けてどんなゲームなのかを彼に示した。彼は興奮して喋っていたので、一度 punch という言葉を言う時、「p…p…p…punch」と吃ってしまった。これは、彼が最初の絵について話していた時であった。

(1) 私は彼が何かに変えられるように、スクィグルを描いた。彼はそれを自分が何にしたいか分かっていて、それを丁寧に塗り、bull と名付けた。bull という言葉が、ball を意味していると私が分かるまでには、長い時間がかかったが、彼は私に分からせるために、上下に pumping する（? bumping 跳ねる）ことや、叩く punch ことについて詳しい話をしてくれた。私はこの少年が全体対象の概念を形成する能力をもっていることを、心に留めておいた。そして、これまで正しいとされてきた、この少年の原発性欠陥 Primary Defect という診断に疑いを抱き始めた。

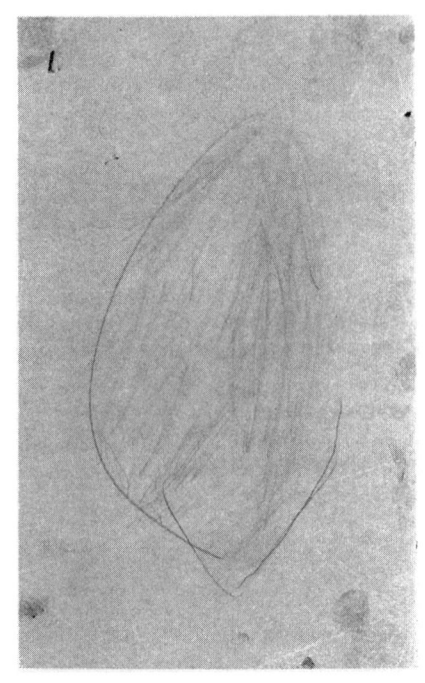

次に私が，何かに変えるためのスクィグルを描くように，彼に提案したが，彼は理解できなかったのか，スクィグルを描くことができなかった。彼は「自動車を描いてもいい？」と訊いた。

(2) これは彼の描いた自動車の絵である。

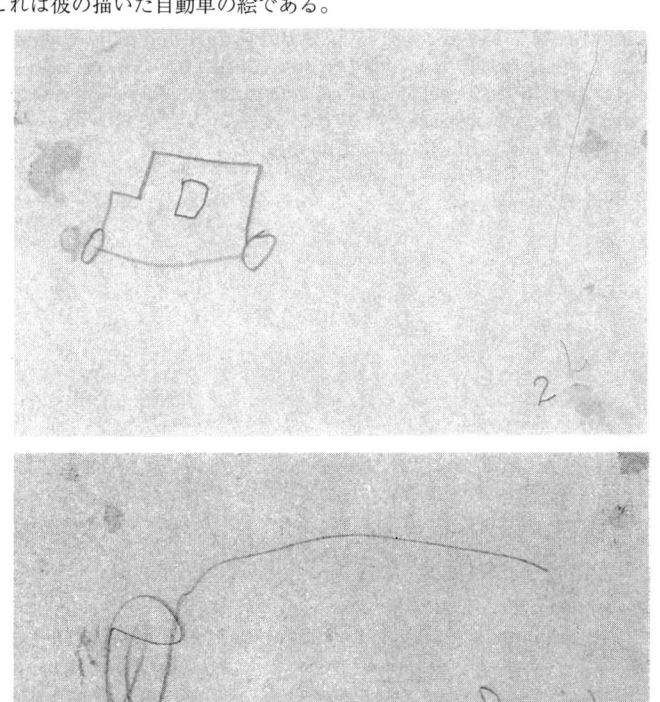

(3) 私は彼にスクィグルを提示したが，彼はまごついているように見えた。彼はこれは手だと言ったが，さらに「これは難し過ぎるな」と付け加えた。この言葉は，彼がこのゲームで遊べないという意味だった。
(4) 彼は太陽を描くことを選んだ。

ここで，非常に用心深く行なわれた第1段階は終わったが，この段階では彼は努めて迎合し，順応しようとする自己の側面を使っていたので，感情を現わすことも，衝動を用いることもできなかった。

The snake dying

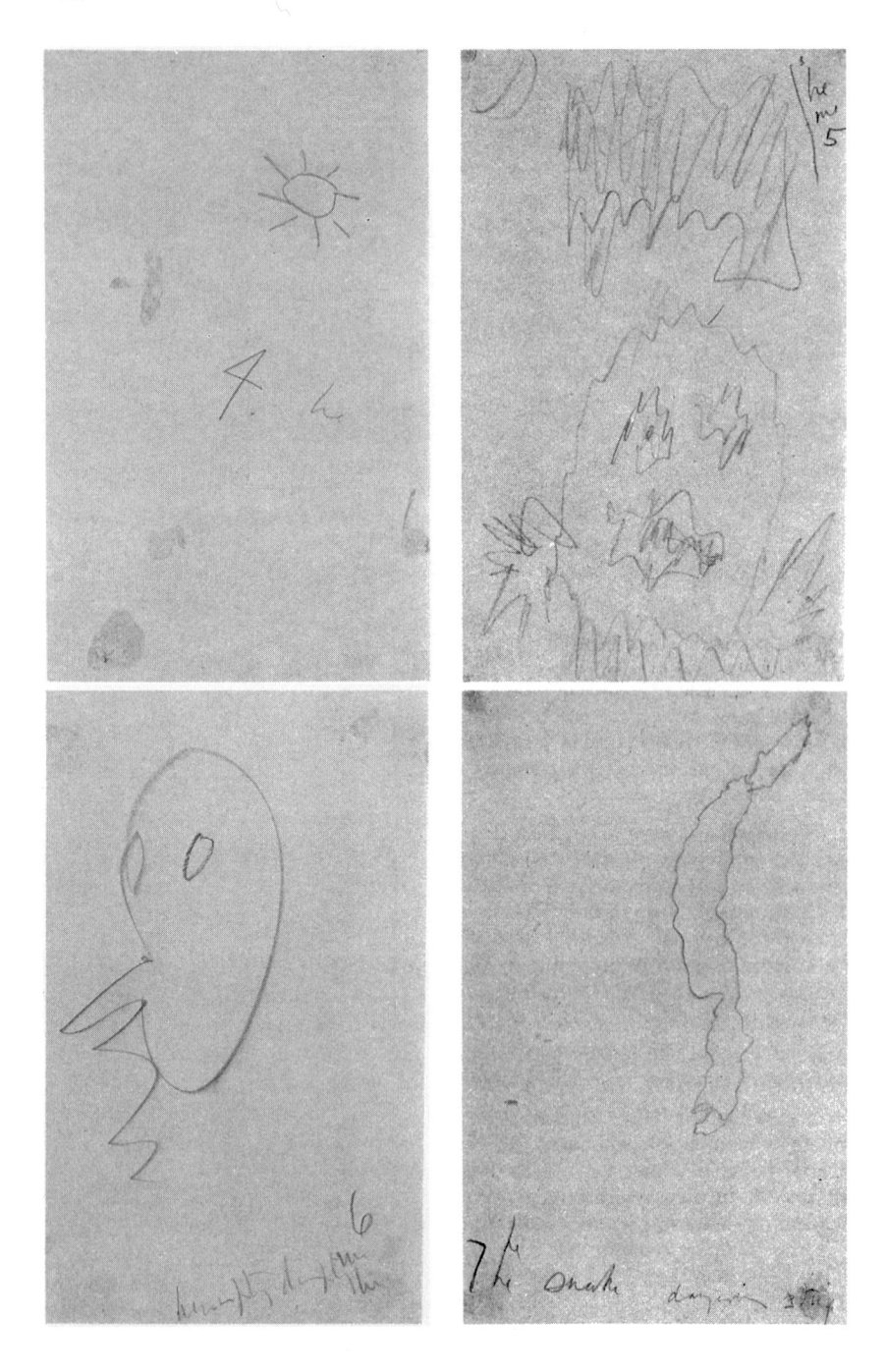

第2段階は，次のように始まった．

(5) 彼なりのやり方で描いたスクィグル．これは，波状の線で描かれた絵であり，人間か幽霊であろう．私は月を描き加えた．
次は私の順番なので，私がスクィグルを描いた．
(6) 私のスクィグル．彼は目を入れて，ハンプティ・ダンプティと名付けた．

このハンプティ・ダンプティのテーマは，私が自我機構を時期尚早に信頼しすぎることに関連して，解体という考えを念頭におくように，私に警告を発していた．この段階では私は，彼が目を描き入れたことが重要な意味のあることだと思いつかなかったが，決定的な絵（No.26）でこのハンプティ・ダンプティのテーマと目が，重要な意味をもっていたことが明らかになる．

この種の作業では，私はいつも解釈を行なうわけではなく，子どものコミュニケーションの本質的な特徴が現われてくるまで，待っていることに注目してほしい．その本質的な特徴が現われた時，私はその特徴について話すが，その時重要なのは，私が話すことではなく，子どもが何かに到達したという事実である．

(7) ボブは波状の線で構成された，新たな特徴をもつスクィグルを描いた．彼はすぐに，自分でその絵をどうしたいか分かって，それをヘビに変えた．「噛みつくからあぶないよ．」

これこそが，自分のスクィグルを基にして描いたボブ自身の絵であり，客観的に知覚した自動車や太陽についての絵（No. 2, 4）とは，まったく異なったものである．

この時点で彼は，私が絵に書き留める数字に興味をもち始め，以後すべて次の絵の番号を先回りして告げた．

(8) 私のスクィグル．彼はそれを髪の毛だと言った．それから彼は，これは大きな口を持つ「エフェラント ephelant」だと言った．そして，彼は目を描き入れた．（再び，目である．）

私は，彼が何を言っているのか非常に理解しにくくしていた，言葉の奇妙な歪みをここに再現しようとは思わない．しかし，常に結局は，彼の言うことは理解できたのである．

(9) これは波状の線を使い同じ手法で描かれた，彼のスクィグルである．彼はそれ

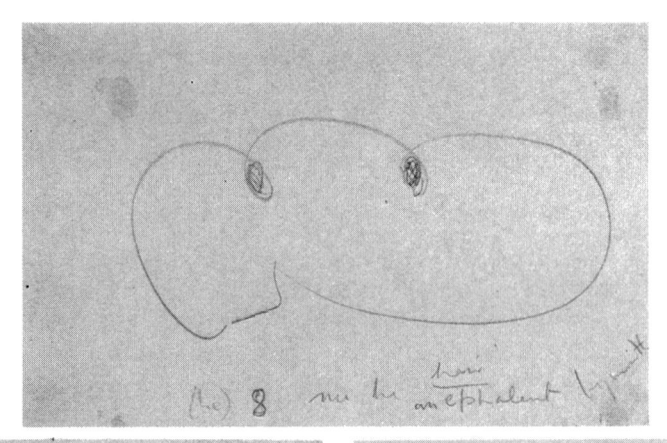

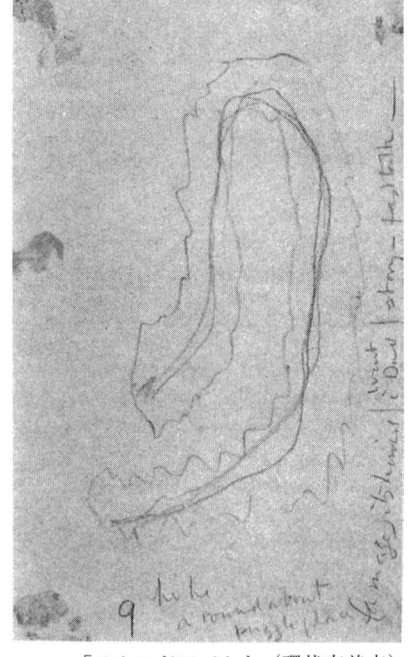

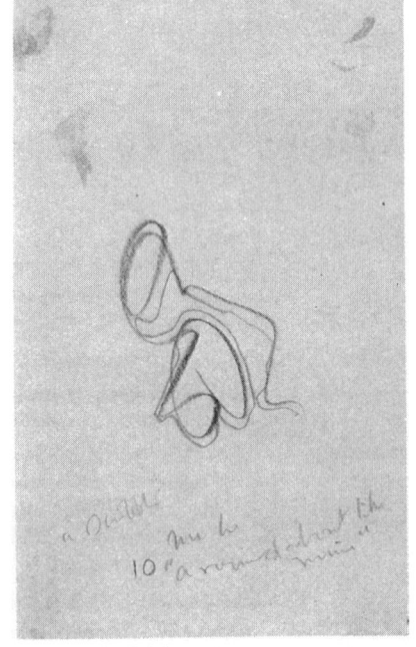

「ラウンドアバウト（環状交差点）roundabout」,「迷う場所 puzzle place」だと言った。私は彼が迷路 maze のことを言っていると分かったが，彼はこの言葉を使えなかった。そこは恐ろしかった。彼はパパと行った。彼はこの迷路に行った時のことを早口で語り，それを思い出している間中，不安そうだった。

ここで私は，環境側の失敗に対する反応という観念を心に留めておいた。この症例の場合，この観念は父親側の失敗に由来するものであったであろう。つ

まり，父親は，迷路がボブの蒼古的な archaic 不安に触れることを認識していなかったであろう。私はボブの錯乱状態の兆候，つまり潜在的失見当識に接近していたのである。当然，私は彼の病気について，自然治癒の傾向を示している一種の小児統合失調症という観念を念頭に置いていた。

(10) これは私のスクィグル，彼はそれをなぞり，全体を強調した。彼はこれは「僕のに似たラウンドアバウト（環状交差点）roundabout like mine」だと言った。

この彼の言葉は，「僕のに似た like mine」と言っているように聞こえたが，前後のつながりから，「9に似たラウンドアバウト roundabout like nine」であることが明らかになった。彼は僕の mine と言っていたのではなかったのである。これは，特殊な言語の歪みを例証している。私はその歪みに自分を慣らさなければならなかったが，この特殊な歪みを除けば，彼のコミュニケーションはいたって明快なものだった。（この言語の歪みは，統合失調症患者がしばしば自己と実際の世界との間にあると報告する，ガラスや透明なプラスティック板等々に相当すると考えられる。）

(11) ボブは今度は，絵を描くことを選んだ。彼は彼独特のやり方で太陽を描き，（波状の線で輪郭を取ったうえで）他の描き方でジェット機を描いた。ボブは言った。「この次は12だよ。」彼は絵を数えていたし，描いた順序を表示するために私が数字の隣に書き込む「彼 he」と「私 me」という言葉を正しく使っていた。彼は私が私自身の視点をもっていることを認めて，または，ゲームの中で彼自身を私に同一視して，自分自身を彼 he と呼び，私のことを私 me と呼ぶことができた。No.11の絵について話しながら，私はボブにジェット機に乗りたいかと尋ねた。彼はこう答えた。「乗りたくないよ，だって引っくり返るから。」

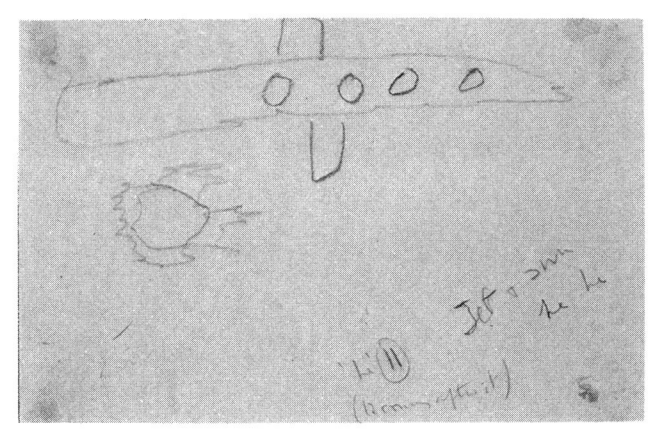

このような会話から，私はボブが，彼自身のほぼ絶対的な依存の段階に環境側の頼りなさを経験したことをコミュニケートしようとしている確証を得た。私は解釈をしない方針をとり続けた。

 私はこの時点で「君は生まれた時のことを覚えているかい」と尋ねたように思う。彼は「そうね，ずっと前のことだから」と答え，それから「ママがね，僕が赤ちゃんだった時にいたところを見せてくれたよ。」と付け加えた。

後で知ったことだが，この少し前に母親が彼を，彼が生まれた家を見せに連れて行ったそうである。

 こんなふうに話しながら，私たちは絵を描き続けていた。
(12) 私のスクィグル，これを彼は魚に変え，目と口を描き入れた。
(13) これは彼独特のスクィグルの一つであり，彼はこれをボートに変えた。彼は大き

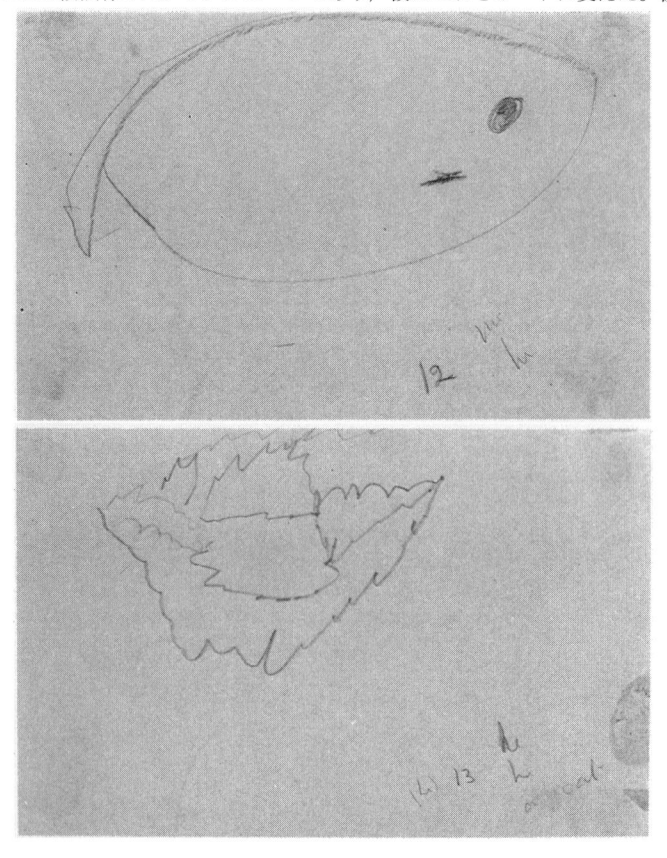

なボートでオーストラリアに行った誰かについて，長い話をしてくれた。それから，彼はこう言った。「僕の描く線は，みんなグニャグニャしているね。」

(14) 私のスクィグル，これは他の紙（No.18参照）にまではみ出してしまった。このはみ出したスクィグルを，彼はとても面白がった。彼はこの紙に描かれているものを，手に変えた。

(15) 彼は波状のスクィグルを描き，私は彼のにまるっきり重ねてスクィグルを描き，

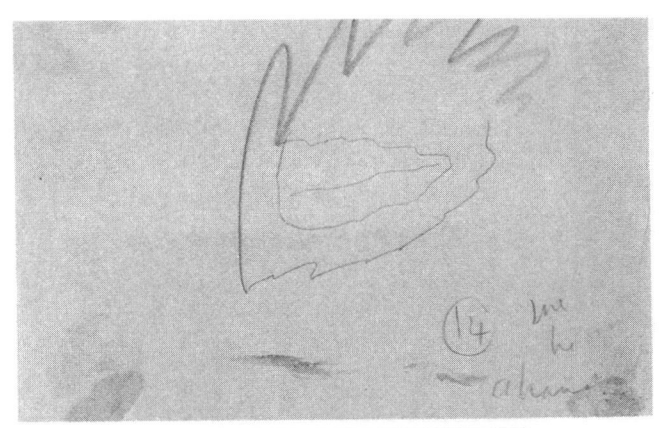

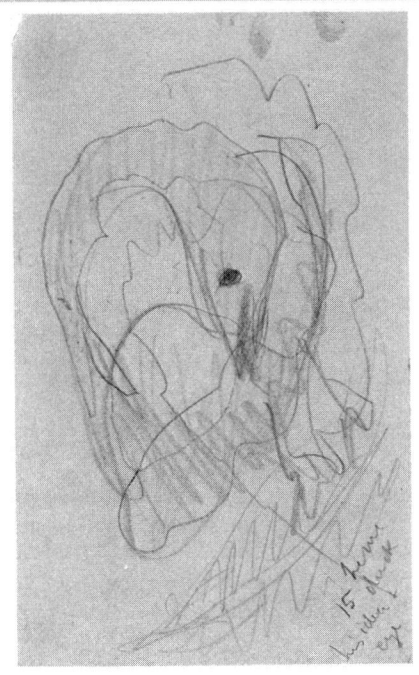

そして，私たちはわざと，ひどくグチャグチャでゴチャゴチャなものを作った。彼はこれを，ドナルド・ダックに見なして**目**を描き入れた。

(16) 私のスクィグル，これを彼は「レフェレント lephelent」に変えた。そして，彼は次のように付け加えた。「こいつにはくちばしがあって，僕を捕まえられるんだ。」彼はこれを演じてみせた。

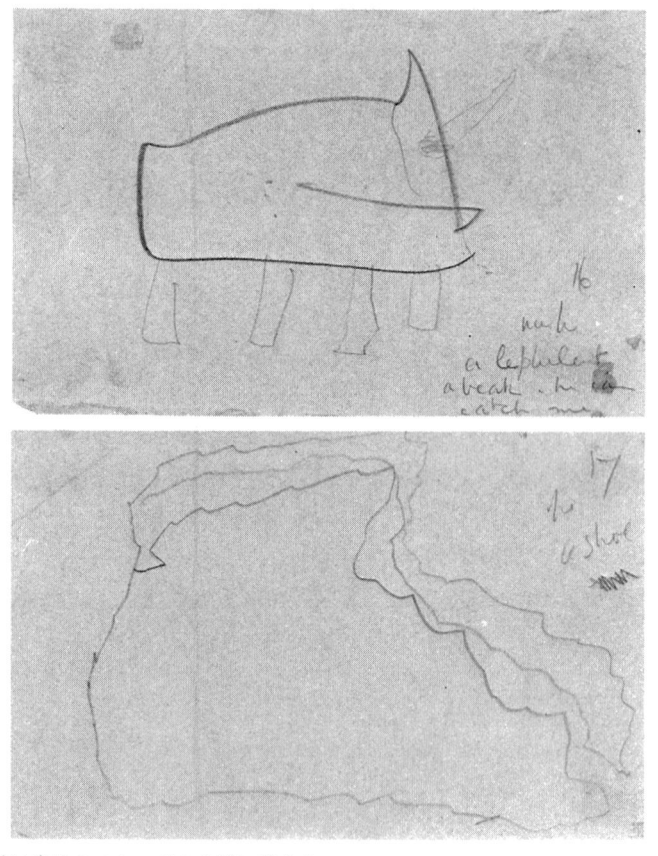

(17) 彼は自分のスクィグルを靴に変えた。
(18) ここで，No.14からはみ出した部分でできた，棘状のものを提示した。彼はこれを，「先生を食べちゃう動物」に変えた。この時点で彼は危険を感じて，自分自身の手をペニスの上に置いた。私はそのことを彼に指摘したが，そうしなかったら，彼は自分がそのような動作をしたことに気づかなかっただろう。
(19) 彼の虎の絵。

症例IV　ボブ　71

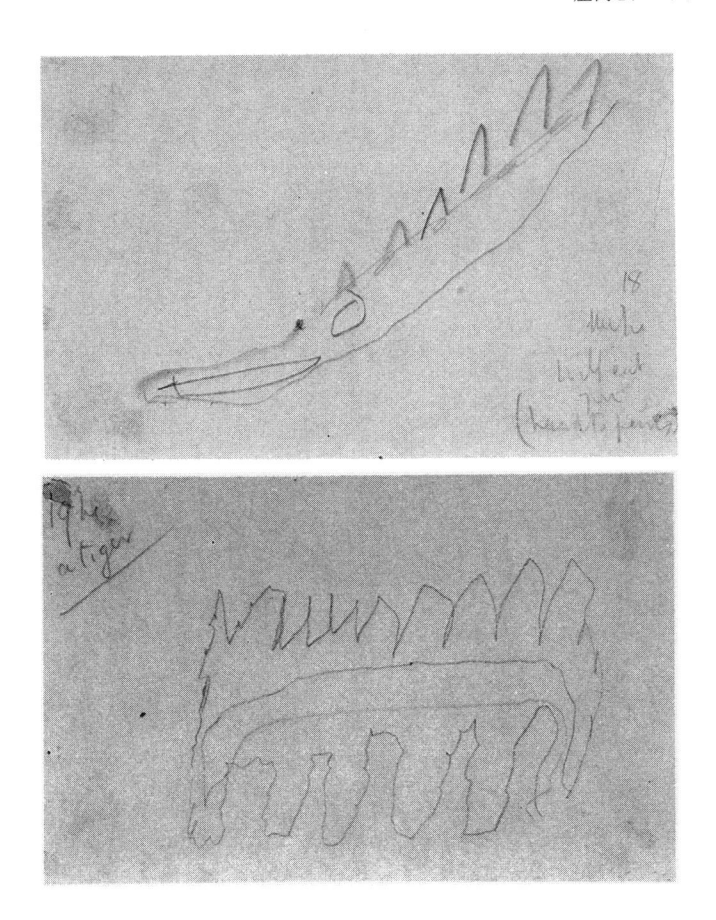

　この時彼は，口愛サディズムに基づく報復に関する，その場で感じた不安を克服していた。そして，数字について語った。

　「100までやるの？」

　実際には，彼はいくら努力しても，20以上の数はほとんど数えられなかった。
　私たちはこの時，第2段階と次の段階の間の無風地帯にいた。もちろん，私にはさらに次の段階があるかどうかも分からなかった。

(20)　彼は私の求めに応じて自分の名前を書いたが，1文字向きが逆であった。彼は数字の6（彼の年齢）を書いた。というのは，彼はsixを綴れなかったからである。

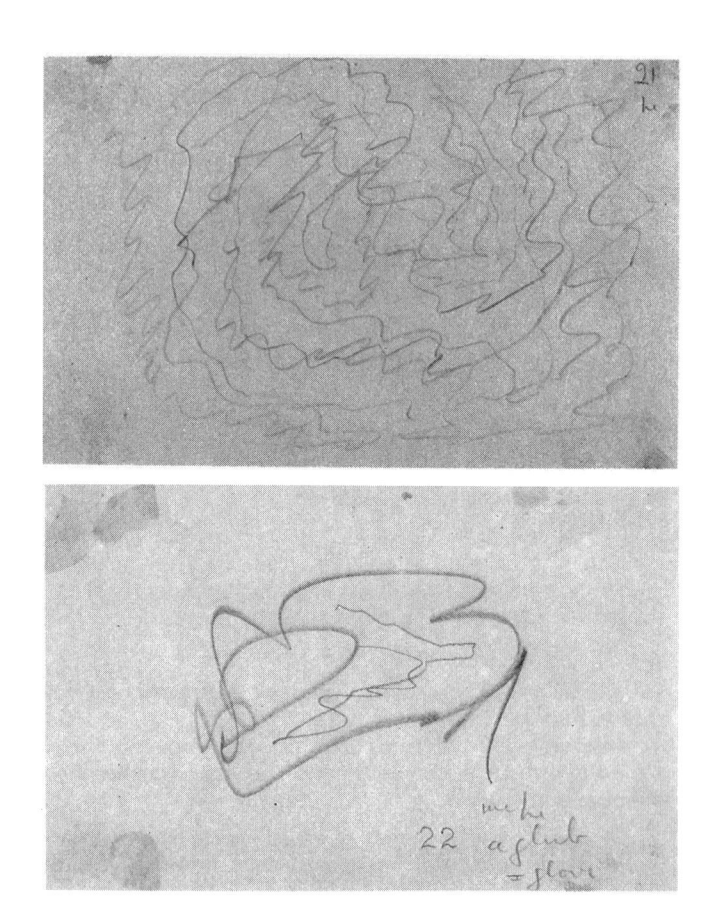

(21) 彼のスクィグル，これを彼は「山だよ，ぐるぐる歩き回るうちに道に迷うんだ」と言った。

さて，私たちは第3段階に入り，重要な意味のある部分に取りかかり始めた。No.21の内容は落下，離人症，錯乱，失見当識，等のタイプの原始的不安の兆候を作り出している環境側の失敗について，新たな見解を私にもたらしてくれた。

(22) 私のスクィグル。私は挑戦的な口調でこう言った。「私は，君がこれを何にも変えられないほうに賭けるな。」彼は，「やってみるよ」と言って，かなり素早くglub（glove 手袋）に変えた。

ここで，ボブはより大きな紙を要求した。明らかに彼は，何か重要なものを描こうとしていた。そして，彼はこの時以降，最後まで大きな紙を使った。

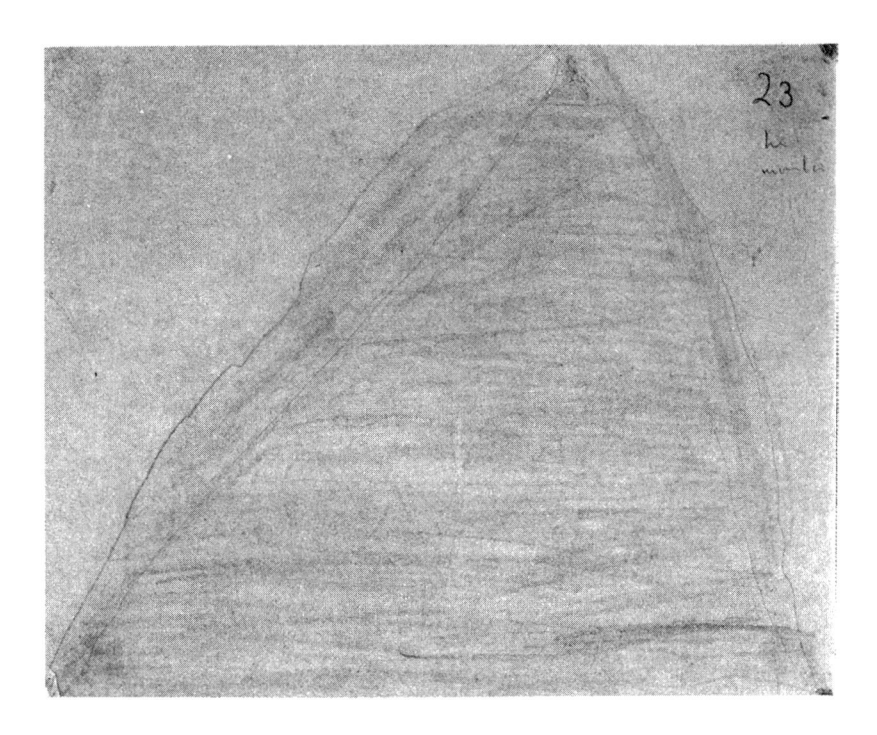

⑵³ 彼が意図的に描いた,「大きな丘, すごく大きな丘, 大きな山」の絵。「登ると, 滑っちゃうんだ。全部氷なんだ。」彼は加えて,「先生は自動車持ってるの?」と訊いた。

以上のことから彼が抱っこされていることと, 誰かの備給の撤去によって影響を受けることについて語っている, と私は確信した。そして当然, この絵が, 彼の母親のうつ病と, 母親のうつ病が赤ん坊の彼に及ぼした影響を表わしているのではないか, と私は考えていた。私は, コメントを差し控えたが, このような夢を見るかどうか, 彼に尋ねた。

> 彼は「僕, 忘れちゃうんだ」と言い, それから一つの夢を思い出した。「ああ, 魔法使いの怖い夢だ。」
> 私は訊いた。「どんな怖い夢なの。」
> 彼は言った。「それは昨日の夜か, 別の夜に見たの。もし今見たら, 泣いちゃうよ。僕, それが何だか分からない。それは, 魔法使いなんだ。」そして, 彼は演じ始めた。

「そいつは恐ろしくて，杖を1本持っているんだ。そいつは，人をピー pee させるんだ。そうされると，話せるけど，体が見えなくなっちゃうし，自分でも見えなくなるんだ。そして自分で『1，1，1』って言えば，元に戻るんだ。」「ピー pee」という言葉は，ここでは排泄の意味はない。「ちがうよ，ウイウイ wee-wee じゃないんだよ。」このピーという言葉は，消えるという意味である。魔法使いが，「人をピーすると」，彼は「人を消しちゃうんだ。」魔法使いは帽子を被って，柔らかい靴をはいている。それは男の魔法使いである。

このような会話が進行している間，ボブは絵を描いていた。

(24) この時，彼はこの時点で言いたいことを絵に示していた。彼は恐ろしさを身振りで表わし，彼のペニスは勃起していた。彼は不安なので，勇気を奮い立たせていた。

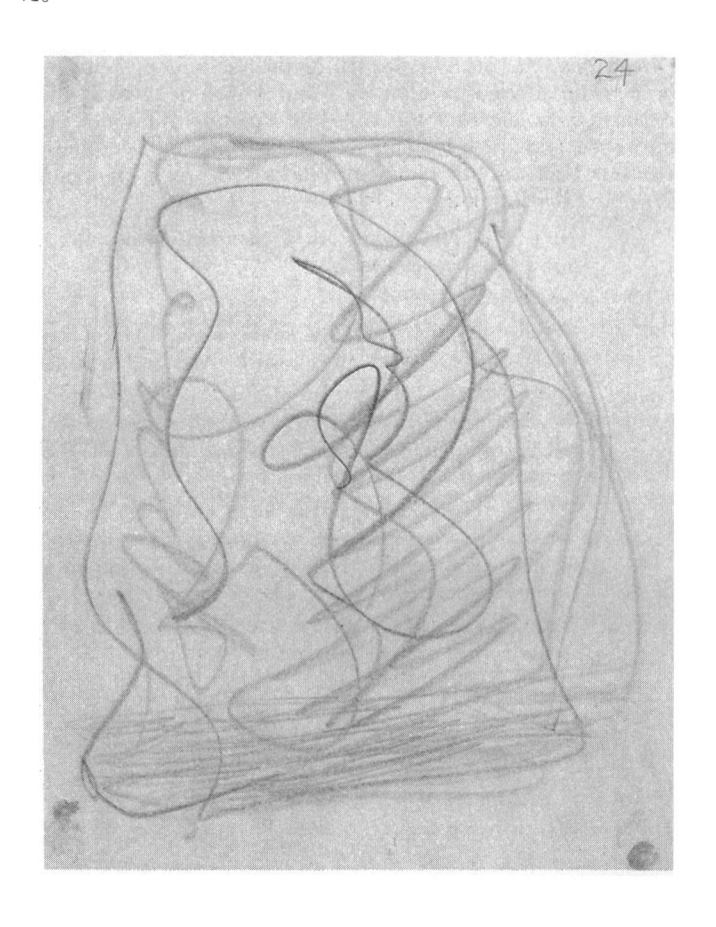

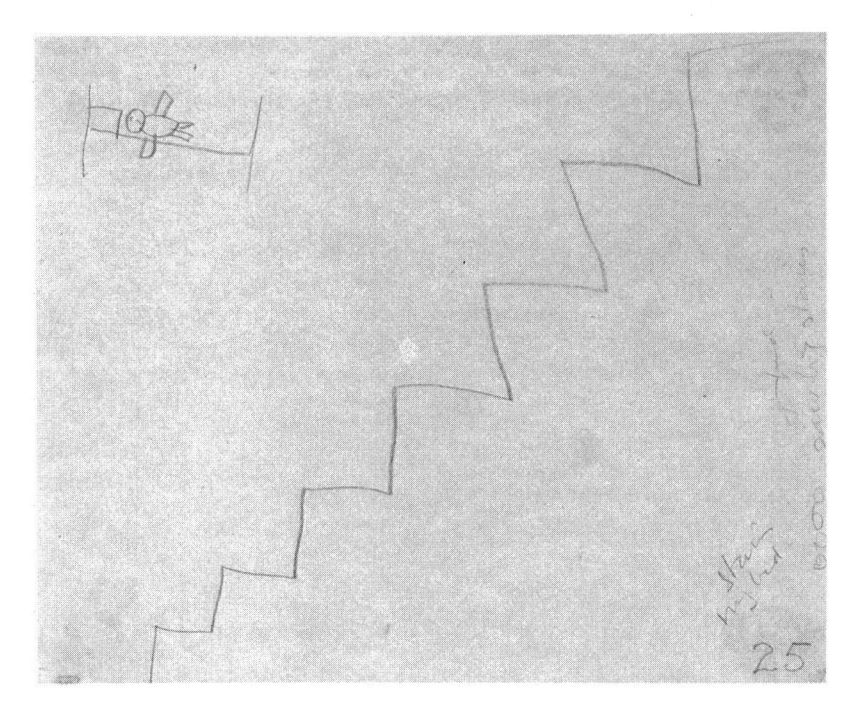

(25) この絵は，ベッドで悪夢をみている彼自身を表わしている。彼は大きな階段を見て「わぁ！ わぁ！ わぁ！」と叫んだ。彼はまさに，自分が描写した出来事の中に入りこんでいたのである。

この時彼は，この絵が二つの事柄に関したものであると話した。その一つは怖いもので，悪夢であったが，もう一つは恐ろしくはない，実際に起こった素敵な出来事であった。事実，彼は階段から落ち，階段の下にはパパがいた。彼は泣き，パパは彼をママのところへ連れて行き，ママは彼を抱いて，彼の機嫌をなおしてくれた。

その時私は，ボブが伝えたかったのが，全般的には「良い」ものであった環境側の供給の過失についてなのだという，この上なくはっきりとした確証を得た。そこで，私は次のような絵を描き，話し始めた。

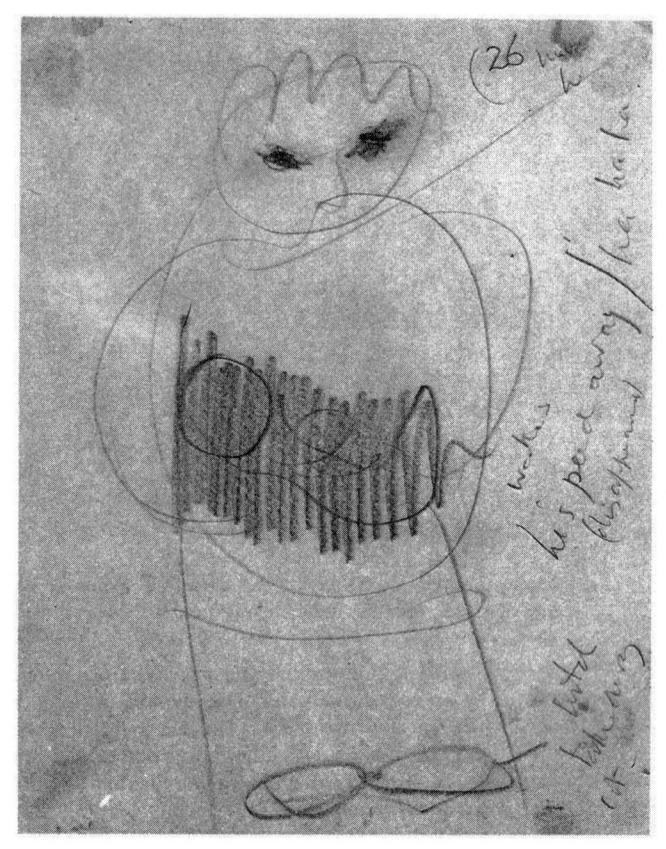

(26) 赤ん坊を抱っこする母親像。私は母親の腕の中に赤ん坊を走り描きした。そして，赤ん坊が落とされそうな危険のあることを，私が口にし始めた時，ボブは紙を取って女性の目を塗り潰した。(No. 6，8，12，15の絵を参照。) 彼は目を塗り潰しながら，「この人は眠ってしまうんだ」と言った。

これが，全体のコミュニケーションの中で重要な意味をもつ部分であった。私は，彼の描き方が，抱っこする母親の備給の撤去を示していることを理解した。

永遠に落ちていくことに関連した蒼古的な不安を，ボブがどう扱うだろうかと思いながら，私は絵の中で赤ん坊を床の上に降ろした。

ボブはこう言った。「ちがうよ，お母さんが目を閉じたら，魔法使いが来たんだ。僕はすぐに泣き喚いたんだ。僕は魔法使いを見たよ。ママも魔法使いを見たんだよ。僕は『僕のママは，お前なんかやっつけちゃうぞ』って叫んだんだ。パパは一階にいたけど，ペンナイフを取って，魔法使いのおなかに刺したから，あいつは永久に死んじゃったんだ。だから，杖もなくなっちゃったんだよ。」

この空想には，母親の抱っこする機能の失敗によって子どもの中に生じる，想像を絶するような不安，あるいは蒼古的な不安，あるいは精神病的な不安に対する防衛として確立され，維持された精神神経症的組織化の素材が見られる。外傷体験からの回復は，父親の援助によるものである。

(27) 彼の絵。この絵には，ベッドにいる自分と，男の魔法使いと，「ピーさせる（見えなくする）」杖が示されている。

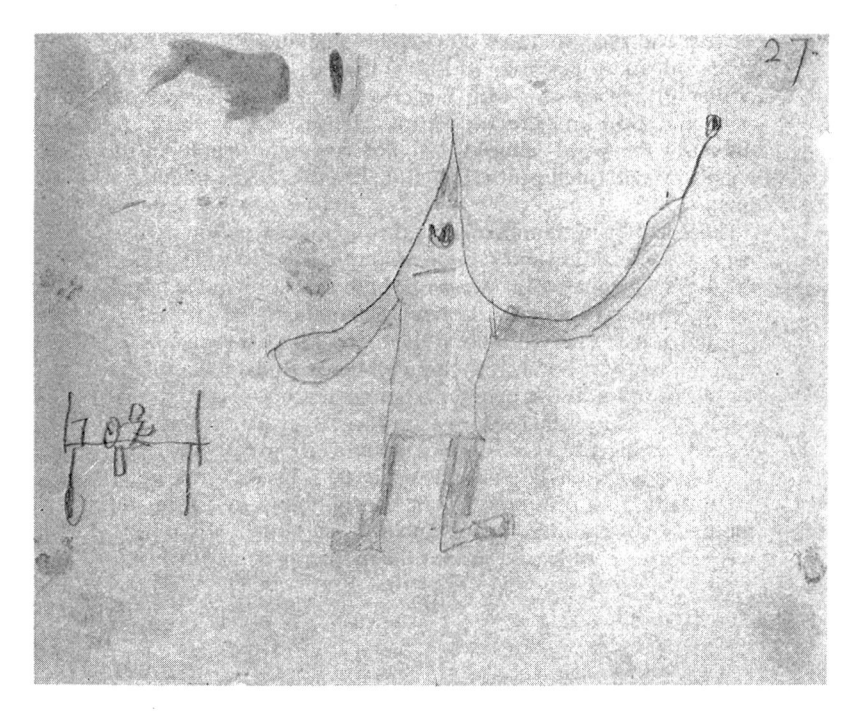

コミュニケーションは終了し，ボブは帰る準備ができていた。彼は面接で起こったことに非常に満足した様子で，興奮状態も静まっていた。

ボブは待合室にいる父親のところに行き，母親が次のような家族の問題を私に語った。

ボブとの面接後，ボブと父親が待合室で待っているあいだに母親が私に語ってくれたこと

ボブは2歳6カ月の時，泣き続けているということで小児病院に連れて行かれた。その時，母親はうつ状態だった。小児科医はボブは欲求不満だと言った。脳の検査と種々のテストの後，両親はボブが特に疾患はなく，発達が6カ月遅れていると告げられた。また両親はボブが将来知恵遅れ simple になると覚悟しておかなければならないと言われた。

1年後，3歳6カ月の時ボブは再度受診し，また「知恵遅れ」と言われた。3歳になっても，ボブは全く話せなかった。事態を改善するために，母親は自分で託児所を始めた。ボブはクラスで一番遅れている子として目立っていたし，明らかに母親に頼りきっていた。両親はボブが「知恵遅れ」になるだろうという事実を受け入れていたが，最近母親のかかっている精神科医が，母親との面接で彼女の話を聞き，ボブの興味の範囲が広いことから，この診断を再検討すべきだと示唆した。ボブはいつも，宇宙や神や生や死について話していた。彼は非常に感受性が鋭く，「知恵遅れ」という言葉は彼の診断全体を包括していなかった。知能テスト（スタンフォード・ビネー式）で，ボブはIQ93だった。

指しゃぶりは，未だにずっと続いていた。マスタベーション，勃起，白昼夢の時期は過ぎたようだった。時々，彼は家庭でも学校でもペニスを出していることがあったが，誰もが大した問題ではないと思うようにしていた。

母親は自分の子どもの話をしながら，自分が中学校時代，家庭で不幸だったことを思い出した。彼女はいじめられているように感じていたのである。高校に入って被服や料理をやるようになってからは，状況はだいぶ良くなった。彼女は知的という印象は与えないが，知的に低い人ではないことを示す証拠があった。彼女は修了証明書を授与されていた。

父親は一人息子だったが，家庭では不幸であったので，「夢の国で子ども時代を過ごしていた」（母親の陳述）。父親の両親は，とても扱いにくい人たちだった。事実母親は，自分の発病のきっかけが姑と付き合わなければならなかったことだ，と思っている。この父方の祖母は，1年前に亡くなっている。

ボブの母親は，もうパニック発作に苦しむことはなくなっており，ボブの父親は穏やかなパーソナリティに落ち着いていた。家族は何度か，経済的な危機を経験した。息子が知恵遅れになるだろうということは，母親はさほど気にしていなかったが，父親には酷い打撃であった。父親は技師である。

ボブの早期幼児期生育歴

ボブの出産は難産ではなかった。授乳は母親が医師の過失と言っている事柄によって，かなり複雑になっていた。つまり，母親は主治医に「この子は病気だと思います」と言っていたが，ボブが幽門狭窄であることが判別したのは，それから2週間後だった。直ちに緊急の手術が行なわれ，2週間入院していた。母親は，子どもが病気だと言った時に彼女を信じなかった医師を許そうと努めたが，すっかり許してしまうことはできなかった。

4歳9カ月の時，この少年は扁桃腺摘出手術を経験した。この時，他の子どもに対してだったら，入院や手術がどういうことなのかを伝えられるのに，ボブにはどう話したらいいか，両親は分からなかった。このことから彼の発達が遅れていることが両親に明らかになった。入院中，ボブは毎日面会してもらって，5日間入院した。彼はこの間辛い思いをしていた。

母親はこの最初の子を病院で出産したが，他の子どもたちは家で産む決心をしたと語った。3度目の妊娠の時，母親は全国出産協会（NCT）のメソッドで出産することにした。分娩は「完全に無痛」であった。父親もその場に立ち合った。両親はこの経験を，「感動的で素晴らしい」と思った。この肯定的な説明に，母親の病気の一面，つまり，常にその対極の否定的なものへの恐れをはらんでいる理想化を見出すことができる。これらすべてのことが，彼女の潜在的うつ病に含まれている。

ボブの出産の時には，妊娠は順調だったにもかかわらず，母親は病院を恐れていた。陣痛は実際には短く軽かった。彼女がパニック発作を示し，精神療法を始めたのは，2度目の出産のあと，ボブが生後14カ月の頃であった。「最初はどんな具合でしたか。うつ病はどんなふうに現われましたか」と私が尋ねた時，彼女はこう答えた。「何かしている最中に，始終眠り込んでしまうんです。」

彼女の眠くなることが始まったのは，ボブが14～16カ月の頃であった。これが，うまく対処できないことのはじまりであり，後にパニック発作が付随した。相談面接の最後になって得られたこの情報は，すでに私がボブ自身の提出した素材から知り得ていたことだったので，非常に興味深かった。

ボブは私のところから帰る途中，母親にこう尋ねた。「僕が女の人の目を塗ったのを見たの？」明らかに，彼にとってこれが治療相談面接の中のハイライトだったのである。（実際は，母親には絵を見せなかった。）

3週間後に，両親は私を訪れたが，その時はボブを連れて来なかった。私は

この時，両親それぞれについて詳しく聞き，ボブについてもさらに多くのことを尋ねた。家庭で見られる彼の障害は，自然治癒の傾向を示す小児統合失調症という診断に適合していた。彼の主な障害は学習困難であった。

フォローアップ

7カ月後。「学校での学習は，相談面接以来，改善されているようです。家庭でもボブは，父親の病気（入院）や，病気の赤ん坊に付き添うための母親の入院といったことがあったにもかかわらず，着実に成長しています。」

コメント

この少年は自分の発病，あるいは自分の防衛が人格パターンに組織化された発端を明確に記憶に留めていたようである。彼はこのことをコミュニケートすることができたが，そうできたのは，私が彼のコミュニケーションをおよそ理解でき，そのため，私が彼のコミュニケーションを有効に使うだろうと，彼が感じ熱心にコミュニケートしたからである。

この少年は，3歳になっても言葉を話せず，学習困難を起こし，小児科医や学校関係者や両親たちからほぼ「知恵遅れ」と考えられていた。この事実はこの治療相談面接の作業を一層興味深いものにしている。ボブは自分の行なったことを言語的に質問されても，おそらく言語的には答えられなかったであろう。しかし，彼は徐々に，治療相談面接における遊びの進行の中で，自分の症状複合体の病因を明らかにしていった。

診断は相談面接の間に，相対的（原発性）欠陥というものから，患者が自然治癒傾向を示している小児統合失調症という診断へと変化した。

統合失調症，あるいは重度の学習困難をもたらした精神病的状態が，実際には高度にソフィスティケートされた防衛組織であることは，注目に価する興味深いことである。この防衛は，子どもがほぼ絶対的な依存の段階にあるときに環境側の失敗によって生じた，原始的，蒼古的な（「想像を絶する」）不安に対する防衛である。この防衛がなければ，解体，失見当識，離人症，永遠に落ちていくこと，現実感の喪失，対象と関係する能力の喪失，といった水準での心的組織の破綻が起こってしまうだろう。この防衛では，子どもはかろうじて彼自身に属するものを周囲から孤立させ，決して傷つかない位置を獲得するのである。この防衛が極端に用いられると，子どもは心的外傷を受けることがない

代わりに，依存や傷つきやすさを再発見するよう導かれることも不可能になり，また，蒼古的不安に陥りやすい傾向が戻ってきてしまう（Winnicott, 1968）。

ボブの場合，自我はかつて，量的にそれほど極端でない，あるタイプの災厄に出会い，破綻を体験した。自我は，引きこもっているとき以外は常に心的外傷を受けてしまう，という感覚を発達させることによって，再度の心的外傷を受けない再組織化をおこなった。体験の詳細はすべてそのまま保持され，その後，分類，カテゴリー化，照合され，そして原始的な形式の思考にさらされた。治療相談面接での作業の結果として，外傷的な出来事をめぐるこの複雑な組織化は，それが想起されたことによって，忘れることのできる素材へと変形された。想起されたということは，別の言葉に言い換えれば，心身的機能から相対的に距離のある，洗練された思考過程にとって利用可能になった，ということである。

後 日 談

この症例には驚くべき後日談があった。ボブの変化は続いていた。相談面接の約1年後，ボブは突然両親にこう言った。「あの，僕いちどロンドンの誰かに会いに行ったよね。」そして，両親が彼に，私の名前を思い出させると，彼は，「ねえ，僕，弟を先生に会わせたいんだ」と言った。面接が予約されたが，私は両親とは面接せず，とても活発な二人の子どもたちを面接室に招き入れた。ボブは面接室や，私たちが絵を描いた机についてはすべて憶えていたようであったが，絵自体は憶えていなかったと思う。彼は弟に，この人に会いに来た時どんな様子だったかを，誇らしげに教えてやっていたが，5階建ての高い建物である私の家の中をくまなく弟を案内すると彼が決めていたのには，私も驚いてしまった。彼は弟を引き連れて階段を登り，屋上庭園を見せた。この庭園は，1年前私たちが座っていた部屋の窓から見ることができたのであるが，私は彼が気づいていたとは思いもよらなかった。それから，彼は弟を，上方の階のすべての部屋に連れて行った。たまたま家には誰もいなかったので，彼は家全体を探検することができた。要するに，彼がやっていたことは自分が私の家の中の地理を知っていることを弟に示すことであった。彼ら二人はすべての箇所に関心を示した。その探検旅行は寝室にまで及んだ。彼らは面接室に降りて来てから，かなりの量の絵を描いたが，このことはあまり重要ではなかった。それから，彼らは帰る準備ができたようであった。

私がそのときに推測したのは，ボブが，一年前，言語歪曲のため理解可能な英語をほとんど話せず，内向的に引きこもっていた頃に起こったと感じていることを，思い出す方法を見出そうとしているのだろう，ということであった。1年前，周囲の人には彼は何も気づいていないと思われたろうが，実は彼は多くのことに気づいていたばかりでなく，実際上は知らなかったことの多くを「知っていた」ということが今では分かるだろう。彼は私を対象化する過程にあり，（彼にとっては）主観的対象の範囲外に私が現われつつあった，つまり夢が現実になった，と言えると思う。

　私はボブの変化は相談面接以来5年間続いていると聞いている。ここで読者に思い出してほしいのは，ボブの最初の来院より以前から，そして現在まで引き続き，両親が精神医学的な援助を受けている事実である。ボブがかなりの精神的健康を獲得し維持しているのは，疑いもなくこの援助によるものであった。

追　記

　無駄を省くために，私たち3人組 à trois の16枚の絵は，ここには掲載しない。というのは，それらの絵は，この症例に重要な意味のある特徴を何も付け加えないと思われるからである。私たちはボブのスクィグルで終わりにしたが，それはWに似ていて，彼と弟が帰ることができる時間になっていたので，私はそのスクィグルの後に ENT（WENT）と付け加えた。ボブは「先生が言葉にしてくれたんだね」と言った。私はこのことに興味を覚えた。というのは，彼は元来，その時には消失していたが，著しい言語の欠陥で来院したのであったし，そして，その言語の欠陥には，彼がまるで作為的に歪曲しているかのように言葉にしたものが含まれていたからである。

症例Ⅴ　ロバート　9歳

　これは非常に単純な症例である。その少年をロバートと呼ぶことにしよう。彼はよく機能している家族の一員である。相談を受けたのは15年前のことで，その時ロバートは9歳であった。彼には7歳と5歳の妹がいた。両親は大変強い責任感の持ち主で，満足すべき結果が期待できるなら，辛い時期も耐えることができる人たちであった。
　私はまず父親と面接した。父親がそれを望んでいる様子だったため，私もやむなく受け入れたのであった。通常私は，最初に子どもに会うことにしている。父親は私にこう言った。「問題は，この子があまりにも私に似すぎているということなんです。」さらに，父親は自分のことを晩生（おくて）だと付け加えた。ロバートはいつも学校を嫌い，勉強せず，何ごとにも怠惰であった。家でも，たとえば組み立てセットを持っていて，説明書に書いてあるものを作りたいと思っていても，彼は読もうとしなかった。彼は説明書から学ぶかわりにいつも父親に尋ね，そして怒り出すのであった。実際，彼は読書をひどく嫌っていた。また，彼は物の名前を憶えなかった。彼は学校で良い成績を取ることを期待されていたが，期待外れになりつつあった。彼は1クラス50名の地域の小学校に在学していた。両親は学校から，ロバートが「赤ん坊の段階に停まっている」という報告を受けて，ひどく狼狽した。
　父方の祖父は絶えず少年の学業達成の程度を試していたが，父親自身もある時試してみて，ロバートが1953（その年）から9（彼の年齢）を引くことができないのを知り，ショックを受けた。母親は「彼を劣等生のままにしておかざるをえないのか，尻を叩いて勉強させなければならないのか」を知るために，知能テストをしてみようと思った。教育心理学者のテスト報告は次のようなものであった。「2回の面接による広範囲のテストの平均は，ほぼIQ130でした。」
　父親はロバートの早期幼児期の生育歴を話してくれた。彼は父親が軍務で家を離れている時に生まれた。彼は母乳で育てられたが，当時母親は周囲に翻弄されていた。出産の時空襲があり，医者が来るのが遅れた。ロケット爆弾が一

層事態を複雑にした。父親が戻り母親と赤ん坊をイングランド中部地方に疎開させた。そこではあまりに不安が強かったために、いろいろと試行錯誤していく余地もなく、赤ん坊は決められた時間通りに授乳され、授乳時以外はいくら泣いても放っておかれた。母親は良い母親であり、よい支えがあったならば、彼との関係も初めからもっとうまくやれたであろう。彼女は二人の女の子に対しては、彼の時よりうまくやれた。もっと具体的に言うなら、よい支えさえあれば、彼女はより厳格でなく、もっと赤ん坊の早期の要求に応じたやり方を用いることができたであろう。

父親はさらに詳しく説明した。「ロバートはいつも母親がとても好きで、早期幼児期の頃は、彼と母親は始終一緒でした。」彼が2歳の時（その時父親はまだ戦地に赴いていた）、最初の妹が生まれ、ロバートは激しく嫉妬するようになった。この嫉妬は今でも続いていた。この妹との関係で「彼の心には悪魔が宿り」彼はいつも妹にちょっかいを出している。一方、この妹は「信じられないくらい可愛かった。」父親の話によると、ロバートは赤ん坊がおなかの中にいることを知っていたし、母親が産院から戻った時、こう感想を述べたそうである。「ママのおなかが元の大きさに戻ったね。」また、「帰って来て、また遊べるね。」母親が以前のように彼と一緒に庭に行ったり、遊んだりできない時、彼はいつも不機嫌になった。この一家が住んでいる家には庭があり、彼はそこで遊ぶのが好きなのだが、一人で長い時間遊ぶことはない。しかし、彼はイモリたちを虐待し、そうすることで人間に対する鬱憤を晴らしている。彼はそのうち1匹を太ったお母さんイモリ、別の1匹をお父さんイモリと名付けて、虐待している。彼は実際の母親には愛らしくふるまうことができるが、お母さんイモリに対しては信じられないくらい残酷である。父親はイモリのことを好きなので、息子のやっていることを知り当惑している。しかし父親は、息子が次第に社会性を身につけていくためには、2、3匹のイモリが苦しむのも仕方ないだろう、と悲しいけれど認めざるをえないと思っていた。ロバートは他の子どもたちと遊んでいる時、想像力豊かであったが、彼の思いつく考えはいつも野蛮なものである。彼はなかなか狭くて、ガキ大将がよくやるように、ゲームをする時常に自分の都合のいいようにルールを決めてしまい、その結果ルール通りにできるのは彼一人で、他の子どもたちはいつもいわば反則者になってしまう。

ロバートは、ある時まで遊びの中で建設的なアイディアを数多く提出していたが、それも次第に少なくなり、彼の言動は全般的に緩慢になってきた。この

緩慢さは，子どもが家庭や学校で陥る，軽い抑うつ気分のように思える。学校側は，この少年の学校でのさまざまな障害を家庭環境のせいである，と見なしているが，この家庭は本質的に良い家庭であり，問題はこの少年自身の性質上の困難さ，つまり情緒的成長に固有の問題に帰すべきものである。

この家の子どもたちは一人も，睡眠障害がなかった。このことを考えれば，母親が本当に子どもたちに十分尽くしていることを認めなければならない。実際，彼女はとても良い環境を子どもたちに供給している。二人の妹たちは，ロバートよりその環境を活用している。

概してロバートは人びとから好かれている。彼は恥ずかしがらず，少し大げさなくらい人懐っこい。彼は父親に似ているだけでなく，父親の真似もしている。父親が知的職業に就いていることは，遊びにおいては不利である。彼は父親が「普通のお父さん」だったらいいのにとよく言っていた。つまり，彼は父親が，人に説明できたり遊びで真似できる，たとえば，軍人とかレンガ職人のような仕事であったらいいと思っていた。彼は十分男らしかったが，母親の産む能力に対しても明らかな羨望を示していた。そして，彼の潜在的女性同一化は，父親に対する愛情と密接に結びついている。彼は性的な事柄に関する知識については，尋ねることができないか，尋ねたがらないようだった。両親はいままで，母親の体内で赤ん坊が育つということ以外に，性に関することを彼に話す適当な機会を見出せなかった。両親は，多分彼は知識を得たがっているが，自分たちに訊けないでいるのだろうと考えている。また，両親は性的な事柄については，自分たちもかなり羞恥心をもっていると認めている。ロバートは興奮することができ，興奮して気分が悪くなることもなかった。両親の語る限りでは，彼の場合マスタベーションは問題にはなっていない。

学校に関しては，彼は常に学校生活を楽しんでいたが，日曜日の夜や，休暇が終わる頃になると，学校に対して腹を立てる傾向がある。彼はかつて学校から家に逃げ帰って来たことがあった。彼が6歳の時，彼にとって人生は最悪であった。父親は家にいなかったし，母親は非常に抑うつ的になっていて，家族全体が母親の抑うつ状態に巻き込まれていた。家庭医が大きな助けになってくれていて，この期間家族全体を診ていてくれた。この苦難の時期を抜け出して，家族は父親とともに新しい土地に移転し，ロバートはその地域の小学校に通うようになった。以上が現在までの経過である。

＊　　　＊　　　＊

母親が実際にロバートを私に会わせるために連れてきたのは，父親との面接

から数カ月後であった。私はすぐにロバートが，非常に高い知能をもっていながら動作がいくぶん鈍いという点で，父親にそっくりであることが分かった。

まず初めに，私は母親の前でロバートと話をした。内容はごく普通の事柄だが，それは人間的接触のテクニックでもあると思う。このような接触をする時には，職業的な関係を維持しながらも，自由でなければいけない。

少年は私の傍らに立ち，母親は安楽椅子に掛けていた。少年はとても愛想のよい笑みを満面に浮かべていた。私はすぐに，彼のつけているバッジを指さした。すると彼は，直接自分自身のことに関してではなく，そのバッジが表わしている活動や重要性について嬉しそうに話した。

私が学校について話すと，彼は自分のペースでなら勉強できるが，早くやることが重要な，制限時間内に行なう試験では最悪な状態になることを明らかにした。私が庭について尋ねると，彼がその庭のわずかな部分を任されていることが分かった。彼は庭作りについて自分からかなり奇妙な意見を言った。「生気のない土地を明るくするんだ。」

母親は抑うつ的な人で，相談面接のような場面では深刻になりいくぶん不安になることが，私には分かってきた。また，彼女は，この少年が魅力的で，行儀の良い上品な子だと，私に思ってもらいたかったようである。というのは，もし子どもが自然に振る舞ったら，医者が何と言うか分からないからである。しかし，彼女は次第に私のことを，表面的な現象にはあまりこだわらない人間だと認めるようになった。

明るくなるべき暗い畑が，たぶん抑うつ状態にある母親のことを，特に，すでに父親から聞いているうつ病がはっきりした障害を示していた時期（少年が6歳の時）の母親を指しているのだろうと，私は心に留めていおいた。

私たちは間もなく読書の話題に移り，私は漫画について尋ねた。少年は母親の顔を見た。明らかに，私は親子の間で論争の的になっているところを突いたようだった。ロバートは漫画を読むことは許されていないと言った。私は後にこのことについて母親と話をした。というのも，この少年が読書を好むようになるうえでは，図書館で念入りに選んだ良書より，むしろ漫画のほうが役立つだろうと感じたからである。ロバートはこう言った。「僕は良い本を読もうとしているんです，でも，いつも分からない長い単語があるんですよ。」また彼は，学校では見つからないように，漫画や少しいやらしい本をみんなで回し読みしていると言った。

私はこの場合，あまり長話をしているとロバートと個人的に接する機会が損

なわれるので，母親とは長時間会っていたくなかった。そこで，母親を待合室に案内し，その場で一言次のようなことを言った。つまり，この少年は放っておけば自分自身の道徳や趣味を発展させることができる力をもっているのに，両親が自分たちの宗教的道徳基準や趣味まで教え込もうとしているのは残念であると。母親は私の言った意味を理解した。そして，彼女はこれからは息子の道徳性に対して責任を感じなくてよいのだと安心した様子だった。

私は少年のところに戻った。彼はスクィグル・ゲームをすることに協力的だった。

(1) 私のスクィグルを，彼は鉄道線路だと言った。
(2) 彼のスクィグルを，彼はもう一つ別の鉄道線路だと言った。

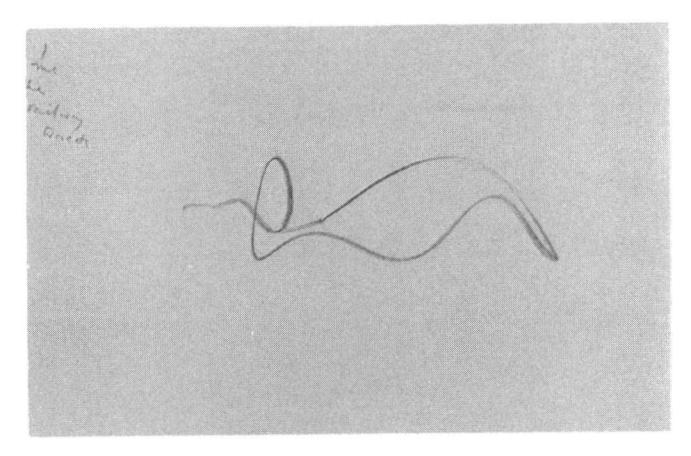

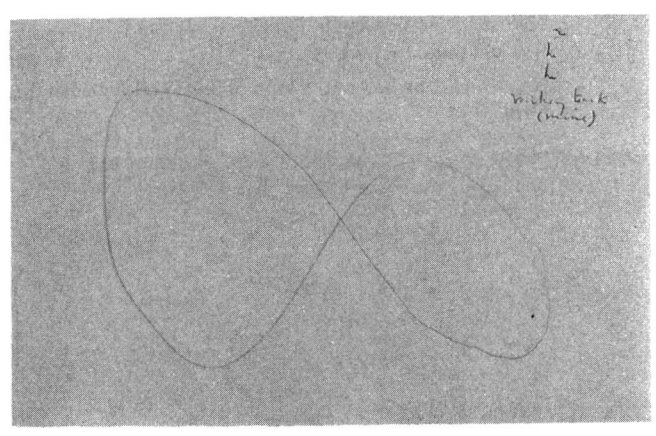

これらの二つの絵は,彼の一番の興味を明らかにした。それは友達と一緒に遊ぶ鉄道である。妹たちは着せ替え人形で遊んでいる。

(3) 彼のスクィグル,彼は,BだったのがDになった,と言った。Bは悪 badness を表わしているのかもしれない。
(4) 彼のスクィグル,私はこれを鳥のようなもの,多分コウモリ bat（悪い鳥 bad bird）に変えた。

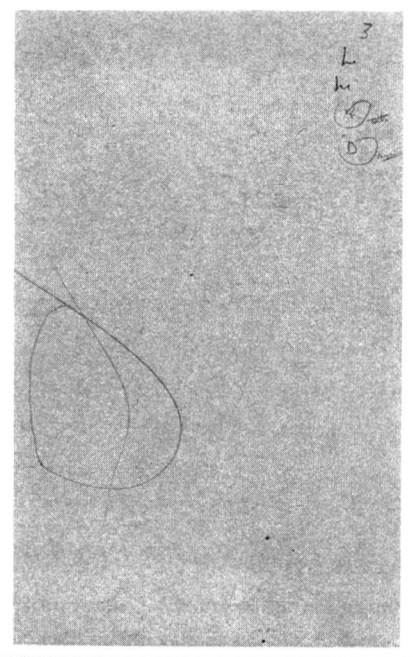

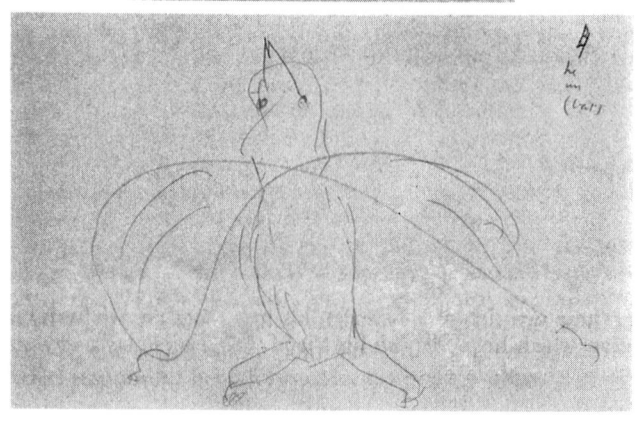

(5) 私のスクィグル。彼はこれをタコに変えた。ここで重要なのは，1本の脚がタコに戻っていて末端がなく，むしろ彼がいつも遊んでいる鉄道線路に似ていることだった。

この絵で，もちろんタコは吸盤 sucker に覆われているが，私はこれを，タコがある種の指しゃぶりをしている，と解釈した。彼は指しゃぶりをしたことはないと言った。しかし，彼はすぐ自分から，実際に彼がしゃぶっていたのは，ティッシー Tissie と呼ぶ恐ろしく汚いぼろ切れだった，という情報を語った。結局，母親はそれを我慢できず燃やしてしまったが，彼はそれを忘れるまでずいぶん泣いた。それは彼が噛んだり，絶えずしゃぶっていたので，いくつも穴があいていた。それは床を拭く雑巾だった。

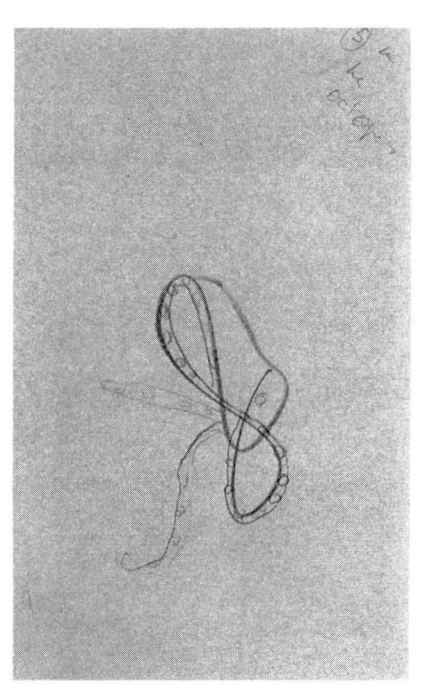

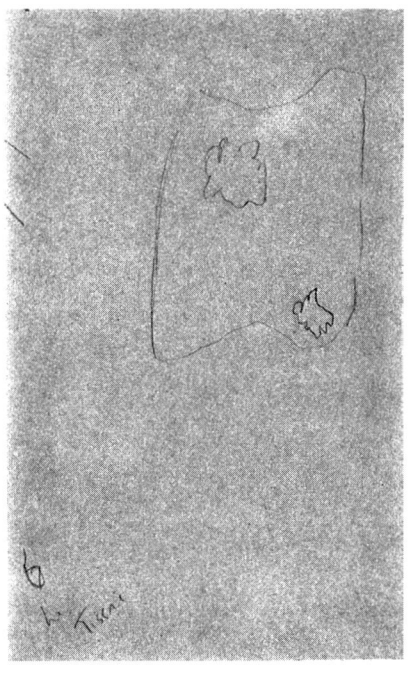

(6) 彼が描いたティッシーの絵，穴が二つあいていることが分かる。彼ははっきりと1歳の時のことを思い出した。彼が言うには，母親が床を掃除していた時にバケツからそれを取り出し，その時以来それは「僕のティッシー」になった。

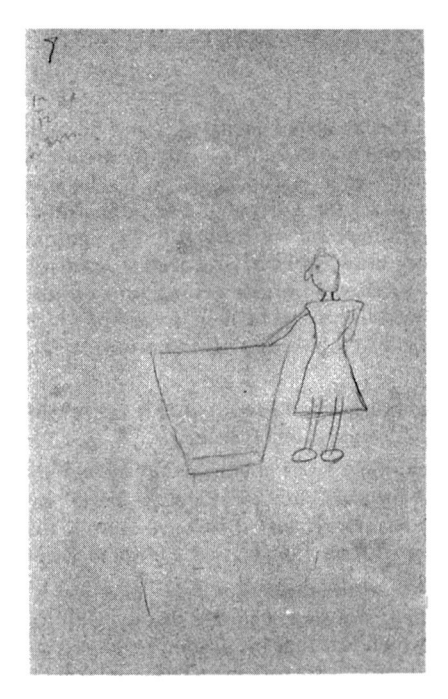

(7) 彼が描いた，1歳の時バケツからぼろ切れを取り出している，自分自身の絵。彼は自分がドレスを着ていることにひどく驚いていた。彼は深層の記憶に到達したようであった。
　　彼は悪夢について話す準備ができていた。
(8) 彼が描いた，夢で見た火事になっている家の絵。

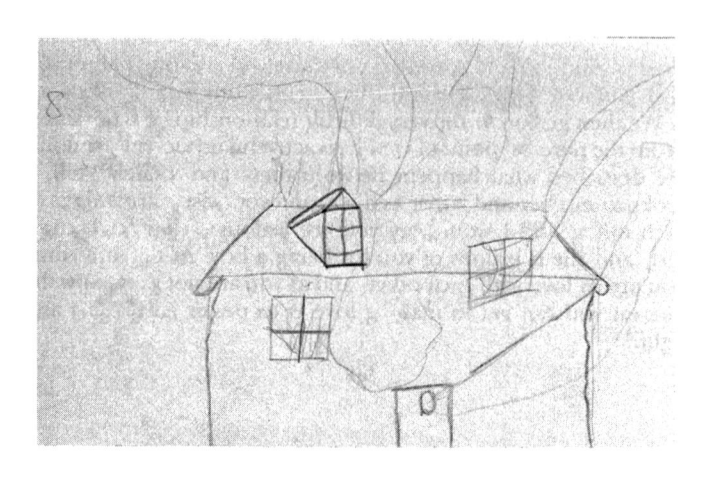

私はこの絵を性的興奮として解釈したが，彼はその夢をみる時勃起するという理由からその解釈を受け入れた。この時点で私は，彼が知りたがっていた性の知識を幾つか彼に話した。そして，私は彼にもっと知りたいなら，お父さんのところに行って訊いてごらんなさいと言った。

　彼の見た他の悪夢は，宝石を盗む盗賊の夢であった。彼はその夢を描くことができないと言った。私はひとまずこの話題を止めようと思ったが，彼はこう言った。「先生は家に押し入る盗賊を描けますか。」彼は明らかにさらに先に進みたがっていた。私はその絵を描いていたが，彼も家に押し入る盗賊の絵を描くことができるように，私は注意深く自分の絵を隠していた。

(9)　私の絵，彼がこのテーマについての絵を描いている間，隠しておいた絵。
(10)　彼の絵。私はガラスを割ったピストルが彼の勃起したペニスを表わした絵だと指

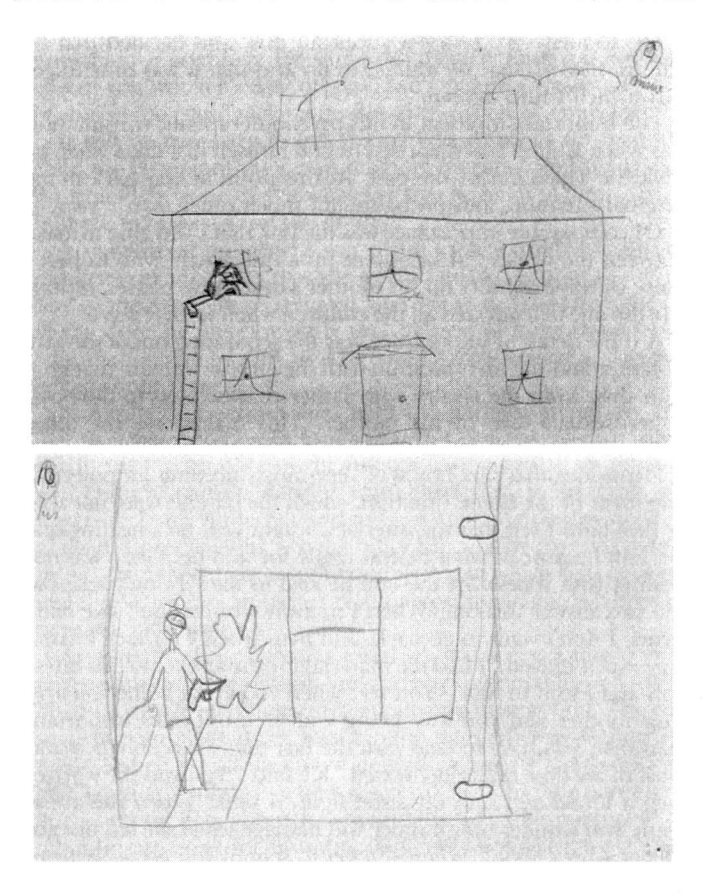

摘することができた。また私は，彼がまだ大人の男のするように射精できないので，ピストルを撃つという魔術を使わなければならないのだとも言った。

それから，私たちは3枚の絵（No. 8, 9, 10）を検討してみた。ピストルで撃った窓には，穴があいていた。私はこのことと，彼が最初に言ったことを結びつけた。つまりそれは，彼の庭が暗い土地を明るくする，という言葉である。私はこう言った。「まず最初，君は赤ちゃんだった，そして，お母さんを愛していたし，ティッシーを嚙んで穴をあけたよね。いつか君はお父さんのような大人になって，結婚して子どもを作るだろう。今，君はその中間にいるんだ。君は今誰かを愛している。ひどく興奮するから，家が燃える夢を見るんだ。そして，君は射精できないから，ピストルで撃った。赤ちゃんを作る代わりに，宝石を盗んだんだよ。」さらに，続けて「この夢を見ている時，君は誰かを愛しているんだね」と私が言うと，彼は「それは，お母さんだと思います」と言った。そこで私はこう言った。「では，君が盗賊で家に押し入ったら，お父さんを殴り倒したろうね。」彼は「でも，僕はそんなことしたくありませんよ」と言った。私が「そうだね，君はお父さんのことも好きだから，殴り倒したくないよね。そして，お父さんのこと好きだから，君は時どき女の子になりたいと思うんだね」と言うと，彼は「ほんの少しだけですけどね」と言った。

そして，私たちは，とても難しい妹との関係の話に入っていった。両親からみると，彼はとても強く激しい嫉妬心を抱いていた。彼は，妹との間でどんなことが起こるか話した。そして，私はこう言った。「そうか，お父さんとお母さんには，まるで君と妹がお互いに嫉妬しているように見えるんだ。でも私は，君は妹が女の子であることに嫉妬しているし，妹は君が男の子であることに嫉妬していると思うんだ。君たちはお互いに愛し合っていると同時に，でもまだ大人ではないので，愛するための最も手近な方法はお互いにいじめ合ったり，喧嘩したりすることなんだね。」

彼はこれらすべてを聞いて，とてもほっとした様子だった。そして，彼は私たちがやりたいと思っていたことをやり遂げられ，帰る時が来たと判断した。そのことには，私もまったく同感だった。

この治療相談面接において，重要な意味をもった瞬間は，バケツからティッシーを取り出している自分が女性のドレスを着ていることに，ロバートが驚いた時である。この時点で，彼は原状況に，おそらく1歳前後に逆戻りしたのである。

次に重要なことは，私がある言葉とある言葉を関連させられたことである。つまり，「生気のない土地を明るくする」という彼の言葉と，母親のうつ的病相に対して，特に彼が6歳の時に，子どもたちみんなに大きな影響を与えた母親の抑うつ状態に対して彼の感じた責任感とを関連させたことである。

3番目に重要な内容は，父親への愛情とこれに伴う女の子（または女性）への同一化を，少年の母親に対する（異性愛的）愛情により生じる父親への競争心から選り分けて，区別したことである。このことは，男の子と父親の友情や，男の子同士の友情を自由にすることになる。そして，これらの友情は，健康な場合にみられ，正常で健康的な同性愛という自然な形の昇華なのである。

私はこの少年にはどうしても，両親が与えられなかった家庭状況についての客観的な説明が必要であったと考える。また，面接は彼の心を癒すものになりうるだろうと思った。というのは，彼の側で受け入れる準備がすでにできていたし，私は病気を扱わなかったからである。最後に彼はこう言った。「先生は，これがどうしてなのか答えられないと思うんですが，僕は，休暇の時のように学校から家に帰ってしまうと，学校に戻りたくないんです。でも，戻ってしまえば，学校は本当にとても好きなのです。」私は彼の質問に答える素材をもっていた。そこで，私は次のように言った。「君も分かっているように，君は家にいる時は，お母さんのことを愛しているし，お母さんと一緒にいるのが好きなんだね。でも，もっと大切なのは，君は家にいるとお母さんが悲しそうで，いつも憂うつそうにしている事実につき合わなければならないことなんだね。」彼は「そうなんです，お母さんは僕と妹が喧嘩をすると，とても心配するんですよ」と言った。そこで私はこう言った。「君は家にいると，気遣ってくれる君がいなくなった時にお母さんがどう過ごすことになるのか，考えてしまうんだね。学校に行ってしまえば，君はお母さんの抱えている不安や心配や憂うつから遠ざかって，それらを忘れることができるし，学校生活を楽しむことができるんだね。」私はここで再度，彼が物事をする時に十分時間を使い，誰からも急かされないようになることが必要であることを特に強調しておいた。彼は急かされると，全然対処できなくなる。実際，彼は学校で同じ学年に2年間在籍することを許可されて，とても救われていたのである。しかし，このことは同時に妹が2学年上のクラスに進級してしまったので，彼にとっては恐ろしい事態でもあった。

彼は，すべての面での自然な成長があるという印象を与えて，私のもとから去って行った。去り際に彼はこう言った。「僕の電気機関車は一定のスピード

で走るんです。スイッチを入れたり切ったりはできますが，それ以上早く走らせることはできません。もちろん変圧器を使えば，もっと遅く走らせることはできますけどね。」

　私は両親に対して，もしできれば，両親自身の宗教や道徳や不安の重荷をこの子どもの上から取り除いてやるように要請する必要があるだろう。彼をそのままにしておいてやれば，彼は人生をうまくやっていく能力をもっている，と私は確信している。

　2回目の受診の仮予約がされたが，母親から電話があり，この少年は私のところに来た後から非常に緊張が緩和された様子なので，約束の期日を当分延期したいとの申し出があった。私の部屋のドアから出て来た時，彼は明らかに相談面接の結果にとても満足していた。そして彼は，まるで信じられないかのように，こう言った。「僕たちはティッシーの話までしたんだよ。」

　もちろん，私は両親と話し合い次のような意見を伝えた。つまりそれは，この少年に生来の成長過程と成長速度があることと，良い人生を送ると同時に社会に貢献する能力があることを，両親がつい忘れがちになっているということである。両親は，彼ら自身の育った環境から，かなり型にはまった宗教的文化的規範を身につけていたが，それを必ずしも子どもたちに植えつける必要がないと言われて，本当に心の負担が軽くなったようだった。もちろん，一方で，子どもが成長していき自分の哲学を作り上げていく際に，利用したり拒絶したりすることのできる明確な方向づけがあることは，その子どもにとっては有利である。

　相談面接の結果，両親は学校に対して新たな姿勢で臨めるようになり，この少年も誰にも煩わされることなく，物事に十分時間をかけることが許されたのである。その結果，実に驚くべき臨床的改善が見られた。ロバートは依然として読書能力に遅れがあり，彼を悩ます読書抑制があったが，両親はそのことで彼を咎めることはなくなった。実際，彼は両親に図書館で自分に適した本を探して来てくれるように頼んだ。両親は彼がその本を読まなくても構わない，と思えるようになっていた。両親は以前に較べて，少年が学校でほかの子どもたちと同じように低俗な読み物（漫画）を読んでいるのを知っても，受け入れる覚悟ができてきた。妹に対する嫉妬は依然続いていた。彼と妹はよく喧嘩をしているが，時には仲良くしているようである。そして，この少年が問題児だという考えは消失したようであった。

コメント

　私はここで，非常に単純な症例を記述した。この症例で大切な点は，このような子どもはあなたたちや私の子どもでもあり得ることである。また，この相談面接の結果で最も重要なのは，両親が精神分析医に相談したことで精神分析に出会ったことである。彼らは当然精神分析医が次のようなことを言うのではないかと思っていた。「あなたのお子さんは非常に重病です。今すぐお子さんに精神分析を施さないと，手後れになりますし，そうなれば，それはあなた方の責任です。というのは，大人の情緒的な問題は常に，子ども時代にその根源があるからです。」しかし，私は精神分析を勧めなかったし，いずれにせよ，実際に精神分析を受けられる可能性もないようだった。

　この症例において，病気より正常性を見出したことは，私にとって非常に重要なことであった。しかし，そのため私は，両親や学校の側の異常性を吟味しなければならなかった。特に11歳の子どもたちに試験のためのガリ勉を要求するような，私たちの社会のシステムに注意を喚起した。

　この種の症例報告の危険は，出生時または出生直前から始まる継続的過程である，個人の情緒発達という巨大なテーマを回避してしまうことである。しかし，現時点で私たちの知っている限りでは，この問題の広大さを思い出させる以上のことはできない。すでに私が述べてきたように，力動的心理学のこの問題は，生理学の次元の問題も含んでいるのである。

　肯定的な側面から言えば，誰もがすぐに追従して利用できる児童精神医学の一側面を紹介するために，私はこの症例を選んだのである。それは，ここではティッシーで表わされている。私はかつて，最早期に子どもが用いるこういった対象を**移行対象** transitional object と呼び，このような名称を用いる理由について述べた。[注1] 移行対象の使用の研究から非常に多くのことが学べる。事実，すべての症例の生育歴において，移行対象とその用い方の肯定的，否定的な面が重要な情報を与えてくれる。また，両親は時間が与えられれば，早期幼児期の移行対象の用い方を思い出すことを厭わないものであるし，子どもたちも移行対象というルートを通して，他のどのようなルートよりも，容易に幼児期に立ち戻れるのである。

（注1）「移行対象と移行現象」(1951)，1958年に Tavistock で刊行された「論文集」に収録。(「遊ぶことと現実」橋本雅雄訳，岩崎学術出版社，所収)

この子どもの精神分析に関しては，次のようなことをはっきりさせておきたいと思う。つまり，もしこの子の両親が，長期間にわたって週5回の治療を受けられる金銭的な余裕があり，時間的にも無理なく通えるようであれば，私は分析療法を勧めたであろう。その理由は，この子が重症だからというのではなく，治療を価値のあるものにするに十分な問題があるからである。子どもが正常に近ければ近いほど，治療の結果は素早く現われ，豊かなものになるのである。経験上私はこの少年は精神分析治療の過程で，健康な部分と同じくらい病的な部分を見出されるであろうと考える。しかし，この子はとにかく精神病的な子どもではない。抑うつ傾向が見られるが，それは子ども自身の抑うつ的不安というより，母親のうつ病が影響しているものといえる。この少年はすべての早期幼児期の情緒発達段階をほぼ順調に通過しているので，精神病的破綻に陥ることはないであろう。彼の問題は，対人関係という豊かな領域の中にあって，情愛的な関係と本能の波に乗った関係という二種類の関係性のあいだで折り合いをつけることに関する問題である。また，私はこの少年に対して性的な事柄について意見を述べたが，治療の経過が順調にいっている子どもたちを扱う時，もし子どもたちが導くどんな場所にでもついて行くということができなければ，治療は失敗なのである。この子どもは本能が母親に向いている夢に付随する，父親を愛しながら一方で父親を憎んでいるというありふれた葛藤をもっていた。その少年が生まれつき父親にそっくりであることがさらに状況を複雑にしていた。つまり，父親に似ているがゆえに，このジレンマから脱出する方法として父親との同一化を選びやすかったのである

　こうして私たちは，症例にそれ自体の流れをとらせることで状況の十分詳しい所見が得られるので，より完全な病歴が得られるような枠組に，あえて無理に押込めるようなことはしない。もちろん，知りたいことはたくさんある。箇条書きにした質問すべてに対する答えを得ていくような形で，症例と取り組むこともできるだろう。しかし，実際には，この相談面接を通して知り得た以上のことを知りたいと思うならば，子どもの世界が私たちの眼前に現わされる精神分析を通してのみ，有効な形で可能になるのである。もし，精神分析をしないなら，下手なことをするより，そのままにしておいたほうがよい。両親は私と専門的な方法で不安を分かち合ったので，もし新たな問題が生じたなら，家で無駄にくよくよ思い悩んでいるより，当然私のところへ相談に来るだろう。

フォローアップ

 2年後，ロバートは寄宿制の学校に入学し，楽しく過ごしていた。3年後，両親は次のように報告してきた。

 彼は引き続き順調にいっています。学校（寄宿学校）の成績も優秀です。休暇で家に帰っている時は，妹と仲良くしておりますし，寛大でさえあります。まったく正常な少年としてうまくやっていると言えそうです。家での一時的な緊張状況と関連して何回かの危機もありましたが，それも乗り越えました。
その後：彼は成年［18歳］に達して，ガールフレンドができました。彼は一人の独立した大人に成長しつつあるようです。学習困難はなくなり，彼は普通に読書しております。

症例 VI^(注1)　ローズマリー　10歳

　私はこの少女に一度しか会わなかった。その個人面接の中で、彼女は自分の症状の手掛かりを見出した。彼女は「抑うつの不機嫌発作」ということで連れて来られたが、その他に2、3日寝込まなくてはならないほどの激しい頭痛、吐き気、羞明などの症状もあった。最近、彼女は引きこもるようになり、また朝にはかんしゃくを起こしていた。
　すべての症状は、自分の母親が自動車に轢かれる夢を絵にした時に消失した。

　ローズマリーは善良な労働者階級の家庭に生まれ、弟が一人いた。
　その面接は次のようなものであった。二人の見学者と二人の精神科ソーシャルワーカー（PSW）が同席していた。これは一般外来で診た症例である。
　ローズマリーは絵^(注2)を描き始めたが、それを見ると、かなり能力のあることが分かった。

(1)　彼女は、女の子を描いた。
(2)　私たちはスクィグル・ゲームを始め、彼女は私のスクィグルを顔にした。

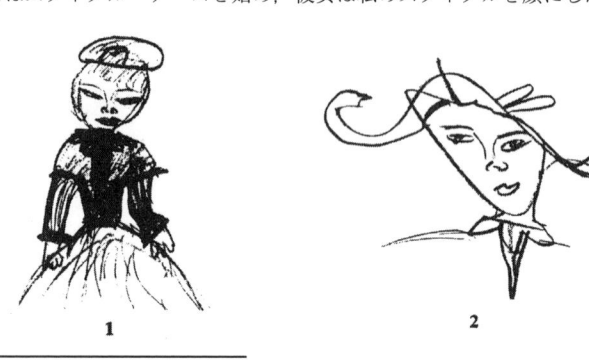

1　　　　　　　　　**2**

（注1）この症例は、「児童精神医学的面接」の題で、St. Mary's Hospital Gazette, Jan./Feb. 1962に発表された。
（注2）彼女の原画は、もはや手元にない。ここの絵は St. Mary's Hospital Gazette から再録したものである。

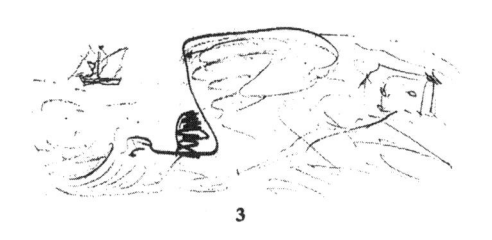

(3) 彼女のスクィグル。これを私は風景にした。
(4) 私たちは一緒に彼女のスクィグルを，彼女の**移行対象**であるブルーノにした。
(5) 続けて彼女は，ドギィと呼んでいた，より早期の移行対象を描いた。その縫いぐるみは，今ではもう壊れてしまっている。それを描いたのがこの絵である。彼女のテディ・ベアは弟に取られてしまった。弟はいい子だけど，とても腕白。嫌いではないけれど，とても煩わしいことがある。彼女は妹が欲しかった。
(6) 弟を描いたものだろうか。

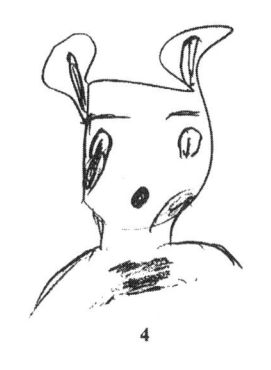

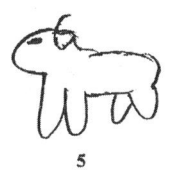

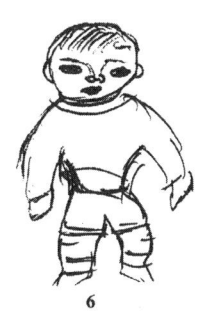

きっと父親は，彼女と漫画をよく描くのだろう。この描き方には，父親の影響が見られる。

彼女はいくつかのすてきな夢について語り，でも「昨日の夜は，二人の友達と塔で処刑されるのを待っていた」と話した。

(7) この絵はその種の悪夢を描いたものだろうか。

彼女は5歳の時（その時弟は3歳），怖い夢を見たと語り，それを描いた。

(8) 彼女の絵。ガラスの靴を壊している意地悪な継母。彼女自身はシンデレラ。

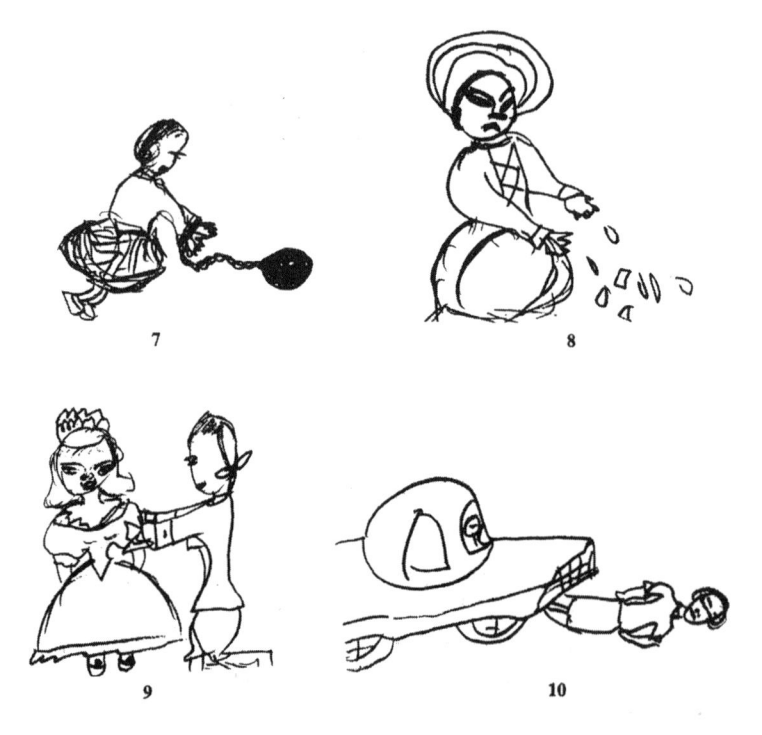

7

8

9

10

(9) これはシンデレラを描いたもの。ここに描かれている王子は，ある意味では彼女自身である。しかし，彼女は実際に，男になりたいと思ったことはない。悲しい夢は，母親が殺されてしまうという悪夢であった。

(10) 彼女の絵。彼女は感情を高ぶらせて，一気に描いた。その絵には，父親の自動車で轢かれる，母親が描かれていた。

ここで私は，父親を交えた三角関係の文脈で，母親と彼女の間の憎悪について解釈した。

この後，彼女はある不気味な夢を話すことができた。

11

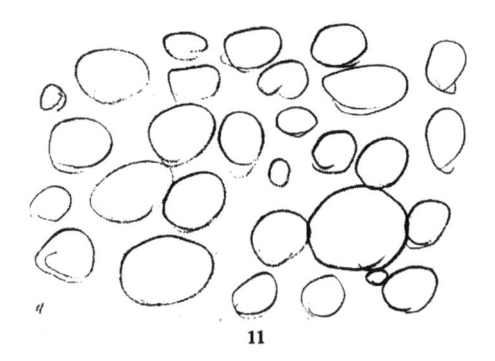

(11) 不気味な夢の絵。これは，耳の痛くなるような奇妙な音をたて，彼女に迫って来る，たくさんの泡を表わしている。その泡は白い。この夢はどこかSFの影響を受けているようで，宇宙で出会う彗星や流星というアイディアと関連している。

　私が思うに，奇妙な音をたてる白い泡の絵は，夢の中で死んだ母親として表わされた「内部」'inside'の死の局面の後に引き続いて起こった，「内部」の再生を示しているのではないだろうか。

　この症例において，少女の抑うつ気分は，母親の死を願う抑圧された願望の臨床的現われであった。この死の願望は，この少女の暮らす良い家庭を協力して築き維持している，両親への強い陽性の感情が存在する文脈のなかで体験された。

症例VII　アルフレッド　10歳

　この第1部は，子どもの側から彼の吃音の精神力動に光があてられた症例で締めくくりたいと思う。この症例の吃音は治癒という帰結に至らず，吃音の場合によくあるように，そのときの状況によって変動し続けた。症状の消失という形では治療相談面接の価値は証明されなかったが，治療相談面接の内容を提示する価値はあるだろうと思う。

　私はこの少年に一度だけ会い，そして母親にも一度会った。その時，6歳の妹も一緒だった。彼は吃るということで，私のところへ連れて来られた。父親は精神科病院の事務で働いている。彼は両親の友人の一般開業医から十分な情報と善意をもって紹介され来院してきた。両親は円満な家庭を築いていた。この相談面接は1時間10分の枠内に収めなくてはならなかった。私がそのときに提供できる時間が限られていたためである。

　私は待合室に行き，母親の同意を得てから，アルフレッドを私の部屋に連れて行きコンタクトをとり始めた。コンタクトは容易についた。彼と私は画用紙を置いた机を挟んで座った。父親や父親の職業に関する質問に答える時に彼が吃り出したので，私は決して質問をしてはいけないことが分かった。つまり，私が質問すれば，彼は答えようとして緊張するだろうし，そうなると吃るだろう。そこでそれ以上，環境的事実について直接的な質問はしなかった。私の部屋にいた残りの時間，実際に彼は吃らなかった。彼は二人でゲームをすることに賛成し，私がスクィグル・ゲームの説明をした。つまり，私がスクィグルを描き，彼がそれを何かに変える，次に彼の描いたスクィグルを私が何かに変える，というふうにしてゲームはすすんでいく。ルールのないゲームである。

症例 VII　アルフレッド　103

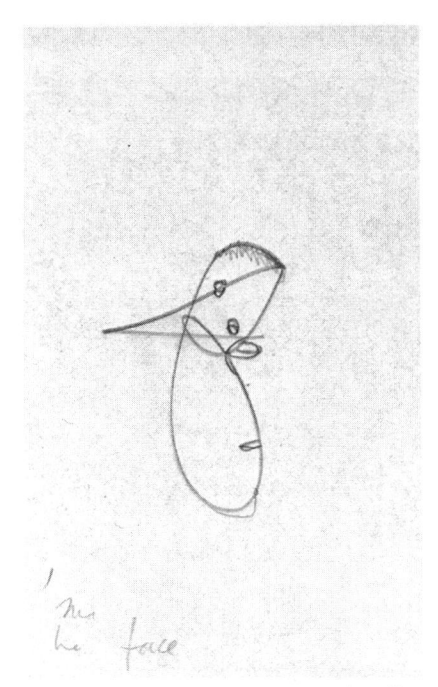

(1) 私のスクィグルを，アルフレッドは顔にした。最初，彼はそれが蜂みたいに見えると言った。彼はその顔を，目，鼻，と一つ一つ名を呼び上げながら描いた。彼がこのやや念入りな作業を続けている時，**呼吸のたびにちょっとイキむようにする**ことに，私は気づいた。**これは面接の間続いた**。面接の最後に，私はこのことについて彼と話し，これが重要な意味をもつ特徴であることが分かった。
(2) 彼のスクィグルを，私は男の人の蝶ネクタイにした。

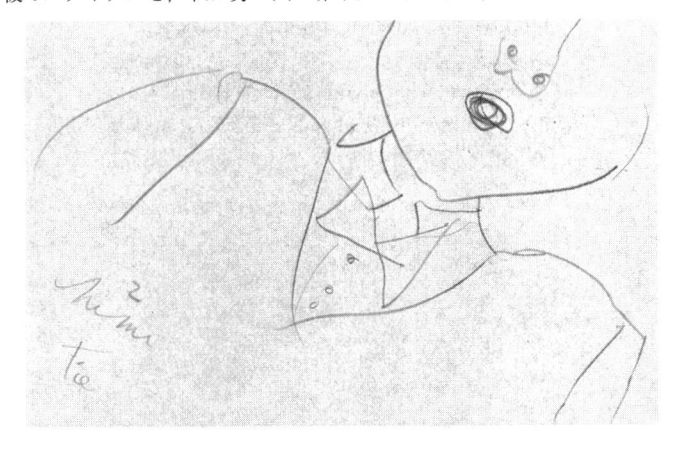

(3) 私のスクィグル。これを彼は，2個の風船にした。「こうしかできないよ」と，まるで私がそれ以上のことを期待しているかのような言い方をした。(この特徴の重要性は，この初期の段階では隠されていた。)

(4) 私のスクィグル。彼はト音記号のようだと言い，これを変えたり付け加えたりしないで，そのままにしていた。

(5) 私のスクィグルを，彼は魚に変えて，そうしたことをかなり楽しんでいた。

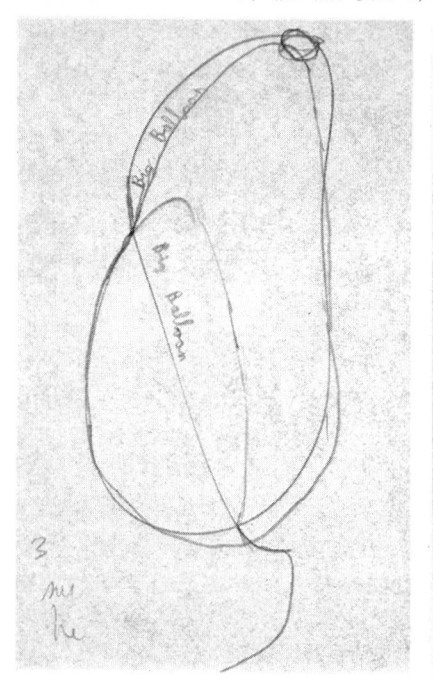

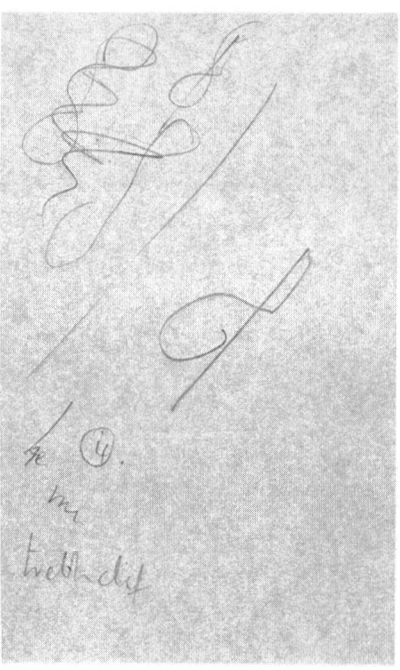

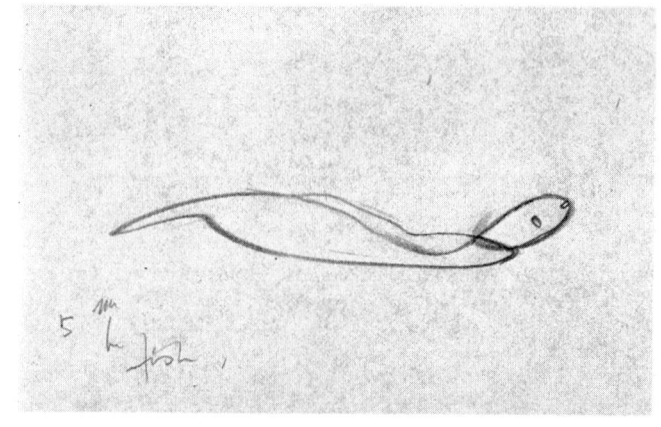

これまでの一連のやりとりの中に，この技法で二人の間にどのようにコンタクトがとれていったかが示されていると思う。この時点で彼がすっかりくつろいでいることを，私は書き留めていた。私は描き終わって床に置く紙の裏にメモしていった。絵を描きながらメモを書き留める時間がもてるのが，このスクィグル技法の一つの利点である。もちろん，絵自体も価値ある記録になる。

(6) 彼のスクィグル。彼はこれをかなり気に入っていた。私はこれを自動車のための道路標識に変えた。（これは一種の超自我の象徴であるが，私は故意にそうしたのではない。彼のスクィグルを基にした，私の全くの思いつきである。）

(7) 私のスクィグル。「あっ，これはできないと思うよ」と私が言うと，彼は「うーん，分かんないな。でもできるかな」と言って，私がすでに示したアイディアを採り入れて，バス・ストップの停車リクエスト標識にした。

この時点で私は，彼の左利きを話題にした。彼はいつも左手で書いているし，小さい頃はスプーンも左手で使っていたと言った。クリケットの時には右手で投げたり打ったりする。「おかしいよね」と彼は言った。（私が尋ねると，彼は今まで誰にも右手を使うように言われたことはないと答えた。子どもが自然に左手を使っているのを，右手を使うように変えさせることが，吃音の原因になることがあ

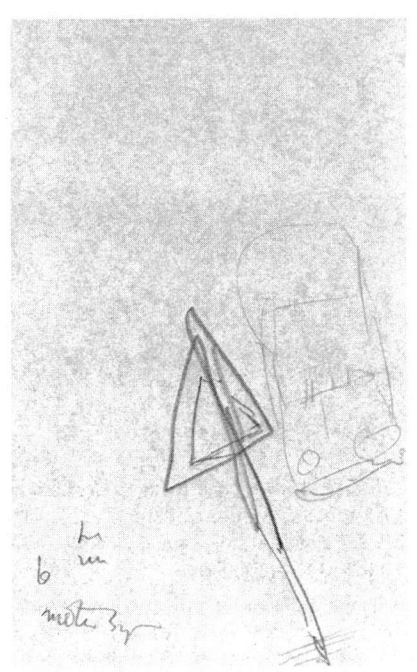

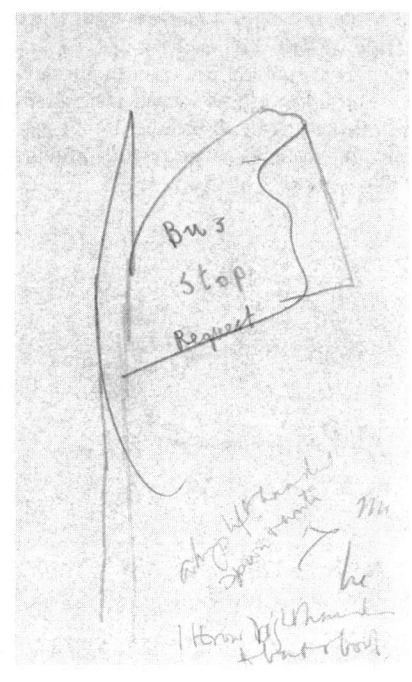

るという理論に基づいて，私は質問したのであるが，その理論はここでは当てはまらなかったようである。)

(8) 私のスクィグル。私は，これはややこしすぎるかな，と言った。「うーん，分かんないな。何かになるまで回してみよう。あ，いいこと思いついた。僕，これを女の人の帽子にしてみるよ。ボンネットみたいな帽子。それから，ここに誰かの顔も描いてみるね。」彼はボンネットの下に，長い髪の女性の顔を描き加えた。

このゲームの目的の一つは，子どもをくつろげるようにすることで，子どもの空想や夢に到達することである。夢は治療に使用できる。というのは，**夢が見られ，想起され，報告された**という事実は，夢の素材が，その夢に由来する興奮と不安も含めて，子どもの能力の範囲内にあるということを示しているからである。

この時点で，私は夢について話し始めた。彼は言った。「ああ，僕は前にやったことの夢を見るよ。右手でスクィグルを描いてみよう。」彼は，この考えをかなり気に入ったようだった。

(9) 右手で描かれた彼のスクィグル。これを私は，ホウキを持ち，帽子を被った魔女に変えた。それから彼は，レーシングカーについて話し，レーシングカーの夢を見たことを話した。彼は話をしながら，

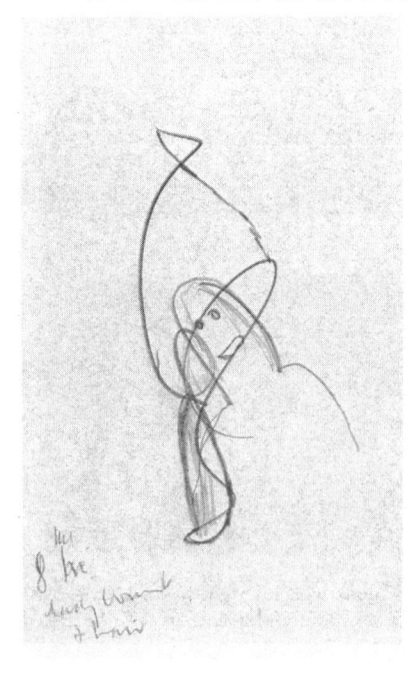

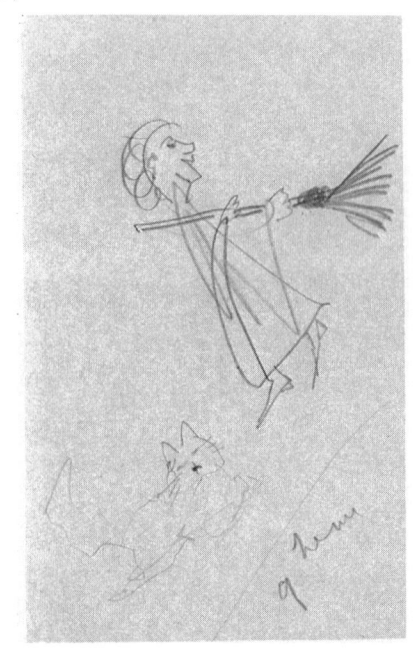

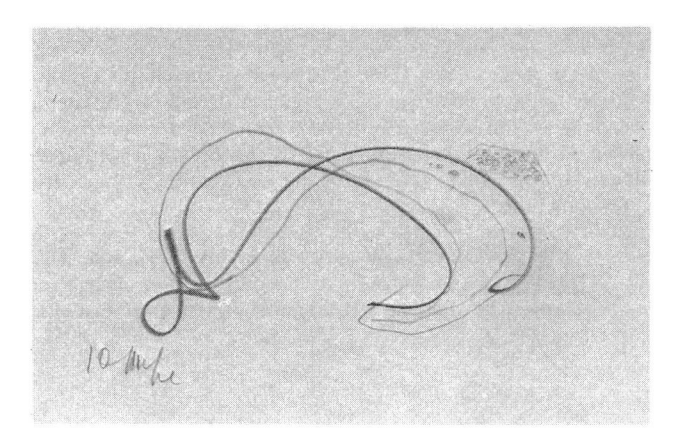

⑽　私のスクィグルを，特別観覧席があり，そこに大勢の人のいるレース場に変えた。「そう〔と，彼は言った〕，僕はぞっとするような夢を見るよ。2，3年前にそういう夢を見たんだ。」
　　彼がこう話している間に，私は，
⑾　彼のスクィグルを，ある種の複雑な顔に変えた。彼はゴチャゴチャな線を描いていた。これは何にでもなるかもしれないし，何にもならないようでもあった。（彼は故意にゴチャゴチャな線にして，そうしている間私のことを見つめていた。）

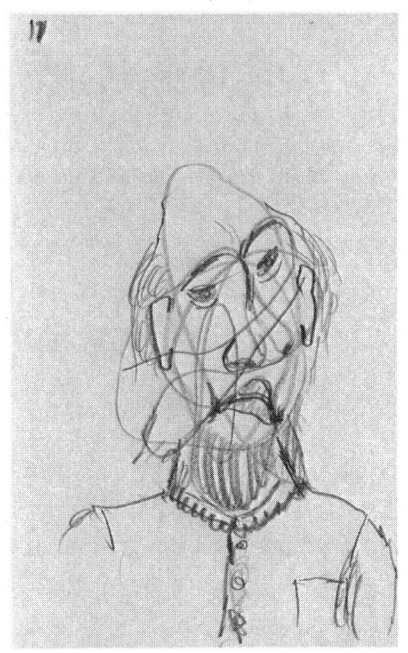

そこで私は言った。「これはゴチャゴチャだね。」彼はそれを意図的にゴチャゴチャにし，私に挑戦していた。私はこのスクィグルを，顔にしたのである。

夢についての私の質問に対して遅れた応答が得られそうだった。夢についての質問が，私の彼に対する通常の関心を，より深層の自己についての関心にまで拡げることを目的としているのが分かるだろう。

ここで，彼は2, 3年前の夢を話してくれた。「魔女がやって来て，僕をさらっていくんだ。」

私は言った。「面白いね，私はさっき魔女の絵を描いたよね。」

この時点で，私は魔女の絵を描かなければよかったと思い始めていた。というのは，この魔女というアイディアが保続的に現れていたからである。そのため私は，この少年のパーソナルな過程が歪められたのではないか，と恐れた。もし，歪められていたら，私が探し求めている主要な苦悩の領域には到達できないであろう。

彼は言った。「ああ違うよ。あれとこれとは全然関係ないよ。これは僕が2, 3年前に見た，絶対に忘れられない恐ろしい夢だもの。」

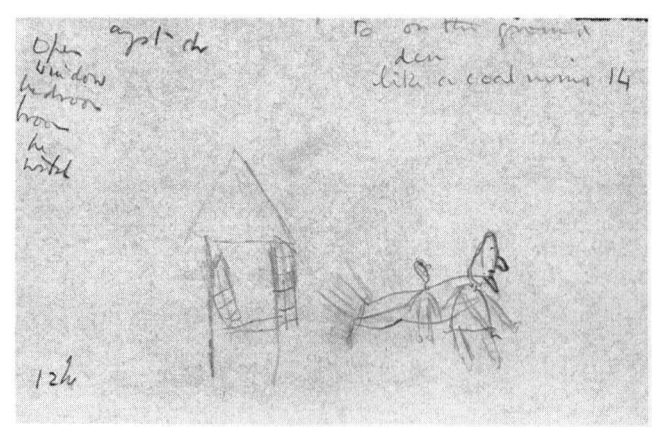

⑿　夢の筋を説明している彼の絵。魔女は開いている窓から入ってきて，彼を連れ出し，炭坑のようなほら穴に連れて行く。

彼がこの夢を何度も見たのは，6歳半か7歳の時だったと言った。彼はその夢を見た年を言った。つまり，彼がそれを憶えていたのは，彼の家族が他の町から，今父親が働いている土地へ，引っ越して来た年だったからだと言った。

このことは，子どもが語る過去の話が，精神科医を問題の時期にまで連れて

行き，正確に理解する機会を与えてくれる，その特有のやり方を例証している。

　彼は今の生活もとても快適で楽しいが，前の家には大きな庭があったので離れるのが辛かったことや，前の家は大通りから離れていたのでもっと自由に遊べたことなどを話した。彼は今その自由のすべてを懐かしく思っていた。

　この段階で私は，彼がある特別な出来事に関係する不安から自由になることについても言っているのだとは，気づかなかった。

　私は「多分，魔女は君を，以前住んでいた町か，家に連れ戻そうとしていたんだね。」と言った。

　この私の言葉は，精神分析的な解釈としての意味はなく，魔女が何か重要なやり方で，彼をあるところから，あるところへ連れていこうとしているのかもしれない，というコメントであった。

　その後，彼は二人の祖母（二人ともすでに亡くなっている）について，そして，今も一緒に暮らしている祖父について話した。私は**彼が私に言えない**，6歳半か7歳の頃に起こった困難なことは何だったのか解明しようとしていた。彼は魔女が彼を連れ戻したり，今の家から連れ去る必要があるほど，彼が前の家から離れることで，ひどい障害を受けているようには見えなかった。しかし，彼はこの（繰り返される）夢がおよそ6歳半頃の特定の時期のものであったということだけは，きわめてはっきりと分かっていた。

　それから彼は，この頃に見た別の夢について話した。

(13)　この絵はそのもう一つの夢を説明したものだが，彼はこう言った。「これは描け

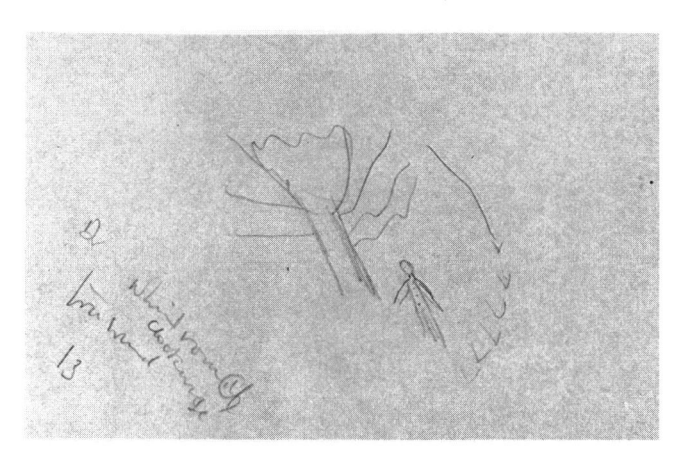

ないよ……右の方にたくさん矢が落ちて来るんだ……。」夢の中で彼は，まるでベッドの上で転がされるように，右回りにぐるぐる回っている。「これは本当は，恐ろしい夢ではないんだ。」この後，彼は私の求めに応じて，次の絵を描いた。

(14) これは魔女が彼を連れて行った場所，炭坑を描いた絵である。炭坑の中には火が燃えていて，棚には深鍋や平鍋が置いてある。魔女は先のとがった帽子を被り，しっぽがある。その魔女は三本足の椅子に腰掛けているようにみえる。

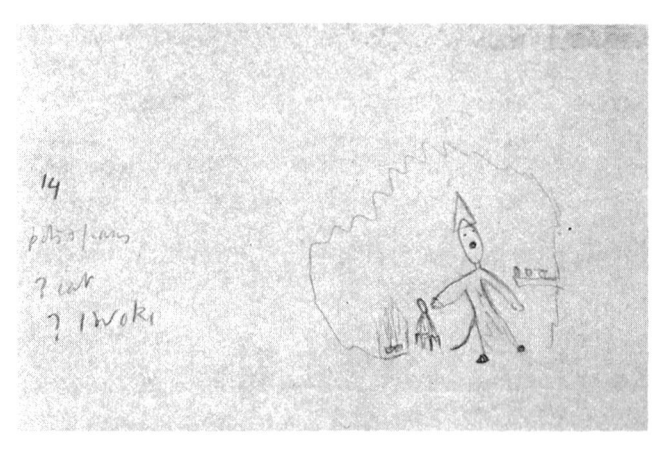

これは神話やおとぎ話によく見られるような，象徴に溢れた夢である。三本足の椅子，火，しっぽ，長めの帽子を被った魔女，何かが料理・調合されていることを示す深鍋や平鍋，無意識を表わす暗やみ。すべての物が，深い無意識的素材まで達している。もちろん，最も深層の領域まででではない。というのは，最も深層の無意識的素材は表現できないからである。それを表現する方法を見つけ出したとたんに，その最深層から離れてしまう。社会は子どもが名状しがたいものに由来する，言い知れぬ恐怖に対処するのを助けるために，事物に名称を与え，言語化し，おとぎ話や神話を作り上げるのである。

　　私は魔女が彼を食べようとしたかどうか，尋ねた。（というのは，深鍋や平鍋，火などがあったから。）彼は言った。「分からないよ。この時，目が覚めたんだもの。こういう夢を話す時困るのは，夢を見て，それが怖くなってくると，目が覚めてしまうことなんだ。」彼は付け加えて，こう言った。「時どき，僕は目を覚まさないで，夢を見続けて，恐ろしいものの正体を見破りたいと思うよ。」そして彼はもう一度，目を覚ますよりむしろ，夢を見続けて恐ろしい思いをしていたいと言って笑った。

もし私にそのやり方が分かってさえいれば，彼を最悪のところまで連れて行くことになりそうだった。

　この時点で私は，彼の呼吸する時の緊張について話した。彼は絵を描いている間，それほど大変そうには見えないのに，呼吸するたびにイキむようにしているね，と私は言った。彼はその通りだと認めることができた。私は言った。「君がいつもそんなふうに，一所懸命にやろうとしているのは，一体どんなことなんだろう。」

　彼は何も思いつかなかった。そして，彼は自分の吃りについて話した。彼は言った。「どうしてって，一所懸命やろうと思うと，僕は吃るんだ。もしそんなふうに思わなければ，大丈夫なんだ。今みたいに，全然一所懸命やろうとは思っていないと，吃らないんだ。もし僕が分からなくて，それで多分一所懸命やろうとして，それで僕は吃るんだ。もし僕が何かをよく分からなくて……。」彼は混乱しているようだった。

　私は言った。「まるで，君は蒸気をたてて(注1)，一所懸命にやろうとしているみたいだね。でも，どうしてそんなに努力しなければならないか君には分からないんだ。」

　彼が，「それは，反復 re-iteration なんだ」と言ったのには驚いた。（彼がどこでこの言葉を聞いてきたのかは，私には分からない。）彼は続けて言った。「最近始まったばかりだよ。」

　私たちは，学校について話し合った。学校では彼はいつも一所懸命にやっていた。私は言った。「まるで君は，一所懸命排便しようとしているみたいにも思えるよね。」ここで私たちは，彼が普段使っている言葉を見つけるのに，かなり時間がかかった。「くそをする」というような言い方は，とんでもなかった。ついに私たちは，排泄行為を表わす最も近い言葉「洗面所へ行く」という，彼の家庭で使われている言葉にたどりついた。（これは，肛門期的な事象を否認する家庭のパターンを示している。）

　それから，彼は言った。「僕，一所懸命やるのはやめたいな。」

　そして，彼は次のスクィグルを描いた。

（注1）この頃は，まだ蒸気機関が使われていた。

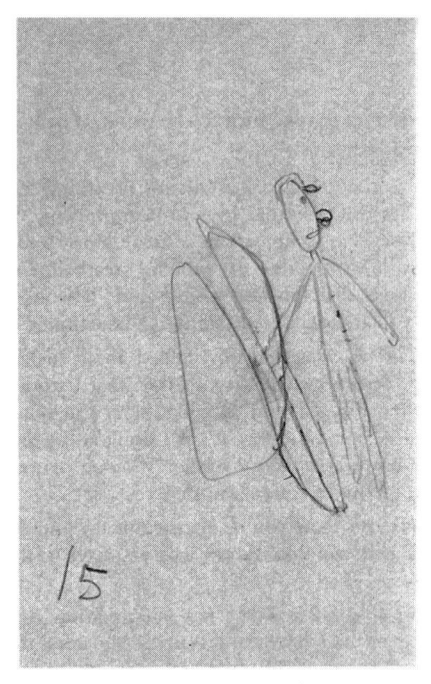

(15) 彼のスクィグル。これを描く時，彼はとても自由でのびのびとしていた。彼は自分のスクィグルを絵にした。

　子どもが自分のスクィグルを使うのは，常に満足すべき状態の時なので，その絵は非常にパーソナルなものになる。子どもが自分のスクィグルを基にして描いたこのような絵は，初めからデッサンや絵画を描こうとして描いたものとは全く異なっている。

　　これは革ひもが周りに巻いてあるヴァイオリン・ケースを持った，男の人の絵である。アルフレッドの父親はヴァイオリンを弾く。彼は自分一人で描けたことをかなり喜んでいたが，私はこの絵に表わされた特定の素材を，十分利用することができなかった。私は彼に，こう言った。「もし，一所懸命やらないとしたら，君は危険を冒すことになるんだ。もちろん，何も起こらないかもしれないよね。」

　ここで，1時間続いた彼との面接は，終わることになった。アルフレッドはとても満足して待合室に行き，私が母親と少し話をしている間，そこで待っていた。私は，手掛かりを見つけ損なったことを認めていた。それでも，私をその手掛かりに導いてくれる，重要な事柄は得られていた。つまりそれは，**少年**

症例 VII　アルフレッド

が6歳半の時の,すなわち,魔女が彼を連れ去る夢を見た当時の,彼の置かれていた特別の状況である.

　実際,次の15分間がこの症例では劇的であった.私は母親に会い,私が意図的に少年との時間を切り上げたことを説明した.母親とは約8分ほど一緒にいた.母親はかなり愛想のいい人で,妻や母親でいることの好きな家庭的な人のように思えた.母親は,アルフレッドは最近吃り始めた,と言った.誰も彼に一所懸命勉強させようとも,強いて右手を使わせようともしていなかった.そして,問題は彼の中から起こっているに違いないということでは,母親はアルフレッドと同意見であった.彼は最近,奨学金をもらうようになった.そして,彼にはいつも上手にやらなければとか,一所懸命やらずにはいられないような不安があるようだ,と母親は語った.

　私は母親に,彼との面接の間に抱いた意見を告げた.この少年は,彼らが前の家から今住んでいる所へ引っ越した後に,つまり,彼の父親が仕事を変えた頃に,困難な時期を過ごしていたのではないかと思う,と.私はこう言った.「この坊やが6歳半の時,何が起こったのか,私たちは理解しなければならないと思います.」

　母親が言った.「あの子は先生に,その当時父親が精神的にまいっていたことをお話ししたでしょうか.ご存じのように,父親の新しい仕事はとても大変だったのですが,それをうまくやり遂げようと,**物凄い努力をしていました**.そのために彼は強迫的になって,ついには激越性うつ病になってしまったのです.父親は四六時中悩んでいて,その後2～3カ月入院しました.」

　私は,このことはアルフレッドの病気の手掛かりになり得ると思う,と言った.もう,私たちには,あとたった3分しか時間が残されていなかったので,私は母親に,もう一度ほんの少しの間アルフレッドに会わせて欲しいことと,彼を家に連れて帰ってから,彼がこの受診にどのような反応を示したかを,手紙で知らせて欲しいと頼んだ.母親は即座に,私の申し出のすべてに同意してくれた.

　私はアルフレッドを部屋に連れ戻し,椅子に掛けさせた.私は言った.「私はお母さんといろいろなことを話して,君が悪い夢を見たと言っていた,6歳半の頃のことを聞いてみたんだ.ちょうどその頃,お父さんが病気でまいっていたことを君は憶えているかい.」

　アルフレッドの思考は突然過去にさかのぼり,彼がすっかり忘れていた,父親の病気の記憶を急によみがえらせた.彼はとても安心している様子だった.

私は言った。「君は今までずっと，一所懸命頑張る必要がないのに，頑張ってきたね。そして，君は一所懸命やろうと思わなければ，すべてがもっとうまくいく，と私に話していた。**君はお父さんのために一所懸命頑張ってきたんだ。**そして君は今も，お父さんがうまくいかない仕事のことで悩んでいるのを助けてあげようとして，頑張り続けているんだね。だから，君は呼吸するたびにイキんでいるんだね。そして，君がさっき話したように，イキんだり，一所懸命になることが，君のやることや話すことを邪魔して，それで君は吃るんだ。」

この時点で，私たちは別れて，彼は母親と帰って行ったが，とても幸福でくつろいでいる様子だった。

母親との面接

アルフレッドとの面接から2カ月後，私は母親と会い1時間ほど面接をした。（この面接の展開は，それ自体興味深いものであったが，今ここでその詳細を述べるには当たらないであろう。）

母親から得られたアルフレッドの生育歴では，かなり早い時期から，強迫的に性愛化された多動を含んだ，強迫行為のあったことが注目される。この症状はアルフレッドが1歳半の時に始まり，3歳の時に最も悪かった。それは歩行と同時に始まったようである。いろいろな種類の強迫的な行動があったので，母親はいつも「リラックスしなさい，アルフレッド」と言っていた。今この衝迫は，彼が気楽にできる以上のことをやりなさいとは，誰も強要したり，期待していないのに，学校で勉強を一所懸命やり過ぎるという形で現われていた。（彼はトイレット・トレーニングについても強要されなかった。）

このような詳細な生育歴は，長期間の精神療法の準備を目的としているなら重要であろう。しかし，母親から聴取された生育歴からは，アルフレッドの6歳半当時の生活上の危機についての手掛かりは得られなかった。少年が与えてくれた手掛かりのおかげで，彼の特別の努力が父親の代わりになされていたことや，父親の精神的破綻に由来していることを私は理解できた。

母親はアルフレッドが5歳の時に，父親の病気が彼に衝撃を与えた有様をはっきりと説明してくれた。当時，アルフレッドが目撃した通り，危機的な状況があり，父親は強迫神経症から激越性うつ病になって，入院することになった。事実，アルフレッドが吃るようになったのはこの時からである。

母親の報告によれば，彼は私との面接を終えて帰る時に，「ねえ，僕，パパ

が病気だった時のこと，すっかり忘れていたよ」と言い，リラックスして安心している様子だったとのことである。2，3週間後に，会話の中に私の名前が出てきた時に，彼は「あの先生はドンピシャリだったね」と言ったという。

結　果

アルフレッドとの治療相談面接は，彼と母親の双方に効果があった。「どれだけ少しのことがなされるべきか」という原則 (訳注1) によれば，私がこれ以上やる必要はなかった。つまり，吃りは問題にならなくなり，少年は過度の努力をしなければならないという強迫から解放された。

さらにもう一つの事柄が，最後の絵に影響を与えている。アルフレッドの父親は管理的な事務の仕事に追われ，創造的でありたい欲求を抑えなければならなかったので，なんとなく欲求不満を感じていることがうかがえた。父親はヴァイオリンを持っているが，ヴァイオリンの周りに巻かれた革ひもは，父親が自分の音楽的興味を発展させられないでいた事実を表わしている。また，こうも言えるだろう。もし，私が父親のヴァイオリンの革ひもをはずせたら，その時アルフレッドの父親は創造的になれ，深層の自己と触れ合うことができたであろう。そして，父親がより幸福になれたら，アルフレッドは，父親がまったく創造的ではない毎日の煩わしい決まり切った仕事を，うまくやろうと努力しているのを応援しようとしてイキんだり，緊張し過ぎたりする，絶望的な試みをやめられたであろう。アルフレッドがこの絵を描いた時には，私はこのことが分からなかった。だから，私がこのようなコメントをする機会はなかった。しかし，私がこのことを言語化する必要もなかった。というのは，この少年が父親の病気についての記憶を取り戻すことで，求められていた効果は得られていたからである。この治療相談面接の良い結果は1年間続いている。もし，新たな問題が生じれば，母親はアルフレッドを私のところへまた連れて来るだろう。こういうやり方も，児童精神医学という限定された分野では適切である。

追加コメント

母親が言った。「実は，アルフレッドがよくなったのは，あの子が先生に会

（訳注1）ウィニコットによれば，これは彼の外来におけるモットーであるという。ウィニコット著『情緒発達の精神分析理論』（牛島定信訳）邦訳199ページ参照。

った時からではなく，実際には，その1週間前に私が先生に会いに来ることを決めた時からだったのです。」これは本当であろう。児童精神医学において，母親や父親の態度が絶望的な困惑から希望へと変化するのに応じて，症状の改善が起こるのはよく見うけることである。とはいっても，児童精神科医が面接時に目の前の仕事をちゃんとできることもまた必要である。

要　約

子ども自身から生育歴を聴取することの活用の例示として，ある治療相談面接を記述した。ここでいう生育歴聴取とは，事実の収集を意味していない。それは，子どもの中で起こる過程が，精神科医を子どもの苦悩の主要な領域へと導いていくようなやり方で，精神科医が子どもとコンタクトをとることを意味しているのである。

フォローアップ

7年後私の問い合わせに答えて母親は，アルフレッドの吃音は「最近では，そのために不都合ということはほとんどありません」と報告している。それでも，ある状況では再発する兆候を見せていて，彼は電話が嫌いだと言っている。

彼は着実に発達していた。彼は青年センターで活動をしたり，話をしたりするのが好きである。彼は大学入試には何の不安ももっていない様子で，法律を学ぼうと考えている。

彼は時々ダンスや社交的行事を楽しんでいるし，同世代の者ともとてもうまく付き合っていて，非常にバランスがとれているようだ，と母親は付け加えている。

もちろん，1回の面接がこれだけのことを生み出した，と私は主張するつもりはない。それは少年の成長過程と，家族の供給と対応が組み合わさった結果である。しかし，彼が私のところに来た時，彼は援助を求めていて，そして，彼はそれを得たのである。

第2部

序

　この第2部で記述される治療相談は，第1部で行なわれたのと同様の技法的原則を含んでいます。おそらく，多少似たような仕事をしている読者はもう，より複雑な問題をもつ症例に対する準備ができていることでしょう。確かに，いくつかの症例では，背景の問題はきわめて複雑です。それでも，家族の状況や社会的状況と取り組む過程の全体のなかで，1回，ないしは3回ほど子どもとコミュニケーションを行う面接をとることに意味があったようです。私がこれから述べようとしている，この種のコミュニケーションは，普段の家庭場面で両親と子どもたちの間や，子どもたち同士でもたれるものとははっきり違っています。また，もちろん，学校で子どもたちと教師の間で行なわれるコミュニケーションとも全く異なっています。

　これから述べる症例のいくつかでは，他の機関が両親やきょうだいたちを援助するために関与しているので，ここで述べられているような治療相談面接は，広いケースワークの問題の中で起こる多くの事柄の，単なるひとつに過ぎないと考えるべきでしょう。しかし，治療相談面接で子どもの防衛が緩和されるに応じて，両親の苦痛が軽減され，彼らが自分たちの問題と家族の問題に対処できるようになるということもしばしば見受けられることです。もちろん，いくつかの症例では子どもはとてもよく治療相談を活用できているのに，何の結果も現われないことがあります。このような場合はたいてい，親たちや家族の問題が主要な問題点であり，子どもは病的な家族に巻き込まれていて，子どものものに見える症状が実は家族のものであるということなのです。これらのことはすべて，家族にかかわるソーシャルワークの場ではよく知られた問題です。

　ここで再び繰り返しておきたいのは，これらの症例報告では新しい考えが例証されるというより，時には臨床的に役立ち，ほぼいつでも学生や学生のグループに考察と討論のための素材を提供するような，子どもとのコミュニケーシ

ョンの実例が次々に提出されることです。また，与えられた環境における個人の情緒発達に関して現時点で認められている，種々の理論や基礎理論に学生を導くような，大きなテーマもしばしば必然的に含まれています。

　再度注意を喚起したいのは，この種の症例提示では読者，つまり学生は，精神科医が知り得ているのと同程度，症例について知ることができるので，討論する場合でも不利にならないという事実です。もし，精神科医が時間的，空間的理由で学生に与えられなかった多くの情報をひそかに手元に持っているならば，学生が不利になるのは当然です。

　第2部で述べる症例には，すべての診断上の類型を提示していますが，反社会的傾向の例証は含まれないことに触れておくべきでしょう。その理由は，反社会的傾向と愛情剥奪の関係を例証する一群の症例は，本書の第3部で提示されるからです。

症例 VIII　チャールズ　9歳

　この症例は，細部を理解することが不可欠であった，ということを例証している。子どもが面接の中で，次第に情緒的な状態を認識していき，自分自身をおのずと解き明かしていくという主要な原則はここでも守られている。この少年は彼を面接した私の知り合いの医師から紹介されて来た。児童相談所では有効なコンタクトをとることに失敗していた。

家族歴

　　姉　11歳，**本人**　9歳，妹　7歳
　　家族は一人も欠けてはいない。

　この少年は頭痛と「いろんな考え」を訴えていた。彼を悩ませていたのは，彼自身のこころであり，また彼は自分の思考装置についていくつかの観念をもち始めていた。脳のわずかな部分が彼の残り全部を支配している，と彼は言っていた。また，彼は誓いを立てて，それを守ろうと努力していたが，その誓いはいくら彼が聖書にかけて誓ったとしても守るのは不可能なものだった。
　私たちはすぐにスクィグル・ゲームに没頭した。

(1)　私のスクィグルを，彼は魚に変えた。
(2)　三つの部分からできている彼のスクィグルを，私は風景に変えた。
(3)　私のスクィグル，これを彼は，「スカートをはいているので」女の子と呼ぶものに変えた。「たぶん，僕の妹〔7歳〕だよ。」私たちは女の子について話し合い，私は彼に，女の子たちは女の子に生まれて幸せだろうか，と尋ねた。彼は「僕は女の子でなくてよかったよ。僕と妹はすごい喧嘩をするんだ」と言った。こう言いながら，彼は息づかいを荒くして，さらに続けた。「『**女の子を殴ってはいけない**』という規則があるけれど，妹と喧嘩する時は別さ。」彼は学校へ行ってないことや，女性の家庭教師についていることを話した。このような状態は，彼を診

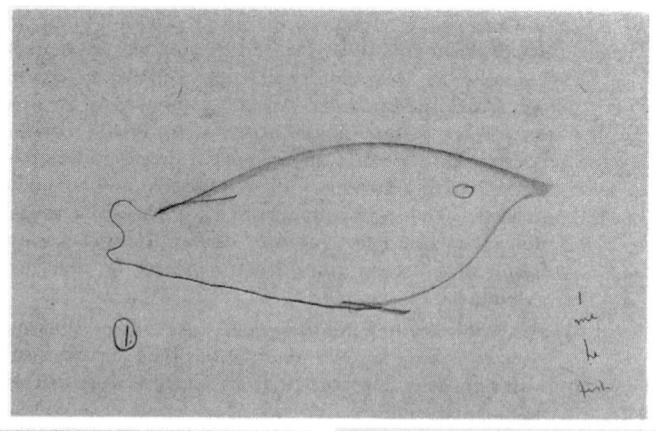

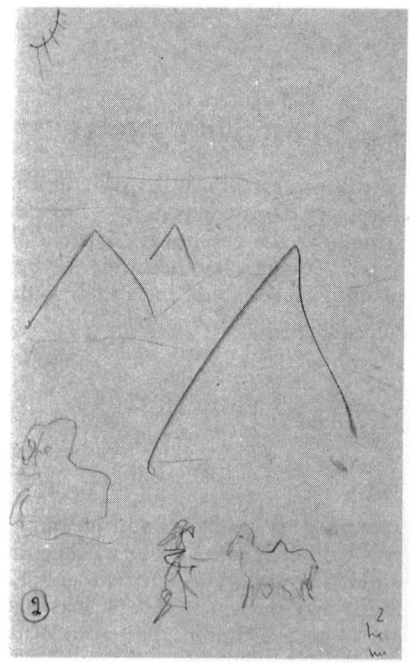

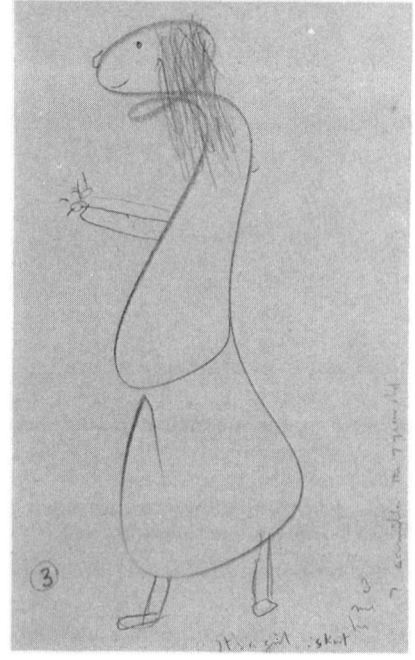

ていた医師の賢明な指導の下に整えられたのである。彼は学校に行かなくてもよい日々を楽しんでいたが，ただ，水泳だけは大好きなのだという。

(4) 彼のスクィグル。これを描きながら彼は喧嘩についてや，姉か妹のどちらか一方だけと一緒にいる時には喧嘩が起きないことについて話した。喧嘩が始まるのは，兄弟三人で一緒にいる時だけなのである。

(5) 私のスクィグル。これを彼はロケット発射台のある山脈に変えた。そこには広い

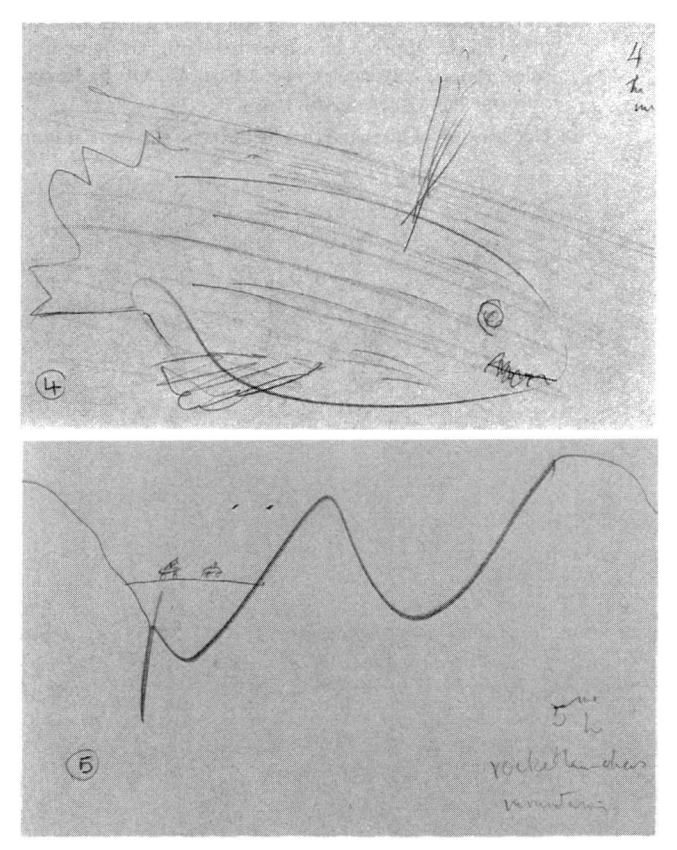

台地がある。彼はロケットが好きだが，それは最高機密なので，その代わりに飛行機を飛ばさなければならない。「僕は戦艦が好きなんだ」と彼は言い，戦争について話した。彼は自分の部屋では戦争の絵を床にチョークで描いている。

この時私は，もうすでに彼が心について話していることに気づいていなかった。

彼の部屋の床の絵には四つか五つの国と，たくさんの地雷原があり，国ごとに一本の道があった。彼は地雷探知の難しさについてや，各国がたぶん道がないところを通って基地に撤退しなければならない闘いについて詳しく話してくれた。彼は数百人の兵士と大砲と手榴弾を手に入れていた。彼はこのゲームについて話しながら，ライフルや大砲や手榴弾の音を真似した。さらに，彼はバズーカ砲を持った近衛歩兵がいるとか，ロシア軍では一人しか大砲をもっていないとか話し続けていた。

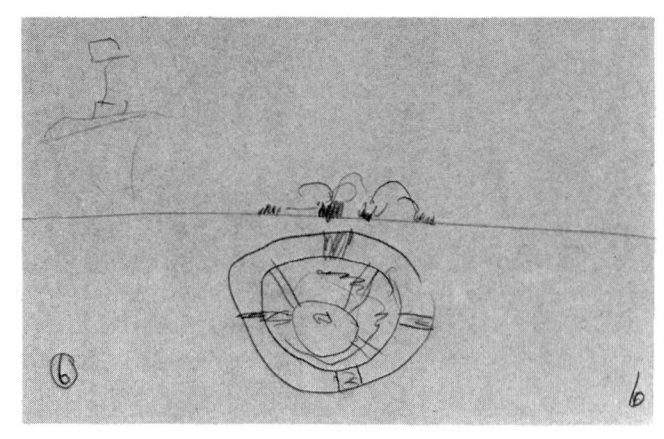

(6) 家の床で遊んでいるゲームの絵。

　私は, 彼が最初に自分の心について言ったことと結びつけて, この絵の素材を使った。私はまったく独断的に, 君はいくつかに区画された君の心の絵を描いて見せてくれたんだねと言った。心はたくさんの禁止事項 mustnots を示していて, ゲームの中では, 悪は善を攻撃していた。とても自然なやり方で, 彼はこの解釈に沿って私を助けてくれた。彼は,「それはスイッチみたいなものなんだ。そのスイッチが入ると, すべてが始まるんだ」と言い, さらにこう付け加えた。「脳のほんの小さな一部分だけが手足を支配してしまうんだ。」スイッチが入った時には, そのほんの小さな一部分に支配されてしまう, と彼は感じている。

(7) もう一度, 同じゲームの絵が描かれたが, 今度は彼は意識的に, 自分の心の略図を表わそうとしていた。

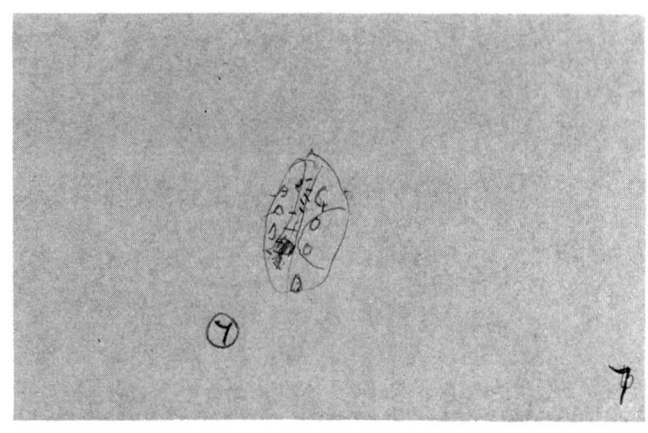

この時までに私たちは，彼の必要としていたコミュニケーションをもてるようになっていた。このようなコミュニケーションは，床に描かれた図と戦争ゲームが彼にとって心の略図であることを理解した人とでなければ，できなかったのである。私たちはスクィグルを続けた。

(8) 私のスクィグル。彼はこれを8の字か，7の字，そして9の字みたいでもあるねと言った。私は彼が9歳になりたいと言っていたことを彼に思い出させたのだが，彼は14歳が最高だよ，その年になれば学校に行かなくてもいいからと言った。その頃にはスーパーカーを持っていて，勉強はしていないだろうと言う。人生の最高の時期は，その時か，「でなかったら，多分16歳になるだろう，だったら遊んでいられる。」彼はそれから学校生活の話に戻った。「学校では12時間のうち，9時間半も勉強するんだよ。4時間は遊ぶべきなんだ。毎年8カ月間の授業に比べて，休みは4カ月しかないんだ。」彼はこの考えに，つまり，遊ぶ時間が妨げられているという考えにひどくとらわれ，苦しんでいた。

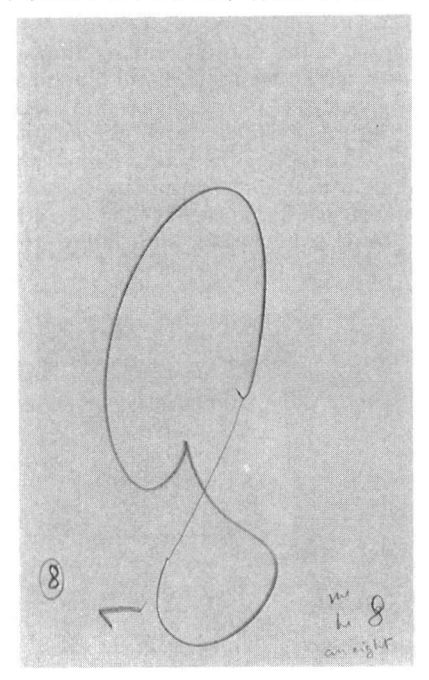

以上のことから，この少年の知的能力は無駄に浪費されていたことが分かる。彼は遊ぶ機会を与えられることで少しは救われるかもしれないが，はたして遊ぶことができるのだろうか，自分の心の管理にこだわらずにいられるようになるのだろうかという疑問が生じてくる。

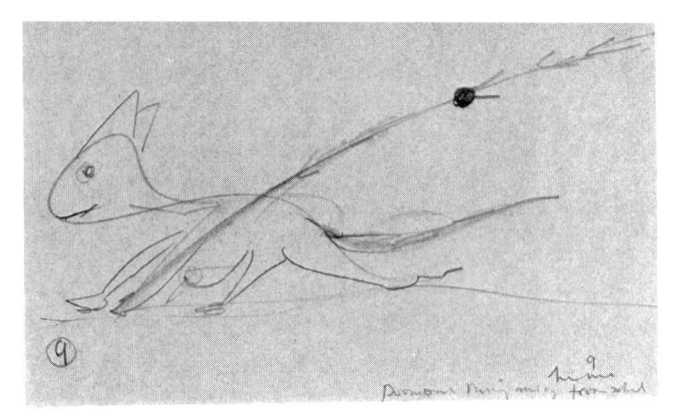

(9) 彼のスクィグルを私は，走っている動物に変えた。彼は誰かが学校から走って逃げているところだと言った。

その時，私は夢について尋ねた。彼はたくさんの夢を見るし，すべてカラーだと言った。「全部嫌な夢ばかりだし，2倍も嫌なのもあるんだ。嫌なという言葉でも言い足りないくらい，ひどく鮮やかな色をしたクモがいるんだ。」

(10) 彼は私に蚊を描いてくれと言って，それから，その蚊の絵の上に，夢に出てきたとても鮮やかな色をしたもの，つまり，巨大なクモかガガンボを描いた。彼はこれらの生きものについて話すのさえ不安そうだった。彼はガガンボやクモの怖さについて話した。「外国に行くと毒のあるやつがいるんだ。僕は長い胴や羽を持っていたり，夢に出てくるのでなければ，小さいのは気にしないんだ。時どき，目が覚める時と夢の終わりとの間に，パッと光が走って，その時，誰かがじっと僕を見ているんだ。いつも同じ女の人。その時，僕は目が覚めるんだ。怖いんだよ。その人の絵は描けないよ。」

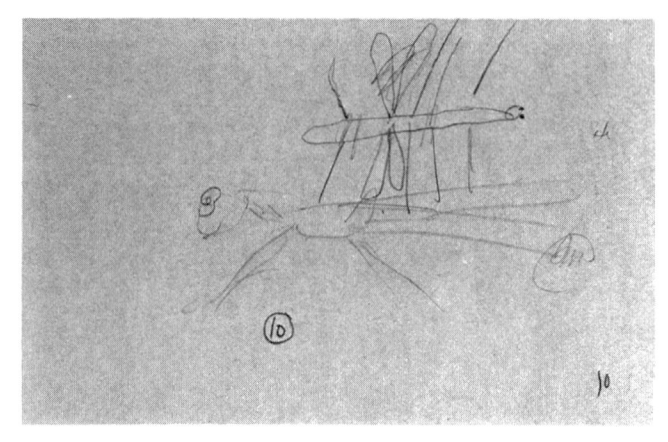

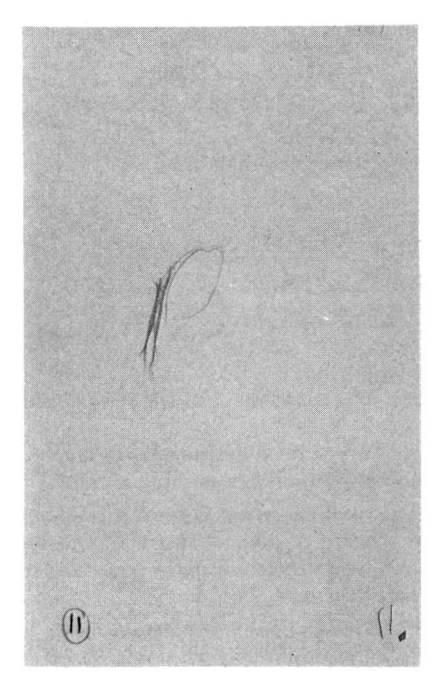

(11) しかし，彼は，頭の形と，背中に垂れた髪をなんとか描いてくれた。そのぞっとするほど恐ろしい女の人は，長い黒髪を持っていた。「そうだ，お母さんかもしれない。」

(12) 彼のスクィグルは勃起したペニスのような形をしていた。しかし，彼はそれをまず，指に変え，それから飛行機に変えた。彼は，「うまく描けないよ」と言った。このスクィグルが勃起したペニスに似ていたので，私は彼のペニスについて尋ねた。彼は「伸びるんだ」と言い，さらに「それについては話せないよ」と付け加

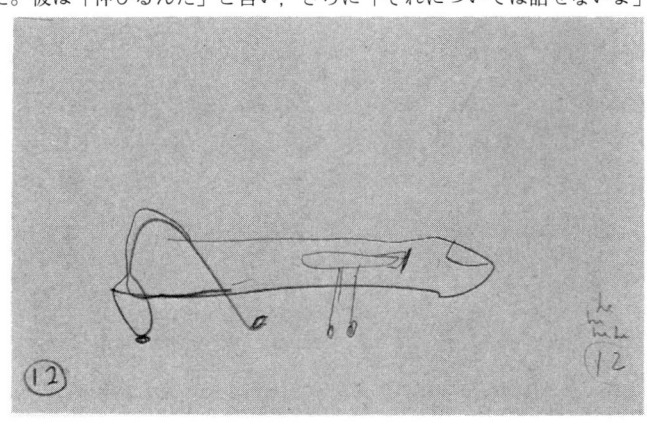

126

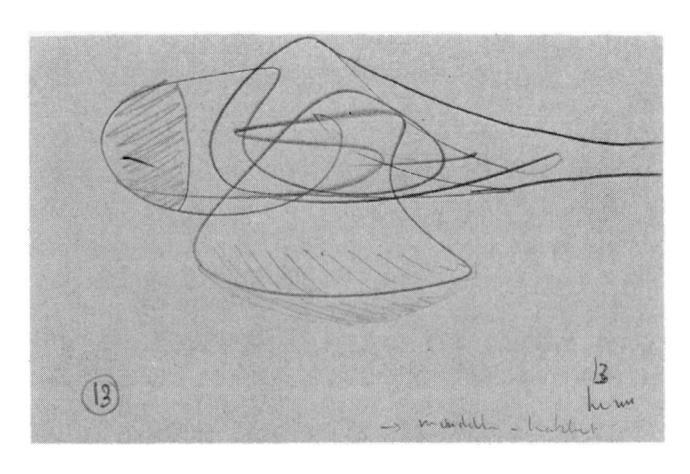

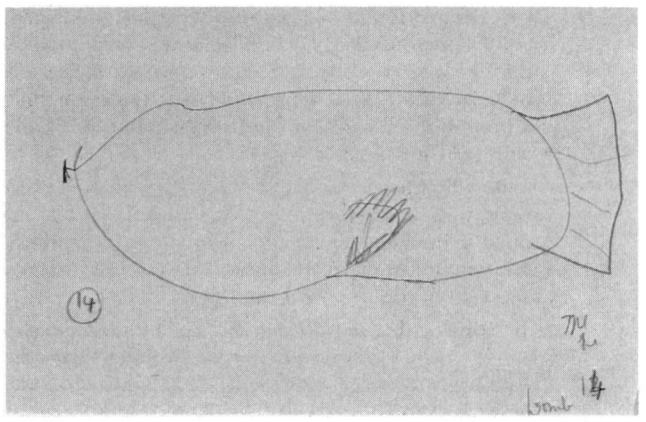

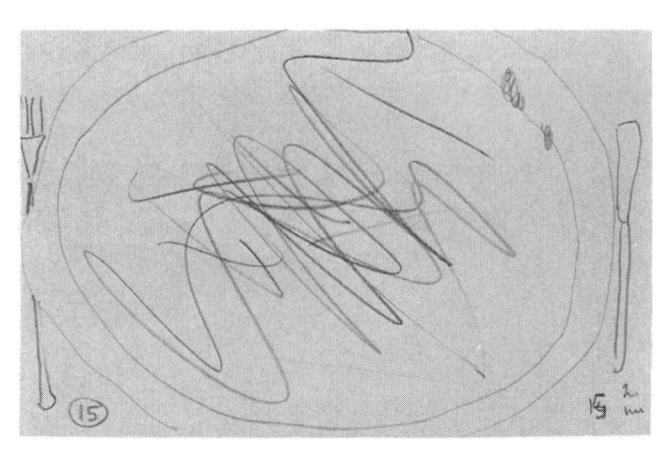

えた。私はペニスについて話したことがあるかどうか尋ねた。彼は「これが初めてだよ」と答えた。

(13) 彼のスクィグル，これは意図的にゴチャゴチャに描かれていた。私はこれを，彼の意識的なアイディアを保存するためになんとか飛行機のようなものに変えた。

(14) 私のスクィグルを，彼は爆弾に変えた。

(15) 彼のスクィグル，彼はごく意図的にゴチャゴチャなスクィグルにした。そこで，私はその前から始めていた解釈を続けた。私はこう言った。「この絵もまた君の心を表わしているんだね。前に描いた心の絵は，君がゴチャゴチャに混乱して，本当に困ってしまった時に，心を区画のなかに整理しようと試みたんだね。」（急性錯乱状態。）彼はこの私の解釈に同意し，いろいろな感情や思考をもち始める時，混乱が怖いんだと言った。そのことを彼は父親に打ち明け，父親は母親に話し，そして，母親が医師に話した。彼は自分がその混乱を二つの部分に分裂させてしまうことについて分かっていると言った。負けてしまう部分のほうが大きい，すべての思考を行なう小部分は勝った側で，その小さな部分が手足を支配している，等々。（細かなことは忘れてしまったが，彼はさまざまに変化する理論をもっていた。）

彼がつねに抱えているひどい恐怖は，自分が完全に錯乱することについてであることを，私は彼に分かって欲しかった。私はゴチャゴチャな線の周りに円を描き，これは私が食べようと思っているスパゲティみたいだねと言った。彼はゲームを続けることを強く希望して「今度は，僕がスクィグルする番だね」と言った。

(16) 彼のスクィグルは「恐ろしくゴチャゴチャなもの」で，私はそれを，男の人の顔に変えた。彼はこれをウォルター・ローリー卿（訳注）だと言った。ここで私はある意味で，気晴らしに対する再保証を与えたことになる。しかし，彼と私は二人とも，ゴチャゴチャな混乱という中心テーマに十分触れていたし，また私は，彼を常に脅かし，想像を絶する不安を与える急性錯乱状態を，彼が認識しそれと折り合いをつけるのを助けようとしていた。

(17) 私は意図的に，ゴチャゴチャなスクィグルを描いた。彼はこれを，漢字に見立てた。つまり，ここでも彼は混乱の中から何かを創り出そうとしていた。彼はこう言った。「僕はこれをスパゲティにもできたけど，15番目の絵で先生がやったことの真似になってしまうでしょう。」

私は，ゴチャゴチャな混乱の夢について尋ねた。彼は夢について話し始めたが，疲れ切ってしまったかのようにあくびをした。彼はやっと，次のように話した。「そういう夢の中で僕は，学校のそばを歩いていた。すごく大きな波が押し寄せ

（訳注） Sir Walter Raleigh（1552(?)〜1618） 英国の軍人・探検家，エリザベスⅠ世の寵臣。肖像がタバコの商標にも使われて広く親しまれている。

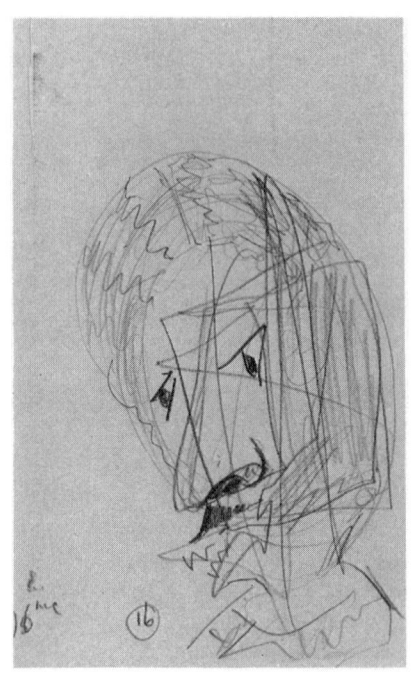

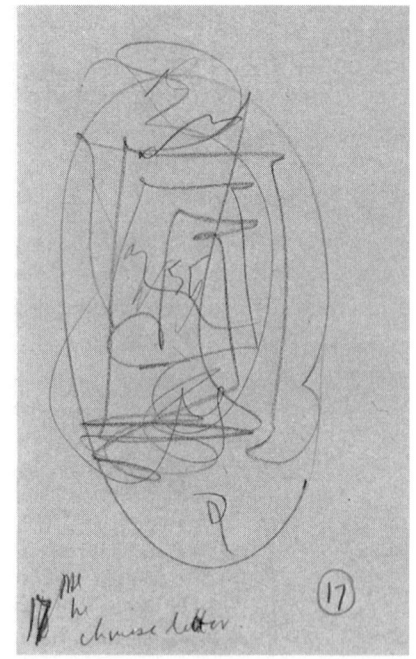

て来て，僕は水中に飲み込まれた。僕は助けを求めて叫んだ。『ルエリン』と二度も叫んだ。これは，夢の中に出てくる男の子の名前なんだ。」そして，彼は付け加えて言った。「あっ，この時には，眠っている時と目が覚めている時の間に出てくる，女の人を見なかったな。」これは彼にとって非常に重要なことだった。というのは，いつもその女の人は彼の恐ろしい夢に現われているからである。彼はその人はクモの夢に出てきていたよと言い，それからこうコメントした。「多分，この夢を見た7歳か，それより小さい時には，まだこの女の人は出てきていなかったんだ。」

この時の治療者患者関係の中では，この夢が性的興奮やマスタベーションや勃起などに由来しているのかどうかを尋ねるのはやさしいことだった。彼は「関係ないよ」と答えた。

(18) 彼のスクィグル，私はこれを猫に変えた。この絵から彼は，母親の結婚記念日について話し始めた。というのは，その記念日がたまたま猫の誕生日だったからである。
(19) 私のスクィグル，彼はこれを，彼がモダンアートと呼ぶものに変えた。

症例 VIII　チャールズ　129

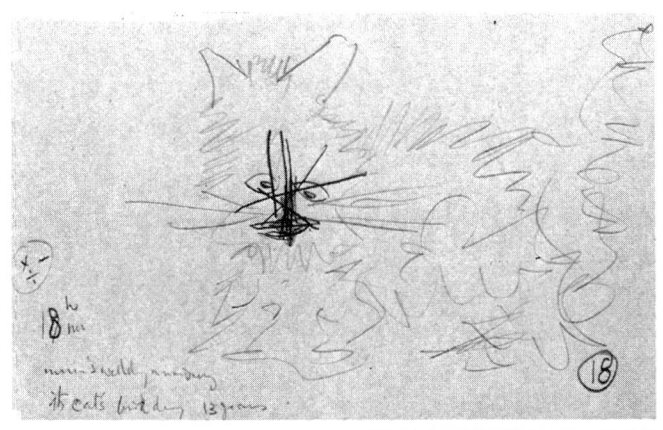

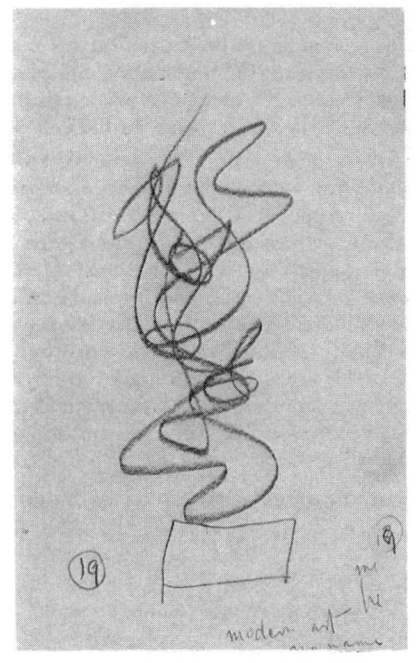

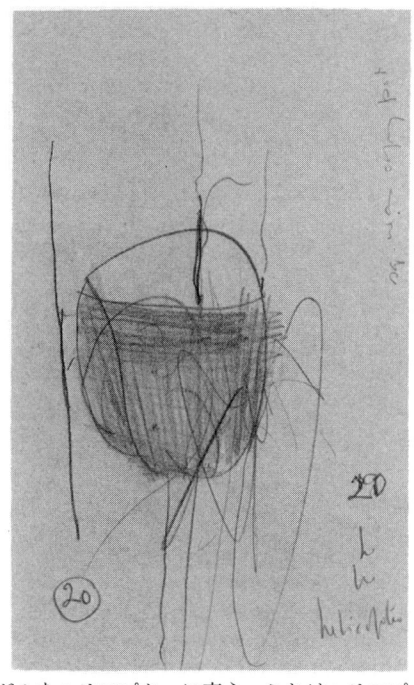

(20)　彼のスクィグル，彼は自分のスクィグルをヘリコプターに変え，これはヘリコプ
ターになる前は，便器だったんだよと言った。おそらく，彼が便器から逃げよう
としていたことから，私はこんなふうに訊きたくなったのだと思うが，私は彼に，
おねしょをしたことがあるかどうかを尋ねた。彼は言った。「うん，したことあ
るよ。だって，夢の中で僕は便所に行ったんだ。そういうおねしょを1回か2回
したことあるよ。」

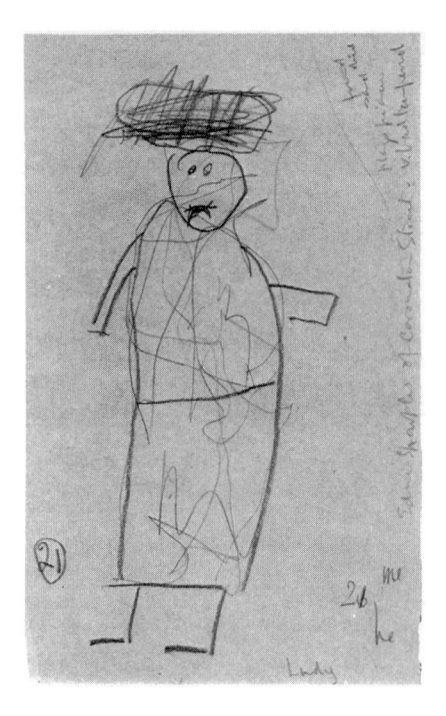

(21) 私のスクィグル，これを彼は難しいと感じているようだった。彼は「やってみるよ」と言い，一番上の部分を塗りつぶした後，『戴冠式通り』（テレビの人気番組）のエナ・シャープルズを描いた。エナ・シャープルズについて大切なのは，友達が死んで悲しがっていることだ，と彼は言った。誰かがひどく腹を立てているようにピアノを弾いていた。彼の関心はその時，腹が立つというアイディアに近づいていた。そして，このアイディアは，以前彼の家にいて，誰に対しても，母親に対してさえも意地悪だった**料理女の思い出**を引き出すきっかけになった。この料理女は妹の計算機をはじめ，子どもたちの玩具をわざと壊したのだった。「姉さんと妹はかんしゃくを起こし，僕をいらいらさせたんだ。」それから彼は妹が他の人たちを自分の味方にしてしまうやり方について話し始めた。彼は言った。「妹は，こういう罰を考え出すんだ。あんたが何々しないなら，ロバが死ぬでしょう。……そしたらロバが本当に肺炎で死んだんだ。」

　私は女神が持っているような魔法の力を備えている女性という概念に，彼がすぐに手の届きそうなくらい近づいていることに気づいた。

　結局のところ，最も重要な第2のテーマが現われて来た。No.10のスクィグルの主題について話している時に，彼は夢の終わりと目覚めの間の瞬間に生じ

る感覚の特別な性質に言及した。「ピカッと光って，誰かが僕を見ているんだ。それはいつも同じ人で，その後僕は目が覚める。とても怖いんだ。僕はその人を描けないよ。」この鋭い自己観察の意味や重要性がどのようなものなのか，私には分からなかった。No.11の絵で彼は，自分が見たもの——頭の形と背中まで垂れた髪，長い黒髪——が何なのか，少し描写することができた。

　No.15のスクィグルにおいて，急性錯乱状態というアイディアが出現してきた。この兆候が，記憶システムの中の事実と連続性の保持が失われる恐怖と関連していることは，今になってよく分かる。記憶システムは，その瞬間において彼には理解できなかったものに，何らかの意味を与えうるシステムだったのである。

　私たちは一緒に遊ぶ体験を継続させた。No.17のスクィグルの時，彼は夢について話した後で，その夢を見て目覚めた時に，例の女の人がいなかったと述べた。彼はこの時，その夢は「7歳か，それ以前」つまり，「女の人が来る前」に見たものだ，と言えるようになっていた。

　しかし，私はその時もなお理解できず，彼の言葉がまるで耳に入らなかったかのように，先に進んでしまった。

　No.21の絵において，彼はテレビの人気番組の素材を使って，性格の悪い料理女というアイディアに到達した。その女は，母親に対してさえも意地悪で，魔女が本当にやって来たかのような考えを彼に抱かせた。

　面接が終わった後で，家庭をひどく掻き回したので辞めさせなければならなかった，この女について母親から真相を聞くことができた。この事件が7歳以前に起こったことだという，チャールズの記憶は正しかった。

　急性錯乱状態が，夢から覚める時に，特に勃起や排尿の強い衝動を掻き立てる刺激的な夢から覚める時に（No.12, 20の素材を参照のこと）姿を現わしてくる，彼の目には魔女であったこの女の出現と関連していることは，面接が終わるまで私には分からなかった。錯乱は夢の素材と，覚醒中の生活体験との中間に存在していたのである。

　以上のことは，眠りから目覚めることに関連する人間の普遍的な困難についての興味深い示唆を与えてくれている。これよりもっと明白な，眠りに就くときの困難については研究されているが，目覚めるときの困難もそれと同様の研究に値するテーマである。どちらの場合も，まさにここで，私が移行現象と呼んでいるものが重要な意味をもっているのである。（眠りから目覚めることについてのテーマは，次の症例アシュトンでも繰り返されている。）

私は，この1回の相談面接で私たちが一緒に行なってきたことが，終局に達したのを感じたが，まだ時間が残っていたので，私が移行対象と呼んでいるものについての話題に彼を導いた。

(22) 彼は「可愛いぬいぐるみのクマ，テディ・ベア」を描いた。それには目がなかった。「これを描くのは簡単だよ」と彼は言い，そして，母親がクマの目を留めている針金で彼が怪我をするのを心配して，目を取ってしまったので目がないのだと話してくれた。しかし，その時彼は幼かったのでもともとそれに目があったことも知らなかった，と言った。彼はまた，父親が片方の足を取れたまま持っていたらしい，とても大きなテディ・ベアについても話し，それを彼のクマの横に描いてくれた。さらに彼は，姉妹の一人について語り，彼女が小さな動物にべったりであることや，彼のテディ・ベアを時々養子にしてしまうことなどを話した。言いかえると，たとえば覚醒から睡眠状態へ入る時のような非常な努力を要する

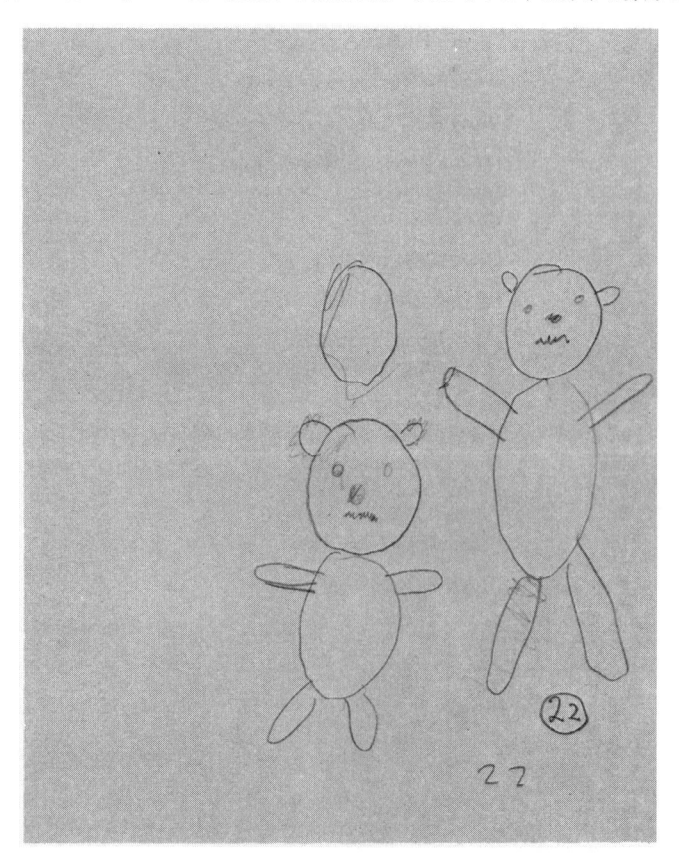

瞬間に役に立つ，慰めを与えてくれる物について私たちが話し合っているのを，彼は知っていたのである。

　面接を終わる前に，私たちは彼と父親の関係について少し話し合った。この時，彼は非常にはっきりと言い切った。「お姉さんと妹は，お父さんを僕に渡すべきなんだ。妹にはお姉さんがいるし，お姉さんには妹がいるんだから，それでいいじゃないか。」彼は明らかに，父親に関して愛情剥奪されていると感じていた。
　それから，彼はひどく意地悪な女神の新たな表現形について話し続けた。彼は妹が犬を逃がして，丸一日を台無しにしたことを述べた。彼女はよく耳痛かなんかを起こして，なんでも台無しにする。彼は最後にこう言った。「僕はお父さんと一番仲が良くて当たり前なのに，そうじゃないんだ。すごくつまんない。」
　私は 2，3 分間母親に会い，私の知り合いの医師が賢明にもすでに，チャールズに学校を休ませる手配をしてくれていたことを知った。

その後の病歴

　その後の 6 カ月の間に，私は 4 回以上彼に会ったが，やはりこの初回の面接が重要であったことに変わりはない。この最初の面接の後，両親はチャールズの生活をうまく扱えるようになり，ついに彼に適した学校を見つけることができた。
　4 年後，チャールズが 13 歳の時に，私は彼がパブリック・スクールでうまく適応しているという報告をうけた。最初の私との有意義な接触の後に，両親と家庭医がチャールズのために行なった膨大な事柄については，ここで詳細に述べることができない。両親の意見では，その後彼らがすべてを扱うことができたのは，最初の精神療法的な相談面接におけるチャールズと私のコミュニケーションと，急性錯乱の徴候を示す挿話の減少に負うところが大であったという。
　この少年の詩が最近学校の雑誌に載せられた。許可を得て以下に転載した。

　　　『生きなければならない』

　「生きなければならない」と，彼らは宣言した。

「でも，私は生きたくない」と，私は言った。

「彼らは私を池から引きずり出し，
私に命を与えた，
でも，私は死にたいんだ。」

「今は皆生きている。」

「死ぬことのどこがいけないのだ」と，私は言った。

「なにもかもだ」と，彼らは言い，
「それは無で，暗黒で，邪悪だ」と，彼らは言った。

「でも，そうではない」と，私は言った。
「私は死にたい，私はすべて済ましてしまった，
ここでは私は邪魔者，
あそこへ，死へ，私は行ってしまう。
私は目的を達してしまった，
私は神に会いたい」と，私は言った。

「神とは何だ？」と，彼らは言った。

症例IX　アシュトン　12歳

　次に私が提出したいと思う症例は，相談面接自体のもつ勢いによって進展していき，少年と私が驚くべきところにまで到達した，治療相談面接の例である。この相談面接によってもたらされた重要な結果は，情緒発達を次第に阻害されてスキゾイド・パーソナリティに発展しつつあった少年が，前向きに発達していけるようになったことである。現在，彼は家でも学校でも手助けが得られるようになっている。
　この症例では，治療相談面接の結果によって非常に多くのことが左右される状況にあった。もし，この治療が有効でなかったら，彼は学校をやめ，良い家庭環境から離れて，精神療法家の近くに住み，他人の世話にならなくてはならなかっただろう。そうなっていたら，この症例は，精神科医，精神科医療チームや特殊学校で扱うには荷が重すぎたし，もちろん両親も，何に対する代価なのか理解できないまま治療に要する費用を払っていくことは難しかっただろう。実際には，この少年は治療相談を生産的なやり方で使用し，今では援助を利用できるようになり，実際に援助が役に立っていた。両親は私の行なった作業の料金くらいなら容易に払うことができ，大いに勇気づけられて，これからは自分たちでも息子に対して有効な援助が与えられ，学校の協力も得られるという，新たな立場を見出したことで本当に喜んでいた。
　もし，この症例にあえて精神医学的なレッテルを貼ろうとすれば，初期の統合失調症を考えなければならないだろうが，児童精神医学において症例を，特に思春期以前や青年期前期の子どもたちを分類し，病名のレッテルを貼ることの価値には限界がある。少年と私が一緒に作業を行なった後の新たな局面では，この症例のスキゾイド的な特質は，その臨床像から急速に消失していた。この少年との作業は，いつもと同様，ほとんどコミュニケーションのみから，非常に深いレベルのコミュニケーションをも含む，あらゆるレベルのコミュニケーションから成り立っていた。そして，そのコミュニケーションは，その少年が私の部屋で出会った，専門的な設定の特別な性質に対して，次第に信頼を深め

ていくことで可能になったのである。

　アシュトンは，彼のかかりつけの開業医から私のところへ紹介されてきた。紹介状には次のように書かれていた。

　　……稀に見る知能ですが，不幸にも天才に近い人のもつ障害の最大のものをもっています。彼は非常にイライラしやすく，神経質で，健康について悩んでいます。いつも病気がちで，学校に復帰する前には決まって発熱します。最近，習慣性けいれんを起こすようになり，家庭での管理が難しくなっています。加えて，以前からの睡眠困難と悪夢の問題があり，……両親の，この状況への対処に関する見解は対立しています。……

　私はまず最初に（彼と単独で会う前に，両親と一緒だった数分間を除いて）アシュトンに会った。面接は1時間半にわたった。私は最後に2，3分間，母親に会って，少年のためにすべての時間を使いたかったので，あなたに会わなかったのだ，とだけ母親に説明した。

　面接の経過が示すように，アシュトンは非常に卓越した人間であることが分かった。彼には結婚して二人の子どものいる姉がいて，すでに叔父さんであった。

　付記：私はこの症例のプライバシーを守るために，提出する情報は必要最小限に留める。こうすることで必然的に，情報の多くの部分が失われるが，少年とのコミュニケーションの特徴は十分に残されている。

　コンタクトをつけることは難しくはなかった。私はすぐに，この少年が高い知能をもっていることが分かった。そして，そのことは両親や姉にも言えることだ

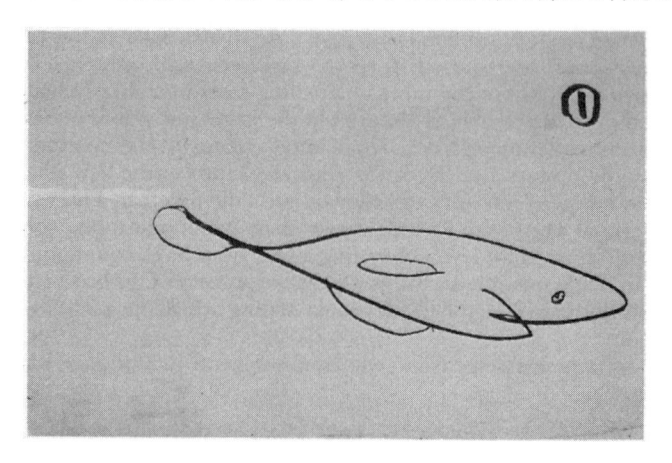

症例 IX　アシュトン　137

った。私たちの前に紙を用意し，アシュトンと私はスクィグル・ゲームを始めた。

(1) 私の最初のスクィグルを，彼は魚に変えた。
(2) 彼のスクィグルを，私はヘビとヘビ使いに変えた。
(3) 私のスクィグルを，彼が海ガメかクラゲを飲み込もうとしている魚に変えた。彼はそのスクィグルが大層気に入った様子で，彼にとって何か特別の意味がありそうだった。

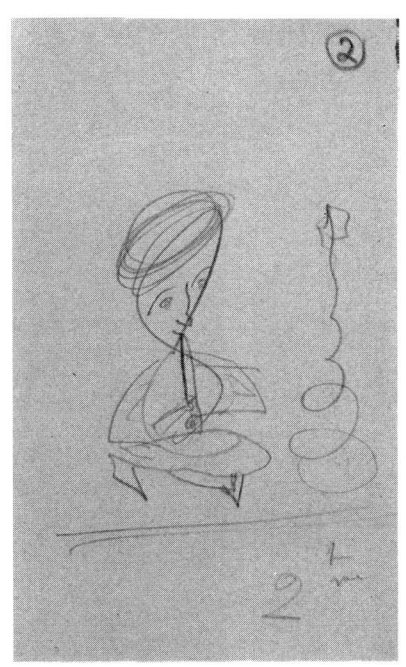

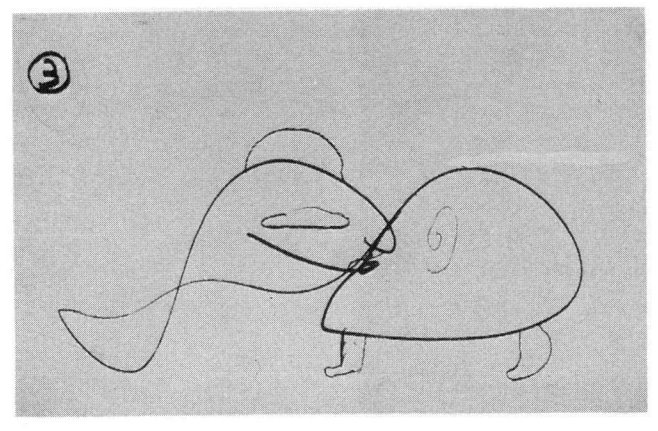

138

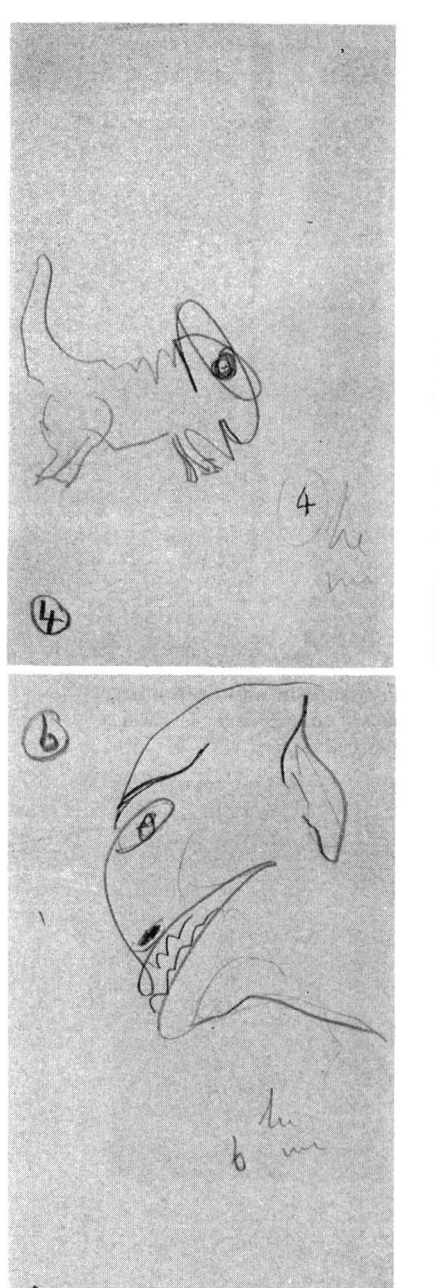

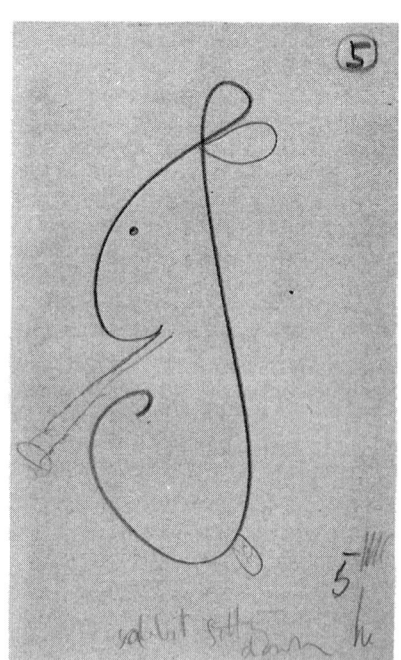

(4) 彼のスクィグルを，私はある種の犬に変えた。
(5) 私のスクィグルを，彼は座っているウサギに変えた。
(6) 彼のスクィグルを，私は顔にした。
(7) 私のスクィグルを，彼が木靴に変えた。
(8) 彼のスクィグルを，私はポンドのマークにした。

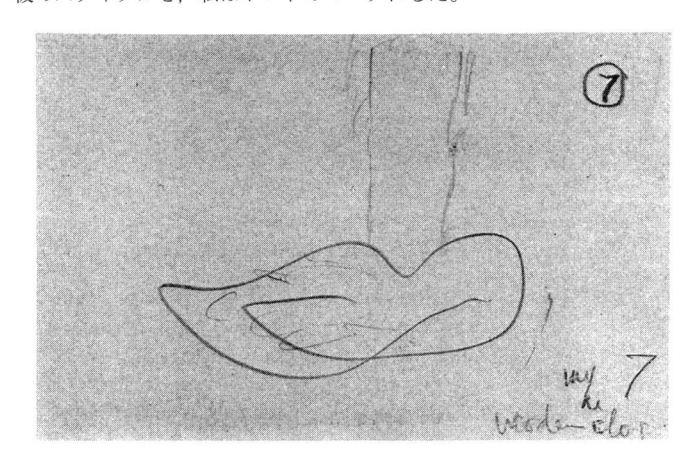

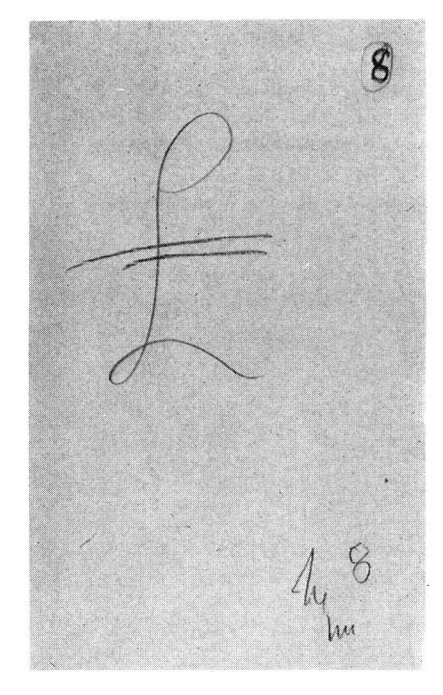

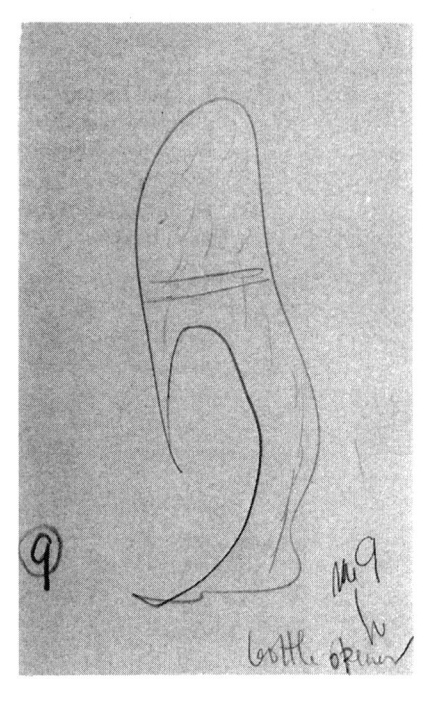

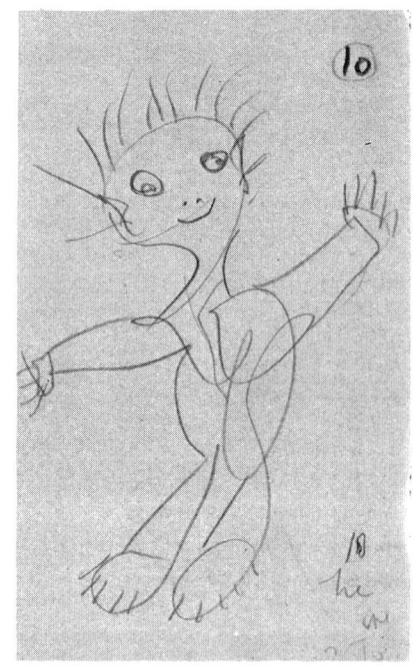

(9) 私のスクィグルを，彼は栓抜きに変えた。
(10) 彼のスクィグルを，私はある種の人物像，または人形に変えた。そして，私たちはこのことから，人びとがベッドへ一緒に連れて行く対象について話し合った。彼は私に，テディ・ベアを二つ持っていたことを話してくれた。
(11) 彼は私のスクィグルを魚の頭に変えたが，それは彼の知っている広告に出てくるものに似ていた。
この時点で，私は夢についての話題を導入することができた。「君が夢を見る時には，このような（魚の頭）ものを見るの？」
そこで，彼は描いた。
(12) 「言葉で言い表したり，描いたりするのはとても難しい，気味の悪い夢」の詳細。それは幽霊みたいで動き回る。「それは何本かの紐で私を縛り上げたのです。私が紐を切ると，それは私を意地悪そうに見つめました。」

アシュトンはこの時，言葉にしにくいようなやり方で，面接を取り仕切っていた。彼はずっと年長で博識な人のように，高度にソフィスティケートされて，ちょっと堅苦しい口調で喋っていた。いわば，彼は知性で動いて，知的概念と，観念間の関係性を素早く把握した。

症例IX　アシュトン　141

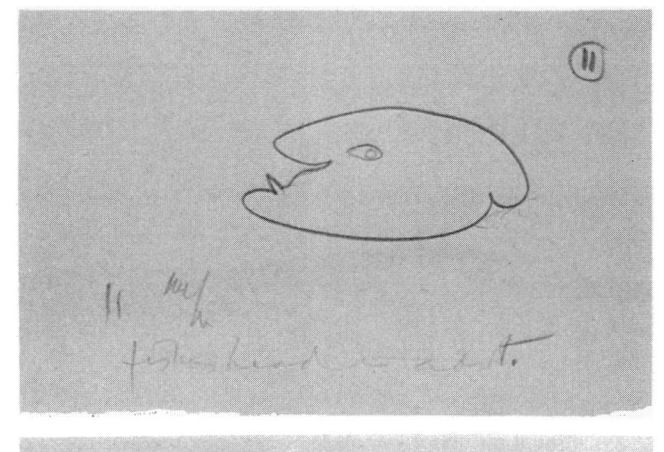

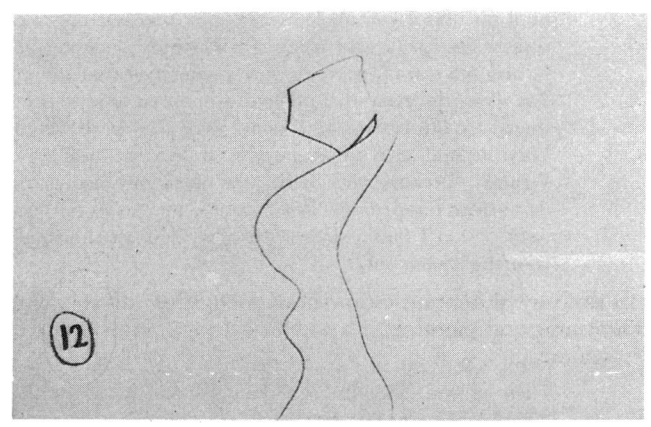

アシュトンは自分の見た夢と嫌な音について話し続けた。「それは絵には描けません。それはまるで，家が崩壊するか，と思われるような音でした。」「私はかつて一度，とても嫌な体験をしたことがあります。その時，私は床に就いていたのですが，なかなか寝就かれなくて，音楽を聴いていました。つまり，私の頭の中にはベートーベンの交響曲が流れていたのです。音楽がふと途切れた時に，次にくる楽節のかわりに，気味の悪い音が聞こえてきたのですから，私は半分眠っていたに違いありません。」このことは，彼にとっては非常に怖ろしい事態であるように思えたが，音楽は混沌とした無秩序な雑音に対処する方法であるからこそ，彼にとって重大な意味があるということが，私にはその時までにはっきりと分かっていた。彼にとっての音楽は，幻覚にとって代わるものであった。ここで，少し間があってから，彼は，以前物理の授業で作った「音を立てると砂絵が描ける」機械の作り方を詳しく話してくれた。彼は続いて，とても恐ろしかったと言

うことについて話した。「私がベッドで体の向きをかえてカーテンを見ると，それがひとりでに開いたり閉じたりしたのです。最悪なのは，夢の中で引かれていたはずのカーテンが，起きて見ると引かれていなかったのです。」それから彼は，まるで夢の深い意味から逃れるかのように，こう言った。「ご存じのように，夢というのはしばしば前日の出来事に支配されるものです。たとえば，バスルームの電球が切れたりすると，その晩，私はバスルームの電球が切れる夢を見ました。」

このようにして，彼は逃げ道を確保した。この後私たちは，幻覚を抑制する方法としての音楽と絵画について話し合った。

それから，彼は「最近，私は抽象画を描いています。かなり複雑な絵ですが，その一部を描いてみましょうか」と言って，この時点で，彼は私に示すために，抽象画からその一部を選び出して描いた。

(13) 抽象画の一部分。

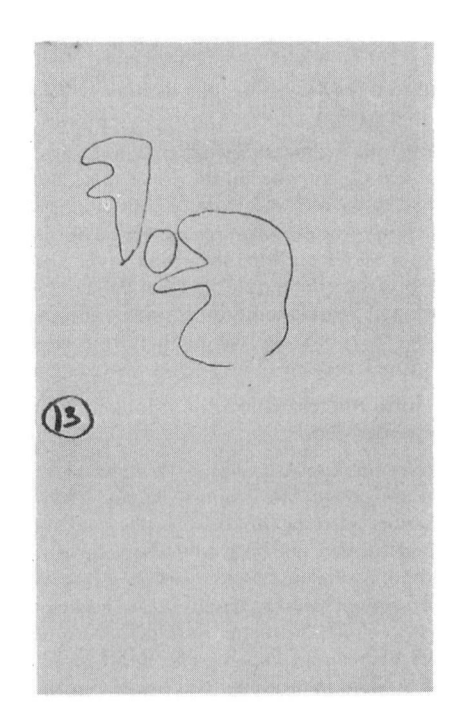

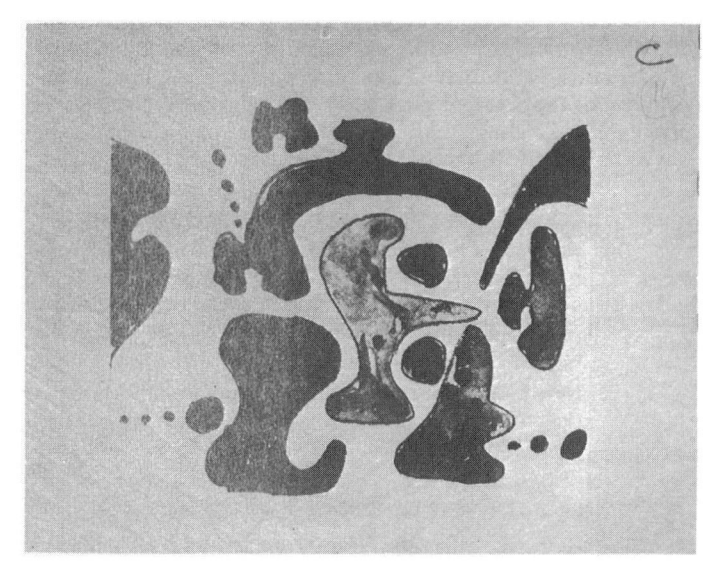

(14) これが，その抽象画の全体だが，私にはその絵の重要な部分を独力で選び出すことはできなかったと思う。(注1)

結果的には，これがこの面接で最も中心的なところであった。私は彼が何か神聖なものを私に委ねたと感じた。抽象画とは本来，芸術家の心の布置の提示であるとともに，秘密の隠れ処でもあるわけだが，彼は自分の抽象画に対する手掛かりを与えてくれた。私はこの時挑戦を受けたと感じた。私は何かしなければならなかった。したがって，私はある程度適切であってくれればと考えながら，あえてある解釈を試みた。原始的な心的機制について話さなければならないと分かっていたので，私はこう言った。「それは，**受容と拒否が同時に存在することを表わしているようだね。**」(注2)

　　アシュトンはこの私の解釈にひどく興奮して叫んだ。「私がこの絵を描いた時に，何か意味があるとはまったく考えもしませんでした。それは，その前日に見た，舌の先に女の人を乗せた怪物の絵と関係あると思います。」それから，私は別の解釈をした。私はこう言った。「夢の刺激となったこの抽象画は，君にとって意味がある。それは，お母さんを食べてしまうという原始的な特徴も含めた，君のお母さんに対する愛情と関係がある。その怪物は実は君自身なんだ。」そして，

(注1) この絵は，後日両親が私のところへ送ってきた。
(注2) 彼は続けて，そのオブジェは対立する両親の態度の間にいる彼自身を表している，と言うこともできただろう―紹介医からの手紙を参照のこと。

私は次のようなことを言った。抽象画の中に描かれているものは，乳房か乳首かもしれない。また，受容と拒否が同時に存在することは，アシュトンの葛藤であるに違いない。というのは，彼は母親に対する自分の原始的な愛情のために，食べられて破壊されることから母親を守ろうとしていたからである。

　これは，私が行なう解釈の中でも長いものだったので，理解されるとはほとんど期待していなかった。

　　驚いたことに，アシュトンはこう言った。「先生のおっしゃることは，全部よく分かります。でも，私にとっては，今まで聞いたことのない耳新しいことです。」それから，彼は哺乳ビンでミルクを飲んでいる甥を観察していることを述べた。私は彼がそれまで乳房から授乳されることについて話をされたことがなかったことを（または，彼がその知識を取り入れなかったことを）知った。彼は誰かと授乳について話す機会が得られたことをとても喜んでいた。彼はまるで話に決着をつけるかのように，付け加えた。「そのことは，父がかつて誰かにしていた話を思い出させます。なぜその話が面白いのか，当時の私には分かりませんでした。その話というのは，小さな子どもがこう言っていたというのです。『もし，僕が何かを好きになったら，食べちゃうよ。』」

　ここで私は，彼の概念についての抜群の理解力に勇気づけられて，話を続けた。私は口愛サディズムと早期対象関係の理論について，それも原始的愛情の残酷さから由来する罪悪感の始まりをも含めて，私の知る限りのことをすべて彼に語った。彼は私のささやかな講義に興味をもち，役立てているようであった。

　　アシュトンは今度は，自分に興味のあることについて自由に話すことに熱中していった。彼は家に幽霊がいた夢について語った。その幽霊から逃げるために，彼は呪文を使ったが，その呪文を正確に私に話すことができた。いくつかの言葉は聞き慣れたもの（「不可視の」「擬似的な」「成熟した」）であったが，残りのものは，彼が創り出した言葉だった。私はそれらの呪文について正確な記録がとれなかった。
　　次に彼は，一人の男と一緒に自動車旅行をしている，という子どもの頃の夢を語った。「前の席か，後ろの席に，もう一人別の男がいて，一方が他方に襲いかかりました。私は急いで助けに行きました。恐ろしいことに，どちらの男も私自身だということに気づきました。」

　この夢は，特に私に解釈されるべく想起されたものであることが，私には分かった。

私はこう言った。「そうして，君とお父さんが二人ともお母さんを愛している時，お父さんとの衝突を上手に避けたんだね。お父さんは君で，君はお父さんなんだ。君たちはそれぞれの個別の同一性を失うけれど，お互いを殺し合う必要はなくなるんだ。」

　この私の解釈が彼の望んでいたものであったことは，彼が続けて，幼児期のもう一つの夢である踏切の夢を語ったことから，はっきりと判断することができた。

　彼は「列車が踏み切りを通過して，一匹の動物を轢き殺したのです」と言った。

　私から見れば，その象徴的意味は明らかであった。それは，両親の性交は子どもにとって危険だということを表わす夢であった。私は何も言わなかった。

　彼はそのまま彼自身のコメントを続けた。そのコメントは彼自身のパーソナルな防衛機制の特徴と成り立ちを表わすものだった。彼はこう言った。「今大切なのは，動物の死だということが分かりました。でも，今までに思い出していたのは，動物の死ではなく，列車の近づいて来る音でした。そして，私はこのことを忘れて，列車の音を消してくれる音楽を思い出していました。」

　この時，騒音に対処するための音楽について明確な説明がなされた。その騒音は，動物（子ども）の死を回避するために想起されていた。ここでは，死は妊娠を意味している。

　アシュトンと私は一緒に，この騒音を，彼も知っている両親の性交時の物音と関連させた。彼はかつて，性交時の父親の荒い息づかいを聞いたことがある。この話題から，父親と息子の対立についての事項がさらに深く検討されることになった。彼は奇妙なほど堅苦しい話し方で言った。「息子は，父親が女性と持つ大人の関係を嫉妬するでしょうか。また，父親は，赤ん坊が母親を幼児的にひとりじめすることや，赤ん坊と母親の間の親密さに嫉妬するでしょうか。」彼は付け加えて言った。「私の場合は，その二つのうちの二番目の方が強いと思います。」そして彼は，両親の間という，ベッドでの子どもの位置について再構成した。「ある段階まで，子どもは母親をひとりじめしているものですが，しばらくすると，父親が再び母親との大人の関係を取り戻し，子どもは，列車と踏み切りの夢に出てきた動物のように，除去される存在になってしまいます。」

　この少年の概念を把握し，それを発展させる能力が並外れていることには異論はないであろう。といって，この面接は彼のパーソナリティ構造全体に意味

深い効果を及ぼし，パーソナリティの奇異な質を取り除いた事実から推論できるように，単なる知的な学習ではなかったのである。

私はこの1時間15分に及ぶ面接を終結しなければならなかった。というのは，私はひどく疲れたし，自然の成り行きに任せておけば，いつになっても終わりそうになかったからである。アシュトンは，喜んで帰って行ったし，面接場面で起こったことにもとても満足していた。

その後の進行状況

4カ月後に，アシュトンは2回目の面接を行なった。彼と私は再びスクィグル・ゲームを通してコミュニケーションをもったが，そのゲームから特に意味ある目立った特徴は得られなかった。この面接は，彼の私に対する評価を等身大にまで下げるために必要なものだった。言いかえれば，患者が提出する手掛かりを基にしなければ，私は何もできないということである。このような失敗に帰したセッションは患者の私に対する魔術師というイメージを取り除いてくれる。

両親も私を訪れて長い面接を行なった。彼らは知的に優れているにもかかわらず，息子の内部で起こっていたことをこの時までは深く理解していなかった。両親は私が彼との面接について語ったことを，非常にうまく利用した。また，彼らは多くの重要な事柄を話してくれたが，この症例のプライバシーを守らなければならないので，ここでは報告できない。幸いにも，それらの追加された事柄は提示される必要はない。というのは，本書で私が行なっているのは症例報告ではなくて，この少年の主症状と，家族と学校に適応できないという本質的障害とを解決に導くような意味深い出来事が起こった，治療面接の記述だからである。

もし，ここで完全に記述したならば，アシュトンが（私が初めに述べたように）多くのスキゾイド・パーソナリティの一般的特徴を呈し，天才に近い少年であることが示されたであろう。相談に来るまで彼は変質を起こしつつあったが，初回面接の後，すべての面で進歩がうかがえ，とりわけ芸術的表現様式において，つまり音楽の分野で創造性を発揮している。さらに，学校へ行くことを妨げていた周期的な発熱発作は起こらなくなり，彼はあらゆる分野で年齢相応の進歩を示し，特に学業の面では抜きん出ていた。

この種の症例では面接がすべてではない。面接はせいぜい，患者の発達が絡

まっている箇所を解きほぐすにすぎない。ここでは，少年が私との時間をどのように使ったかを両親に知らせたことが，彼らの理解を深める上で特に重要だった。また，この症例において非常に重要だったのは，この風変わりな少年のパーソナルな苦悩を理解し容認してくれ，彼の特殊な才能を評価してくれた学校側の特別な配慮である。

両親にとって大きな救いになったのは，少年の問題を在宅のままで取り扱えたことである。

症例の要約

(a) 症例は12歳の少年で，臨床的にはスキゾイド・パーソナリティを呈していたが，良い家庭と協力的な学校に恵まれていた。知能は高い。
(b) 遊びの準備段階。
(c) 想像が夢を導き出す。
(d) 夢が幻聴と幻視の報告を導き出す。
(e) 第2段階において，少年はあえて自らの「抽象画」の中心的テーマを暴露する危険を冒した。これについて葛藤という面から行なった解釈は，この面接の力動的契機となった。
(f) 次の段階において少年は，それまで人に理解されうるという希望を抱いたことのなかった，内容豊かな素材を追加した。その素材はエディプス・コンプレックスへと導いた。
(g) 少年はこの面接を，彼の主症状を解決するようなやり方で使用した。彼はパーソナリティのタイプとしてはいくらかスキゾイド的なところを残しているが，精神医学的変質への傾向は，情緒発達における確かな前進へと変化した。

結　論

精神医学において初回面接がもたらすただ1回限りの好機に，ここで再び注意を喚起したい。初回の相談面接の直接的な効果は，学校へ戻る時が近づくといつも起こっていた発熱や気分の悪くなることがなくなったことである。彼は学校にも復帰し，その地域において新たな立場を速やかに獲得した。その学期末に催された学校の演奏会で，彼はベートーベンのピアノ協奏曲の一つの楽章

を首尾よく演奏することができた。

　事実，アシュトンはすぐに学校で他の少年たちにとけこみ，パーソナリティの奇妙さや風変わりさによって他の少年たちから仲間外れにされることもなかった。彼の音楽への興味は発展したが，このことは彼に一つの主症状を残したと言えるかもしれない。それは，演奏家になるべきか，作曲家になるべきかという将来の職業についての不決断であった。

　6年後に，アシュトンは再び私に会いたいと言ってきた。彼はその時には音楽大学の真面目な学生になっていた。彼はおそらく初回面接の詳細を憶えていなかっただろう。その時，彼が私のところへもってきた問題は，少年時代に未解決のまま残された葛藤と同じもの，つまり，自分の才能を演奏家として伸ばすべきか，作曲家として伸ばすべきか，ということだった。この機会に私が行なったことは，彼の少年時代に行なった最初の治療面接の素材の中にすでに明らかにされていた，この葛藤の萌芽を思い出させることだった。私の考えでは，この葛藤は，彼が運転手でもあり乗客でもあった悪夢と，彼自身と父親のどちらがより成熟しているかに関しての不確かさの中に存在していた。この自分のパーソナルな問題を解決するにあたって，彼が人生そのものを利用するに任せることで私は満足した。

症例Ⅹ　アルバート　7歳9カ月

　今度は，こういった生育歴の自然な聴取方法によってかなり明確な素材が得られることを例証する，一つの症例を示したいと思う。この少年は兄を憎んでいた。

　この症例の特質は，面接の初期の段階での困難が全くなかったことである。母親が自動車に弟を乗せて駐車場を探し回っている間に，彼は直接面接室に入って来た。

　事前に母親の手紙で，悪夢を含む幾つかの問題を除いては，アルバートが十分な発達を遂げていたことは知らされていた。また，彼が善と悪の観念にとらわれていることも聞かされていた。「アルバートは，あまりにも手の掛からない子なのです。」

　これは明らかにスクィグル技法を用いられる症例だったので，私たちは早速このゲームで遊ぶことに没頭した。

(1) 私のスクィグル，彼はこれをアヒルに変えた。
　　彼は自分の家族について話した。
　　兄8歳9カ月，**アルバート**7歳9カ月，妹5歳半，弟3歳半

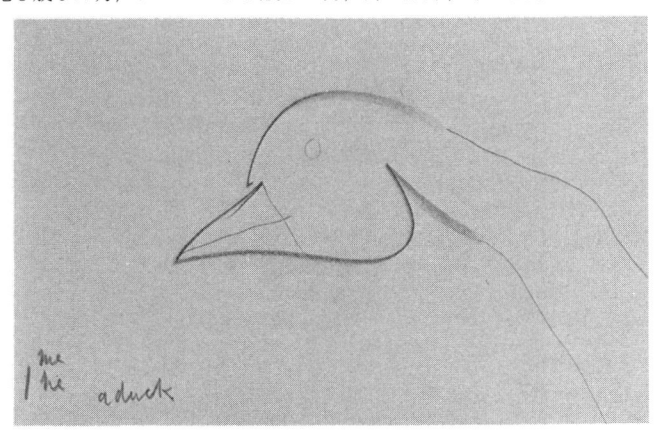

彼は学校について，ほんの少し前までジュニア・スクールで一番年上だったのに，今はシニア・スクールで一番年下になったのが面白いと言った。

彼は私が彼のために置いてやった大人用の青い椅子に掛け，私の方はカウチの上でメモを書くのに便利なので，子ども用の椅子に腰をおろしていた。

彼は私たちが話していた話題を中断して，こう言った。「小さな椅子では窮屈だろうから，先生が青い椅子に腰掛けた方がいいよ。」

そこで，この彼の言ったことに基づいて，私たちは椅子を交換した。この彼の心づかいは，心地好いものであったが，母親の「あまりにも手の掛からない」という言葉と関連しているようだった。

(2) 彼のスクィグル，私はこれを花にした。彼は，自分ならこれを海にするだろうと言った。

私はこの時，この彼の発言の中にすでに重要なテーマがあることに気づき，どうやってこのスクィグルが海に変えられるのだろう，と不思議に思った。

(3) 私のスクィグル，彼はこれを，ある物語の挿絵に変えた。スクィグル部分の上にはメタル・マンがいた。崖の下に描かれた海の中では，ランスロット卿[訳注1]がアーサー王[訳注2]と闘っていた。この物語ではどういうわけか，メタル・マンが崖から飛び降り，誰かを殺したり，闘いの途中に登場する男を攻撃したりする。

この時までに私は，海と丘と泥に関して何か特別な意味があるに違いない，という結論に達していた。というのも，この海，丘，泥はおそらく，このスクィグルによって思いついたものではなく，また，そのアイディアが繰り返し現れてきたからである。しかし，これらが彼にとってどういう意味をもっているのか，ということについての手掛かりを私はまったくもってはいなかった。

(4) 彼のスクィグル，これを彼は「物凄く大きな怪物から」逃げている二人の人にした。

（訳注1）ランスロット卿：アーサー王の円卓の騎士中で最も優れた騎士。王の妃グィネヴィアと道ならぬ恋に落ち，円卓騎士団の崩壊を招く。フルネームは「湖のランスロット」。
（訳注2）アーサー王：円卓騎士団を従えたアーサー王伝説で知られる，英国6世紀頃の伝説的な王。

症例Ⅹ　アルバート　151

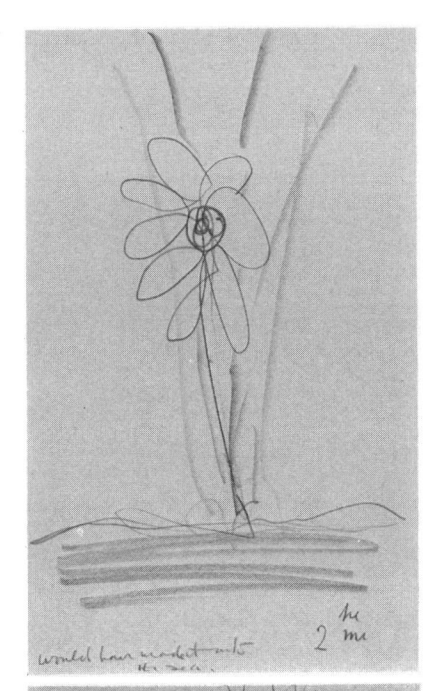

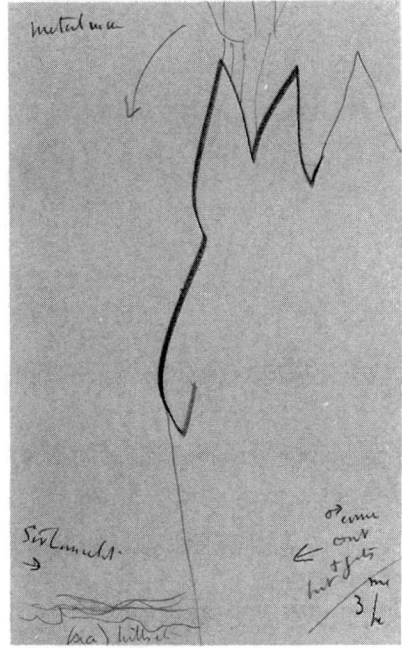

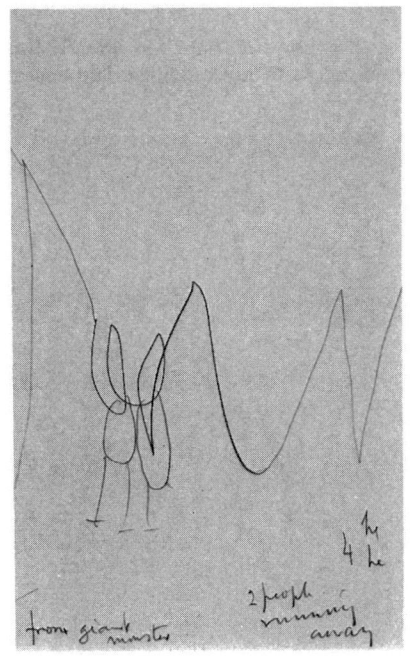

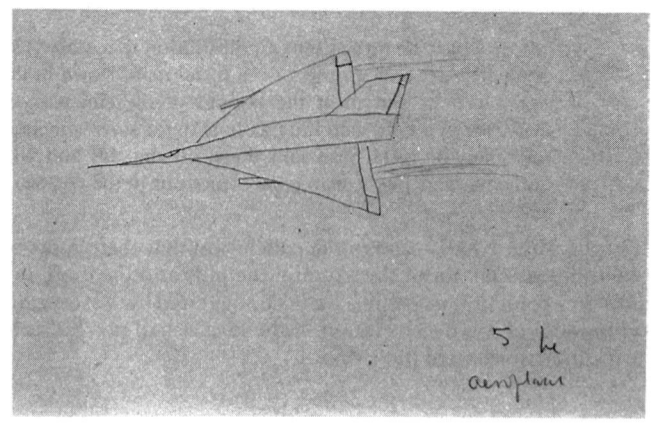

(5) 彼はスクィグルではなく，絵を描くことを選んだ。これは飛行機である。

　私は怪物というアイディアから，夢の話題に進もうとした。私たちは夢について話し合い，彼は悪い夢について語った。しかし，彼はすぐ，従姉との遊びの話を始めた。その従姉は，まるで少年になりたかったかのように，自分の性別を混同させていたらしい。彼の妹も軍隊に入りたいと言っている。彼女は女の子だって喧嘩するし，もし自分が男の子だったら，学校でボクシングができたのにと言っている。彼女はボクシングが得意なのでやりたがっている。彼は妹に残念賞を与えるかのように「でも，妹は本当はバレエが踊れるんだ」と言った。彼と妹は，友達からもらった変装道具を持っていて，よく変装をする。変装ごっこでは，妹は王女様や妖精になりたがる。それを見てある人は，彼女をトラファルガー広場の木のてっぺんに飾るべきだと言った。彼は変装する時，何にでもなる。「でも，まだドラゴンになったことはないよ。」彼は巨人にも王子様にもなったことがある。そしてそれから，彼は女の子に変装するというアイディアに夢中になり，それを絵に描いて説明した。

(6) この絵は後ろ姿で，彼が頭に布を被っているところを示している。シャツのボタンは背中で掛かっている。間違えて，後ろ前に着ているからである。彼は網を手にしている。これはかなり重要なことのようであった。「これを誰かにポンとかぶせて，食料貯蔵庫に入れておくんだ。」彼は，網に入れられた人たちが，次の食事まで寒い倉庫の中に入れられていることをほのめかすように，魚を料理することについて話し続けた。このアイディアは女性に変装することと関連があるようだった。

(7) これは人物を正面から描いた絵なので，彼は No. 6 の絵の裏に描きたがった。こ

症例Ⅹ　アルバート　153

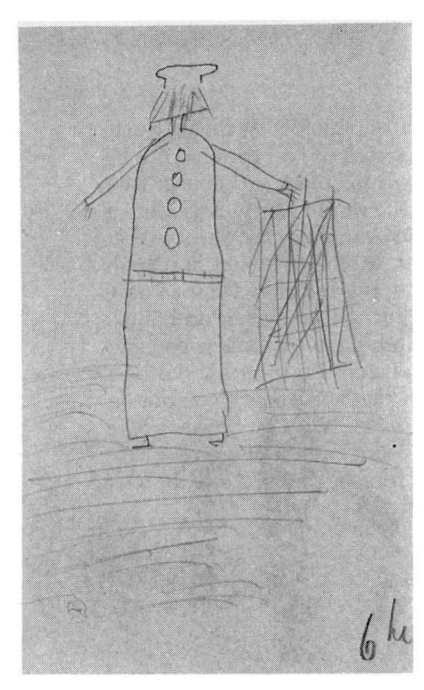

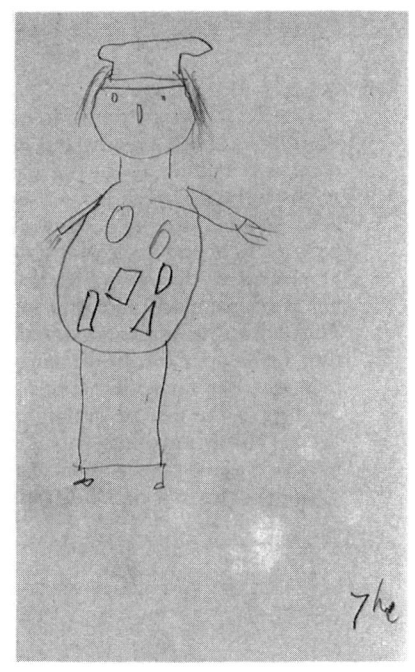

の絵では，シャツに継ぎが当ててあって，古いシャツであることが示されている。彼が言ったように，スカートとその裾から足が突き出ていることが分かる。「これは，前から見た僕だよ」と，彼は説明した。

かなりおかしな女性が，ここには表わされているようだった。この絵は，魔女というアイディアを導き出した。彼は魔女に関心をもっていた。「この人たちは意地悪なんだ。そして，宝石をたくさん持っているんだ。それは別のゲームに出てくるんだけど。悪い女の人がいて，宝物を盗んで隠したんだ。お兄ちゃんがやって来て，僕を殺したの。僕は善い人で，お兄ちゃんは悪者だったの。」

これが，彼の兄との関係全体に含まれている，死ぬまで闘う関係を表わした最初の明確な徴候であった。

「それから，もうひとつ凄くおかしなのがあるよ。悪い巨人が出てくるんだ。」アルバートの兄は，悪い巨人を追い回している。彼らは庭中を駆け回っている。彼らの服は全部脱げてしまい，彼の兄は彼の顔の上に乗ってしまった。兄は1本の槍と，2本の短剣と，1本の長剣を持っていた。兄は「ウー，ウー，ウー」と叫びながら，それらの武器をあらゆる方向に突き出した。「そのひとつが僕に当た

って，僕は死んだんだ。」

彼は自分の夢の中で自分が死ぬなんて，かなりおかしいと思っていた。

私は彼に，善と悪について尋ねた。かつて一度，彼は夢の中で「半分善玉」だった。彼は悪玉なのに，善玉のふりをしていたからである。王女様の人形の扮装をした巨人が，王女様を捕まえ，監禁し，人質にしていた。この王女様は彼自身であった。兄が王女様を救い出した。また，ある遊びでは，彼の弟がフットボールの爆弾を投げた。「僕は意地の悪い女の人だったの。爆弾が当たって，僕は死んだんだ。」

私は「君は今まで，何度も死んだみたいだね」と言った。

この時，彼はコートを脱ぎ，暑いと言った。彼の頭に，彼の学校の制服を私が見られるようになる，というアイディアが浮かんだ。「僕は一番背が高いんだよ。」——これは兄弟の中でのことである——「でも，年は一番上ではないんだ。これは便利だよ。お兄ちゃんが，学校はどんなところか教えてくれるから，僕はどうすればいいか分かっているんだ。」

私は再び，善と悪について彼に尋ねた。彼は悪いことというのは，腹を立てた時に人を蹴ったり，殴ったりすることだと言った。彼は腹を立てた時，誰でも，特に友達を殴ってしまう。

(8) ここで，彼は自分のスクィグルを宇宙船にした。
(9) 私のスクィグルを，彼は魚に変えた。

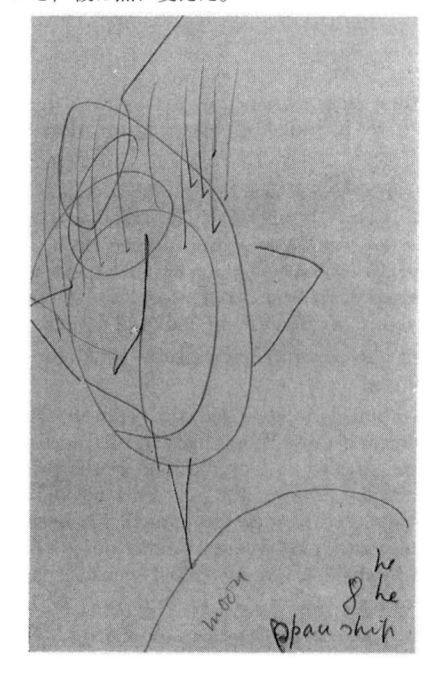

症例Ⅹ　アルバート　155

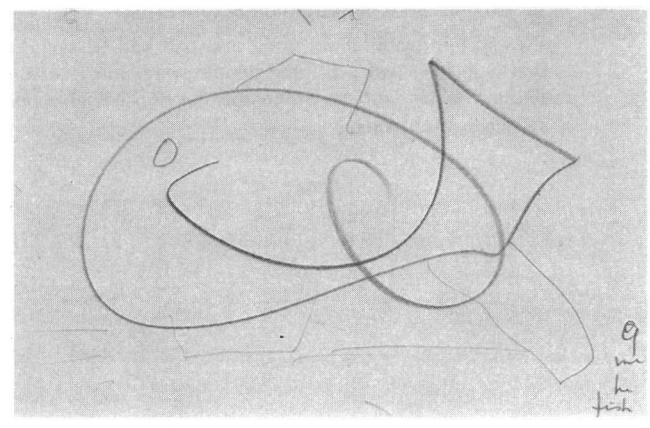

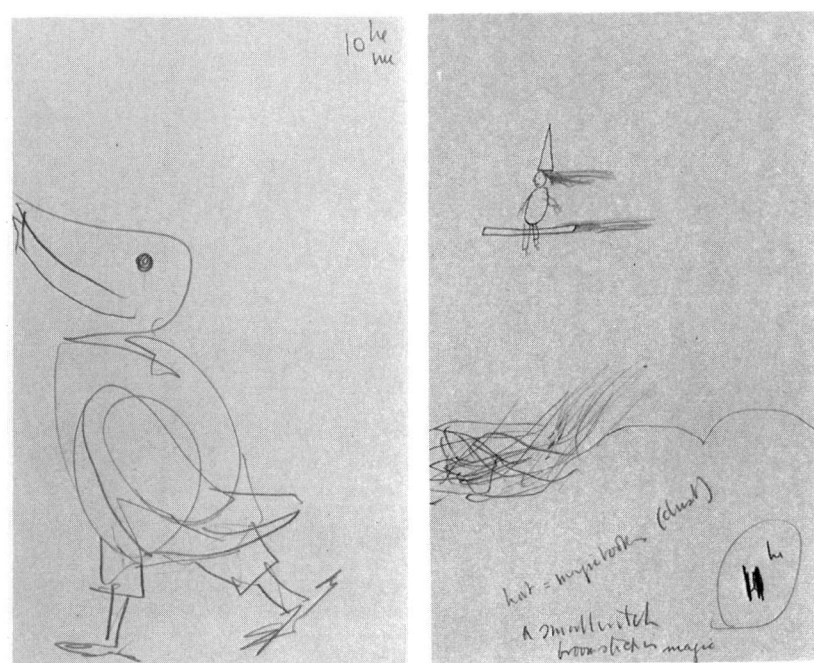

(10)　彼のスクィグルを，私は何かに変えた。

私たちは実際の夢という主題に近づいた。嫌な夢は魔女と関係があった。

(11)　この絵は，彼が魔女を描こうとしたものである。この魔女はかなり小さいが，他に大きな魔女たちもいるのである。小さな魔女は魔法の本を全部入れた，大きな

帽子を被っている。私は言った。「君が魔女を小さく描いたのは，魔女のことを考えると，とても怖くなるからなんだね。」このホウキは魔女の魔法と関係がある。

(12) これは，男の魔法使いである。彼はこの絵を（私の見方によれば）さほど怖くないかのように大きく描いた。この絵に関しては，たくさんの物語があった。つまり，魔法使いが城の中でどのような暮らしをしているのか，とか。城の中には人骨があるので，魔法使いも城を幽霊の出そうな気味の悪い場所と感じている，とか（人間に対する不気味さを，幽霊の出そうな城という観念に置き換えている）。魔法使いは扉に頭を打付けた。当然，魔法のために扉は変形してしまった。この絵には，鉄の桟がしっかり付けられた，大きな木の扉が描かれている。取っ手のありかは誰も知らない。魔法使いは魔法でその扉を開ける。絵の上部には，翼を持った魔法のサルが1匹見られる。そのサルたちは人びとを捕まえる。魔法使いは長い顎鬚を生やしている。

私はここで，魔法使いと，彼の父親の研究実験との間に何か関連があるかもしれないと考え，確かめようとしたが，関連があるかどうかについて彼はどちらともつかなかった。このアイディアは何ももたらさなかった。

彼は魔女はいつも魔法使いのところへ飛んで行きたがっているのだ，と話した。

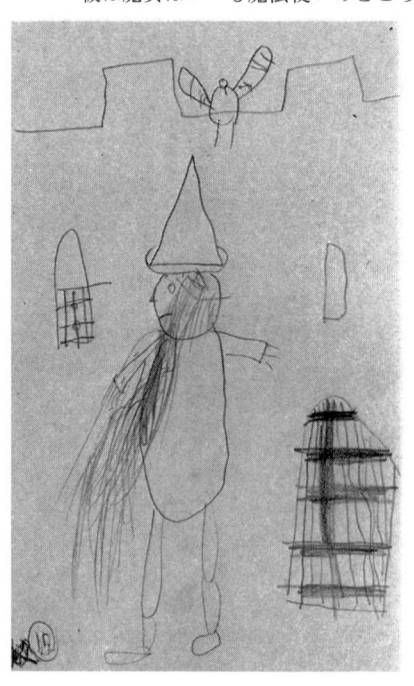

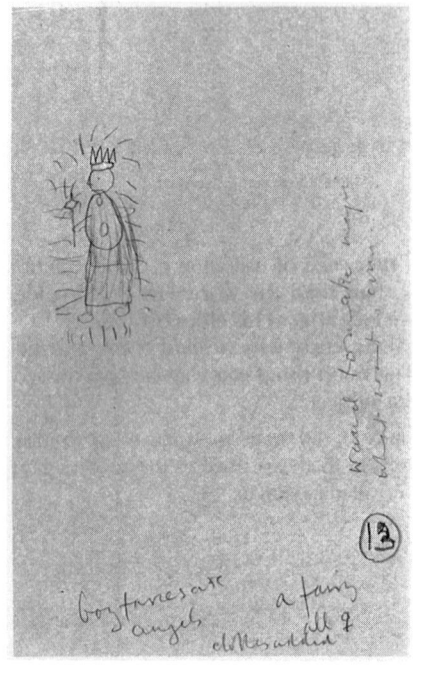

私はこの彼の話を，彼が魔女という象徴性に深くとらわれていないことを意味している，と考えた。しかし，このような言い方は，彼が魔女というアイディアを非常に深層で恐れているためなのか，魔女と魔法使いから，女性と男性，両親というアイディアへと進んできたためなのか，私には判断しようがなかった。「魔女は月を3周回ってきたんだ。ほんの2，3秒しかかからないんだよ。魔女はナポレオンが死んだ島に5年間いたんだ。そう，エルバ島にね。彼女は『ナ』（ナポレオンの意味）が好きだったんだ。」この時彼は，少し不気味な言葉を使い，ナポレオン・ボナパルトを変な風に発音した。「魔女は，自分もこの島で死にたかったんだ。」その島に魔法使いもいるのは，明らかだった。
　それから，彼はすてきな妖精の夢について話した。彼はそれを描いた。

⒀　これは妖精を表わしたものである。「男の子は妖精ではないんだ。天使なんだよ。」最後に，彼は妖精に衣服を着せた。杖は魔法を行なうためのもので，望みは何んでも叶うのである。

　ここで，彼が「帽子ゲーム」という別のゲームに変えたがったので，私たちは「頭，胴，手足」という遊びをした。

⒁と⒂

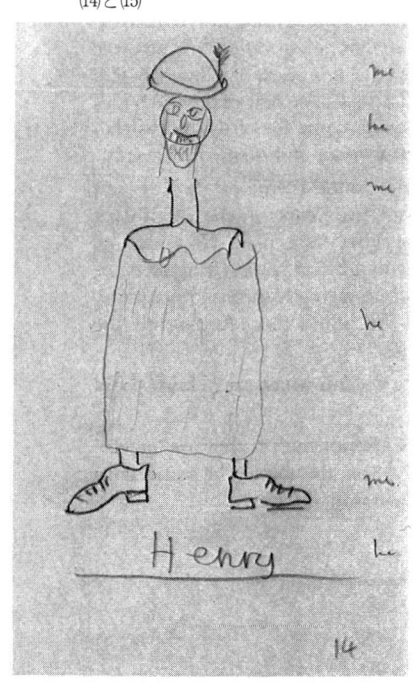

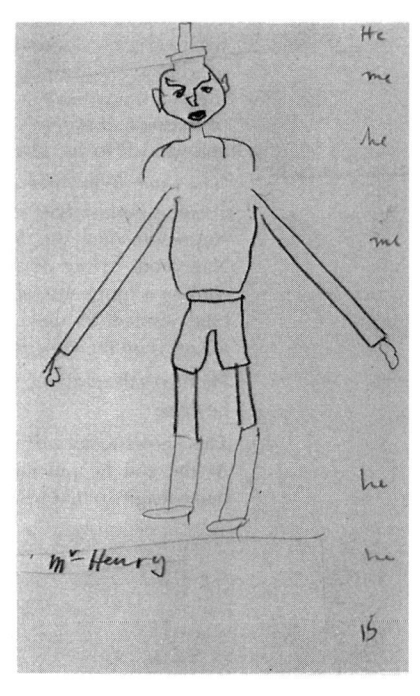

そして，この未知の人物に名前を付けることになった時，私たちはどちらも，ヘンリーという彼の兄の名前を使う結果になり，二人で彼の兄のことを笑った。

私は彼に，なぜ彼がここに来ることになったか，分かっているかどうか訊いたが，彼は分からないようだった。重要なことは，彼の一番の苦手な歴史の授業をここに来ることで欠席したことであった。

彼は「僕は歴史の授業を休むために，どうしても来たかったんだ」と言った。それから彼は，彼のやりたい絞首刑執行人という別のゲームを説明した。

(16) 彼はそのゲームを図で説明したが，どのように遊ぶのか実際には分かってはいなかった。

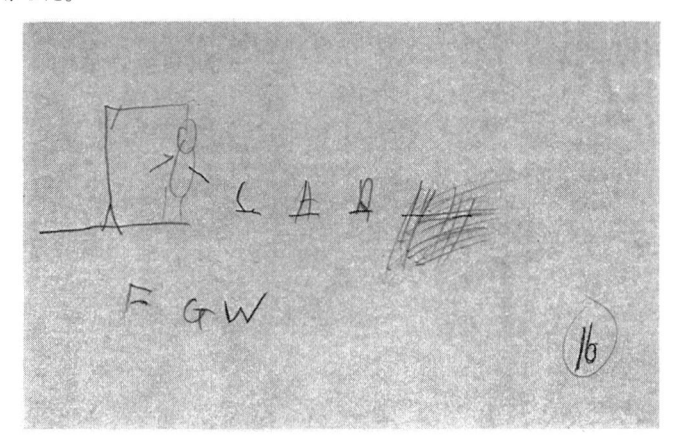

面接の終了が近づいているように思われた。特に，彼が窓の外に母親の自動車を見た時に，そう思われた。私はここでもう一度彼に，善と悪について尋ねた。善は満足させられること，悪は物凄く恐ろしいことを意味している。彼はこの物凄く恐ろしいという言葉から，おのずと彼の人生で最も恐ろしかったことを思い浮かべた。それが何であるか，彼の中ではかなりはっきりしているようだった。

(17) 物凄く恐ろしいことを図解した絵。「僕が溺れそうになった時のこと。」彼はある川の名前を言った。この絵には，スクィグル・ゲームの初めのところに出て来ていた素材，川，島，丘，泥，金属でできた物体（トロッコ）が渡っている橋などが現われていた。彼は父親がどうやって彼を救ってくれたかを説明した。この絵は，実際に起こったことを描いたものではない。実際にあった出来事は，彼が言うには，それほど悪いことではなかった。つまり，もし父親が助けなかったとし

症例 X　アルバート　159

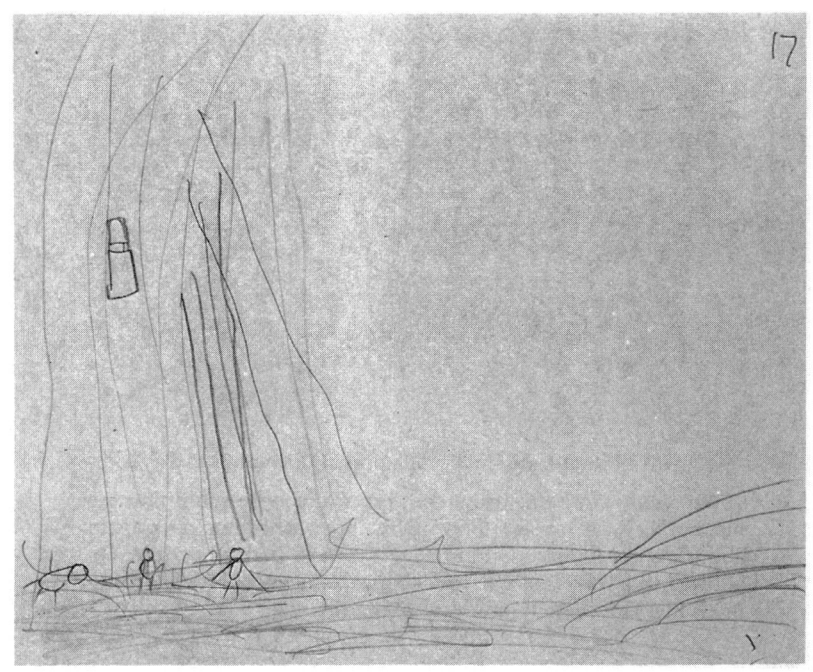

ても，彼は溺れてしまうことはなかっただろう。この絵はいわば，トロッコが橋の上から落ちてきて兄のヘンリーが死ぬ，という彼の想像上の物語を表わしたもののようであった。そこには，父親をめぐる兄との競争関係が明確に表われていた。

私は，夢として語られた実際の出来事を理解し始めていた。

> 私は父親への愛情と「いじめっ子である」兄への嫉妬とを，さらに語らせるようにした。彼はすすんで，ある言葉上の遊びに入っていき，その中で私たちは，もし彼の兄がどういうわけか殺されたとしたら，とても都合がいい場合もあるだろう，ということで意見が一致した。兄を殺したのは，実際はメタル・ナイトであり，崖から降りてきてヘンリーを襲ったのである。そして，このことはランスロット卿ゲームとも符合していた。

彼は，やりたかったことを終え，机から離れ，今度はアステリクス^(訳注3)の本の1冊を持ってきた。私が終了の時刻がきたことを告げなかったら，彼はこの本に夢中になっていただろう。彼はこの漫画を知っているようで，自分はフ

(訳注3)　フランスの漫画『アステリクスとオベリクス』の主人公。ドルイド僧の秘薬によって超人的な力を得た小柄で利口なガリア人。（研究社『リーダーズ英和辞典』より）

ランス語は喋れるけど読めないんだ,と言った。彼は,「彼らはローマ人を追っ払いたいと考えていると思うな」と言った。この彼の言葉は実際に,アステリクスの全体的な考えを明確に述べている。私が「どうしてかな」と訊くと,彼はこう答えた。「そう,彼らは〔ローマ人に〕税金を払いたくないんだ。」

待合室では,母親は冷たいコーヒーを飲んでいて,彼の弟はとても楽しそうに砂糖をなめていた。アルバートは彼らのところへ行き,ビスケットを食べた。きわめて簡潔だが,親しみのこもった別れの言葉を交わし,彼は何度も振り返ったりせず,何度もさよならを言うようなこともなく帰っていった。

この相談面接の後,アルバートの自分の同一性についての不確かさは消失したようだった。彼の両親は,その後2年にわたって,私にアルバートのことを知らせてくれた。彼が以前のように「あまりにも手の掛からない」状態に陥ることは全くなかった。彼は勉学の面でも,大きな進歩を遂げた。この素材には,次のようなことが明確に現われていた。つまり,彼が兄に憎悪をもっていたこと,そして,その憎悪を彼自身も,他の誰も気づかなかったこと,その結果,攻撃性の全般的な抑制が彼のパーソナリティ全体に影響を及ぼしていたこと,などである。

この症例の興味深い特徴は,水のテーマがまずスクィグル・ゲームの No. 2 と No. 3 の絵に入りこんでいて,そして最後に思いがけずも,夢の形をとった実際の出来事の中に再び姿を現わした,その有様である。

症例 XI　ヘスタ　16歳

　この症例は，この専門的な面接に特有な種類のコミュニケーションの，もう一つの実例を提供してくれる。この少女と私が一緒に行なった作業は，彼女の症状をすべて消失させることにはならなかった。では何が起こったかというと，この症例に積極的にかかわってきた両親と家庭医が，相談面接の後，自分たちがやるべきだと感じていることを，ついに実行する時がきたと感じたということである。両親と家庭医は以前，その少女が自分が病気である事実を受け入れないことで，困らされていた。相談面接の後，彼女は援助が必要だと思うと同時に，援助が欲しいと感じたようである。彼女は自分でやっていけるという不安定な主張をしなくなり，かなり子どもっぽくなっていった。おそらく，彼女は16歳であったが，8歳くらいの子どものようになっていたと言えるだろう。両親は彼女の精神的な看護をしてくれる少女を見つけることができた。この少女は精神科看護の訓練は受けていないが，持ち前の理解力と忍耐力で，その役割を果たした。この方針はヘスタが自分を病人と認めることができるようになったので，うまくいったのである。しかし，彼女はその後も，自分の多くの主治医たちは皆友人だ，と主張し続けていた。
　私は今なおこの少女との面接をしているが，彼女は私のことを，必要な時にはいつでも役に立つ者として，特別のやり方で使用し続けている。そして，私を使用しない時には，彼女は両親や一般医にかなり依存している。この症例が将来どうなるかはまだはっきりしないが，全体的な状況の重要な変化は，これから述べる治療相談面接でもたらされたのである。
　ヘスタは，一人の欠損もない家庭の，4人兄弟の3番目の子どもである。私はこの症例を詳細に提示して，読者にこの治療相談面接を，私とともに経験してもらいたいと思っている。この症例について私が事前に知っていたことはすべて，家庭医の手紙から得たものである。最も主要な問題は，この当時16歳であったヘスタが，14歳の初潮以後過敏になったことである。その頃，両親の関係は危機的状態にあったが，その時以来，この家庭内の危機は解消されている。

15歳の時ヘスタは不眠がちになり，他人が彼女のことをどう思っているのかに過敏となり，学校でも個人生活でも不全感をもつようになった。また彼女は自分がレズビアンではないかと恐れた。この頃から精神科的異常が，いくつもの病相を変遷する形で顕在化してきた。それぞれの病相は外見上消失したり，あるいは別の病相へと移行したりした。臨床的には躁うつ病的な周期的変動が見られた。彼女は，自分はどこもおかしくない，と主張していた。
　16歳の時，彼女は急に悪化し，奇怪な症状を呈した。自分が自殺をしてしまうのではないか，という恐怖が出現した。彼女は入院を拒否した。彼女は自宅で看護され，次第に全般化された敵意は消失したが，肥満が目立ってきた。彼女は，まるで10歳の子どものように振る舞い，顔をしかめたり，いない人に話しかけたりしていた。彼女のIQはすでに測られていて，約130であった。
　ヘスタと母親は仲が良さそうだった。私たちが3人で，数分間家族について話した後，母親は辺りを散歩することにした。それで私は潜在的に敵意をもっている，かなり体重のありそうな16歳の少女と残された。彼女はちょっとお洒落をしていたので，おそらく彼女が，医者に会うのだから一番いい服を着ていくように言われたのだろうという感じがした。
　その日はとても暑かった。私はちょうど休暇の直後だったので，あまり仕事をしたくない気分だった。そこで，私はそのことを彼女に伝えたのであるが，それはとても彼女の気に入ったようであった。彼女は自分のことについて少し話した。学校に関していくらか問題があって，転校しなければならないかもしれない，と彼女は言った。彼女は試験を受けていなかった様子だったが，どちらにしても勉強していなかったので，落第しそうであった。私の知り得たかぎりでは，異常なことの陳述はこれだけであった。ヘスタの態度は確固としていて，自分は何も問題ないし，まったく正常であると言い張った。そして，唯一彼女が問題にしたのは，「両親が異常である」ということだった。彼女は，問題は母親と父親に関することだ，と話した。彼女は「もし，私を放っておいてくれたら，すべてうまくいくのに」と言い，そして，「私が13歳か12歳の時，父と母の仲がうまくいっていない時がありました。ですけど，一番大変だったのは，私が14歳の時で，その頃私はかなり重いうつ病になっていました」と付け加えた。彼女は，その時月経のために具合が悪くなったという考えには，関心を示さなかった。
　私たちがスクィグル・ゲームを始めた時には，すっかり打ち解けた雰囲気になっていた。彼女は田舎で男の子とこのゲームをして遊んだことがあった。彼

女は田舎が大好きで，ロンドンに帰ってくるのを嫌がっている。私たちがスクィグル・ゲームを始めるとすぐに，彼女は興味さえもてれば，作業に真面目に取り組む能力をもっていることが明らかになった。

スクィグル・ゲームがこの面接で本質的なものではないことを，再度思い出していただきたい。このゲームは単なる技法の一部に過ぎない。しかし，それはそれ自体が記録になるので，症例提示のための症例の再現を容易にするという利点をもっているのである。

(1) 私のスクィグル，初めヘスタは，その中に何も見出せなかったが，「時間がかかるわ」と言ってから，描き出し，すぐにマウス，もしくはマウス・ドッグを描き上げた。

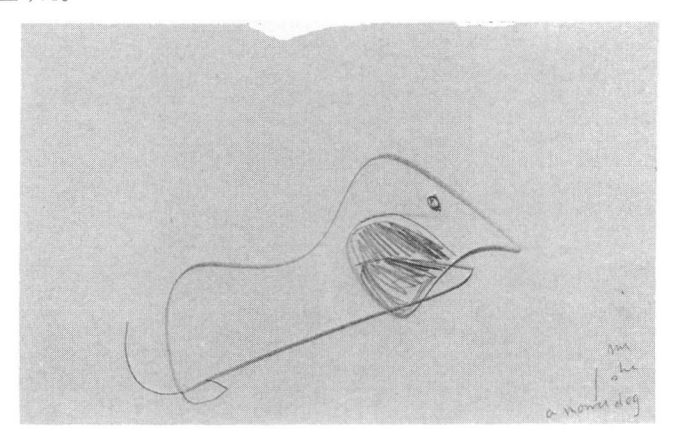

絵の多くに，彼女自身によるコメントが書き込まれているのが見られるだろう。これらのコメントは，ヘスタが面接終了間際にすべての絵を見直して，それぞれが何なのかを自分の中ではっきりさせたいと考えて，彼女自身が書き入れたものである。

重要なのは，ヘスタがその作業に熱中し，私との関係に興味をもち，その関係の中で落ち着けたことである。彼女は作業できたのである。

(2) 彼女のスクィグルは，二つの様相，円運動とそれに付け加えられたVの字，から成っていた。私はこれを，少女にした。彼女は「ヘルプ」と叫んでいて，この言葉からビートルズの話題になった。

この少女のアイディアは，私自身から出たものであって，なんら彼女のスクィグルに示唆されたものではない。この作業では私は自分に，自然で衝動的で

164

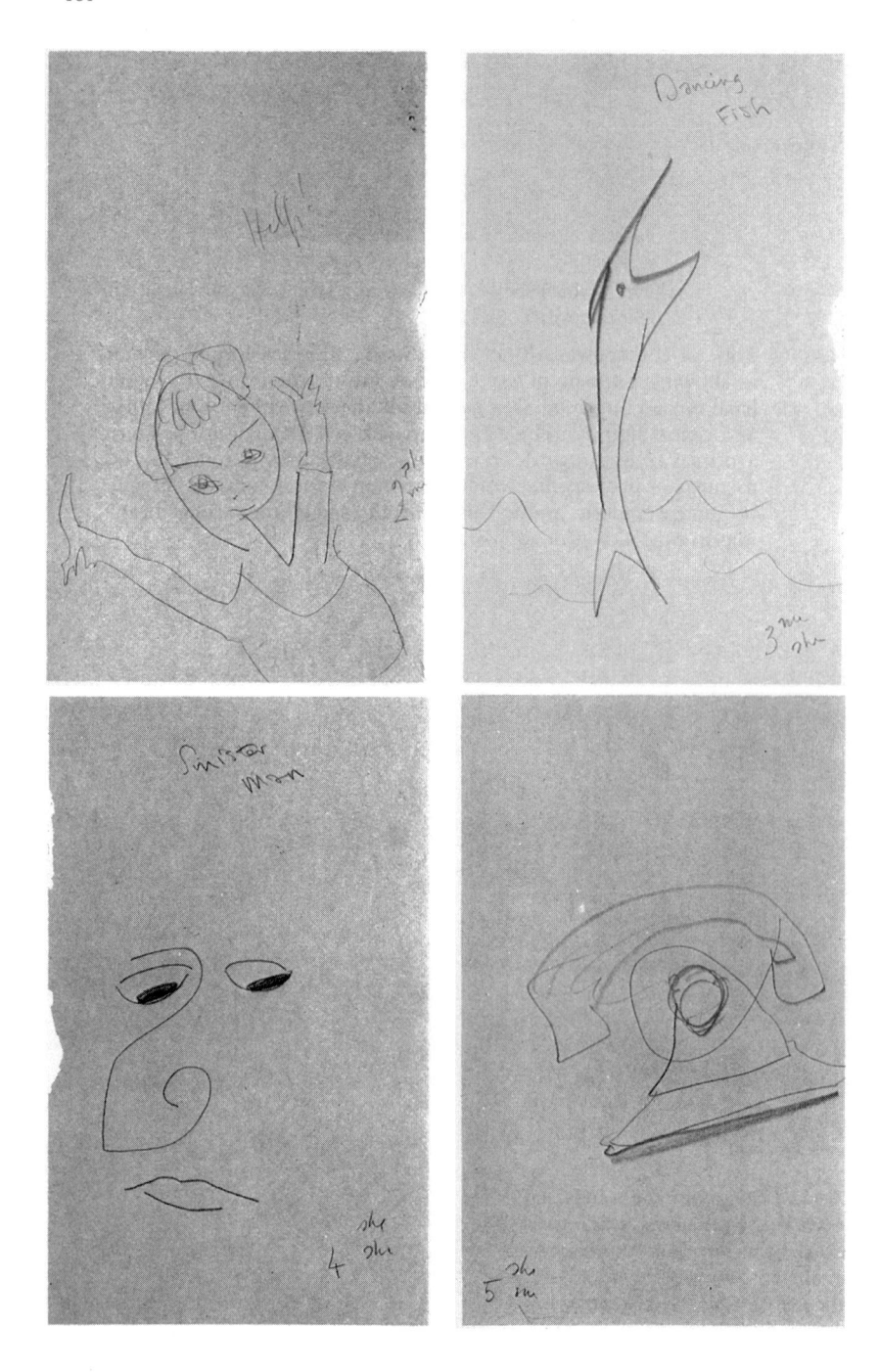

ある自由を認めている。そうすることで，子どもの過程が阻害されることはない。私が何を考えて，この少女というテーマを使ったのかということに関して，どのような見方をするのも読者の自由である。

(3) 私のスクィグル，これを彼女は海から飛上がっている魚に変えた。後に，彼女はこれを，「踊っている魚」と名付けた。

この絵は，ヘスタの創造的で想像力に富んだ，遊びの能力を示していた。彼女は，私のスクィグルのもつ力強さを使って，魚に力強さを与えた。これは，「自我支持」という言葉で論じることができるだろうが，それはもちろん過剰になってしまうこともある。この絵は，ヘスタが時間の経過とともに，本能的経験に脅かされるよりも，それを使用できるようになるための，勇気のようなものを備えていたことを感じさせた。

(4) 彼女のスクィグル，彼女はこれを自分で，顔と見なした。後に，彼女はこれを，「陰険な男の人」と名付けた。

これは，もちろんすべて彼女が描いたものであるので，彼女自身のテーマを示していることで重要な意味があった。人相の悪い人とは，私がそうなっていたかもしれないものであった。これはいろいろな見方ができる。つまり，性的対象としての父親を表わしているとも，悪意をもった人，たとえば，両親に代わって彼女に働きかけ，彼女の個としての人格を脅かすようなやり方で治療する医師，を表わしているとも言える。私はまったく解釈しなかったが，解釈しないことで，種々の意味合いを並存させることができたのである。

(5) 彼女のスクィグルを，私は電話に変えた。彼女と私は一緒に遊び，うちとけていると私は感じていた。私はある時点で，まるで私たちがちょっとした悪いことをやっているような口調で，「お母さんは，私たちが**真面目に面接している**，と考えているだろうね」と言った。
(6) 私のスクィグルを，彼女は「そばかすのあるラグビー選手」に変えた。後で彼女は「アメリカ人の」と付け加えた。彼女は男の人というアイディアを持続させていたが，今回は滑稽さと嘲笑をこめていた。

この時点で，私は彼女に，男の子になりたかったか，女の子になりたかったかを尋ねると，彼女はその問題を理解したようで，かなり哲学的な話をした。彼女の論議の基本は，人は自分が現にそうであるものになりたいのだ，という

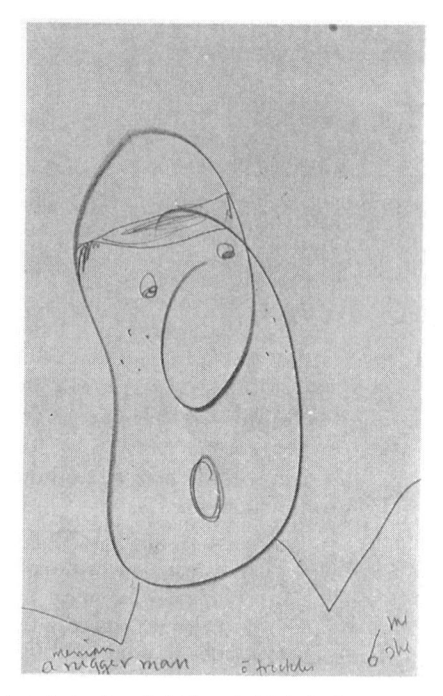

ことだった。このやりとりは，空想という観念を受け入れやすくした。彼女は私に，「**先生は，どちらになりたかったのですか**」と訊いた。私は，「そうね，私の場合もそうだろうな，私は男だし，男であることを気に入ってる，でも別の方向で考えてみることも知っているよ」等々と答えた。

　ここでまた，私がこの種の面接で，いかに自分自身を自由に曝け出しているか，分かっていただけるだろう。

(7) 彼女のスクィグル，彼女はこれが何に見えるか言ったが，私自身のやり方で変えて欲しいと望んだ。結局，私は彼女のアイディアを描いた。それは，恐竜の赤ん坊だった。「これはお馬鹿さんなの。」彼女は後に，これをシリルと名付けた。彼女は本当に，この絵をとても喜び，私たちが描いたなかで一番良いものではないか，と考えた。この絵には再び，男について，多分ペニス羨望についての空想が現われていたが，私はここでも解釈はしなかった。というのは，コミュニケーションを特定の象徴表現だけに限定したくなかったからである。

(8) 私のスクィグル，彼女はこれを非常に想像的なやり方で，ジャックと豆の木に変えた。彼女は，後にジャックに口を書き入れ，面接終了直前にこの絵に戻って，豆を描き入れた。

症例 XI ヘスタ 167

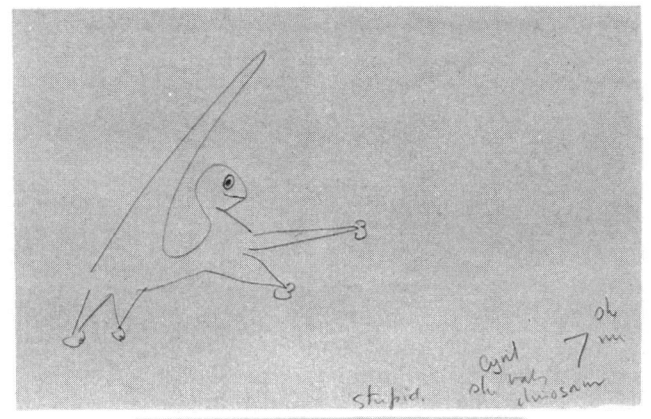

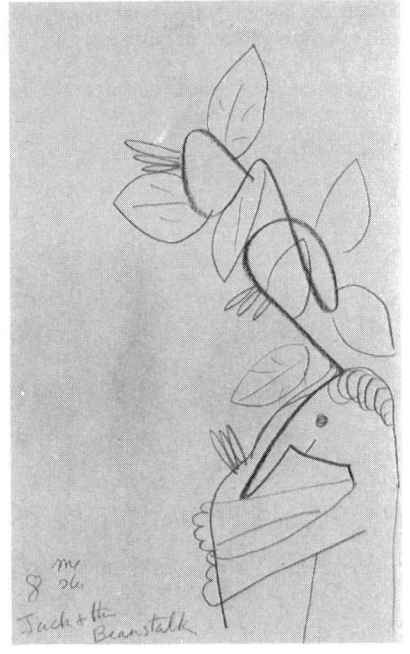

　ヘスタは創造的な表現に積極的になってきたと言えるだろう。これは女の子にとっても男の子と同じようにやれることである。ペニスは必ずしも必要ではない。彼女はその男の子に，豆の木に登らせることで，男性的な達成を与え，そして，おそらくそのテーマの前性器的，あるいは，口愛期的な側面を強調することで（口と豆を描き入れて），いくらか彼の鼻っ柱を折ったのだろう。私は，何も解釈しなかった。

(9) 彼女のスクィグル，再び二つの様相をもつスクィグル。私はこれを，男の子と女の子が一緒にいるところに変えた。これを彼女は「とても素晴らしい」と考え，後に，タンゴと名付けた。

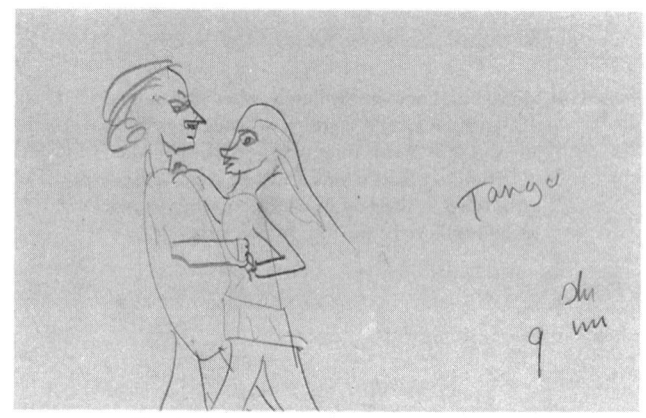

私のテーマは，一種の解釈であり，彼女のスクィグルが二つの部分から成り立っているという特性についての観察に基づく意見であった，と言えるだろう。

(10) 私のスクィグル。彼女はすぐに，これをどうしたいか分かって，帽子を被った女学生に変えた。後に彼女は，これは自分かもしれないと言ったが，私はこれを見た時すぐに，かなりよくできた自画像だと思った。私たちが一緒になんとかこの少女の肖像画を完成させるまでになった経過に，私は驚いていた。

そのうち彼女は，私の部屋の壁にかかっている絵の1枚がとても気に入っている，と言ったので，私たちは部屋の中を歩いて，すべての絵を見て回った。彼女には明らかに，絵の能力がある。彼女の描いた曲線のいくつかは，確かに美しかった。私の見るところ，本当に太っているとは言えないが，彼女がとても大柄でふくよかである事実を考えると，彼女の描く曲線と，彼女の身体の曲線には関連があるように思えた。彼女はごく自然なやり方で，また，自己受容を示すようなやり方で，自分の身体的自己を認識しているようであった。

この絵にみられる帽子を使っての遊びを，ヘスタが女の子である自分を受容していることの表われの一つと見なすこともできる。つまり，彼女のペニス羨望が軽減して，帽子や他の男性性器の象徴を楽しんで扱えるようになったことが示されている。女性におけるペニス羨望の軽減は，女性的な服装や，知的な達成，そして，女性としての肉体やパーソナリティを十分に使いこなせることを発見し，ペニス羨望というテーマが扱いやすくなったことの合図を男の子や

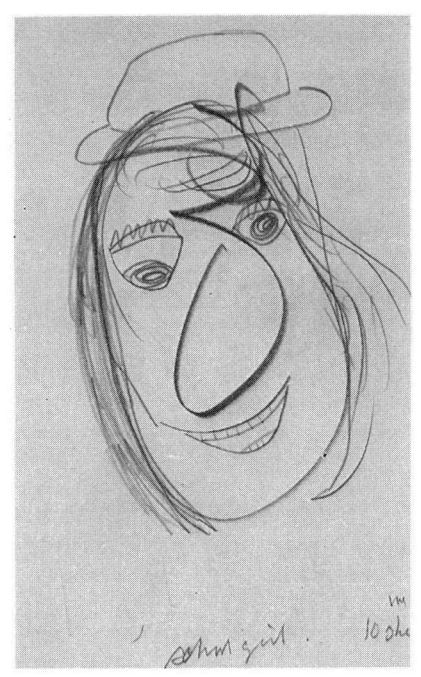

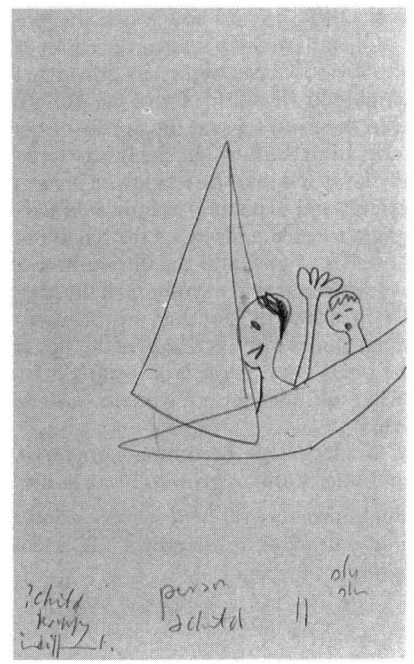

男性に送る種々のやり方，などに自然に現われてくるものである。

この時点で私は，思春期を受け入れ成熟した女性に成長していく，ヘスタの能力を確信するようになった。

> 彼女は幼稚園の先生になりたいと思っている。もちろん，彼女は女優にも挑戦してみようかと思っているが，実際にものになるとは期待していない。

(11) 彼女のスクィグル，私は，彼女が今まで描いた絵の多くに二つの様相から成る動きがあったのを思い出して，このスクィグルをどう使ったらいいか考えた。このアイディアについて，私が躊躇していると，ヘスタは，このゲームに次のようなルールを導入したらどうか，と提案した。そのルールとは，もし，相手のスクィグルを何かにできなかったら，描いた当人に異議を申し立て，それを何かに変えさせることができるというものだった。そこで，私は彼女に異議を申し立て，彼女は自分のこの二つの様相を持つスクィグルを，子どもと一緒にカヌーに乗っている人にした。「この人はとても楽しそうですが，子どもの方は，詰まらなさそうにしています。」

この絵もまたすべて彼女自身が描いたものだったので，そのテーマは重要な

意味をもっていた。これは，ヘスタと母親の関係のある重要な側面を表わしている絵であり，母親は楽しそうで自己充足しているが，ヘスタは疎外されて孤独だと感じている。この絵は，おそらくスクィグル・ゲームについてのコメントでもあった。というのは，ヘスタはこのゲームに熱中していたので，彼女と私は一緒に遊んでいたし，それぞれ創造的になる機会を得ていたと言えるからである。ここには，遊ぶこと Playing についての論文（Winnicott, 1968）で，私が言及したような状態が存在していた。つまり，私はその論文の中で次のように主張している。「精神療法とは，患者の遊ぶことと，治療者の遊ぶこととの，重なり合った領域で行なわれるものである。」

⑿　彼女のスクィグル，これもまた，同じく二つの様相をもったスクィグルであり，一方は尖っていて，他方は丸く，やや意図的に描かれていた。私はこれを，水浴のあと体を乾かしている少女に変えた。彼女はこの絵をとても気に入り，後に「プリマスのレディ」と名付けた。彼女は私がプリマスで休暇を過ごしたことを知っていた。彼女はそれを，とてもいい絵だと思った。

ある時点で私は，夢について訊くことで，より深い層に達するように努める。もし，私が時機を的確につかみ，子どもがすでに高度にパーソナルな質を備えた空想に到達しているならば，その子どもはたいてい 2，3 の夢で熱心にコミュニケートするものである。そして，その夢の一つはおそらく，まるで相談面接のために準備してきたような，「前の晩に見た夢」なのである。ここで私たちは，少しばかり夢についての話をした。

> おかしな夢：彼女はジミーと一緒に O-levels (訳注 1) を受けていた。そこには，仕切られた机の代わりに，「ロースト・ビーフ」とか「タラコ」とかいうような名前のつけられた，いくつかのテーブルがあった。おそらく彼女は，間違ったテーブルに着いていたのだろう。
> もう一つの夢では，彼女に双子の父親がいた。
> 3 番目の夢では，飛行機が墜落した。「飛んでいる夢は，自分が飛べないことに気付いてしまったので，不幸にも中断してしまいました。」

私たちは，彼女が実際に飛べないことがどんなに残念なことかについて少し話し合った。つまり，私たちはある意味で，現実原則という全体的な問題につ

（訳注 1）ordinary level，中等教育を終了した時点で受ける資格試験。

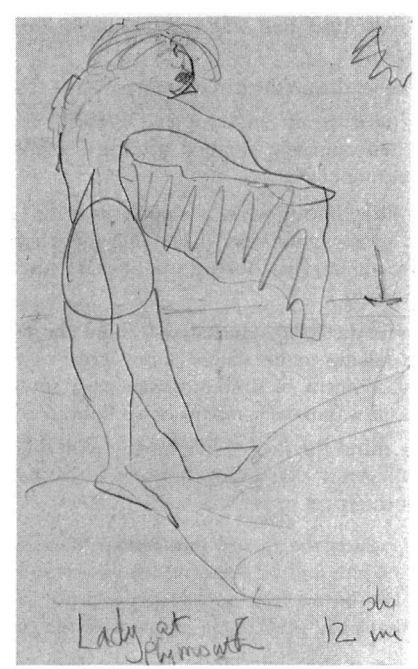

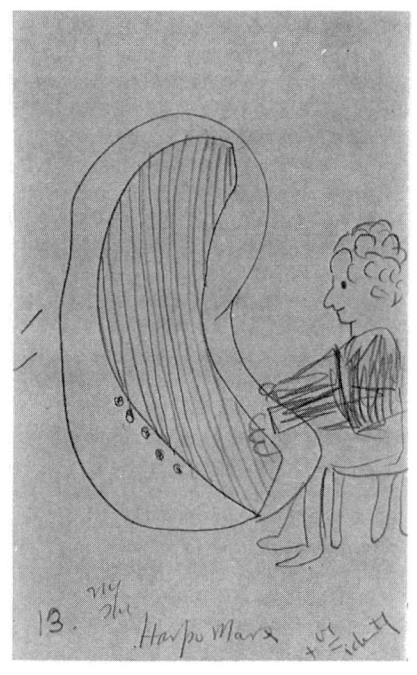

いてと，夢の自由さに比べて現実原則が備えている退屈な質について論議したのである。

> 彼女は鳥について父親に話していた時に，その飛んでいる夢を思い出したと言った。つまり，彼女が父親と一緒にいた特定の瞬間に，実際の幻滅の瞬間があったのである。

彼女が，かなりの困難を伴いながら，夢と覚醒時の現実とのあいだにある分裂と折り合いを付けようとしてきたのだ，ということを私は記憶に留めておいた。私はこの問題について解釈しなかったし，言及もしなかった。

(13) 私のスクィグル。彼女はこれをハーポ・マルクス^(訳注2)に変えた。彼女は彼が大好きで，一時期彼に同一化していた。彼は亡くなったが，「ハーポ・トーク集」という本を書いていた。彼は髪の毛がほとんどなかったので，いつもこのようなカールしたかつらを着けていた。

（訳注2）Harpo Marx（1855-1964），4人の米国喜劇俳優マルクス兄弟の次男。代表作の喜劇映画シリーズ中では，口がきけないという人物設定になっている。

この時点では，彼女は男性的同一化を受け入れて，ハーポの成功や愛らしさや子どもっぽさから価値を獲得していた。また，かつらと啞とは，彼女の男根期の不全感の名残，つまり優秀な知能をもっているにもかかわらず学業の面でも示された障害と呼応していた。

(14) 彼女のスクィグル，これも二つの様相をもった一連のスクィグルの一つであった。私はただこう言うにとどめた。「これは，そのままにしておこう。この絵は，私には男性的原理と女性的原理のように思えるね。」彼女は，私の言ったことの意味を理解し，喜んでこのスクィグルをそのままにしておいた。彼女はこれを「コントラスト」と名付けるといいと言った。

(15) 彼女のスクィグル，これも二つの様相をもつスクィグルであったが，私はこれをかなり素早く，ランプのついたベッドサイドの時計に変えた。彼女はこのスクィグルから何かを創り出す能力を，私がもっていることをとても喜んでいた。後に，彼女はこれを「時間」と名付けた。

　もし，ここでなぜこの時計になったのかと聞かれたら，二人ともそろそろ終わる時間が近づいたと考えていたから，と私は答えただろう。しかしまた，私たちは，青年が現実原則の主要な兆候として感じる，時間的要素を扱ってもいたのである。私が他の論文で述べたように，「青年期の唯一の治療は，時間の経過である」(Winnicott, 1965)。

　その時，私たちが一緒に協力してできることは終りに近づいていた。彼女は，自分の知っているいろいろな人たちを，私が知っているかと尋ねた。私は，そのうちの何人かは知っていると答えられた。私たちは，その人たちのことについて話し合った。世界はとてもいい人たちで溢れているが，でも，3人ほど**我慢できない人たち**がいる。彼女の両親と，青年期病棟で会った医師である。その医師は，最初はとてもいい人に思われたが，その後そこに通うと，いつも彼女を1時間拘束した。二人とも全く口をきかず，双方にとってひどい時間の浪費であった。そのことが，彼女はとても嫌であった。彼女が帰りたいと思い始めたらすぐに，私が彼女を帰さなければならないことは明らかだった。もし，帰さなければ，私もその医師と同じ運命をたどることになったであろう。とにかく，終わりの時間が迫っていた。そこで，私たちは最終のスクィグルをした。

(16) 私のスクィグル，これは彼女を困らせた。そして，彼女はこう言った。「まあ，二つのものが見えますね。ラクダか，黒人の女性。」

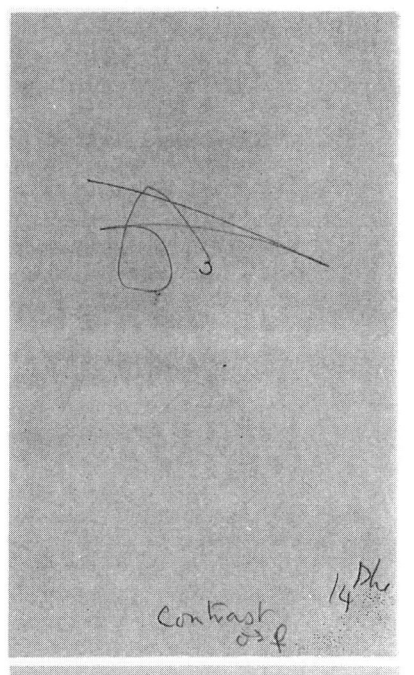

症例 XI　ヘスタ　173

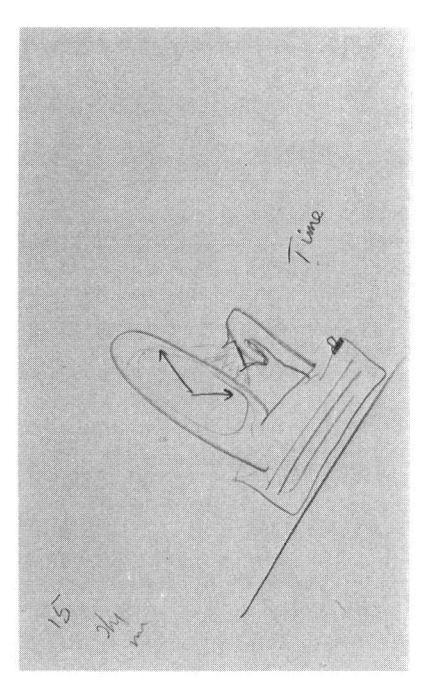

contrast ost 14 Dhr

Time 15 7/4

hoippopup

Last 16

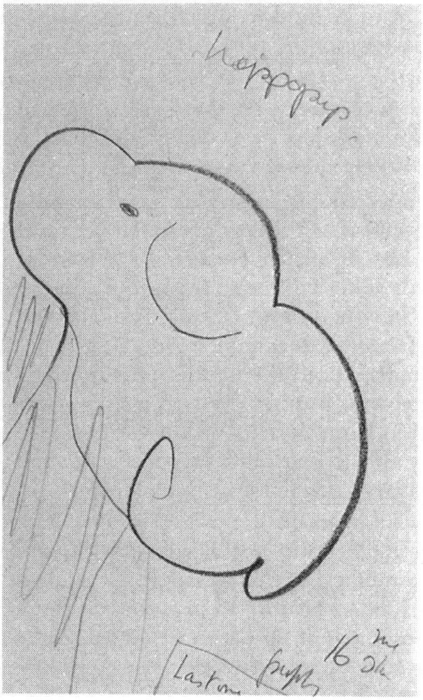

ここには，二つということの別の表現が見られる。これは，躁うつ的な気分の変動を含む，基本的なジレンマである。彼女は二つの可能性がある時に，麻痺が起こることをよく知っている様子だった。私はもちろん，彼女がスクィグルする時の技法に現われていた，男性的原則と女性的原則という二つの可能性のことを考えていた。溜息をつきながら，彼女は言った。

　「それでは，これを何か他のものにしなければいけませんね。」最初は彼女は，それを黒いラクダにできると言っていたが，その時は子犬に変え，後に「カバの赤ちゃん」と名付けた。ある意味では，彼女は赤ん坊を作ることで問題を解決したといえるし，また，別の意味では，彼女は他に気をそらすことで問題を回避したともいえる。面接を終える前に，彼女は恐ろしい火事の夢を見たことがあると言った。

　もう終わる時間がきたので，私たちはすべてのスクィグルを見直し，名前をつけた。私たちはとても満足していた。

　彼女は大人になったら，二人から四人の子どもを産みたい。「子どもが一人というのは，甘やかしてしまうから駄目ですし，人口爆発のことを考えると，今の世の中では四人より多くの子どもを作るのも良くないですよね。」

　彼女は，私が母親に会うものと思っていたが，私が会うつもりはないと母親に話すと言ったら，とても安心した。私はこう言った。「もちろん，お母さんの意見を聞くこともできるし，あなたの意見とは大分違うでしょう。でも今は，私はあなたの意見に興味があるのです。」母親はこの申し出をすぐに受け入れ，私が母親の着けているネックレスを褒めただけで，面接は終わった。母親は，私と個人面接ができるようになるまで待たなければならないことになったわけだが，おそらくこの時，私から個人的な注意を払われたと感じながら，帰っていった。

　この面接後，私は家庭医から次のような手紙を受け取った。

　　先生の面接は，大成功だったと思います。それも，ヘスタに対してだけではなく，母親も，ある程度面接から外されたことに対して，全く悪感情を抱いておりません。先生が治療計画の概略を示してくださったことを，とても嬉しく思いますが，私がそう思うのも，ヘスタが以前よりかなり良くなったからだと思います。今や彼女は，「正常な」人間として，さらに言うなら，他の人がみな間違っていても，彼女一人だけは正しい人間として扱われるこ

とが可能なのです。12カ月前には，このような状況は，彼女の両親や友人や私にとって，絶対に考えもつかないことだったのです。その当時，彼女はとても具合が悪く，自分が具合が悪いという事実を絶対認識できなかったのです。その当時，皆が感じていたことは，彼女に病気であることを認めさせるように努めるのが正しいことであり，もし彼女が援助を求めることができれば，そのことが良くなるきっかけになるかもしれないということでした。

　なぜ，先生にこんなことを言っているのか，自分でもはっきり分かっているわけではありません。多分，彼女のとても具合のよくなった時に，彼女にお会いになれて先生は幸運だ，と言いたくなっているだけなのだと思います。とはいえ，先生は私の言おうとしているところをよくお分かりになるものと存じます。

両親も，感謝の気持を込めた手紙を寄越し，私がヘスタにしか会わず，しかも今後できるだけ会わないようにし，おそらくもう二度と会わない，という治療計画に同意していた。しかし，事態はまだ固定すべきではなく，もし，ヘスタが私に会いたいと思えば，私の日程の許すかぎりできるだけ早く，その要請に応じるつもりであった。母親は次のように手紙に書いてきた。

　私の見るところでは，ヘスタは先生のところに初めてお伺いしましてから，特に私に対する態度が変わりました。たとえば，彼女は私に，こう言いました。「この週末，お母さんと一緒に出かけたいわ。（しばらく間を置いて）あっ，でも今は，私たちあまりうまくいっていないから，そうしないほうがいいわね。」こんなふうに，彼女が私との関係で自分を理解するというのは，この数カ月で初めてのことです。少なくとも，私がそう感じたのは，初めてなのです。

　先生があまり助言を求められたくないと思っていらっしゃることも，よく存じております。そこで，私どもが娘の教育についてどうしようとしているか，お知らせするに留めたいと思います。私どもは（主治医の先生のお力をお借りして），今学期はヘスタを復学させないことに決めました。また，ヘスタを見てくれる家庭教師を見つけましたが，週１回にするか，２回にするかは娘の気持次第で決めようと思っております。

この時点での状況は，以上の通りである。私の強調したい点は，ほんのわず

かな作業しか行なわれなかったことと，そうしたやり方に無駄がなかった（1時間），ということである。そして，精神療法では必然的に生じやすい，両親や主治医から患者を奪うことも起こらなかったことである。

この最初の面接の後，母親はこう言った。「娘が，14歳で病気になって以来，誰かとコミュニケートしたのは初めてです。」

フォローアップ

この症例はその後も引き続き，家庭医と，看護婦の役割を果たしている少女に援助されながら，自宅で管理されている。ヘスタは，「要請に応じて on demand」私を使用していて，その結果，私は1年間に6回ほど彼女に会った。躁的な要素は減少し，しばしば見られる主な臨床像は，扱いやすいうつ状態となっている。学校へは本人の自発的な意志で戻っている。

ここに記載した初回面接は，今日まで順調にきているこの症例のチーム医療の基礎となっている。

思春期の急激な変化が主役を演じている間は，結果の予測は不可能である。

症例 XII　ミルトン　8歳

　私はこの第2部を，初回の治療相談面接を行なった結果，発達上の障害が取り除かれて家に帰った少年の症例で締めくくることにする。家族のほかのメンバーは，この子が解放され，自由に家族を利用できるようになったことに気づき，この子に対して以前とは違った行動をとることになった。こうしてこの家族はその後，何週間か，何カ月かの間，この子の治療を行なっているが，もし治療相談面接が行なわれなかったら，治療にもつながらず，家族の資質がこの少年に活用されることもないままであったろう。

家 族 歴

　　ミルトン，男子　　　　8歳
　　双生児，男子と女子　　6歳
　　女子　　　　　　　　　4歳

　この少年の母親は，自分の立場からみた問題を述べた手紙を寄越した。母親が最も問題にしているのは，第一子のミルトンが，彼が2歳の時に生まれた双子の弟と妹の誕生を，現実的にどうしても受け入れられないことであった。母親はこう書いてきた。「双子が生まれたことで，彼は全くの混乱に陥り，その混乱はかなりはっきりと，惨めな形で現われました。ミルトンはひどく私に依存するようになり，その後もその状態が続き，私を煩わせています。」他にも，たとえば，サドーマゾ的状況への執着や，鞭で叩くという観念に快感を感じ始める，などの病的な徴候も見られた。また彼は，たとえば女の子のパンツを見たり，触ったりする強迫的行動のような，倒錯傾向の可能性も現わしていた。彼は，家庭では暴力を振るったり攻撃的になりがちであったが，学校ではだいたい人にへつらっていて，気が弱く，あまり人気がなかった。彼は勉強はよくやり，特に歴史と国語に興味を示していた。そして母親は，自分が治療を受けて，彼以外の子どもとは以前よりうまくやっていけるようになったが，彼女の

進歩も，彼女が報告しているミルトンのこうした傾向を扱う上で，なんの効果もあげなかったと付け加えた。

精神療法的面接

両親がミルトンを治療相談面接に連れてきた。私たちは4人で数分間話した後，両親は待合室に退き，ミルトンと私の面接が終わるまでの1時間15分，辛抱強く待っていた。両親は私と詳しい話をしないで，家に帰らなければならなかったが，私は彼らに，そうなる可能性があることを伝えてあった。数週間後，私は両親と会い，その時彼らに十分な注意を払うことができた。おそらく，ミルトンとの面接の直後にそうしていたら，いい結果が得られなかっただろう。

個人面接

ミルトンはとても元気で，しきりに何かをやりたがっているように見えた。彼は落ち着きがなく，絵かきゲームの間，座っているより立っているほうが多

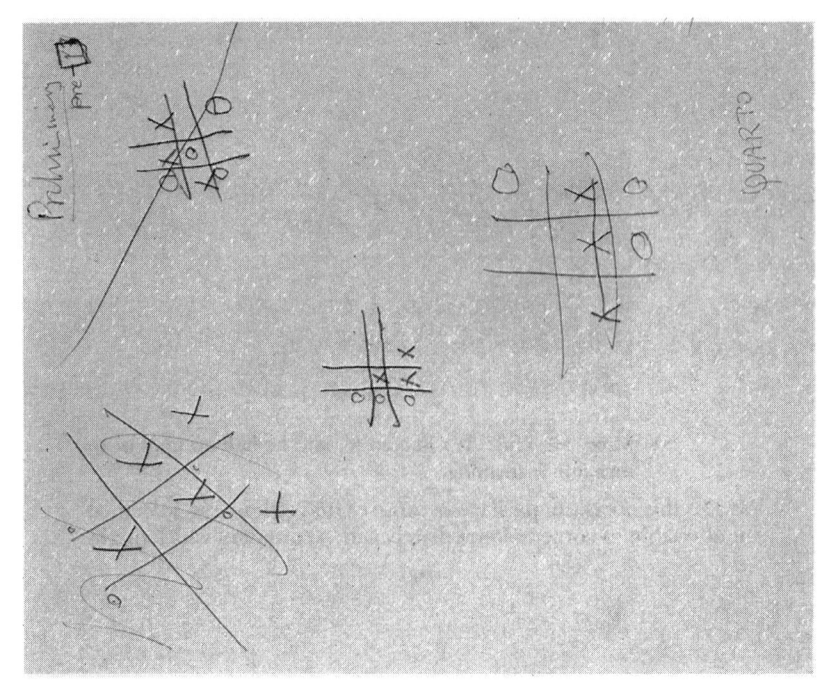

かった。そして，ゲームは常に，勝ち負けを含む活動に変質しがちであった。私は，（もし可能なら）彼をスクィグルで遊ばせたかったが，まず，彼が本当には理解していない（理解していないことはすぐに分かった），○×ゲームをしばらくやることを認めなければならなかった。(pre-1の絵を参照。)

　初期の段階では私には，彼と私のあいだで，深まっていく接触が自然と生じるようなかたちで遊ぶことに，このセッションを使うことができそうには思えなかった。しかし，私は先に進み，結局は報いられた。

スクィグル

　私は彼に，このゲームの説明をした。つまり，まず私がスクィグルを描き，彼がそうしたければ，そのスクィグルを何かに変えることができる，次に彼がスクィグルを描き，それを今度は私が何かに変えるのだと教えた。
　それから，私は最初のスクィグルをした。

(1) 私のスクィグル。彼は「8の字みたいだね」と言い，これを何かに変えようとはしなかった。

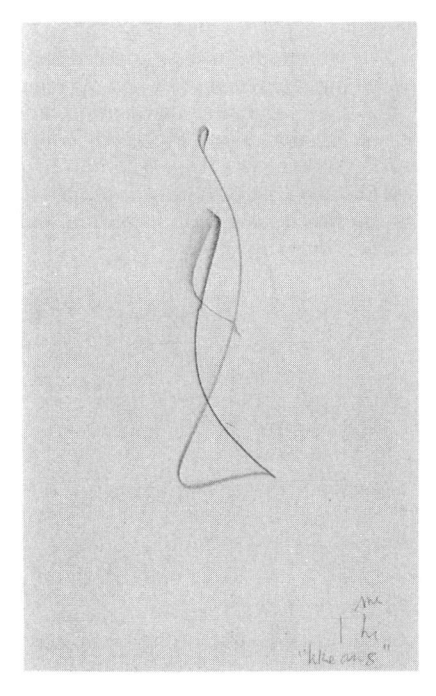

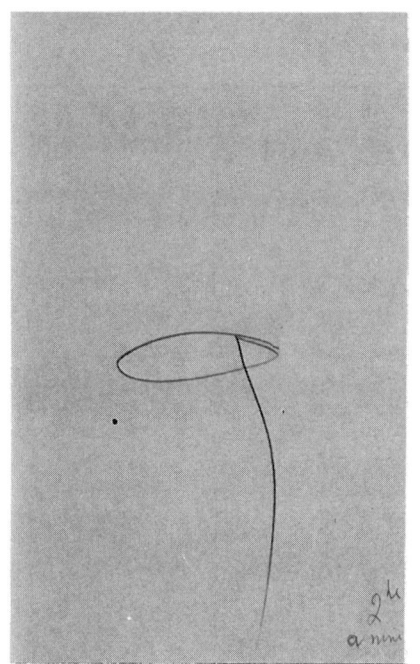

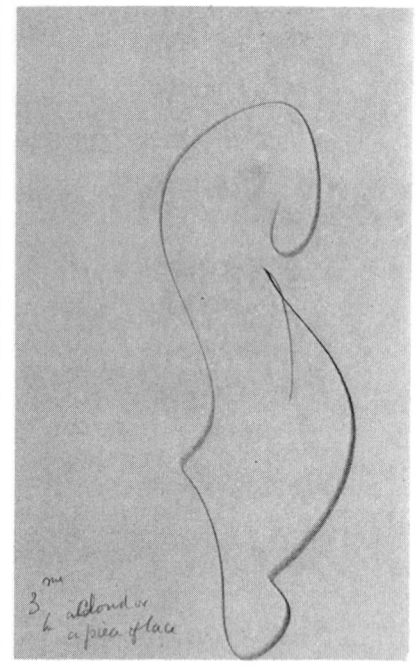

このとき私は，多分彼が落ち着かない様子だったために，早速コメントを始めるのが賢明だと思った．コメントをすることは，私たちの希薄な関係を発展させる可能性もあったし，そうならない可能性もあった．

　　　私は「それは君だね」と言った．彼は自分は8歳だと，私に話したばかりであったからである．彼はすぐに，このゲームに入っていき，次のものを描いた．
(2)　彼のスクィグル．これは意図的でも作為的でもなく，私のスクィグルのように活気のあるスクィグルであった．これを見て，彼はすぐに言った．
　　　「これも僕だね，これは9の字で，僕は1週間後には，9歳になるんだ．」
　　　私たちは今や，ゲームでお互いにコミュニケーションがとれていたが，しかし，まだかなり落ち着かない様子だった．私は望みがあると感じ始めていた．
(3)　私のスクィグル．彼はこれの形を変えたいとか，何かに変えたいとは，望んでいなかった．彼はただ「雲か，レースのきれはし」と言った．

　これは私に，空想の全領域と，私が移行現象と呼ぶもの，つまり，覚醒から睡眠への移行に付随する種々の事柄を思わせた．そして，私は，彼が憶えているかもしれない，移行対象やそれに類するテクニックについて情報を聞きだそ

症例 XII　ミルトン　*181*

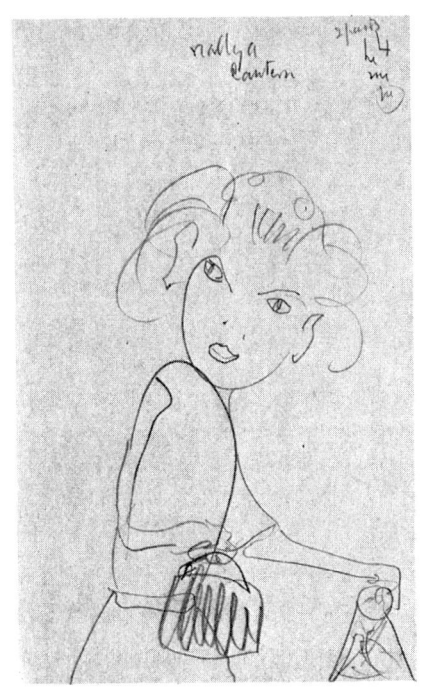

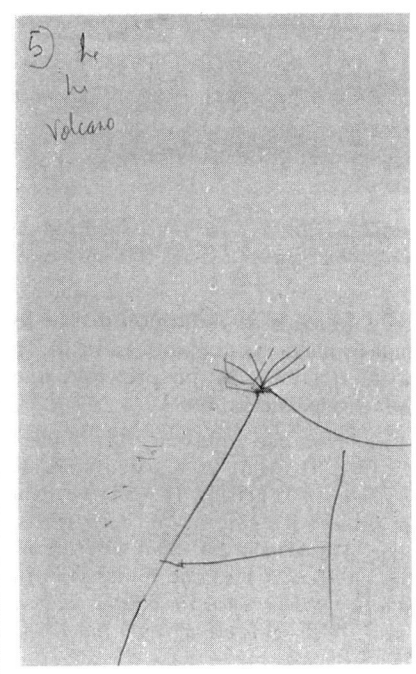

うと，この領域に探りを入れた。しかし，彼の場合には（他の症例でもそうなったかもしれないが），3歳の時に持っていたテディ・ベアのことを話した以外は，何も聞き出せなかった。そこで，私たちはゲームを続けた。

(4) 彼のスクィグル。私は彼がこれを二つの独立した部分にしていることに気づいたので，一部を頭に変え，残りの部分を結局は，ハンドバッグを持つ少女の絵にした。彼はそのスクィグルについて二つの異なる層からコメントした。表面的な層において，彼は「絵が上手だね！」と言い，そして，かなりきっぱりと，「**本当は，これはランタンなんだ**」と言った。

つまり，もし彼にこのスクィグルを何かに変えさせたら，彼はランタンにしただろう，と言いたかったのである。つまり，このことは，私が彼の考えと魔術的に接触していない，という意味をもっていた。次いで彼は，ハンドバッグの取っ手がもっとしっかりとバッグに付くようにした。彼はこの時落ち着きがなくなり，歩き回り，腰掛けもしないまま低いテーブルにかがみ込んで描いていた。

(5) 彼のスクィグル。彼はこれに夢中になった。このスクィグルは，たった4本の線でできていたが，彼はすぐに「僕は，これが何だか分かるよ」と言い，火山に変

えた。私は「これもまた，君だね」と言った。そして，彼はこのアイディアを喜んで受け入れた様子だった。

(6) 私のスクィグル。彼はこれを，茂みか，カタツムリだと言い，このスクィグルについて彼がやれるのは，それがどの方向に進むかを決めるだけだ，と言った。

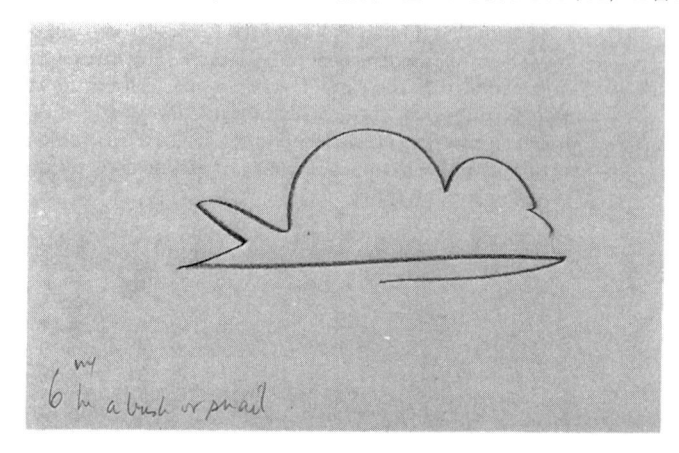

この彼の怠慢さが，成果というものは，作業や技巧によってではなく，魔術によって得られるはずだと彼が感じていることの現われであることに注目してほしい。このスクィグル・ゲームは，子どもが積極的に参加したいと思うまで，このような原則にそって動くことも許容するものである。

(7) 彼のスクィグル。私はこれを鉢植えの植物にしたが，彼はそれは全然違うと言った。彼は「これは竜巻だよ」と言った。私は「それでは，これも君だね」と言った。さらに，私はこう付け加えた。「今まで描いた絵は，全部君のことみたいだね。多分，女の子の絵は別にしてね。だって，その絵を描いたのは，私だったもんね。」私は彼と，男の子であること，女の子であることについて少し話し合い，彼にどちらがいいか尋ねた。彼は断然，男の子がいいと強調した。理由を尋ねられると，彼は理性的になって，こう答えた。「そうだな，女の子もいいけど，僕は男の子に生まれてきちゃったんだ。」

症例XII　ミルトン　183

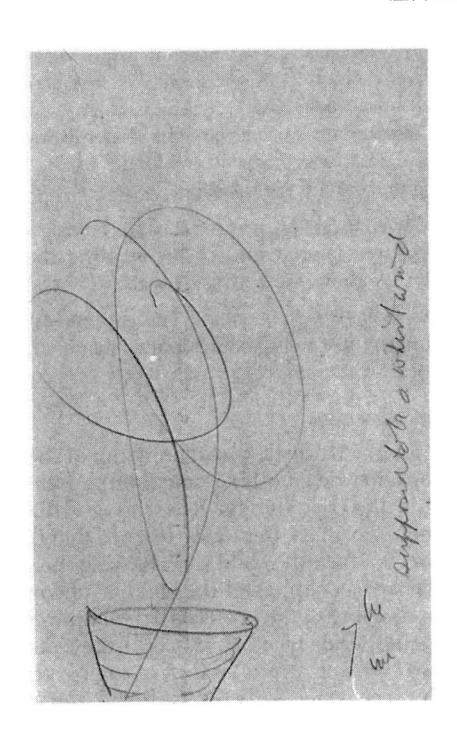

(8) 彼のスクィグル。彼は今や，私が始めたこのゲームをとても楽しんでやっていた。彼は「これは本，これも僕だよ。だって，僕は本が大好きで，いつも読んでいるんだもの」と言った。

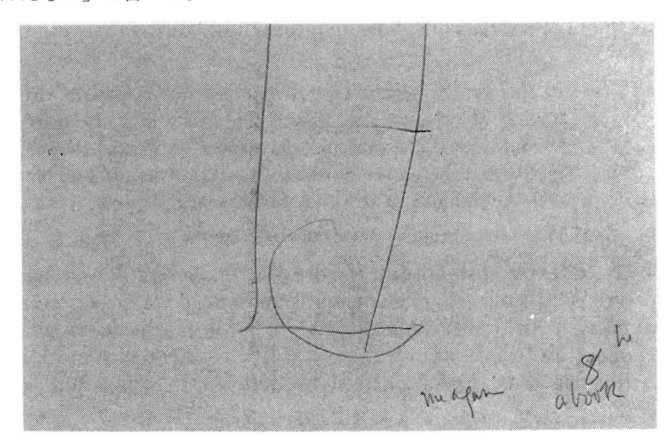

(9) 私のスクィグル。彼は，これはおかしな植物だ，と言った。そこで，私は言った。「もしこれが君なら，君にもどこかおかしなところがあるんだね。それはなんだろう。」すると，彼は「そうね，妹はいつも僕のことを笑うよ」と答えた。彼はこのスクィグルを何にしようかと，じっと考えながら，「先生，何か描きたいものある？」と訊いた。私は「ないよ。それを描く時，何も考えてなかったんだ」と言った。

以上の経過には，彼が自発性と自由な空想に恐れを抱き，私が自分のアイディアを言えば提供できたであろう支持を求めていた徴候がみられると思った。

(10) 彼のスクィグル。彼は「これには襟(カラー)があるんだ」と言った。彼の言ったことを手掛かりに私は顔を描き，私たちはまた，その絵を彼の肖像画だと決めた。

再評価の段階

私たちはここで，このような治療相談面接の多くの場合に生じるある段階，つまり，ほとんど何も起こりそうもない段階に至った。以前の私だったら，面接が終わりに近づいたと考えたかもしれないが，今ではこのような足踏みの時間は，子どもが面接状況を再評価する期間だと理解している。つまり，ここまでに起こった事柄を基にして，子どもが（無意識的に）この専門的関係性の信頼性を考慮して，より深い関わりに伴う危険を受け入れるかどうかを決定するのに，いくらか時間がかかるのである。これは変速ギアーのようなもので，もし，相談面接が継続するようなら，必ず作業はより深いレベルに向かうものである。(注1) この種の相談面接には，このような再評価の段階が一度ならずあるだろう。この段階の間，私たちは次のようなことをした。

(11) ここには，彼自身が勘違いしている，ある種の○×ゲームが見られる。彼はこれを，「クロスワード」と呼んだ。私はこの時，彼が現実より夢に近づいていて，したがって彼が支配権をもつのが当然なのだと分かった。そこで，私はそのまま彼が勝つにまかせた。彼は「僕が勝った」と叫び，ひどく喜んだ。

(12) 彼のスクィグル，勘違いされているゲームの続き。

私はこの時，私たちがどちらに転ぶか分からない境目にいることを十分わか

(注1) 特に，第3部，症例XIII（「手」の症例）を参照のこと。

症例 XII　ミルトン　185

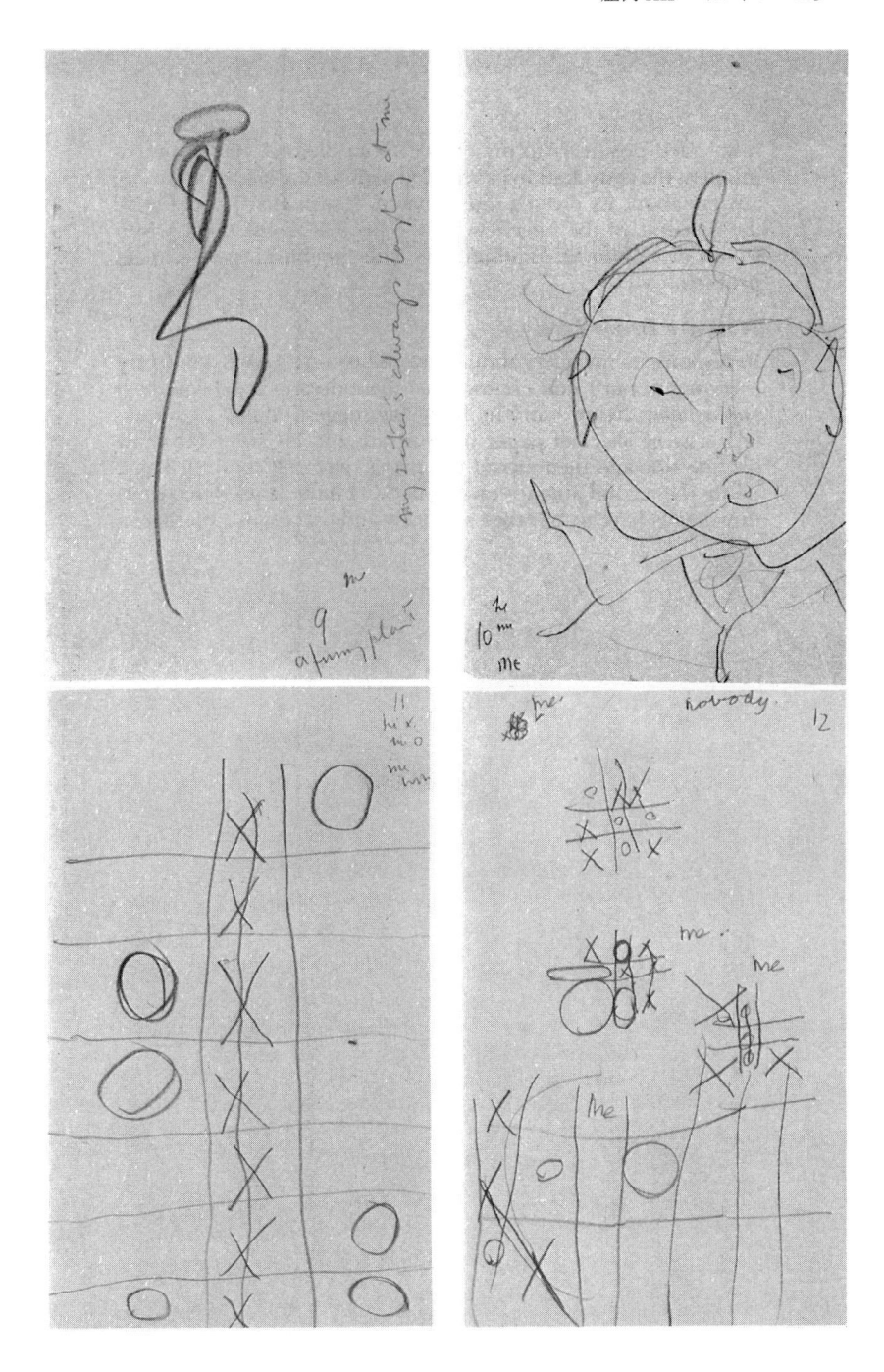

っていたので，夢について注意深く探り始めた。彼は落ち着きがないため，扱いやすい会話からすぐに逸れがちであったが，このとき彼は空想や夢に十分近づいていたので，これまで彼がスクィグルに自分自身の**姿**を見てきたように，自分自身の**内側**を見ることへと彼を誘うことができたのだった。結局，彼が夢についての質問に積極的に答えてくれて，その瞬間から，この相談面接が大失敗に終わるという心配をせずに面接を続けることができた。私は面接の力動をこの子どもの中に起こるプロセスに任せれば，彼は自分の主要な問題についてコミュニケートするだろうと分かった。

より深いレベルでの作業

夢の質問に答えて，彼はこう言った。「僕は毎晩同じ夢を見るんだ。でも，

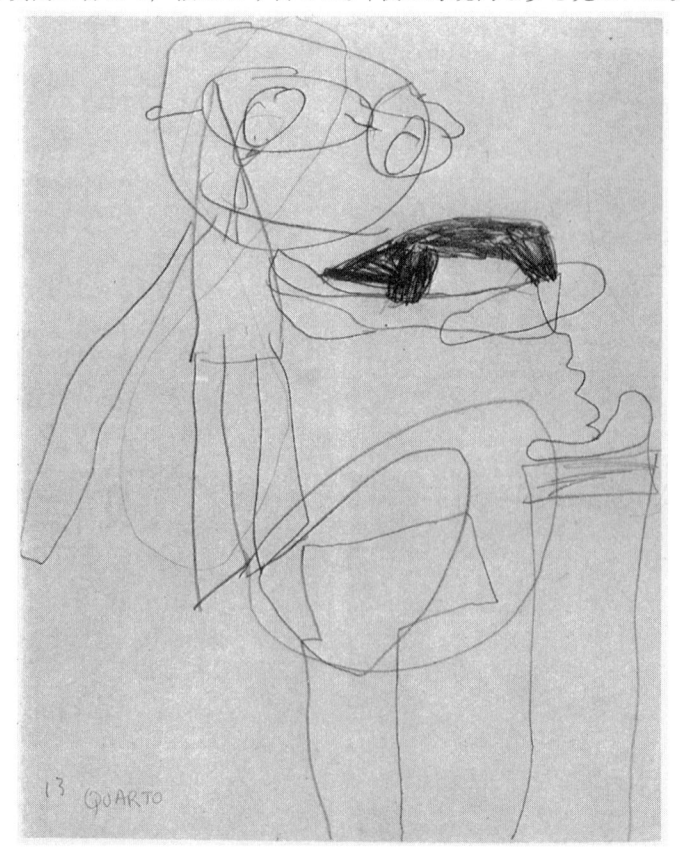

それがどういう夢か，分からないんだ。おかしな夢だってことだけは言えるよ。」そして，彼は，その夢を図に描いて説明するために大きな紙を使ったら，という私の提案を喜んで受け入れた。彼は片面に描き始め，次に裏返して，まるで裏面に第二の試みをするかのように描き続けた。(これは些細なことであるが，真面目に取り上げるべきことで，彼が自分の裏側について語っていたのだと，私は後に知った。この面接後母親から聞いたことだが，ミルトンは赤ん坊の誕生について強迫的に尋ね，赤ん坊は彼が繰り返し教えられたように「前から」ではなく，「後ろから」生まれるという固定観念をもっていた。)

(13)と(14) この夢に関して重要なことは，彼がこの夢を見たのが「とても小さい時，多分3歳頃」であったことである。彼は言った。「僕がこの夢を見た時，とても怖かったけれど，何年かするうちにおかしな夢になってしまったんだ。」私は，双子が生まれたのは彼が2歳の時だったと知っていたが，この夢をみた年齢と双子

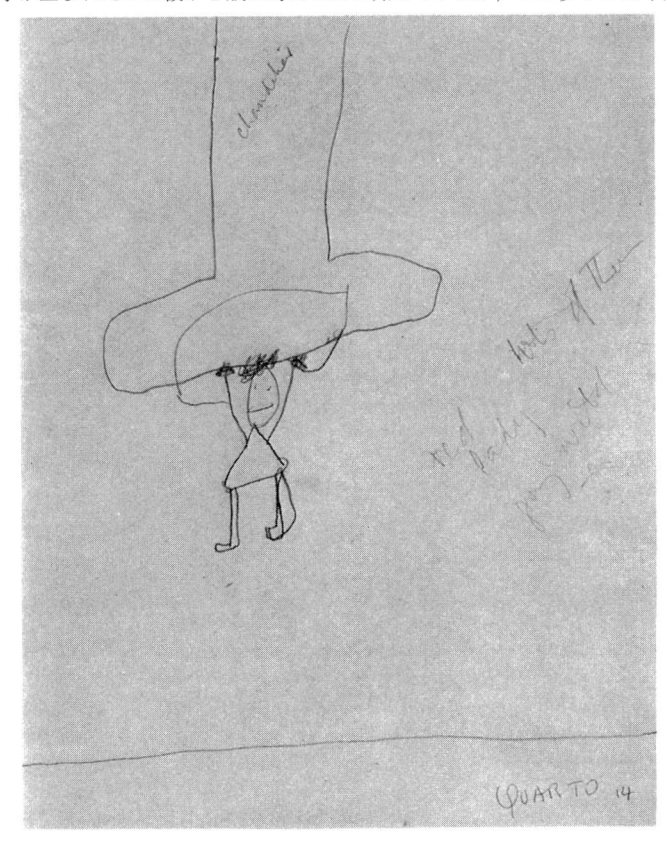

の誕生とを関連付けてみた。

彼がこの段階で示した夢は不明瞭であった。まず第1にシャンデリアがあって，そこから「赤い貴婦人」がぶら下がっている。その夢は続き，海岸と海に向かって傾斜している砂丘に何台かのリュージュ（橇）があって，「そして，リュージュは全部海に降りたんだ。」夢には大勢の赤い貴婦人が出てきた。赤は血の色だ，と彼は言った。彼はこの夢がすべていかに馬鹿馬鹿しいかを言い続けた。このことから，その夢はおかしな夢に変わったけれど，元来はおかしなものでなく，非常に重要なものであることを，彼が分かっていることが推察できた。彼は続けて言った。「夢に出てきた人たちは，縄飛びのロープを使ってアクロバットなんかをするんだよ。でも，それはこの夢の中で起こったことではないんだ。つまり，そういうことは，夢がおかしなものになった後から，夢に入ってきたんだ。僕が最初にこの夢を見た時は，僕はとっても小さかったから，夢でいいことなんか何もなかったんだ。怖いだけだった。何もかも真っ赤だったんだよ。」

この時彼は夢を見てとても怖かったことを思い出して，小さな子どもになっている，と私は感じた。

ここで，彼は紙を裏返して，描き続けた（No.13）。（これは，裏面に描こうとして裏返す前に，彼が初めに使っていた紙面である。）そこに彼は8の字を描いた。（その後描き加えたために，絵でははっきりしない。）私は，「あれ，これもまた君だね」と言った。彼は顔の細部を描き，眼鏡をかけさせた。私はその眼鏡を指摘した。彼はこう言った。「そう，僕はいつも眼鏡をかけなくてはいけないかもしれないんだ。だって，僕はたくさん本を読むもの。僕は本当に本が大好きなんだ。夜いつも，歴史の本や，歴史に出てくる男の人や女の人の本を読んでいるよ。」彼は続けて，ナフィールド卿(訳注)について話した。「その人は3000万ポンド寄付したんだ。それで何をしたのか僕には分からないけど。彼は経験豊かな技師だったんだ。」

彼が再び怖い思いをする方向へと，もう限界まで進んでしまったのが分かったので，私はしばらく夢の話題を放棄した。そこで私は，技師としてのナフィールド卿というアイディアを取り上げて，彼に将来何になりたいか，と尋ねた。「そう，多分科学者だな。でも，学校の理科はあまり面白くないんだ。」それから，彼は誇らしそうに両親の学問的職業について語った。彼は話している間，No.13の絵の何かを黒く塗り潰していた。私がそのことを尋ねると，彼は，「電話を取っているところだよ」と言った。しかし，元々のアイディアは，この紙面に何かとて

（訳注）英国の自動車会社社主（1877-1963）。医学・教育の研究を援助する財団を設立。

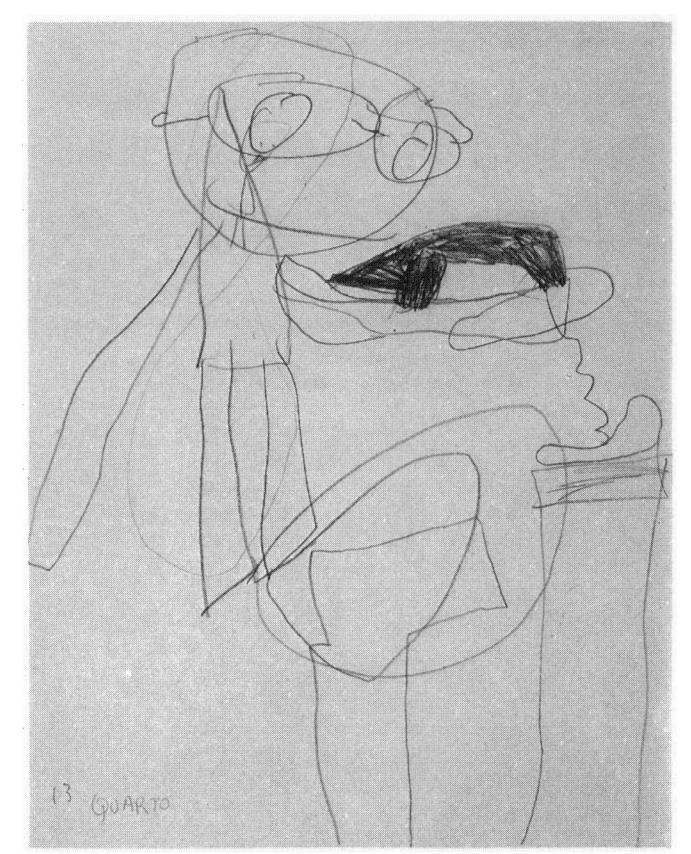

も暗いものを描くことであったように私には思えた。私はこれを曖昧化の動きであり，抑圧の象徴であり，何か怖いものを，たとえば血で真っ赤な貴婦人たちを否認するための，作為的な記憶喪失であると仮定した。しかし，電話というのはコミュニケーションの象徴として肯定的な意味をもっている。

ここでも，私が解釈していないことが分かるだろう。私は，豊かな素材が自由に発展するままにしているし，患者が3歳の時に見た恐ろしい夢を再体験する位置に到達できるくらい，私や専門的場面を信頼するようになるだろうと確信して，作業しているのである。

　　私たちは第2の足踏み段階にいたが，次に到達すべき段階があることを，私は推察できていた。私は次のような質問をして，その時間を埋めた。「君は誰を一番愛しているのかな。」この質問にすぐに続けて，私は「私には分かっているけど」

というコメントを付け加えた。私がこうコメントしたのは，彼が私の質問に当惑し，質問にどう答えるか決めかねていた事実を利用したかったからである。もし私がコメントしないで待っていたら，彼は合理化に基づいた答え方をしたであろう。彼は私が知っていると言ったことに困惑した様子で，私に言ってくれるように頼んだ。そこで，私は「君自身だ」と答えた。当然私は，彼自身がそれまで絵の素材の多くでとってきたやり方の影響を受けていた。彼は私の答えに憤った。「そんなことないよ。僕は自分のこと全然愛してなんかいないよ。僕は誰も愛していないんだ。」しかし，彼はこの話題を続け，祖父母のことはとても愛しているが，他の人を誰も愛していないと語った。彼は双子の妹が末の妹と遊び，双子の弟は役に立たない，という家庭の様子を話してくれた。「弟は絶対，僕と遊ばないんだ。僕には，一緒に遊ぶ者がいないんだ。」それから彼は，一人の男の友達のことを話した。その友達との友情は，その友達が彼をいじめることの上に成り立っているようであった。私たちはこの時，サド－マゾ的組織化のマゾヒスティックな側に大きく傾いていた。表面的には，この二人の少年はかなりたくさんの時間一緒に遊んでいたが，その遊びは反社会的なものになりがちであった。彼はそのことを次のように説明した。「以前，僕は窓をよじ登って，学校に忍び込んで，先生の机を開けて罰を受けたことがあるんだ。でも，机の中には何もなかったよ。」私は続けて質問をした。「君は物を取った〔盗んだ〕ことあるの？」「やったことないよ。でも，物を取って遊ぶことはあるけど，いつも元に戻しておくよ。」足踏みの段階は終わりつつあった。

この時彼は，次のようなことを言って，自発的に夢の話に戻った。「僕は，毎日夢を見るんだ。でも，その夢は僕には見えてこないんだ。」この彼の言葉は，夢の内容を認識できないが，夢を見ているのは意識していることを，彼なりに述べているものと思われる。あるいは，彼は夢を思い出すことはできるが，完全に覚醒した時には忘れているのだと言っているのかもしれない。彼は続けて言った。「今まではっきり見えた夢は，二つしかないよ。一つは，馬や馬車が出て来る素敵な夢で，黒馬物語と関係があるんだ。もう一つは半分しか見なかったけれど，とても素敵な夢で，全部正夢になったノルウェーの神様たちの夢だった。それは凄かったよ。」それから彼は続けて，ノルウェーの神話を読んだことがあると語った。彼は明らかに，ベッドの中で読む本から多くの情報を得ていた。

事態はまだ停滞気味だったので，私は「君は幸せな人間かな」と訊いた。彼はそれに答えて「学校では違うよ。僕はいじめられているから」と言った。彼は少年たちが彼に対して残忍なことをする様子を話し続けた。他方，ある日に少年たちが彼を選挙でクラスの雑誌の編集委員に選んだことについても彼は話した。私は「彼らは君に実際に手を出すの？」と訊いた。「そんなことないよ。」彼は自慢そ

うに答えた。「**僕に手を出すことなんかできないよ。僕は柔道を知っているんだ**もの。でも，彼らは意地の悪いことを言うんだ。僕が本当のことを言っても信じないんだ。僕が嘘つきだと言いふらすんだよ。」そして，彼は告白した。「僕はよく自慢してたんだ。」

私たちはしばらくの間，学校のことを話していたが，私は夢の絵に話を戻す機会を待っていた。ついに彼は自分からその話題に戻った。彼は次のように言った。「双子が生まれた時はショックだったよ。僕は大きくなかったんだ。2歳くらいだった。僕の生活がまったく変わったんだ。」そして，彼はこうコメントした。「僕は本当には憶えていないけど，ママは僕がそのことでまだ影響を受けていると考えているんだ。」この彼のコメントは，双子が彼の生活を台無しにしてしまった状況にまで，彼がまだ本当に戻っていないことを示していた。しかし，彼は続けて，「僕は世の中が嫌いで，生きるのが嫌いなんだ。学校もいやなんだ」と言った。そして，学校では神を信じることを要求されるが，彼はそのことにうまく対処できないと，かなり興奮した口調で説明した。私は「君は何かを信じているの。たとえば，君自身を信じているのかな」と訊いた。

「先生は何を言いたいの。僕には本当に分からないよ。」

この時点では彼は，神を信じることに関連したこととして，自分自身を信じるという，私が提出したアイディアを理解しようと苦心していたが，無理だった。私はこう質問して，彼を救いだそうとした。「君は誰かにとって大切な人だと思うの。」これに答えて，彼は「思わない」と言い，そして，自慢をすることでこの位置から抜けだそうとした。「ああ，僕には楽しみがあるんだ。僕は，見ていいテレビ番組を知っているよ。」それから，彼は再び神についてとても真面目に話し始め，神が父なら，神の父親は誰で，神の父親の父親は誰なのか，という哲学的な問題を討議し始めた。彼はこの問題を，次のように言って，切上げた。「先生は死ぬまで何百万年も，この話を続けられるよ。」そこで，私は「お父さんは君にとって大切かい」と訊いた。彼は「そうね，もちろんお父さんは息子を持って良かったと思っているけど，僕はお父さんに文句を言うのが好きだよ」と答えた。そして彼は，神を信じるという問題に話を戻した。

　私は後に，ほぼすべてのことで意見が一致している彼の両親が，宗教と神を信じることでは永久的に意見が食い違っていることを知った。彼が自分で創り出したゲームを説明するために使った**クロスワード**という言葉は，おそらくそこから来ているのであろう。

　彼は「努めて科学的に書かれた百科事典」で，宗教に関する項目をすべて読んだ

と言った。この時点で，彼は神に同一化しているといえる段階に入った。しばらくの間，彼は次のような話をした。「僕は自分であらゆることのすべてを発見したんだ。つまり，すべての惑星はどのような軌道を進むか，すべてのものはどのように創られたか」等々。そこで，私は「そうか，そういうふうに君は神で，神は君なんだ」と言った。彼は私の言ったことに鋭く反応した。「そんなことないよ。僕は神になりたくない。僕はほとんど何も知らないんだ。僕は世の中の人が知っていることの1兆分の1も知らないんだ。」彼は神への同一化から極端に後退した後，レオナルド・ダ・ヴィンチについて説明した。レオナルド・ダ・ヴィンチは，彼の言うには，その時代を超えたものを発明したので，最も賢い人であった。彼はレオナルドの位置についてとても適切な説明をした。それから，彼はよりパーソナルな話題に戻り，こう言った。「弟は僕とは絶対遊ばないんだ。だから，僕は一人ぼっちなんだ。」

ここで，夢の分析にとりかかる最後の試みをする必要があり，私には，ミルトンがサド－マゾ的組織化のサディスティックな側に触れられるようにしておかなければならないと分かっていた。なぜなら，この時点で私たちがいた位置において，主要な防衛は，いじめられたり，ひどい扱いを受けたり，無視されたりする彼の傾向だったからである。

> 私が何か言った時に，彼はいつも弟を嘲っていると語ったので，弟が決して彼とは遊ばないという事実は，彼からいじめられることに対する防衛と考えられた。それから彼は続けて，小さい頃よく弟を叩いたものだと話した。ミルトンはこの時，1歳の弟がいる3歳の子どもに戻ってしまっていて，（今度は母親の話を引合いに出さないで）こう言った。「分かるでしょう。**僕は一人っ子になりたかったんだ。**」

彼はここで，サディスティックな側面から，再び夢を考える準備ができた。彼はすべてのものが何を意味するか分かっているようであったが，そのすべてを私に伝えることはできなかった。「シャンデリアは，そう，本当はシャンデリアではなくて，天井から吊り下がっているランプのようなものだった。いや，あれはおっぱいなんだ。男の人みたいな胸だった。」彼はシャンデリアと呼んだものを，膝に抱かれた赤ん坊の視点から見た，男性か女性の上半身と見なしていた。そして，彼は「赤い貴婦人たち」についても話すことができるようになり，自分から進んで話した。彼は彼女たちは引きちぎられたおっぱいなんだと言った。この発言はまったく自発的なものだった。彼は母親の実際の乳房に対する原始的でサディスティックな空想を表現するために，つまり，彼が3歳の時に観念として彼を

支配したいくつかのアイディアを表現するために，授乳中の弟というアイディアを使っていた，と私は考えた。もちろん，これらのアイディアは，その起源を彼自身の幼児期にもっていたのである。

この時，彼は強度の不安を示していたが，夢の空想的内容をすべてではないがそのいくつかを伝えることができた。リュージュ（橇）に乗ることと海に滑り込むことは，出産と関係があった。したがって，今や夢は出産の夢と，乳房へのサディスティックな攻撃との混合物になった。彼の頭脳は大変な速さで働いていた。「あ，そうだ，その時に見た夢には，もう一つ別のものが出てきたんだ。その夢は映画みたいだった。途中に休み時間があったんだ。今は，僕はプリンが本当に大嫌いなんだ。でも，赤ちゃんの時は，プリンが大好物だったんだ。」（つまり，双子の生まれる前のことと，生まれてから母親に対する態度が変化したことを指している。）「このウェイターがやって来たの。そこにはピアノがあるんだ。面白いでしょう。そこにいる人たちは食事をしていた。その人たちが，『ウェイター』と叫んだ。その赤い貴婦人は何かを言ったんだ。でも，**夢の中では言葉が**ないんだ。そして，ウェイターはプリンを持って来たんだ。」（彼は前言語的な段階にいた。）彼はここで，「あれ，うわあ，プリンだ」と叫んで，自分の話を中断した。それから，続けて彼はこう言った。「その人たちは突然，シャンデリアのところに来たの。こんなふうに，おなかのところに胸があったよ。胸かおっぱいなんだ。」彼は絵を指差して，妊娠で大きくなったおなかを真ん中の乳房と考えていたことと，それが，血や皮膚が剝けた赤い表面というアイディアを導くような夢の中で，彼の攻撃した対象であったこととを話した。（彼は妊娠した腹への攻撃を，乳房に対するサディスティックな攻撃に重ね合わせていた。）そして彼は，「6人から8人の貴婦人たちがいたよ，皆んな真っ赤だった」と付け加えた。

この時，彼は母親の身体と乳児的な関係になっていた。そして，彼は胸（乳房）について語り続け，そして，彼のいうには「種をしまっておく，ペニスにすべてのものを全部入れている」男について語った。

ここで彼の頭の中に，乳房，妊娠した腹，胸はないがペニスのある男性，という連続性が明確になった。すべてのものは，サディスティックな攻撃で赤く血に染まっていた。

彼が続けて，「そうだ，それはおっぱいだったんだ。今，思い出した」と言ったので，彼がとうとう，長年のうちに徐々におかしなものになってしまった，3歳の時の恐ろしい夢に到達した，と私は感じた。彼はサディスティックな空想と衝動に充分に触れることができていたので，もはや彼のマゾヒズムについて私が心

配する必要はなかった。彼は怒りに満ちた攻撃を再体験し，その背後にある口愛サディズムに到達していた。この口愛サディズムは，乳房に対する原始的な関係のしかたと興奮のなかに含まれているものである。さらに，子ども時代にプリン恐怖に変わってしまった，プリンへの愛を取り戻すことで，乳房とプレ‐アンビヴァレントな対象関係をもつことに到達したのである。

私たちはここまでで1時間15分費やし，二人とも満足して終了した。

続き

1カ月後，両親が息子のことについて話しに訪れた。私は両親に，ミルトンとの相談面接を細部にわたって説明した。この情報を得た結果，両親は息子に対する見方が非常に豊かになった。この両親は，私が彼らに伝えたことを，たとえ間接的にでも子どもに話してしまって私の期待を裏切るようなことがないくらい成熟している，と私は確信していた。通常親たちは，私たちが子どもの精神療法を行なっている時，何がそこで起こっているか分からないので，その治療にまつわるすべての事柄が神秘だと考えやすい，ということを銘記しておくことが大切である。親たちは，精神療法の中で明らかになったことについて事実に即した説明を受けると，日常の家庭生活では現われてこないような子どものある側面についての情報を与えられることになり，それを利用することができることになる。ちなみに，ミルトンの両親は，この症例についての私の理解を深めるような，1，2の重要な資料を付け足すことができた。

両親には，一つの事柄が特に印象深かった。それは次のようなことである。つまり，双子の誕生がミルトンの立場から見れば災難であったことは，それまでも常に明らかであったが，私との相談面接から帰った後で，そのことを彼がはじめて実際に口にしたということである。また，両親は緊張が，特にミルトンと弟の間の緊張が和らいだことに気づいた。その夜，ミルトンと弟は男の子らしいやり方で，ソファの上で遊んだり喧嘩をしていた。これはまったく新しい特徴だった。両親は今日までの結果にとても満足し，今後の発達を喜んで待つつもりになった。

さらに1カ月後，両親がその後に起こったことを非常に喜んでいるのを，私は知った。父親はどうやらミルトンが私との相談面接で「鍵を見出した」ようだと語った。母親は絶え間なく頻発していた災難に慣れてしまっていたので，何か恐ろしいことが起こるのではないかと思い続けたが，全体の雰囲気がどう

やら変化して，つまりすべてのことがミルトンと弟の関係の目覚ましい改善を中心として好転したと語った。

　ミルトンは面接から帰るとすぐに，あきれて憤慨した口調で，母親にこう言った。「ウィニコット先生は，僕が自分しか愛してない，と言ったよ。」母親は，ミルトンの変化を次のような言葉で表現した。「まるであの子は，裏返しになったみたいです。」母親は，彼が以前は自分がやればできることを自慢していたのに，今は実際に計画していることについて話していて，すべてのことが現実的になった，と説明した。両親は初めて，彼が怒り出してしまう心配をしないで，彼をからかうことができた。彼は以前通り学校ではよく勉強していたが，今では重圧感が減ったために，成績や学年の順位というような副次的な事柄については，以前より気にしていないようであった。両親はたった2カ月しか経っていないので，まだ以前のような状態に戻る場合もあるだろうと考えていた。しかし，ミルトンの変化が，彼を取り巻く環境全体に好ましい変化をもたらし，そして彼が今になって初めて，家族や家族の提供するものを利用できるようになったことも，両親は認めないわけにはいかなかった。特に，彼は母親を自由に利用できるようになったようにみうけられた。

　私は「要請に応じて」1年間に4回ミルトンと会った。また，母親とも主に電話で密接に連絡をとってきた。この年の内に多くの問題が解決された。それらのすべてについてここに掲載することは不適当と思われたので，あえて記述しなかった。また，たとえ報告の内容に通常認められる修正が加えられていても，報告が多ければ多いほど，個人がより特定されやすくなると思われる。

　母親の意見は引用する価値があると思う。というのは，彼女は頭脳明晰な人である上に，彼女自身が精神分析を受けている経験から，分析の手順を知りつくしているからである。彼女は次のように言った。「先生がミルトンになさった方法はあまり正統的でないみたいでしたが，この場合には本当に有効だったようです。」

　私はこう付け加えなければならないだろう。ここまでは有効だった，と。子どもの症例はどれも終結することはない。しかし，子どもは成長し，大人になり，それも，社会に適応した大人や，独立した人間になる時がやってくる。その時になってやっと，健康や病態に関して評価することができるのである。

コメント

　この治療相談面接は，児童精神医学において適切なある種の作業を例証している。この治療は，精神分析とも，長期間定期的に行なわれる精神療法とも異なっている。児童精神医学のスローガンは，**臨床でどれほど関わりを少なくできるか**，というものであるべきである。もちろん，このスローガンは次のようなタイプの症例に当てはまる。つまり，子どもが，その置かれている環境を利用できるまでに発達の阻害状態を切り抜けられるならば，家庭や学校の側に，その子どもがいつでも利用できるように待つ用意があるような症例である。ここで述べた症例の場合，面接の開始時には好ましくない徴候がみられた。つまり，落ち着きのなさは，子どもが深層の感情を非常に恐れていることを示していた。技法を用いることによって，少年は徐々に治療関係で確信を得ていき，遊べるようになっていった。こうして，彼は重要な怖い夢を思い出すだけでなく，**その夢を見た時を再び生き直すまでに**，つまり，双子の誕生で彼がひどく混乱した2，3歳の頃を再現するまでに戻れたのである。結局，彼はこの夢に懸命に取り組み，洞察を示し，原始的愛情衝動と，特に，口愛サディズムと関連した著しい不安を調整することができたのである。彼はプレ・アンビヴァレンスにまで達し，3歳の時に失った母親（プリン）との早期幼児期のよい関係に到達した。即時的な臨床結果は満足すべきものであり，少年のパーソナリティに真の変化をもたらしたことを示していた。さらに，少年の変化は環境の好ましい変化も生み出したので，全般的結果は良好なものであった。

　この治療では治療者は，人間の信頼性というものを信じる子どもの能力を十分に利用する。治療者は「主観的対象」のままに留まり，その作業は，転移神経症に関して行なわれないので，精神分析の作業とは異なっている。

　解釈は最小限しか行なわれない。解釈はそれ自体治療的なものではないが，治療的なことを，たとえば，子どもが怖い体験を生き直すといったことを促進させる。子どもは治療者の自我支持があって初めて，これらの鍵となる体験をパーソナリティ全体の中に同化させることができるのである。

第3部

序

　この第3部でも引き続き，子どもとのコミュニケーションというテーマを例証していきます。

　このグループには反社会的傾向の心因を例証するような症例を集めてみました。これらの症例において，反社会的傾向は主に**盗み**という形をとっていますが，それ以外に**他人に迷惑を及ぼす**ような他のいくつかの主症状も含まれています。

反社会的傾向についての理論

　この第3部で私の意図するところは，私がかつて反社会的傾向を説明するために提出した理論を例証することであります。症例が誤った対応をされていたり，あるいは第二次疾病利得が臨床像として確立してしまうなど，さまざまな点で複雑になっていると，この理論は分かりにくくなってしまいます。反社会的傾向の研究が最も行いやすいのは，比較的単純な症例や，早いうちに取り組まれた症例，とりわけ，相談面接の結果として子どもの性格やパーソナリティに起こる改善に適応できる，環境的供給を備えている症例です。第3部に記載したすべての症例（XIII - XXI）で，盗みや他の様式の反社会的行動が臨床像となっていることが分かるでしょう。この臨床像が，私がかつて説明し，これから再び述べようとしている，理論の基礎になっている臨床素材ですし，また，私が用いた証明の根拠でもあります。ある子どもが盗みをしていて，治療相談面接の後に盗みがなくなったとしますと，その相談面接で行なわれた作業が効果的であり，したがって，まるで見当違いな理論に基づいていたわけではない，と推測する強力な根拠になります。この第3部で述べようとする方法で変化が望めないような，ひどく重症の反社会性を示す症例が非常に数多くあるという

事実にも私は落胆しません。まず手始めにすべきことは，比較的良好な環境にいる子どもたちや，あるいは友人や同僚の子どもたちの反社会的傾向を理解し，扱う可能性を確立することです。

この反社会性に関する理論は複雑ではありません。私は1940年代前半にその理論が明確になってから，いくつかの論文で解説することに腐心してきました。私はある時期まで，何もやってあげることができず，解決の糸口さえも見出せないと分かっていたので，病院の外来でも私個人の診療所でも，反社会的な症状を呈する症例を扱うことを避けてきました。ただ，法廷に調書を提出するためだけに，決まったやり方で，私は反社会的な子どもを診ていました。しかし，しばらくして，反社会的傾向を主症状として来院する症例に対して，ある種の援助を提供できることが分かりました。それ以来私は，誰もが努力して役に立ってあげよう寛大でいようとしても，多くの困難に突き当たるような反社会的な症例に数多くかかわれるようになりました。

その理論とは次のようなものです。反社会的傾向が，盗みの形をとっていても，厄介者になるという様式をとっていても，その子どもの性格障害である場合には常に，環境が子どものパーソナルな発達に順調なスタートを切らせることができた早期段階がその生育歴の中に見出せます。言いかえれば，満足すべき発達促進的環境があったために，成熟過程がある程度まで確立される機会があったということです。そして，このような症例では，おそらく突然に成熟過程の阻害をもたらすような，何らかの環境側の過失が見出されるはずです。このような阻害や，新たな不安に対する子どもの反応は，子どもの連続した生活体験を断ち切ってしまいます。ある種の回復も起こるでしょうが，**子どもの側から見ればすでに生の連続性に裂け目ができています**。環境側の失敗と，そこからの回復過程で起こってくることとの狭間にあたる時期には，急性の混乱状態が起こっているのです。子どもがそこから回復しない限り，パーソナリティは相対的に解体したままであり，子どもは臨床的に落ち着きがなくなり，誰かに規制されるか，施設に拘束されることになります。一方，回復が起こる場合，子どもは（a）ほとんどの時間いくらか抑うつ的な状態に陥り，わけが分からないまま絶望的になった後，（b）希望をもち始めるようになる，と言えます。希望があるのは，おそらく環境に何かよいことが起こっているからでしょう。この時点で，つまり希望が現われる時点で，子どもは生き生きとして，環境側の失敗以前に獲得していた満足すべき状態に，裂け目を乗り越えて立ち戻れるのです。盗みをする子どもは（その初期の段階では）いとも簡単にこの裂け目

を乗り越えて，失った対象や，失った母親側の供給や，失った家族構造を再発見することに関して希望をもつようになるか，あるいは，まったく絶望的ということではなくなるのです。

　子どもがほんのわずか愛情剥奪されてしまっても，その子どもは，いわゆる甘やかすことが一時期必要だと（教えられなくとも自然に）感じられる親たちによって癒される，という些細な出来事がすべての家庭で起こっていることが分かるでしょう。ここで甘やかすというのは，子どもがその時より幼い年齢に特有な依存や母親側の供給にまで退行する，限定された一時的な機会を与えることです。親たちは非常にしばしば，このようなわずかに愛情剥奪された子どもたちをとてもうまく癒すものです。このことは，子どもが第二次疾病利得を形成する前に治療が施行されれば，反社会的傾向をいくぶんでも治癒させることができると，臨床家が希望をもつ手掛かりになります。わずかの愛情剥奪が，忘れ去られた過去の中と，子どもの意識的生活から遠く離れたところで存在し続けていることは，常に銘記されるべきです。しかし，この分野の治療者は，このような特殊なタイプの病気では，いかに葛藤が意識の近くにあるかを知って，驚かされます。おそらく，何よりもコミュニケーションこそが必要なのでしょう。

　大まかに言うと，反社会的傾向には二つのタイプがあると言えます。**その一つのタイプ**では，病気は盗みや夜尿や乱雑さを通して，特別な関心を要求することや，母親に実際に余分の仕事や心配をもたらすような軽い非行などとして表わされます。**もう一つのタイプ**では，しっかりした管理を，つまり仕返しという付加的性質を帯びていない強固な管理を，引き出すような破壊的なものが現われます。およそ，前者のタイプの子どもは，母親の世話や，あるいは「良い対象」を喪失するという意味で愛情剥奪されていますし，後者のタイプの子どもは，父親，あるいは自分の背後に男性の支えがあることを示せる母親のもつ特性，という面で愛情剥奪されています。この母親のもつ特性には，母親の厳しさや，おそらく攻撃に生き残る能力も，そして，衣服やカーペットのほころびを繕い，家の壁や窓の損傷を修繕する能力などが含まれます。

　言うまでもなく，精神科医やソーシャルワーカーが当の子ども以外の誰かから生育歴を聴取しても，子どもにとって何の意味もありません。母親の話や社会的生育歴から，2歳半の時に扁桃腺摘出術のための入院後，子どもの性格が変わったと分かっても何の役にも立たないのです。治療的意味で唯一価値があるのは，これらの事柄を子どもとの治療相談面接の中で発見していくことです。

子どもたちは，たとえば愛情剥奪の起こった正確な年齢というように，後から訂正できるようなあまり重要でない細部に関しては，間違えるかもしれません。しかし，本質的で重要な事実を分かっているのは子どもなのです。また，子どもの観点から見て何が愛情剥奪であったかを，両親は気づかずにいたかもしれないのです。

　以上述べたことは周知の概念ですし，実例は子どもの治療やソーシャルワークに関する多くの文献を通して流布されています。私がこれから提示しようとしている事柄は，**子どもとの接触を通して**，したがって十分に利用できるような方法で，子どもの過去の生育歴上の重要な内容を得る技法に関してなのです。これらの事柄は，精神分析療法において膨大な量の素材を，子細に吟味することによっても明らかになります。しかし，正統的精神分析の症例では，その主要な特徴は，得られる大量の素材の中に埋没してしまいがちです。反社会的傾向に適用する理論の重要な初歩について，学生が最もよく学べるのは，ここで私が提示するように，記載すべき素材の量が限られている症例を検討することによってだと思います。そのような理由で，私は自分の主張と技法を例証するために，7症例を提出します。

　本書でこれまで述べた12症例と同様に，私はこれらの反社会的症例を，私が治療相談面接や初回面接の活用と呼んでいるものの記述をとおして提出します。症例が複雑な場合には，初回面接は繰り返されるかもしれませんし，「要請に応じて設定される治療」on demand therapy として数カ月から数年にわたって継続するかもしれません。しかし，この初回面接の活用というアイディアを引き続き用いるのは，この技法を精神療法や精神分析療法の技法から，より明確に区別するために都合がよいからです。確かに，これらの治療法を明確に区別することはできませんが，もし面接が連続した形態をとるようであったら，その時点で精神療法が始まり，その作業は異なった質を帯び始めるでしょう。精神療法においては，その作業は転移と抵抗分析について行なわれるように自然に組織化され始めるので，数回の面接を行なった後には，その治療はすでに精神分析，あるいは精神分析的精神療法と呼ぶのが相応しいものになっています。

　最初の症例では，おそらく学生が詳細な記述を読んでいくうえで手がかりとなるような，一つの非常に単純な事実が示されています。つまり，この子どもは盗みのために来院し，相談面接までは強迫的に盗みをしていましたが，母親もすぐに気づくくらいの変化を起こして，私のところから帰っていきました。そして，それ以後この子は一度も盗みをしていません。彼女は早期幼児期の母

親を再発見したのです。彼女は乳房に到達することができ，もはや強迫的なやり方で目的意識もなく，その裂け目を手探りする必要がなくなったのです。このような結果は単なる偶然だけでは獲得できなかったでしょう。

　症例の多くはこれほどはっきりしていませんが，この一例が，ほとんどの時間絶望している子どもの，希望の表現としての反社会的傾向を検討することの興味を学生に与えられればと願っています。そして，このような子どもたちが絶望しているのは，彼らの生活体験の連続性に裂け目が生じているためであり，また，この裂け目は，環境側の失敗に対する子どもの自然発生的で避けがたい甚大な反応に起因しているのです。

症例 XIII^(注1)　エイダ　8歳

　これは，盗みのために連れて来られた，8歳の少女との精神療法的面接の詳細で完全な記述である（この少女には夜尿症もあったが，これは両親の理解と許容の範囲を超えてはいなかった）。読者には，この長い記述の終わりになって，この子どものパーソナリティ構造における解離を表している，否認が例証されていることが分かるであろう。このパーソナリティ構造の解離は，反社会的な行動を示す症例の重要な特徴であって，無意識的に動機づけられた，盗みの強迫を説明するものである。そして，この盗みの強迫は子どもたちに自分が狂っていると感じさせるので，子どもたちは最初から援助を求めるのである。

紹　介

　学校は，エイダの盗みがトラブルを起こしているので，この症状が続けばエイダに退学してもらわなければならない，と断固たる態度を示していた。私はこの少女に一度だけでなく，数回会うことは可能であったが，彼女は私のところから非常に離れた土地に住んでいたので，継続した治療を考えるわけにはいかなかった。そこで私は，初回の精神療法的相談で可能なことはすべて行なうという前提のもとで働く必要があった。この症例は病院の外来で診たものである。

技法の詳細

　私は最初に子どもと会い，彼女を連れて来た母親には会わなかった。その理由は，私はこの段階で正確な生育歴をとることを重要視しないからである。私が重要と考えているのは，患者が私に自分自身を表わせるようにしていくこと

（注1）この症例は最初，'A Psychoanalytic View of the Antisocial Tendency' という題で，Ralph Slovenko 編集 *"Crime, Law and Corrections"* (Charles C. Thomas, 1966) に発表された。

である。そして，その自分自身を表わすということは，患者が私を信頼できるようになるにつれて徐々に起こり，自分が危険を冒せることを患者が分かるにつれて，深層にまで及んでいくのである。

面接の記載

　　　エイダと私は一緒に，何枚かの紙と1本の鉛筆，そして数本のクレヨンの入った箱が置いてある，小さな机に向かいあって座った。
　　　その場には，二人のP.S.W.と一人の見学者が少し離れたところに座っていた。
　　　まず，エイダは（私の質問に答えて）自分が8歳であると言った。彼女には16歳の姉と4歳半の弟がいた。そして，彼女は絵を描きたいと言った。「わたしのお気に入りの趣味なの。」

（この面接では，スクィグル・ゲームは必要なかった。）

(1)　花瓶の花。
(2)　ランプ。それは天井から彼女の目の前に下がっていたものである。

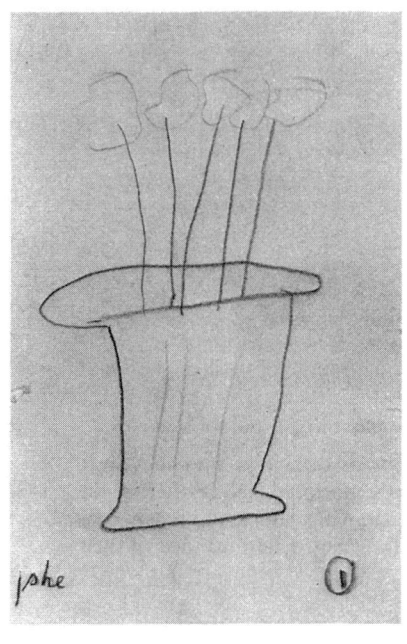

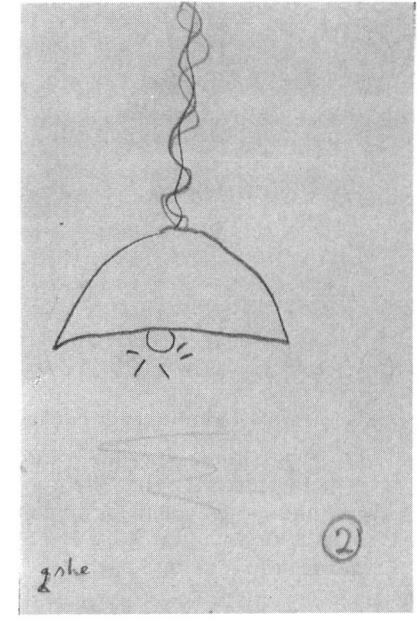

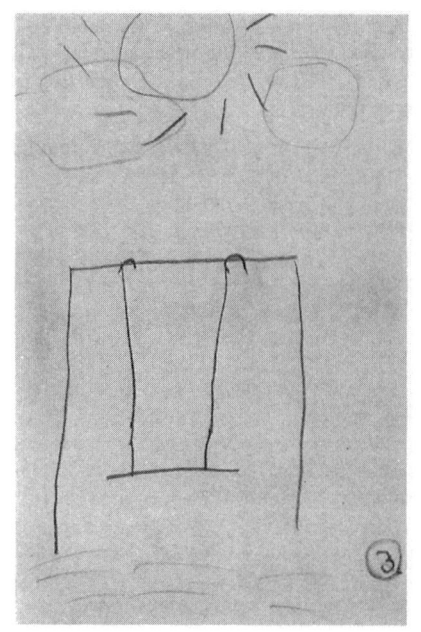

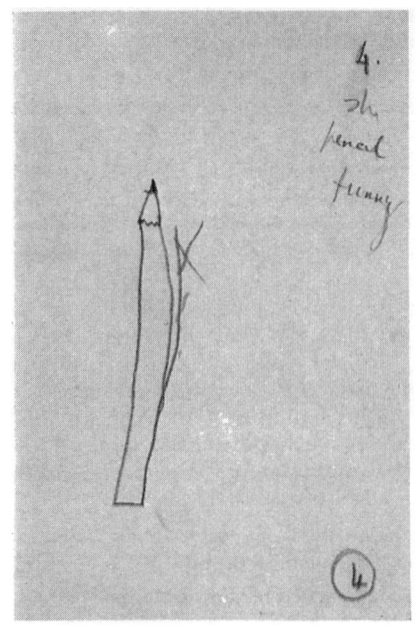

(3) 運動場のブランコ，太陽が出ていて，雲も描かれている。

　これら3枚の絵は，絵としては貧弱で，想像力も欠けていた。それらは具象的な絵であった。しかし，3番目の絵の紋切り型の雲は，この面接の終わり近くで明らかになるように，ある重要な意味をもっていた。私はこの段階では，その重要性に気づいてはいなかった。

　　彼女はさらに描いた。
(4) 　1本の鉛筆。「あ，消しゴムありますか。これおかしいわ，ちょと変だわ。」私は消しゴムをもっていなかったので，もし，変だったら直していいんだよ，と言った。彼女は直して，言った。「太すぎるのよ。」

コメント

　分析医であればすでにこれを読んで，さまざまな象徴性と，なされてもよかった種々の解釈について考えたであろう。この作業では，解釈はほんのわずかしか行なわれず，これから例証されるような重要な瞬間まで差し控えられた。当然，次のような三つのアイディアが思い浮かべられるだろう。(1)勃起したペ

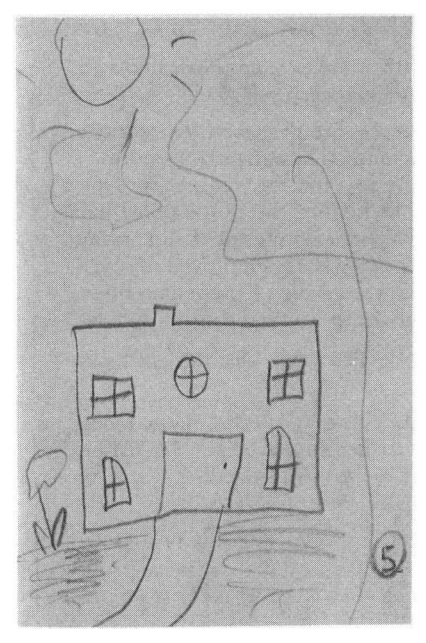

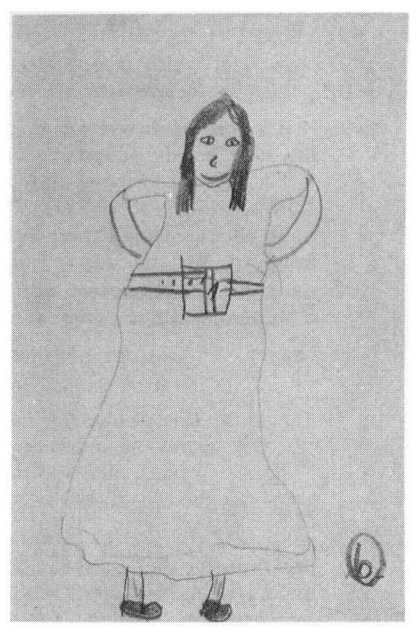

ニス。(2)妊娠している腹。(3)丸く太った自己 podgy self。
　私はコメントはしたが，解釈はしなかった。たとえば，以下のようにである。

(5) 一軒の家と，太陽と雲（再度出現）と花の咲いている植物。私は彼女に，人間を描けるかどうか，尋ねた。これに答えて，彼女は次の絵を描いた。
(6) 彼女の従姉。彼女は描きながら言った。「わたし，手が描けないの。」

　私はこの時，これから盗みのテーマが現われてくるだろうと，次第に確信するようになっていた。そこで私は，子ども自身の「プロセス」に身を委ねることができた。この後，私は子どもの欲求に適応しなければならないが，子どもには私の欲求に適応するよう要求してはいけないということを除けば，私が何を言い，何を言わないかは本当のところ問題ではなくなったのである。
　手を隠すことはおそらく，盗みのテーマ，あるいはマスタベーションのテーマを表わしているだろう。そして，この二つのテーマは，次のような意味で相互関係的である。つまり，盗みは，抑圧されたマスタベーションや欲動空想の行動化でありうる。
　（この従姉の絵は妊娠をも示唆しているが，妊娠のテーマはこの面接では，重要なものに発展しなかった。もし発展していたら，当然このテーマは，エイ

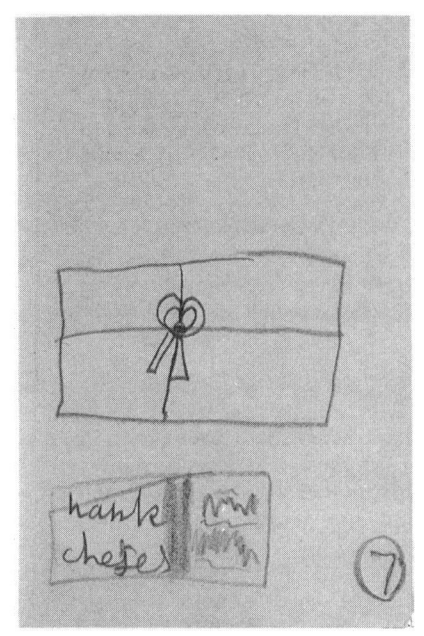

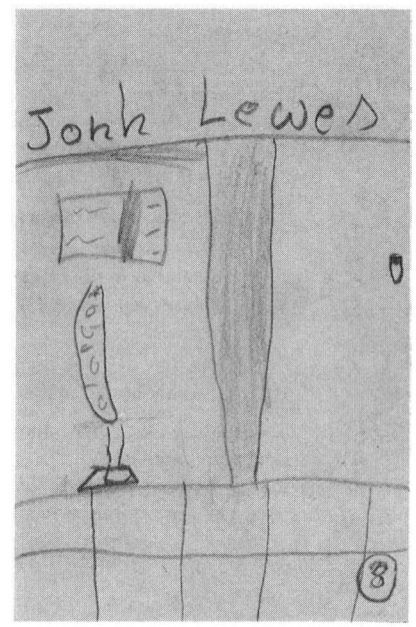

ダが3歳の時の母親の妊娠へと私たちを導いていっただろう。)

　　　エイダは合理化して，言った。「彼女は贈り物をかくしているのよ。」私は「その贈り物を描けるかな」と訊いた。
(7)　その贈り物，箱に入ったハンカチ。
　　　エイダは言った。「この箱はゆがんでいるわ。」
　　　私は「彼女はその贈り物を，どこで買ったのかな」と尋ねた。
(8)　彼女は，ジョン・ルイス（ロンドンの一流店）のカウンターを描いた。
　　　　注：絵の中央に下がっているカーテン。(214頁 No.21参照)
　　　そこで私は「その贈り物を買っている，女の人を描いてみたらどうかな」と尋ねた。
　　　まぎれもなく，私はエイダの手を描く能力を試したかったのである。
(9)　そして，彼女は描いたが，カウンターの外側からの光景だったので，再び手が隠れた女性の絵である。

　これらの絵は，その構想に想像が加味されているので，最初の数枚と較べて力強い線で描かれていることが分かるだろう。
　贈り物を買うこと，贈ることというテーマが，この子どもの自己呈示の中に入ってきたが，これらのテーマが最終的に重要なものになろうとは，彼女にも

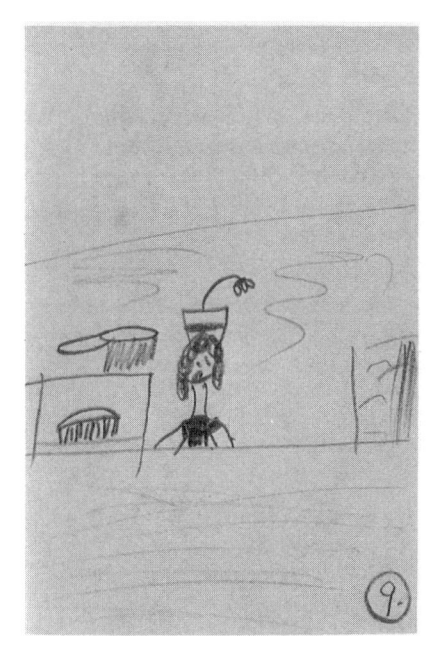

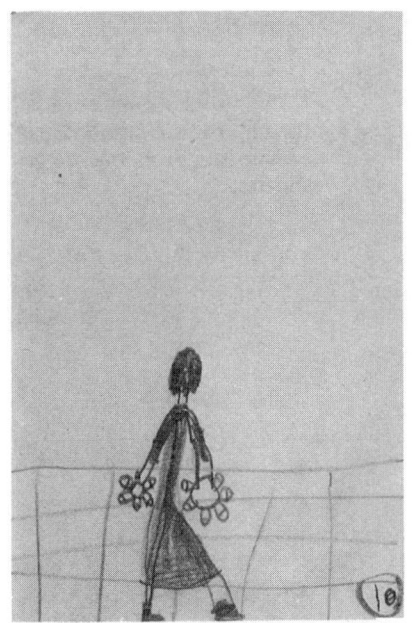

私にも分からなかった。しかし，買うことというアイディアが通常，盗みの強迫を覆い隠すために使われ，贈り物をすることがしばしば，同様の強迫を隠す合理化であることを，私は十分承知していた。

　　私は言った。「この女の人が，後ろからはどんなふうに見えるのか，どうしても知りたいな。」そこでエイダは描いた。
⑽　この絵は，エイダを仰天させた。彼女は言った。「あら，この人は私みたいに長い腕をしているわ。彼女は手探りで，何かを探しているところなの。彼女は長袖の黒い服を着ているわ。それは，私が今着ている服よ。もっと前は，ママのだったの。」

このように，それまで描かれた絵の人物はエイダ自身を表わしていた。このNo.10の絵では，手が特別な描き方をされている。その指は私に，太すぎる鉛筆を思い出させた。私はまったく解釈をしなかった。

棚卸しの段階

事態が今後どのように進展していくかは確かでなかったが，おそらく，これが私が手に入れられるすべてだった。一息ついたところで私は，眠りに就くた

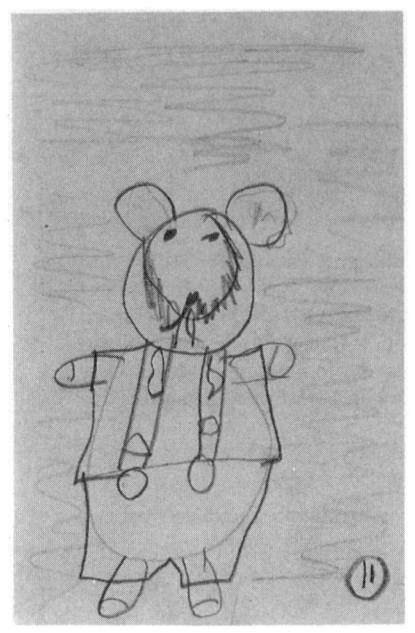

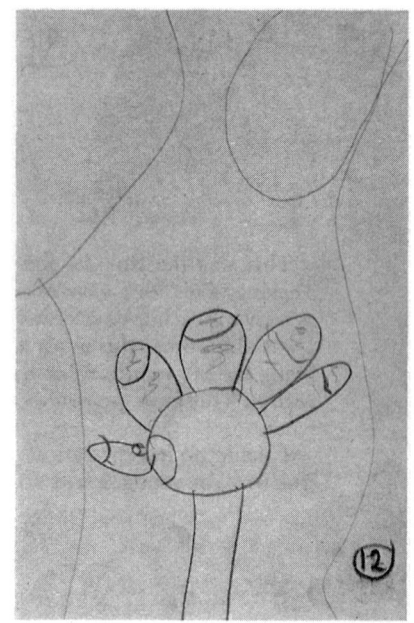

めの方法，つまり，覚醒から睡眠への変化に対処する方法について尋ねた。その寝入る時間は，マスタベーションに葛藤的感情をもっている子どもにとって辛いものである。エイダは次のように言った。

「私はとても大きなクマを持っているの。」そして，そのクマを可愛らしく描きながら，

(11) 彼女はこのクマの話をしてくれた。彼女は朝目覚める時，生きた子猫もベッドに入れていた。この時エイダは，指しゃぶりの癖をもつ弟について話し，次の絵を描いた。

(12) この絵には，しゃぶるための余分の親指が付いている弟の手が示されている。

面接初期の絵で雲があったところに，二つの乳房のような対象が見られる。この絵には，赤ん坊だった弟が母親の体の，それも乳房の近くにいたのを見ていた当時の記憶が含まれている，と理解することもできるだろう。私はまったく解釈はしなかった。

私たちの共同作業は，この時行き悩んでいた。この子どもは（それを分かってはいなかったが）より深層へ進んでも安全かどうか（つまり，有益かどうか）迷っていたと言えるだろう。彼女はこのような迷いと闘いながら，次の絵を描いた。

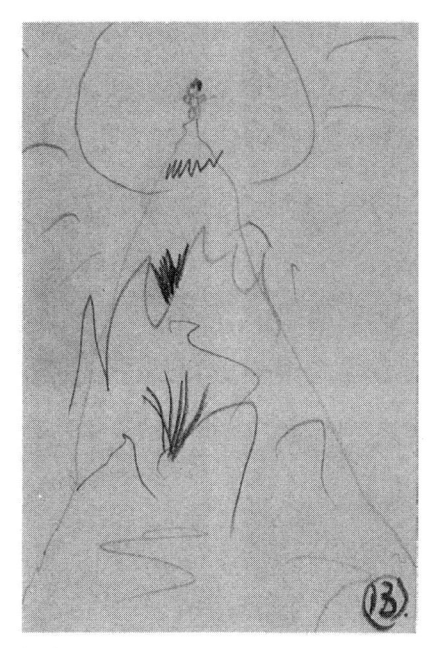

(13) 「勝ち誇る登山家。」

　この絵は，ヒラリーとテンジンがエヴェレスト山に登頂した瞬間を描いたものである。このアイディアから私は，ある達成を経験できる，性的な意味では絶頂に達することができる，エイダの能力の程度を知ることができた。また，私はこのアイディアを，次のようなことを示唆するものとして理解できた。つまり，エイダは，私を彼女の主要な問題に導き，私がその問題について彼女を援助する機会を，私に与えられるようになるだろう。このことは，私が待っている間にも――何を待っていたのだろう？――信頼感を私に与えてくれた。
　私は解釈をしなかった。しかし，私は意図的に，夢を見ることと関連づけた。私は次のように訊いた。

　　　「夢を見る時，山を登っている夢なんか見るのかな。」

いくつかの夢

　引き続いて，非常に混乱した夢についての言語的説明がなされた。彼女はとても早口に，次のようなことを言った。

「私はアメリカ合衆国に行くのよ。私は何人かのインディアンと一緒に，3匹のクマを捕まえるの。その夢には，隣りの男の子が出てくるの。彼はお金持ちなのよ。私はロンドンで迷子になったの。そこは洪水だった。海が玄関まで押し寄せて来たの。私たちはみんなで車に乗って逃げたわ。私たちは，何かを置き去りにしてきたの。それは——それがなんだったか，分からないのよ。でも，それがテディ・ベアではなかったと思うの。それはガスストーブだったと思うわ。」

彼女は，これは以前に見た**とても怖い悪夢**だ，と語った。彼女は目が覚めた時，両親の部屋に駆け込み，母親のベッドに潜り込んだ。そして，そこで一晩過ごした。彼女は明らかに急性錯乱状態を報告していた。この部分はおそらく，この面接の中心部であり，**彼女の精神疾患の体験の基底にまで事実上到達していた**といえる。もし，この判断が正しければ，この面接の残りの部分は，この錯乱状態からの回復過程の描写と見なすことができるだろう。

このあと，エイダは絵を描いた。

(14) 絵筆と絵の具。
(15) アスピディストラ（訳注：葉蘭の一種）。彼女は，クモについて話し，また，毒針を持つサソリが「大軍でやって来て，大きいのが1匹，私のベッドに入って来る」という夢について話しながら，この葉蘭を描いていた。
(16) 家（固定された住居）とキャラバン（彼女に家庭の休日を思い出させる，動く家）が混同されていることを示す，混乱した絵。
(17) 毒グモ。

このクモは，彼女の描いた手と結びつくような特教をもっていた。ここではクモは，マスタベーションをする手と，女性性器とオルガスムとを，ともに象徴しているようである。私は解釈をしなかった。

> 私は，悲しい夢にはどんなものがあるだろう，と尋ねた。エイダは「誰かが殺されたの。それはお母さんとお父さんだわ。でも，二人ともまた元気になったの」と答えた。
> それから，彼女は言った。「わたしは36本の色鉛筆の入った箱をもっているの。」（この彼女の言葉は，私が鉛筆をほんのわずかの本数しか置いておかなかったことと，そしておそらく，私がケチだということに言及している。）

この時，私たちは中間段階の終わりを迎えていた。次のことを銘記していて

症例 XIII　エイダ　211

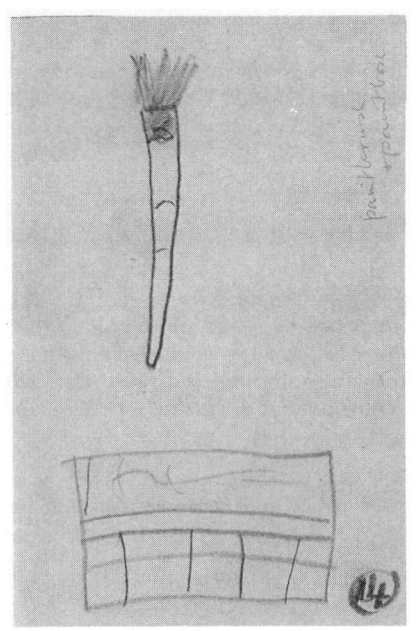

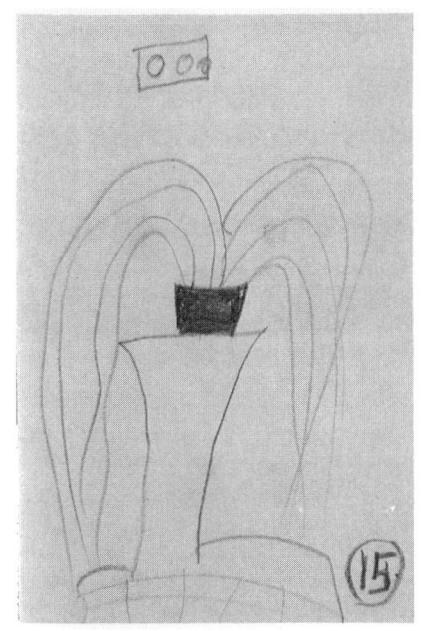

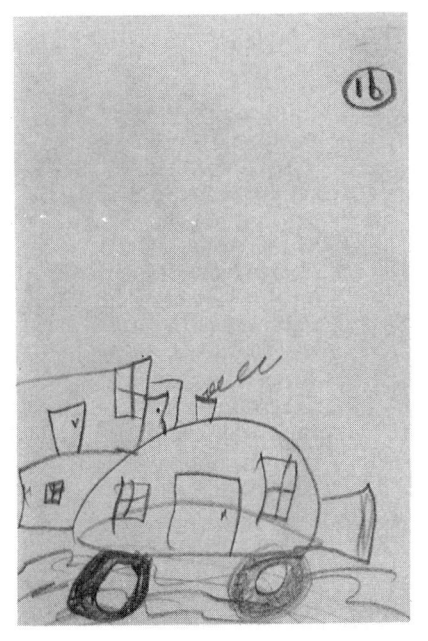

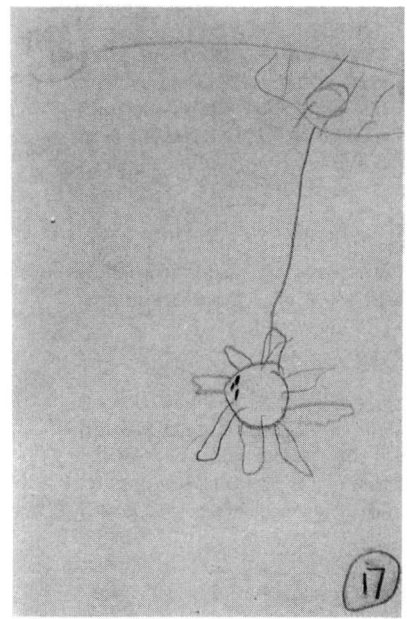

欲しい。つまり，この後これ以上のことが起こるかどうか，私にも分からなかったが，私は一切解釈をせず，子どもの中ですでに始まっているプロセスの働きを待っていたのである。また，私のケチ（鉛筆）への言及を，面接のこの時点が彼女の盗みの衝動を扱うのに適切な時機であることを示す徴候と見てもよかっただろう。しかし，私は相変らず解釈しないで，エイダがさらに先に進む気になるのを待つという態度をとり続けた。

最終段階

しばらくして，エイダは自発的に，「わたし，強盗の夢を見たの」と言った。

ここから，面接の最終段階が始まった。エイダの絵がこの時点でより大胆になったのが観察されるだろう。彼女が描くのを見ていた者の目には，彼女が深層の衝動と欲求に駆り立てられていることが明らかであった。ほとんどエイダの無意識的欲動と空想の源泉に触れているように感じられるのだった。

エイダは次のような絵を描いた。

(18) 黒人が女性を殺している。男の背後に何か描かれていて，そこには指のようなも

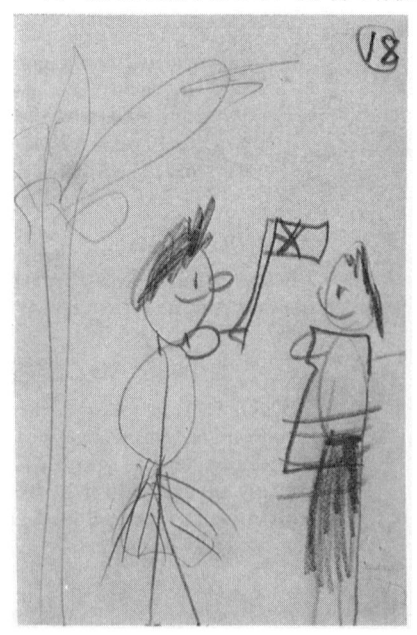

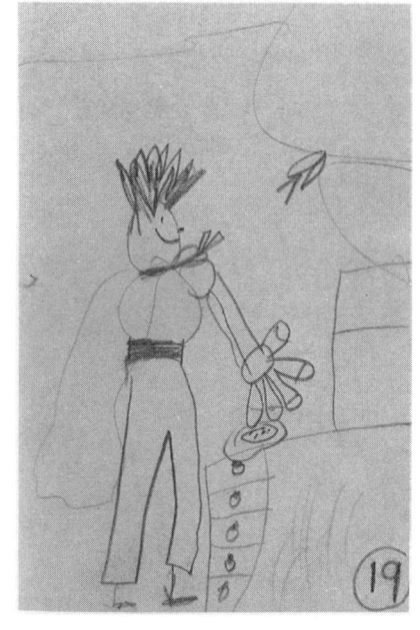

のが付いている。
エイダが次に描いたのは,

(19) 強盗。彼の髪は王冠のように逆立っていて,かなり奇妙である。彼女は,「私のお姉さんの手は,わたしのよりずっと大きいの」と言った。
その強盗は妻に素晴らしい贈り物をしたいために,ある金持ちの婦人から宝石を盗もうとしている。彼は金がたまるまで待てなかったのだ。

ここでは,婦人か少女が誰かに贈り物をしようと,店でハンカチを買っている以前の絵に表わされているテーマが,より深層のレベルで現われている。また,面接初期の絵にあった,雲のような形のものが見られるだろう。それらは今度はカーテンのようである。そして,**蝶結びの紐が付いている。**

私は解釈をしなかったが,その蝶結びの紐に興味を引かれた。その紐は,もし解かれれば,何かを明らかにすることになるだろう。これは,生まれつつある意識,あるいは,抑圧からの解放の絵画的表現かもしれない。このカーテンと蝶結びの紐は,次の絵にも現われている。

(20) これは強盗の妻への贈り物である。エイダは,自分の描いた絵を見ながら,こう付け加えた。「強盗はマントを着ているの。彼の髪はにんじんか,木か,茂みのようになっているの。彼は本当はとても親切なの。」

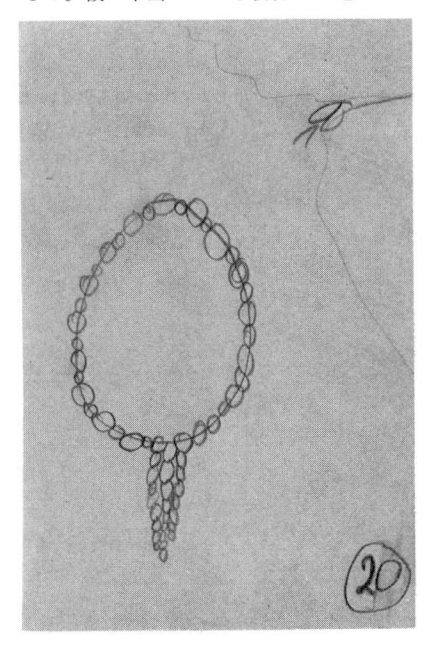

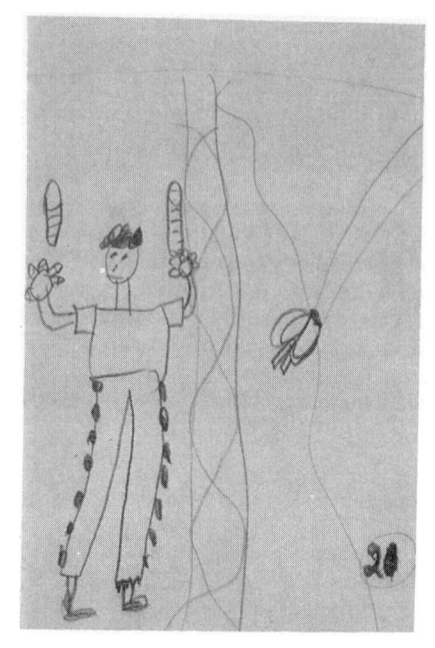

ここで，私は介入した。私は蝶結びの紐について尋ねた。エイダは，それはサーカスで見られるものだ，と言った。（彼女はこれまでサーカスに行ったことはなかった。）続けて，彼女は描いた。

(21) これは曲芸師である。この絵は，未解決の問題を一つの職業にしてしまおうとする試みと考えることができる。ここにもまた，カーテンと蝶結びの紐が描かれていた。この絵が二つの部分に区分され，一方ではカーテンがおろされ，他方ではカーテンが上げられていて曲芸師の芸が続いているという事実は，解離を表わしている。

積極的な介入

　私は蝶結びの紐を抑圧の象徴として理解した。そして，エイダは蝶結びを解く準備ができているように私には思えた。そこで，私は彼女に言った。

　　「これまでに，何か盗んだことはあるの。」

　ここが，この治療面接の記述中で，反社会的傾向についての私の研究の主題が現われている箇所である。私自身と接触する機会を利用した子どもの中で起こるプロセスの発展をここまで読者に見てもらったのも，この部分を見せるた

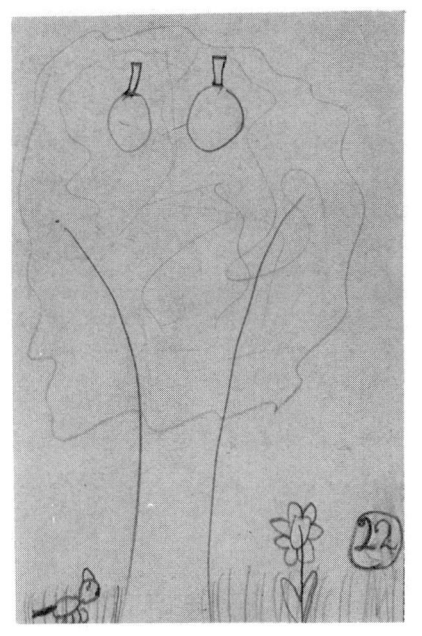

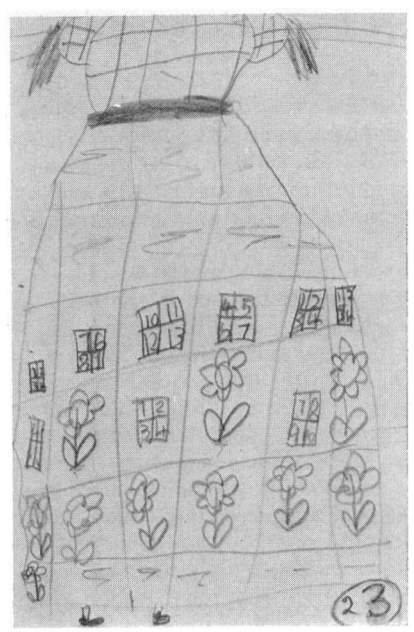

めである。私の質問に対して二重の反応があり，そこに解離が表わされている。

エイダは，(1)「ないわ」と言い，(2)同時に，1枚紙を取り，描いた。

(22) 2個のりんごの実のなっている，1本のりんごの木。彼女はこの絵に，草とウサギと花を描き加えた。

この絵は，カーテンの背後にあったものを示していた。これは，服で隠されていた母親の乳房の発見を表わしていた。愛情剝奪はこのように象徴化されていたのである。この象徴表現は，母親の体に触れている赤ん坊の弟についての記憶を含んでいる。No.12の絵で表わされていた直接的表現と比較対照されなければならない。No.12の絵は彼女にとって，治療的意味合いをもってはいなかった。

ここで私はコメントして，こう言った。「ああ，わかった。カーテンはお母さんのブラウスだったんだね。そしてあなたは今，お母さんのおっぱいに手が届いたんだね。」

エイダは答えなかったが，その代わり，見るからに嬉しそうに次の絵を描いた。

(23) 「これは，わたしが一番好きなお母さんの服なの。お母さんはまだこの服を持っているのよ。」

この服は，エイダが幼い頃からのもので，そして，実際にこの絵は，子どもの目が母親の大腿部の真ん中の辺りにあるように，描かれていた。乳房のテーマは，袖のふくらみに引き継がれている。豊かさの象徴は，最初の頃の家の絵と同種のものが描かれていて，数字に変わっている。

この面接の作業は，この時には終了していた。そして，エイダは，豊かさの象徴としての数字のテーマを継続するゲームで遊びながら「表層に戻るために」わずかな時間を過ごした。

⑷, ㉕, ㉖

さてエイダは帰る準備ができた。そして，エイダが幸せそうで満足そうだったので，私はそれまで1時間15分待っていた母親と10分間ほど会うことができた。

早期幼児期の簡略な生育歴

この短時間の面接で，私はエイダが4歳9カ月まで満足すべき発達をしていたことを知ることができた。彼女は3歳半の時，弟にやや大げさな関心を寄せながら，弟の誕生を首尾よく切り抜けた。彼女が4歳9カ月の時，弟（当時生後20カ月）が重病になり，その病気は長引いた。

エイダはそれまで姉によってとてもよく世話をされていたが，その時（弟が病気になった時）姉は関心を完全に弟の方へ移してしまった。そこで，エイダは深刻に愛情剥奪されることになった。姉の関心を喪失したことで，エイダがこのように深刻な影響を受けたことに両親が気づくまでに，かなりの時間がかかった。両親は事態を改善しようとしてあらゆることをしたが，エイダがこの姉－母親喪失による挫折から回復したと思えるまでには，2年の歳月が必要だった。

この頃から，エイダ（7歳）は盗みを始めた。最初は母親から，後には学校でも盗むようになった。最近，盗みは深刻な問題になっていたが，エイダは決して盗みを認めることができなかった。さらには，彼女は盗んだ金を教師のところへ持って行き，そして，その金を少しずつ自分に分けてくれるように教師に頼んだりもした。この出来事は，彼女が自分の盗みの行為のもつ意味合いを，十分受け止めきれていなかったことを示している。

この強迫的盗癖に伴い，勉学時に集中力が欠けることで，エイダの学業は影響を受けるようになっていった。彼女はいつも鼻をかんでいて，そして，彼

症例 XIII　エイダ　217

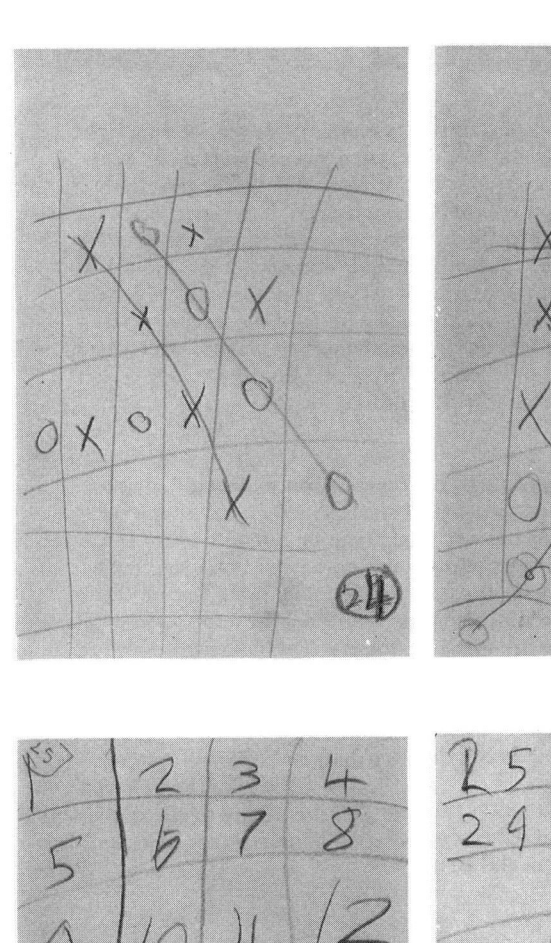

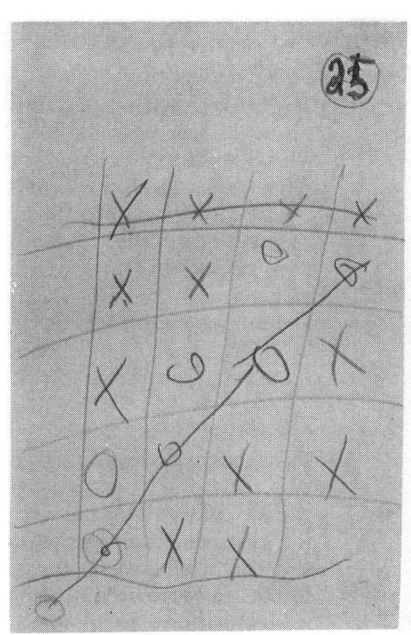

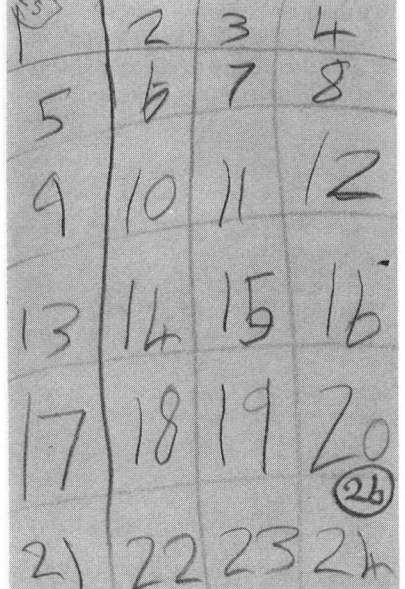

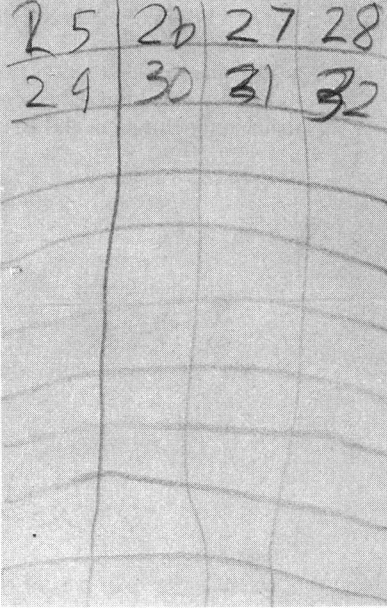

女は太り，不恰好になっていった。（No. 4 の絵を参照のこと，「太過ぎる鉛筆——ちょっと変だわ。」）

要約：エイダは 4 歳 9 カ月の時，恵まれた家庭環境で暮らしていたにもかかわらず，相対的な愛情剝奪を体験した。その結果，彼女は錯乱したが，安全の感覚を再発見し始めるにつれて，解離された強迫としての盗みを発展させた。彼女は，この解離のために，自分の盗みを認めることができなかったのである。

この精神療法的面接の結果

この面接はある結果をもたらした。エイダは，面接の直前まで盗みをしていたが，面接以後盗みをしなくなり，6 年になる。また，学業もすぐに改善された。（夜尿症は面接の 1 年後までよくならなかった。）

母親は，まるで障害物が取り除かれたように，エイダが**自分と新たな関係性**を，つまりくつろいだ親密な関係性をもてるようになって，外来から帰って来たと報告した。この以前の親密さの回復はその後も維持されていた。この事実は，この面接で行なわれた作業が，姉が母親的な世話をする対象をエイダから病気の弟へ突然切り替えた時に失われてしまった，幼児‐母親のコンタクトを純粋に再確立したことを，示しているように思われる。

解　　離

この症例には，私が言及しようとしている解離の一例が見られる。エイダは盗みを認めることができなかった。面接で「これまで盗みをしたことあるの」と尋ねられた時，彼女はきっぱり「ないわ」と言ったが，同時に，彼女は自分がかつて喪失したものを見出したために，もはや盗む必要がなくなったことを示していた。彼女がかつて喪失したものとは，彼女自身の内的現実における，あるいは，心的表象としての，内的対象としての母親の乳房との接触であった。言葉が重要なのではなく，重要なのは，解離が突然もはや必要とされない防衛となったために，機能するのをやめたことである。

この症例の詳細は，反社会的で非行のある子どもたちに対する，治療的なものであれ，保護管理的なものであれ，どのような種類の作業においても必要とされる理論をよく例証している。

症例 XIV　セシル　初診時生後21カ月

　この症例記録はある少年に関するものであるが，彼の情緒発達の特徴は，家庭状況の中で依存にまで退行する能力であった．両親はこの退行に適切に対応することで，それを建設的な治療体験に変えていった．
　この症例は，その過程が，信頼できる家庭状況にいるすべての子どもの生活を特徴づけるような，つまり子どもや家族の精神疾患の問題ではない，退行的なエピソードときわめて密接に関連しているために，特別に興味深い．
　この症例の管理は以下に示すように，間隔を置いた6回の相談面接で行なわれた．

日　　時	少年の年齢（1953年10月生まれ）
1955年7月12日	生後21カ月
1955年10月12日	生後24カ月
1956年2月8日	生後28カ月
1957年2月6日	3歳半
中断	
1961年10月17日	8歳
1962年2月1日	8歳

　セシルは，ロンドン郊外にある保育園の保母から，私のところを紹介されて来た．

父親との相談面接，1955年7月12日

　私はまず父親と面接した．彼は心から息子のことを心配していて，また．全体の状況を十分に把握していた．1時間の面接で，父親はセシルの生活について詳細に語った．

家　　庭

　この夫婦には二人の子ども，生後21カ月のセシルと，生後1カ月のケニス

がいた。ケニスはこの時母乳で養育されていた。父親は母親について，「知的ではあるが，必ずしも穏やかな人ではない」と述べた。セシルは正常分娩で（出生時体重3176g），8カ月間母乳で育てられた。彼はしきりに乳を欲しがり，母乳は「要求があった時に」与えられた。事実，彼はかなり貪欲であり，また，眠りに就いて1時間もすると目を覚ましてしまい，生後6週間以後よく眠る子ではなくなった。このため，彼は病院に連れて行かれ，抱水クロラールを投与された。全体としては，彼は幸せな赤ん坊であり，遊び始めるのも早かった。その後，彼は手がかからなくなり，8カ月目に難なく離乳した。

父親は，セシルが生後数週間本当に扱いにくかったことを暗に触れながら，初めからとても順調に育ったケニスの時には，彼の妻がセシルの時より的確に振る舞っていた，と語った。セシルは生後10カ月目には，一つの積木の上にもう一つの積木を積み上げることができるようになり，また，起坐や歩行は順調だった。生後21カ月の時点で，彼は言葉を使えなかった。

症状の出現

父親は私に相談しようとしている問題を詳しく話し出した。彼はセシルが生後13カ月，1954年11月に変化したと言った。彼はこのセシルの変化と，妻がその前の月に妊娠し新たな妊娠に不安を抱きがちであった事実とを関連づけて語った。セシルは，生後13カ月目から退行し始めた。彼は，父親が「彼の赤ん坊の時の障害」と述べた状態を，特に不眠と全般的な母親への信頼の欠如を再び呈するようになり，そのため，父親か母親がいつも彼の傍らにいてやらなければならなくなった。同時に，彼は玩具に対する興味を失い始めた。毎晩，彼は何回も目を覚ますので，両親のどちらかが彼のところに行かなければならなくなった。彼は目を覚ますと，大声で泣き喚いた。その一方で，彼はよく食べ，発育も順調で，音楽に対する興味も出てきていた。

便器の使用

セシルは便意を催した時，便器を使用することができていたが，（生後13カ月から始まった）この時期にはまったく使うことを止めてしまった。彼はおむつも付けさせず，便意を催すと，床にしてしまった。両親はこのことに関しては，寛容であった。

この父親との相談面接の5週間前に，2番目の子どもが自宅で生まれた。セシルは，その赤ん坊が生まれた時，生後20カ月だった。赤ん坊の生まれる前の

3週間，セシルの症状は，特に眠りに就く時の困難と夜中に目を覚まして泣き叫ぶ問題は悪化して，ベッドに行くことにも抵抗するようになった。この相談面接の前夜も，手当たり次第に物を放り投げ，地団太を踏み，自分を殴りながら45分も泣き続けた。彼はこのような発作を毎日のように，日に二度くらい起こしていた。両親は，赤ん坊が生まれる前セシルに，何が起こるかを話して聞かせようとしたが，両親の見た限りでは理解しなかった。赤ん坊が生まれた時，彼は「興味を示さなかった」が，赤ん坊を見ると目や鼻を突っつき，さらに両親に赤ん坊以外のものに目を向けさせようとした。同時に，彼は乳母車や赤ん坊用のベッドに入りたがった。

移行現象

私がいつも通りの質問をすると，父親は，セシルは初め拳をしゃぶっていて，その後，指をしゃぶるようになったが，どちらも眠る時だけだった，と答えた。彼は特別の対象をもつことを好まなかった。しかし，この1カ月間，つまり，赤ん坊が生まれてからは，一日中，特に赤ん坊が授乳されていると，指をしゃぶるようになった。セシルは実際に乳房に近づこうとはしなかったが，赤ん坊が乳房から授乳されている時に，一緒に食事をするのをとても喜んでいた。父親の報告では，セシルは現在（生後21カ月）あまり遊ばなくなった。水や砂にも関心を向けなくなり，玩具も重要でなくなっていた。時々，彼はふさぎ込んで指をしゃぶりながら座っていた。一方，彼は音楽に新たな，とても積極的な関心を示し出した。また，彼は家事が好きで，洗濯や電気掃除機を使う真似をしていた。

家庭医（GP）はそれまで，セシルの管理に関して力になってくれていたが，もうこの時には，薬で彼の状態を変えることはできなくなっていた。

相談面接のこの段階で，私は以前，まさにこの症例の管理について，同僚から電話で相談を受けたことに気づいた。父親は，その先生はセシルのために看護婦を雇うことを，彼と彼の妻に勧めてくれた，と話した。私が，この助言に強く反対したとき，まさに自分自身に反対しているのだ，と気づき面白く感じた。このことから私は，離れて見ていて与えられる助言と，実際に症例に接して採るやり方とが，いかに違うものかということが分かった。両親は試しに看護婦を雇ってみた。しかし，セシルは彼女を気に入りはしたが，両親の代理者にすることは拒んだ。

コメント

　この症例に直接接してみると，同僚と電話で話し合った時の看護婦を使うという助言と違って，私はこの両親が自分たちで子どもの病気を扱えるという考えをもつようになっていた。セシルは，先に述べたようなさまざまな障害をもっているが，情愛深く優しい性格で，赤ん坊の弟をに愛情を示すようにさえなっているという事実を，私は考慮に入れていた。彼は，時々手のつけようのないくらい泣き叫ぶことはあったが，そういう時を除けば，両親のベッドで眠るという対処法をうまく利用できていた。
　生後数週間に見られた早期幼児期の障害が，母親が妊娠に対して不安をもち始めた前年の11月からの新たな時期に，細部までそっくり復活されたようだという父親の示唆に，私も同意せざるを得なかった。
　この相談面接の後に，私は同僚である家庭医に以下のような手紙を書いた。

　この手紙は，セシルの件に関する公式な文書です。私はある人と面接していて，彼がすでにあなたに相談していることを知り，自分自身が非常に難しい立場に立っていることに気づきました。さらに，私があなたに与え，あなたがセシルの両親に与えた助言を私自身が取り消すという，礼儀に反するうえに滑稽な立場に立ってしまいました。私は父親に，あなたと私が何回かこの症例について話し合ったことがあること，あなたがこの症例に与えようとしていた助言を私が憶えていること，そして，その時点ではその助言はとても適切であったこと，などを話しました。つまり，私はどういうわけか，この症例の家庭状況が，間接的な報告で予想していたものとは，違っていることに気づいたのです。
　この子どもは，母親が妊娠に気づいた（この母親は妊娠すると，病的な〔心気的な〕不安に襲われるようです）昨年の10月から変わり始め，現在はかなりひどい退行を起こしているようです。しかし，彼の食欲や一般状態はさほどの影響を受けてはいませんし，今のところ父親も子どもの要求を満たすことができているように見受けられます。あなたも，両親が二人とも現実に子どもの要求を満たすことに失敗した場合のみ，子どもを看護婦に任せるのが良策であるという，私の考えに賛同してくださるものと思います。現在，この子どもの特別の要求を満たすことに失敗していると言えるかどうかは，意見の分かれるところだろうと思います。私は，現在この両親は子どもの要

求を満たすことに失敗していないし、これからも子どもに病気を切り抜けさせることができるだろう、と考えています。
　赤ん坊の誕生を気にしている様子もなく、赤ん坊が好きなこの子どもは、昨年の10月に妊娠して不安になった母親の態度の変化によって、深刻な影響を受けてしまったのだと私は確信しています。
　この両親は、たとえ日常の家庭生活にかなりの支障があっても、この子の精神療法を考慮するつもりでいます。私は、この休暇が終わるまですべての問題を棚上げしておくように、という示唆を与えておきました。

1955年7月14日に、私は父親から次のような手紙を受け取った。

　セシルについて、私たち夫婦であの子に援助してやれるだろうという、先生のご助言は、私どもが望んでいたことでもあり、とても心強く感じました。先生がお勧めくださったように、8月20日頃、またお便りを差し上げるつもりでおります。

この手紙で、両親が自分たちでセシルに対処していくのを私が援助するなら、彼らはそうすることを望んでいるという私の考えは、確認されることとなった。私は7月15日に次のような返事を書いた。

　あなたがご自身でセシルの面倒を最後まで見られるなら、外からの援助を受けるよりもすべての面で申し分のないことだ、と私は確信しています。一方で、もし必要になった場合に、他の方針を採ることを私たちは恐れてはならないと思います。私は、あなたとお話して以来、あなたがたが頑張ってセシルの面倒を見ていこうとするのを、励ましていきたいと思うようになっています。

8月にきた手紙で、父親は進歩を報告し、まさに私の知りたかったことを詳しく伝えてくれた。

　先生は、7月にお会いしてから私どもの息子セシルがどのように過ごしているか、知らせるための手紙を書くようにおっしゃったことを、憶えていらっしゃると思います。

この3〜4週間というもの彼は，もちろん悲しそうにしている日も何日かありましたが，ほとんど以前より機嫌よさそうに過ごしています。食べること，遊ぶこと，眠ること，一般的な協調性などは，すべて一緒に改善したり，悪化したりします。今私が彼と一緒に寝ています。このところ，彼は夜中に一，二度目を覚ますだけになり，時々ベッドから出て泣きますが，その時間も以前より短くなりました。朝も，妻との昼寝の時も，ほとんど泣かずに目を覚まします。しかし，彼は自分のベッドを普通に使わず，何度もベッドに入ったり出たりしたがり，しばしば床の上で寝てしまいます。
　彼は以前に比べ，よく遊ぶようになりました。彼は今も音楽が熱狂的なくらい好きですし，音楽にあわせて踊っています。また，とても熱心に絵本を見ています。彼はまだ話せませんが，声の種類が豊富になりました（生後22カ月）。
　彼は，ある時には騒々しかったり，笑ったりするかと思うと，また別の時にはとても静かで悲しそうな様子で，指をしゃぶったりしています。しばしば，顔色が悪く，疲れているように見えます。
　先生にセシルと妻に会っていただけるなら，望外の喜びでございます。私どもは，彼が治療を受けるべきかどうか，つまり，治療なしで彼が順調に成長できると，先生がお考えになっているかどうか，知りたいと思っています。妻が必要以上に自信を失っていますので，先生に会っていただけたらと切に願っております。そして，先生が妻に，現在の状況の全体像を説明してくだされば，誠に幸いに存じます。

　この手紙を受け取った後，私はセシルの母親に会う手はずを整えた。私は，彼女が抑うつ気分と心気的不安に陥りやすいことを分かり始めていた。

母親との相談面接，1955年10月12日

　母親がセシルを連れてやって来た。セシルは面接の間，ほとんど母親の膝の上で眠っていた。この時，彼は2歳で，弟は生後4カ月だった。
　母親は徐々に，今までのことの次第を，彼女なりに説明し始めた。それは，彼女の夫の話とほぼ一致していた。母親のいうには，セシルは生後21カ月の時に父親に連れて来られた頃より，幸せそうで，よく眠るようになっていた。時には，彼は大声で叫んだり，他のやり方で大騒ぎをしたりするが，彼がそのよ

うなことをするのは，たいていの場合，まだ母乳を飲んでいる弟が授乳されている時だった。

それから彼女は，この夫婦が私に相談してきた事柄である，セシルの変化について話した。彼は1歳になるまでは普通に遊んでいたが，その後遊ぶ能力をなくしてしまった。

> 相談面接のこの時点で，セシルはいくぶん覚醒して手を伸ばし，一方の手の指を一本，母親の口に入れ，同時に他方の手の指をしゃぶっていた。

母親は，（当時生後13カ月だった）セシルが変わり始め，彼女の具合も実際に悪かった，ケニスを妊娠して2カ月目の頃，つまり昨年の11月に起こったことを振り返って詳しく話した。セシルは，便器を使わなくなり，赤ん坊のようになりたがって，乳母車で寝たがり，赤ん坊と同じようなやり方で入浴させて欲しいとせがんだ。遊びにおいても，母親が赤ん坊のためにしていたようなやり方で，ベビーベッドを整えるのが好きで，（2歳になった）今では人形を使ってそれをやっている。最近になって時々（母親のいうには）彼は腹を立て赤ん坊や母親を叩くようになった。彼女はこの現象を，セシルが自分で赤ん坊になるための，以前より進歩したやり方だと理解していた。母親は，生まれたばかりの赤ん坊にまったく掛かりきりになり，没頭していて，最初，そのことにセシルは腹を立てていた，と語った。セシルは，母親と緊迫した関係になっている時，情愛深い方法で父親を利用することができた。現在（2歳），セシルは独りで，つまり，病気になる前のように**玩具を使って遊ばないで**，自分独りで楽しんでいた。セシルは「ほとんど強迫的なまでに」潔癖になり，家事や料理を手伝わせてもらうのをとても喜んでいた。彼はほんの少し介助してもらうだけで服を着られたし，普通に食べていた。[注1]

母親は，私の質問に答えて，セシルは早期幼児期からテディ・ベアを持っていたが，それは彼にとってまったく重要な意味をもっていなかったと語った。彼は今では，グロテスクな顔の黒い人形であるゴリウォグ gollywog を持っていて，それは特有な使われ方で彼にとって重要な意味をもつようになった。「彼はその人形にブツブツ話しかけたり，ベッドに入れたり，臍のあたりで授乳したりしています」と母親は言った。

(注1) 振り返って見れば，玩具を使って遊ばなくなったことは，象徴化されていた対象の喪失に起因する，象徴表現の喪失の徴候であったことが分かる。これが結局，後に起こる盗みの基になったのである。

その時，母親がセシルの主たる問題と感じていたのは，彼が話さないことだった。しかし，彼は人に自分を理解させていたし，何でも理解していた。近所には，彼と一緒に遊んでくれるような子どもがいなかった。
　セシルは，筋緊張も良好で，風呂に入ることや，蛇口の水や流し台に溜めた水で遊んだりすることが再び好きになり始めていた。
　家に客が来ると，彼は不安になり，指をしゃぶりながら母親の傍らに立っていて，客に近づこうとはしなかった。父親は一度もセシルを怒ったことがない，と母親は言った。父親は本当にとても我慢強かった。父親が家を留守にしなければならない週には，セシルはめそめそしがちであった。母親は，この彼の態度は父親を慕っているためだと解釈し，そのことで時々イライラしていた。彼女は父親がもっと厳しいほうがいいと思っていた。というのは，父親が家を空けた時に問題が起こりがちであるし，父親が家にいると，セシルは母親ではなく父親のところへ行く，と感じていたからである。また，夜中に目を覚まして泣く時はいつも，セシルは母親よりも父親に抱かれたがった。(注2)
　私は家庭医に，この相談面接の後の10月13日，次のような手紙を送った。

　この子どもについて，その後の経過を報告します。生後24カ月になっても，彼はまだ話しません。でも一方では，数々の進歩の兆しが見え，私は，この母親が赤ん坊を育てながら，この子どもを回復させるという難しい問題に十分対処できると思います。セシルは次第に，赤ん坊のようになることへのニードから脱しつつあり，母親と赤ん坊が一緒にいる時には，二人に対する怒りを表わせるようになってきました。彼は家事に熱中し，それもとても上手にこなし，また，赤ん坊を扱うように人形の世話をしたりしています。つまり，母親に同一化する方向である程度問題を解決しています。一つの良い徴候は，彼が初めて一つの対象であるゴリウォグ人形を選びとり，早期から持っていたのに以前はどちらかといえば無視していた，テディ・ベアにも関心を示し出したことです。彼はまだ，さほど不自然でない時に指をしゃぶっています。
　彼は幸福そうで，臨時雇いの看護婦とも仲良くすることができます。彼は掃除や水で遊ぶことに熱中しています。彼はほぼ自分で服を着られますし，食欲も旺盛です。玩具で遊ぶことはほとんどなく，これは相変わらず主要な

（注2）この段階では，母親がセシルの要求を満足させることに失敗した時，セシルが母親の代わりに，母親としての父親を必要としていたことを，私たちがまったく理解できていなかったことが，今になってみると明らかである。

症状として持続しています。彼が、母親の変化に対する反応として病気になった、昨年の11月までは、玩具で遊べていたことははっきりしています。

彼は、私のところに連れて来られましたが、来た時からほとんど相談面接の間中、眠っていました。そして、はっきり目覚めないまま、一方の手の指を母親の口に入れ、他方の手の指を自分の口に入れていました。面接の終わり頃には、彼は目を覚まし、頭の良い子らしく振る舞っていました。彼はまだ眠そうでしたが、私の与えた玩具で遊び、それを持って帰りました。彼はまだ、理解し得る言葉は話せませんが、人形たちには彼なりの言葉で話しかけています。彼は何でも理解していますし、自分のことを理解させることもできます。

彼の身体的発育はきわめて良好で、筋緊張もしっかりしていると感じました。

この記録から、母親自身でこの子どもの世話をするように助言するという私の冒した危険は、的はずれでなかったことが立証されることを理解していただけると思います。睡眠障害は今も続いていますが、それも一度目覚めるだけで、さほど重症ではありません。彼は機嫌よく眠り、朝も機嫌よく目覚めます。

母親の過敏さに呼応する一つの大きな要素は、父親の性格の穏和さです。父親にとって、指示を与えたり怒ったりするのは難しいことなのです。母親は、誰かが怒らなければならない時に怒るのは、いつも私なんです、と言っています。そんなわけで、父親のいる週末は最悪で、セシルはめそめそ泣き通しで、母親を押し退けて父親にまとわりついています。父親のいない週日は、彼はさほど扱いにくくないし、泣いてばかりいるわけでもなく、幸福そうに見えます。(注3)

この子の前途は多難でしょうが、正常という意味を広義に用いるならば、彼は正常になるだろうと私は思っています。

中断期間、1955年10月—1956年2月

私が次に母親に会ったのは、1956年2月8日であった。その時も彼女はセシルを連れて来た。また、父親も一緒に来ていた。

(注3) このことは、前に述べたことと矛盾しているように思われるが、父親がセシルにとって、母親代理者なのか父親なのかについて、セシル自身の不確かさに由来した変化が起こっていたのである。これは、その中間的段階で起こったことであった。

赤ん坊（生後8カ月）は湿疹ができているが，それ以外は健康で，まだ母乳を飲んでいることが報告された。セシル（2歳4カ月）は，概して幸福だった。彼は一音節の言葉を話すようになっていた。

> 私が両親と話している間，セシルは指をしゃぶりながら，もう一方の手を母親のバッグの中に入れたままにしていた。

10月12日の相談面接の時のセシルの行動と比較すると，ここでは母親のバッグが母親の口に取って代わっていた。

セシルはよく遊ぶようになったが，母親がそばにいて彼に注意を向ける態勢にあることを確かめるために，いつも母親を見張っていると報告された。彼は赤ん坊にはほとんど関心を示さなかったが，時には優しい態度をとり，また時には，赤ん坊は彼にとって邪魔者だという態度を示した。彼は食事の時は穏やかになった。彼はもはや，両親と一緒に食事をすることをせがまなくなった。母親との愛情深い関係は取り戻されていたが，父親との非常に親密な関係（これが時々母親を動揺させた）も持続していた。しかし，この頃彼は，父親と母親が一緒にいても機嫌悪くならないようになり，父親が彼をおいて外出しても悲しまなくなった。彼はこの頃，排便の時再び便器を使うようになっていた。

言語に関しては，セシルは複雑な考えや要求を伝えられるようになっていた。たとえば，彼は靴紐が解けていることを教えることができたし，もし母親がそれを結んでくれなければ「ほどけてる」と言うこともできた。

> 面接のこの時点でセシルは，指をしゃぶりながら，部屋に置いてある玩具を見つけた。母親の鍵が床に落ちていたので，彼はそれを拾い，そのうちの一つの鍵を母親のバッグの錠に差し入れた。これは，自分の指を母親の口に入れるという行動を，新たな表現で表わしたものである。いまや，鍵が指を表わすようになっていた。このことから，泥棒が鍵や錠に対してもつ強迫的な関心の根源を理解することができるだろう。

セシルは彼のゴリウォグを持って来たがった。しかし，「彼は本当はそれほどその人形に関心をもっているわけではありません」と母親は言った。最近，彼は以前ほど指をしゃぶらなくなった。

> 私たちが話している間に，彼は母親のバッグからお金を全部取ってしまっていた。

これまでの行動と比較対照してみよう。

(a) 母親の口の中の指
  (b) 母親のバッグの中の指
  (c) バッグの錠に差し入れられた鍵
  (d) 母親のバッグからお金を取ること

 これらすべてのことは，改善されつつある対人関係と関連していた。このような行動をとっている間，私の部屋にある玩具に対する彼の興味は一時的に中断していた。彼が玩具に対して潜在的な興味をもっていることは明らかであったが，彼が玩具を手にするまでにはいたらなかった。彼は母親の財布からボタンを一つつかみ出し，母親に差し出した。母親は「私のコートからとれたのよ」と言ったが，それを受け取らなかった。このやりとりは，最も基本的なレベルでコミュニケートしたり，コミュニケートされたりする能力に困難を生じている，この母親のもつ非常に微妙な何かを例証している。この範囲に限って言えば，彼女は受け入れることに失敗していた。とはいえ，この相談面接の場では，彼女は主に私との関係性に気を取られていたのだということも，考慮されなければならない。
 セシルはまだ両親のベッドを使っている，と母親は報告した。彼のために両親の部屋にベビーベッドが用意されている。セシルは9時以降に目を覚ましがちで，その時家に両親がいることを期待していることからすれば，両親がそろって出掛けることに対してはまだいくらか困難を抱えているようである。
 私は，1956年2月9日に再び家庭医に手紙を書いた。

 この手紙は，あなたにセシルの進歩を知っておいていただくために書きました。今では，彼は正常な子どものように見えます。彼は文の形にはなりませんが，たくさんの言葉を使い，自由にコミュニケートし，独りで遊び，母親との関係においても自分を赤ん坊の位置に置くということに，いつもこだわることもなくなりました。彼は正常な子どもとして通用するでしょうが，まだいくつかの症状が残されています。夜の状態は以前より非常によくなっているのですが，それでも主要な問題は夜に起こるのです。彼は，両親が一緒にいることにも耐えられるようになり，父親が仕事でいなくなることでの問題もなくなりました。一方で彼にはまだ，いつも自分のほうを向いている父親と一緒に，両親のベッドで寝ることが必要です。このことは，両親が一緒になれないという事態を引き起こし，そのことを母親はひどく不満に感じ

ています。しかし，この犠牲的行為が価値あると保証されるなら，彼らはあと数カ月この状態に耐えるつもりでいます。
　この全般的な技法は「甘やかし」だと言われるかもしれませんが，良い効果を上げているように思えます。さらに，母親は自分が徐々に，相互に与え受け取るという，より直接的な接触をもてるようになってきていて，そのことは2番目の子どもとの関係に現されていると言っています。ちなみに，この弟は湿疹があることを除けば，正常です。

次に両親とコンタクトがとれたのは，母親からの手紙によってであった（1956年7月2日）。この手紙の中で母親は，セシルの弟に対する攻撃的な行動という面倒な問題を論じていた。彼女は，この攻撃性が二つの側面をもっていることを理解できていた。つまり，一面にはセシルが健全な発達をしている証拠であり，また同時に，弟にとっては不都合なことであった。私は両親に返事を書いた（1956年7月4日）。

　お子さんを家で世話をしていこうという，あなたがたのお考えは正しかったようです。残存している症状について，私に多くのことができるだろうとは考えておりません。セシルが弟を憎む理由があると認めるようになることは，とても困難であるに違いありません。私が思うに，彼は弟のことを好きでもあるし，憎んでいる弟が実際にいなくなってしまうことを決して好まないでしょう。あなたがたが自分たちのすべきことを，弟が傷つくのを防ぐことだけに限定し，セシルに罪悪感を抱かせないようにしているのは，とても適切な配慮です。とはいっても，自分の行動のために，あなたがたが弟の味方にならざるを得ないのだということを，彼が気づかないわけがありません。あなたがたは，依然としてセシルを夜間自分たちのベッドに来させていることで，とても不自由な思いをしていることと思います。私に言えるのはただ，あなたがたが発達を待ちながら，このままの状況を続けることが可能ならば，そうすることがこの状態を改善する最善の方法だろうということだけです。

この次にコンタクトがとれたのは，母親が来院した時だった（1957年2月6日）。セシルはその時，3歳半だった。
　母親だけと30分会ったが，その時に彼女は非常に大きな変化を報告した。セシルは成長しただけでなく，より幸福になっていた。にもかかわらず，彼は相

変らず，自分のベッドにじっとしていなかった。彼女と夫は，彼に煩わされずに，二人だけの夜を過ごしたことは一度もなかった。彼らは性生活を持つために，現在ではセシルが就寝時から午前２時まで自分のベビーベッドで寝るようになっているという状況を最大限に利用しなければならなかった。彼女はこう言った。「セシルは，両親のベッドに入る権利をもっていると思っているようで，口に出してそう言います。私たちも彼に，もううんざりしているのよって言うんですが，すると彼は，『僕がもっと大きくなったらね』[注4]と言うんですよ。」彼は父親のとなりか，ベッドの端に横になって寝ていた。母親は，彼をとても愛しているが，時にはもう腹が立ってしょうがないこともあると言った。「ケニスの方が何事もやりやすいのです。」

最近，この一家は転居して，その転居先は以前住んでいたところより隣近所に子どもが多く，その中には５歳の女の子もいた。にもかかわらず，セシルは仲の良い友達ができなかった。母親は，彼の遊ぶ能力は変動しやすいと報告し，次のように言った。「彼は子どもたちが来てくれるのを楽しみにしているようです。でも，子どもたちが来ると，遊べなくなってしまうのです。」同様に，彼の弟との関係も予測できないものだった。「要するに，セシルの性格には二つの側面があるんです。一つは，明るく朗らかな面で，もう一つは，独占欲が強く嫉妬深い面です。後者の状態の時には彼は独りで，職人か何かになっている想像をしながら遊ぶ傾向があります。」

盛装する時，彼は男の子より女の子の服を選ぼうとした。彼は明らかに，女性が果たしている役割を羨んでいた。彼は相変わらず指しゃぶりを続けていて，私が「移行対象」と名付けたような一定した対象をもっていなかった。しかし，たくさんのテディ・ベアを持っていて，乳母車の中に入れていた。それらは子どもたちだった。彼はまだ父親のことが大好きだった。彼は医者恐怖になっていたが，それは弟が予防接種を受けて泣き叫ぶのを見たせいだった。彼は，ケニスの湿疹を思い出しているかのように，全身を掻きむしることがあったが，発疹はできていなかった。彼は両親と一緒だとすぐに眠りに就いたが，一人にしておくと眠らず，血が出るまで自分を掻きむしりながら上機嫌で座っていた。性器のマスタベーションは見られなかった。彼はとてもよく喋り，物語が好きだった。この時期，母親は誰の助けも借りず，子どもたちの面倒を自分一人で見ていた。この頃現われた新たな特徴は，彼が母親に対して腹を立てた時に，

（注4）後の時期のソフィスティケートされた言い方（p.240）を比較参照のこと。

以前よりもずっと意図的に母親を叩くようになったことである。また，母親も，時には怒って気持ちを軽くすることを，自分に許せるようになったと感じていた。彼は母親を叩いた後で後悔していた。

　話し合いをした結果，私たちは，両親が耐えられるなら，セシルにこの夜の特権を与え続けておくことに決めた。母親の負担は非常に大きかったが，そのことを私が十分理解していることを，私は努めて明確にした。

　この相談面接の後，私は家庭医に次のような手紙を書き送った（1957年2月7日）。

　　私はセシルの母親の訪問を受けました。少年は，依存状態からほとんど脱しかけており，見たところ非常によく改善していました。彼の退行は，彼を「甘やかす」ことができた母親と父親によって，見事に満たされました。現在残っている症状は，両親のベッドに入ることを要求し続けていることです。これは母親にとって非常に辛い負担になっていますが，彼女はもうしばらくの間は，耐え忍ぶつもりでいます。

　　もちろん，依然として情緒障害の徴候は数多く見られ，特に，両親が主症状を許容しないようなやり方で扱おうとすると，顕著になります。現在，セシルは一日の大半を幸せそうに遊んで過ごしています。

次に来た手紙（1957年3月9日）で，母親は彼を保育園に入れるという提案をしてきた。

　　数週間前に息子のセシル（3歳半）のことでお伺いした時に，先生は彼を保育園に入れることは有効だろうと賛成してくれました。彼を地域の保育園に行かせるための準備を始めたところ，どこの保育園の入園待ちのリストも，たくさん登録されていることを知りました。（子どもが生後6カ月の時に「登録」するよう勧めているそうです。）私は私立と公立の両方に申し込みました。公立の保育園の場合，私が教育局にセシルが障害をもっているという書類を提出し，先生からセシルが保育園に行くことで大きな利益を得るだろうという手紙をいただけるなら，多分入園できるだろうと言われました。先生が，セシルを入園させることに価値があるとお考えになるか，あるいはもっと入園に価するお子さんに譲るべきなのか，私は計りかねております。

この手紙を受けて，私は教育官宛の手紙を書いた（1957年3月13日）。

　X夫人が，私の助言により，セシルのために保育園の欠員に応募の申請をしたと思います。私は，セシルが長期間にわたって過度の緊張状態にあったという理由で，この申請を支持したいと思います。そして，状態が改善してきた現在の彼には，保育園で受けられるような援助が何より必要だと考えます。
　セシルは最初，生後21カ月の時私のところに受診して来ました。この少年は母親が妊娠したことに気づいて，著しく混乱しました。(注5) 主な症状の一つは睡眠障害でした。
　私は保育園に入園待ちのリストがあることは存じております。私が望んでおりますことはただ，セシルの障害をお知らせし，彼が保育園を利用できるようになれば直ちに，通園が彼にとって重要な意味をもつことになる，という意見をお伝えすることです。

　この手紙に応えて，その地区の教育委員会はセシルに「地域の保育園への例外的入園」を許可した。

8 歳 時

中断　1957年3月〜1961年10月

　次にコンタクトがとれたのは，1961年10月であった。その時は，8歳になったセシルが盗みを始めたので，小学校から私に彼と会ってほしいという依頼があった。母親がセシルを連れて来た。私は彼に会う前に，母親と会った。セシルはその時8歳，弟は6歳になっていて，同じ小学校に通っていた。
　母親の報告によれば，セシルは以前より良くなっていたが，決して扱いやすい子どもとはいえなかった。常に，困難な局面が続いてきた。保育園から小学校に進んだ時，つまり，家庭以外の環境で初めて困難に遭遇した時，彼は盗みを始めた。(注6) セシルの中では，大きくなりたいという欲求と，小さいままでいたいという欲求の葛藤状態が続いていた。家庭でも何度か盗みがあった。母

（注5）このような手紙に，妊娠してしまったという観念に対する母親の病的な反応によって，この少年がどのように影響されたかを書いてしまうのは賢明ではないだろう。
（注6）現実原則は，治療的な「甘やかし」や，依存への退行に伴う特別の要求への適応とは，対照的なことである。

親のバッグから金を盗んだこともあった。最近では，友達からも盗んでいた。彼はまた，時計を「たまたま見つけたりして」いた。学校では，盗みを除けば，問題はなかった。この面接の1週間前までは，学校のことで悩んでいる様子はなかったが，その後，腹痛で目覚めるという症状で悩みが現われ始めた。「ちょっとしたことで，すぐに突っかかってきます。それも弟への嫉妬と関係しています」と母親は言った。

　私は，母親が抑うつ状態であることに気づいていた。父親は相変わらず家族に非常に忍耐強く接し続けていたが，母親の方は全般的に不安な状態が続いていた。

　母親に会った後に，私はセシル（8歳）と長時間の個人面接を行なった。私は，子ども用の低いテーブルを二人の間に置き，スクィグルを用いたコンタクトを試みた。

　当然，生後21カ月と2歳4カ月の時のコンタクトをはっきり憶えているうちに，8歳になった少年とコンタクトをとることは，私にとって非常に興味深いことであった。

セシル（8歳）との個人面接（1961年10月）

描　　画

(1) 私の最初のスクィグルを，彼は池にした。

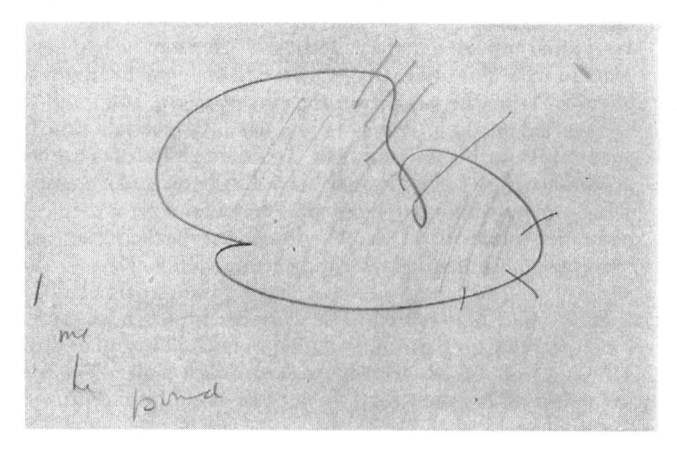

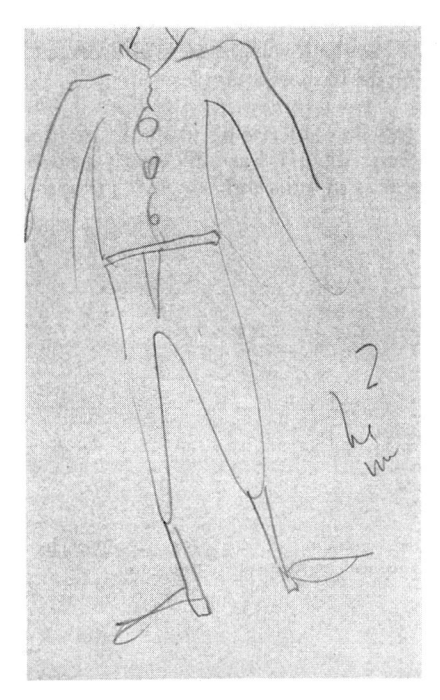

(2) 彼のスクィグル，これを私は男性あるいは男の子を表わすように使った。
(3) 彼は私のスクィグルを自動車にした。どの絵も，彼がかなりの想像力をもっていることを示していた。

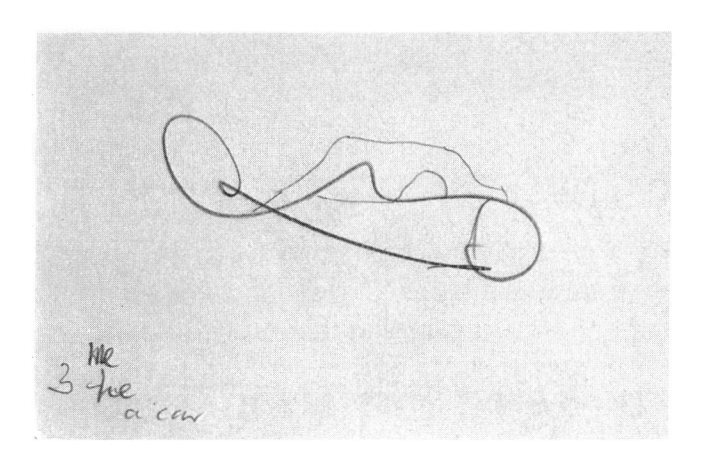

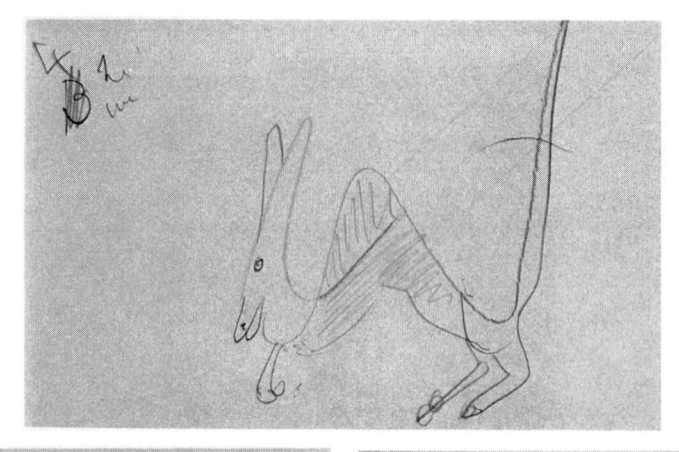

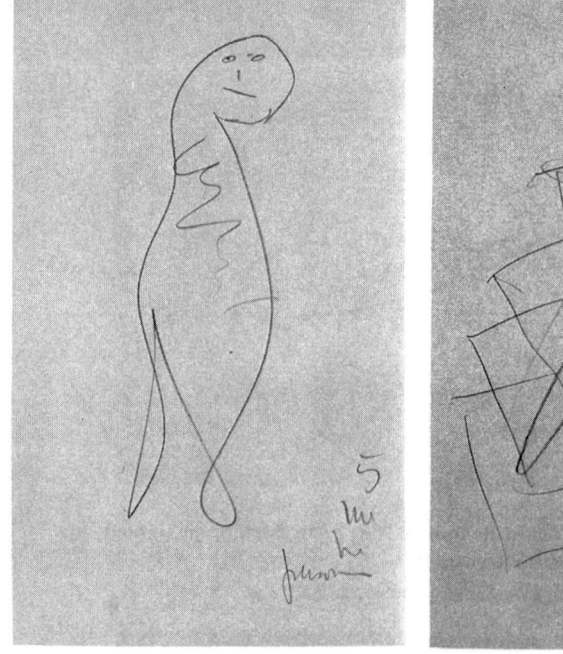

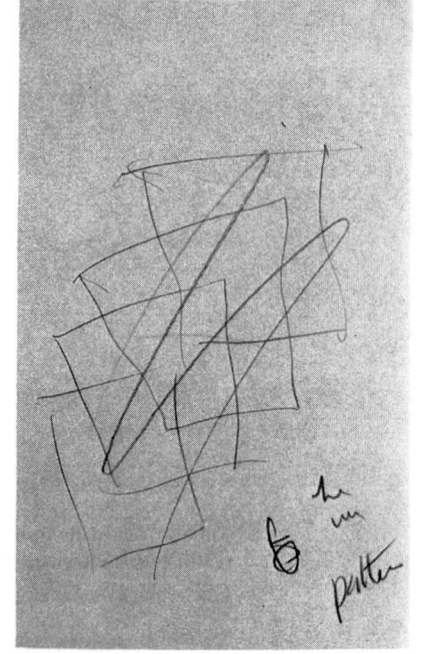

(4) 彼のスクィグル，これを私は何かの動物にした。
(5) 彼は私のスクィグルを人に変えた。
(6) 彼のスクィグル，これを私は，私たちが模様と呼んだものにしかできなかった。

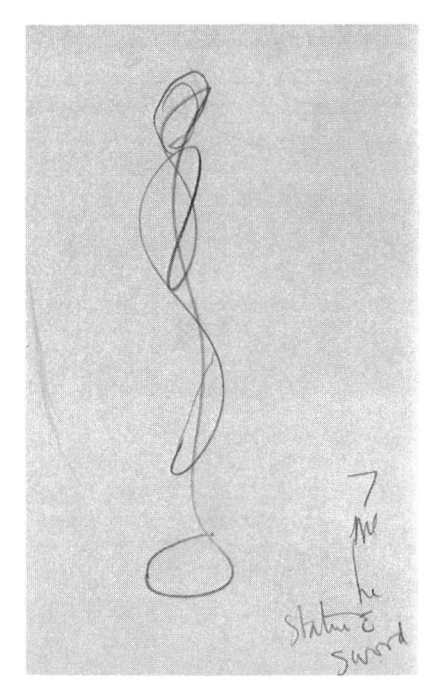

(7) 彼は私のスクィグルを，剣を持った立像に変え，器用さと創造的な想像力を備えていることを再び示した。

(8) 彼のスクィグル，これを私はワニに変えた。

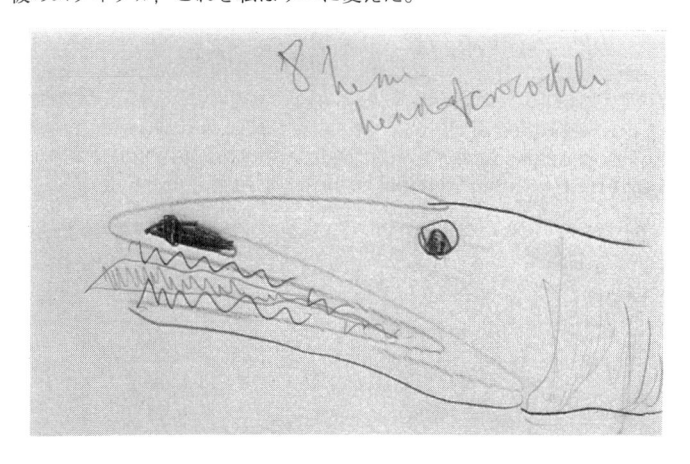

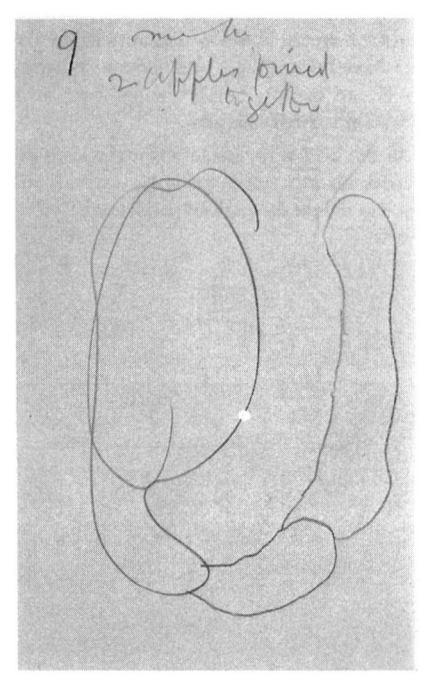

(9) 彼は私のスクィグルを，くっついた二つのりんごに変えた。

　私は，彼が生後24カ月の時に，一方の手の指をしゃぶりながら，他方の手の指を母親の口に入れていたことを思い出した。つながって一体になるような何かが，ここで再現されている。

(10) 彼が描いたスクイグルを，私は三つのりんごと呼んだ。私は「君は今までに，り

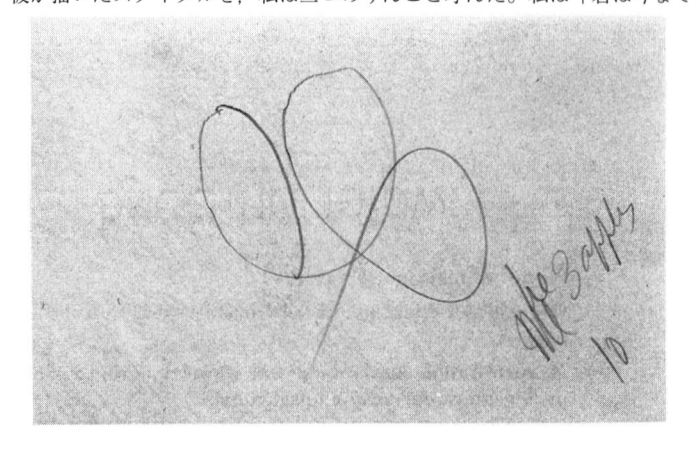

んごの夢を見たことがあるの」と尋ねた。

彼は「僕は前の日に起こったことや，自分のしていたことの夢をみるよ。だいたいは良い夢だよ」と答えた。私が嫌な夢や悲しい夢について尋ねると，彼は腕を折った友人についての悲しい夢を見たことがあると答えた。

(11) 彼のスクィグル。夢の中で彼は長い間病院にいた。彼は本当に腕を折ったことがあるが，実際は2時間しか病院にいなかった。彼は学校の近くの道で転んだのだった。

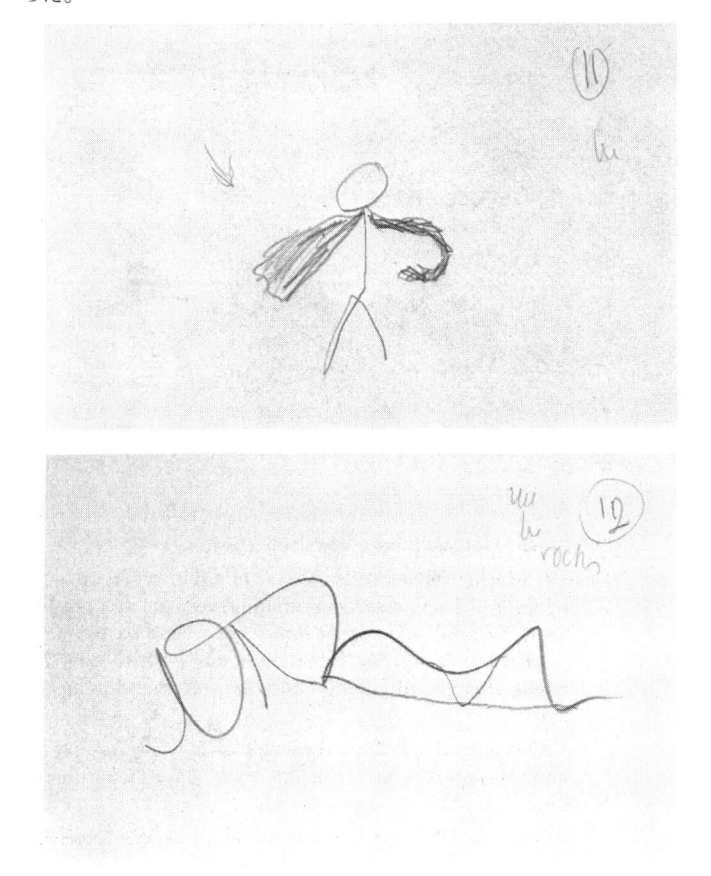

(12) 彼は私のスクィグルを岩にした。これは，フランスでの休暇と関係していて，断崖を表わしていた。

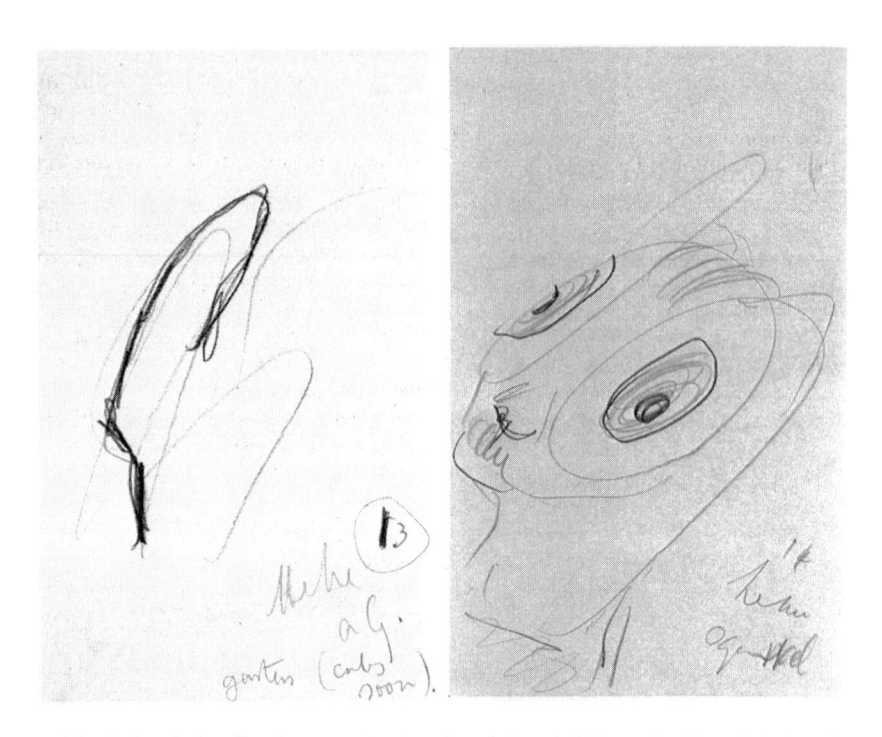

⒀ 彼は，自分で描いたスクィグルをGという字に変えた。これはちょうどその頃，カブスカウトに入団するところだったので，ガーター garters〔カブスカウトの服装で長い靴下を留めるゴムベルト〕と関係している，と彼は言った。
⒁ 彼のスクィグル，これを私は，彼がリスと呼んだものに変えた。
⒂ 私のスクィグル。彼はこれを1本の花が差してある花瓶にした。
⒃ 彼のスクィグル，これを私は植木鉢に植わっている花に変えた。私たちがこの絵を描いている間，彼は孤独や悲しみについて語った。彼は，一人ぼっちがどんなものか知っている，と言った。学校に通学し始めた最初の2，3日，彼は何をしていいか分からなかった。最初の日，礼拝の後彼はすっかりまごついてしまって，遅刻してしまった。

　私は彼に，大きくなることや，物事について多くのことを知ることの利点を尋ねた。彼は，「僕は大きくなんかなりたくないよ。子どもでなくなっちゃうのは嫌だな」(注7)と言った。

　この時点で，私は自信をもって解釈を持ち出してみた。私は，りんごに言及して，

（注7）3歳のとき，両親と離れて眠ることに関して言った「僕がもっと大きくなったらね」という発言（p.231）が8歳のソフィスティケートされた形で聞けたことは興味深かった。

症例 XIV　セシル　241

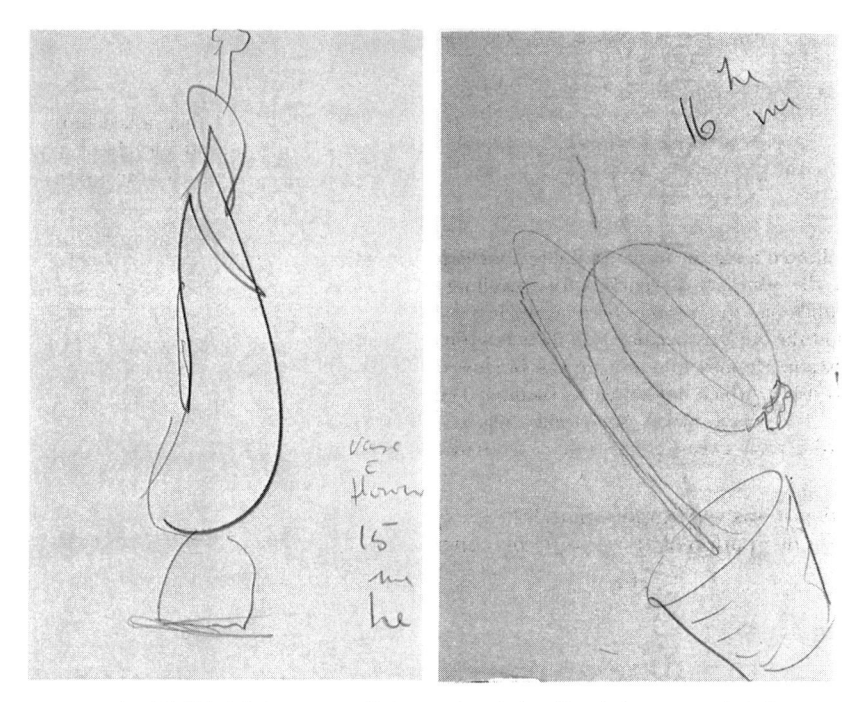

これは乳房を表わしていて，彼がいつまでも赤ん坊のままでいて母乳を飲んでいたいということなのだろうと言った。

　私は現在（1970年），No.10のスクィグルで三つの乳房かもしれないと私が言った三つのりんごは，三つの乳房を持った女神として神話に現われてくる，母性の形体の誇張された表現であると考えている。アルテミスの三つの乳房は凶作の恐れの否認として考えることも可能だろう。

　私の症例報告の中心は，この点にある。すなわち，両親によるマネジメントの技量によって十分以上に満たされてきた退行的傾向の作動を通して，乳児的な対象関係と接触を保ってきたこの少年にとっては，この解釈がごく自然なものに見えた，という点である。

　　ここで私は，父親と母親についてと，彼が赤ん坊のように抱かれ扱われたいと思った時に，両親をどのように利用するかを彼に尋ねた。彼は大体母親を利用すると言った。その理由は「お父さんはいつも，物事をどうするかを，たとえば，芝の刈り方や，いろいろなことのやり方を教えてくれる。」言い換えると，父親は彼を成長させようとしている，と彼は感じていた。この言い方には，彼の早期幼

児期における父親の重要性に対する否認が示されていた。彼は，土を掘るのが得意だ，と言った。「僕は，もう知っていることを学校でやるのが，一番苦手なんだ。たとえば，算数の計算問題みたいに。そんなことをしても何の役にも立たないし，つまらないよ。わくわくするような新しいことなら，僕はやれるんだ。」
私が盗みについて率直に質問すると，彼は些細な盗みについてと，自動車が盗まれた夢について話した。

(17) この夢は，実際の事件の後に見られたものであった。実際の事件では，外国旅行のために準備された鞄が入れてあった自動車が盗まれたので，この家族はどこか家から近いところに行かなければならなかった。この絵と，絵についての彼の連想には，事実と夢が入り交じっていた。彼はまた，ほとんど盗みに近いやり方で，どうやって友達のペンを借りて使ったかを話した。それから彼は，何か重要なことを思いついたように，こう言った。「弟が2歳の時，僕から1シリング盗んだんだ。」

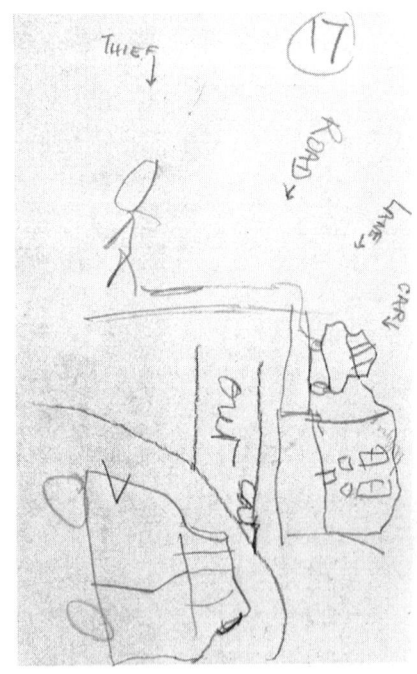

弟が具体的な方法で彼の権利を侵害しているという感覚を表現することは，彼にとって非常に重要なことであったのだ，と私は思う。

この時点で，この相談面接は終わり，彼は私と親密な関係で別れ，とても満足して帰っていった。

この面接で私は，セシルと両親と同席でもった以前の何回かのコンタクトで

得ていた所見の，新たな表現形を得ることができた。その順序は次のようであった。彼はまず，母親の口に対する権利を要求することと，指をしゃぶることを関連づけ，次に，母親の口の代わりに母親のバッグと（金銭を含む）バッグの中身を使った。そして今，彼は盗むことと，盗まれることについて話した。

今回の相談面接の中で，今述べている主題に関連している要点は，りんごの絵とそれについての私の解釈が，この少年の過去や，彼の退行的傾向によって開かれたままになっている無意識との橋渡しをしているために，彼にとって重要な意味をもっていたことである。両親の行なった管理は，この退行的傾向を受け入れ，依存を満たし，そうして，その退行的傾向を治療的手続きに変えた。(注8) すべての背後にあるのは，妊娠したことに対する母親の反応と関連した「愛情剝奪」であった。

そして私は，小学校の校長宛に次のような手紙を書いた（1961年10月20日）。

　おそらくご存じのことと思いますが，私はセシルに会いました。私は1955年にも彼と会っています。母親が学校で問題になっている障害について話してくれたので，私はセシルについての見解と，彼の症状を発達全体の中で位置づける見解をまとめる機会を得ました。

　彼の場合の最近の盗みは，最早期の乳幼児的依存を取り戻そうとする傾向と，ある程度関係しています。ご存じのように，この種の退行的傾向は，それとは対立する，自立しようとする傾向と並存します。1955年に初めてセシルが来た時に私は，母親が妊娠し，妊娠したことに対して彼女がいささか大げさな反応をした時に，彼が不幸な影響を受けていたことを理解しました。このことは，彼が約1歳半の時（1954年10月）に起こりました。

　この少年の学校での処遇は，他のすべての少年たちの処遇と関連の上で決めなければならないことも，必ずしもこの少年の全体的発達や早期乳幼児期の障害との関連で決められないことも，私はよく承知しております。にもかかわらず，このような詳細をお知らせしましたのは，この扱いにくい症状が起こると予想される期間も，学校がセシルの面倒を見続ける方針を採られることが可能であろうと思うからです。現在において，子どもの意識生活との関連では論理的な意味を持たなくなっている様々な症状に，何らかの意味があるということをご覧になると，子どもの教育を担っておられる先生方にと

(注8)『小児医学から精神分析へ──ウィニコット臨床論文集』所収の論文「引きこもりと退行」'Withdrawal and Regression' (1954) 参照（邦訳版では『抱えることと解釈』に収録）。

っても非常に役立つ場合があります。

この手紙に対して，次のような返事があった。

　セシルについてのお手紙ありがとうございました。大変安心いたしました。
　子どもたちの物がなくなることがセシルと関係しているということを，子どもたちに気づかれないうちに，困難な盗みの時期が過ぎ去ったように思われます。これはひとえに，彼のご両親の有益なご協力の賜物です。
　私は，この少年が十分に落ち着いた様子であるという，ご報告をできることを大変嬉しく思います。

追加の問い合わせの返事として，私は父親からの手紙を受け取った（1961年12月4日）。

　セシルは，先日先生のところに妻と一緒に伺った時より，確かにより安定しています。彼は依然として同様の全般的症状がありますが，以前より大分よくなっています。彼はよく眠り，腹痛を頻繁に訴えることもありません。彼は以前ほど不幸でも苦しんでもいません。
　彼はまだ，赤ん坊のようになったり，弟にすぐ嫉妬したりすることも多少ありますが，そういう時を除けば，とても穏やかで満ち足りた時間を過ごしています。学校にはとても興味をもっているようで，学校についての不安はなくなりました。
　私の知る限りでは，私たちが彼と一緒に先生に会っていただいてからは，彼は盗みをしていません。
　先日，校長先生とお会いして話をした時，校長先生もセシルがよくなっているとお感じのご様子でした。校長先生から先生宛のお手紙にも，同様のことが書かれていたかと存じます。

彼の盗み以外の症状は，程度こそ軽くはなっていたが，赤ん坊のようになってしまう発作も含めて，まだ持続していた。しかし盗みはまったく消失していた。
次に再び，この少年と母親に会ったのは，1962年2月1日だった。
私は初めて母親に会い，盗みがなくなったという報告を受けた。セシルは母親や他の人たちとの関係で以前より積極的になり，より幸せになっていた。ま

た，彼は私に再会することを喜んでいた。赤ん坊的痕跡は，それまでも出現するたびに母親が満たし続けていたが，なお存続していた。今はむしろ弟がうるさくなり，セシルを悩ませていた。セシルはこの新たな面倒な事態に敢然と立ち向かっていった。クリスマス休暇は無事に過ぎた。学校でもセシルはよく勉強し，クラスで一番になり，良い評価を受けていた。盗みはなくなったが，学校で作り話をする傾向があった。たとえば，「僕には9人の兄弟がいるんだ」等々。

　ある程度の空想虚言癖は，反社会的傾向や盗みに常に付随し，しばしば盗みが消失した後も続くものである。これは，解離の現われである。

　母親は，私の目には，以前ほど疲れているようにも抑うつ的になっているようにも見えなかった。セシルはまだ決まった友人を作ったとは言えず，これが（精神医学的見地から見ると）残遺症状の主たるものであった。第2の残遺症状と言えるものは，疲労であった。母親は，彼の疲労に対処しなければならないことが分かっていて，必要な時には彼を5時には寝かせていた。

　この疲労と早く寝ることには，退行的傾向の名残と抑うつ，また，自分が母親の抑うつを担っているという彼の感覚が含まれている。

　最後に母親は次のようなことを言った。このことを，彼女が以前にも一度話したことがあったか，それとも今回初めて言ったのか確かではなかったが。「先生はよくご存じですよね，私がセシルとは生まれた時から決して打ち解けられなかったことを。私は，最初からお互いに気楽だった下の子との関係を通して，このことに気づきました。」

　母親がセシルの病気の原因についてこのような明確な見解をもてるようになったのは，今はセシルの状態がとても改善され，そのため彼女の罪悪感が軽減した事実と，長期間にわたってセシルの特別の要求を変わることなく満たして，この改善を生み出したのが彼女と夫であったという事実によるものであると思われた。

　母親に会った後に，私はセシルと面接した。彼は私との関係に積極的で，とても穏やかだった。彼はまず絵を描くことを選び，事実，礼拝堂を描いた。私たちは，彼が建築家になることについて話し合った。彼はいつもよく家を描いているという。そして彼は私に，スクィグルを描いてほしい，と言った。[注9]

（注9）私はこれらの絵を掲載する必要を感じない。

(1) 彼は私のスクィグルをティーポットに変えた。
(3) 彼は自分のスクィグルを，自分でワニの口にした。(そこには，最初のスクィグル・ゲームで私が導入した，ワニが見られた。) 私は，最初のスクィグル・ゲームに現われた，剣を持った人を彼が憶えているかどうか，尋ねた。「うん，憶えているよ」と，彼は答えて，それから，絵の番号に興味をもち始めた。
(5) 彼は私のスクィグルをカワセミに変えた。
(7) 彼は私のスクィグルを人魚にした。
(8) 私は彼のグチャグチャなスクィグルに，それを取り囲むように皿を書きナイフとフォークを書き添えて，この絵は食べることに関係がある，という意味合いをもたせることで何かに変えた。私がこうしたのは，私を食べてしまうかもしれないし，あるいは，治療的かかわりにおける私自身のある側面を表わしているかもしれない，彼の描いたワニの絵から影響を受けていたからである。
(9) 彼は私のスクィグルを，ロケットかジェット機にした。
(11) 彼は私のスクィグルを魔女とホウキにした。この絵は，彼の知っている物語や，魔法の作用と関連していた。そのため，怖い夢が私たちの会話の題材になった。
(12) この絵は，彼が言うには，魔女の夢に似ている。これは（スクィグルを基にしたものではなく）彼が描いた絵である。魔女が家にやって来たところで，彼は目が覚めた。「眠るのはよく眠れるんだ，でも，目が覚めた時，自分がどこにいるか，思い出せないことってあるよね」と彼は言った。そこで，私は「君はすてきな夢を見るの」と尋ねた。彼は「見るよ」と答え，次の絵を描いた。
(13) 彼は生き生きと，自分が運転しているディーゼル機関車を描いた。
(14) おかしな夢は，子どもたちが熱心に見ている道化師やサーカスに関連している。「僕は道化師だったらいいのになあ」と彼は言った。
学校の夢を見るかどうかを尋ねたところ，彼は「見ないよ」と答えた。
「友達はたくさんいるの。」
「うん，たくさんいるよ，でも本当に仲のいい友達じゃないんだ。」
「君は友達になりたいような子と友達になれたの。」
「ううん，なれなかった。」
それから私たちは，とりとめのない事柄についてしばらく話していた。たとえば，今は食器棚に入れてあるゴリウォグなどについてである。彼は，20歳の時には，教師になっているか，道路を掘り返しているか，農夫になっているか，大好きなディーゼル機関車の運転手になっているといいなと思っている，と言った。私が「もっと描こうか」と尋ねると，彼は「うん，もう一つ」と答えた。
(15) 彼は私のスクィグルを雪の詰まった穴に変えた。「昨日の雪はとけちゃったけど，クリスマスの時には雪で遊んで，雪の球や雪だるまを作ったんだ。」そして，私たちはどういうわけか，若者と老人の違いや，87歳になる彼の祖父の高齢について話し合うことになってしまった。

今回のコンタクトでは，私の注意を特別に引くような病気や性格障害やパーソナリティ障害の持続などの，特に目立った様子は見られなかった。この少年は自由さとユーモアのセンスを発揮していた，と私には感じられた。そのどちらも健康を示す徴候である。また，この相談面接の素材には，退行傾向やそれからの逃避を明白に表わすような徴候も見られなかった。

要　　約

(1) 一つの症例が詳細にわたって提示されている。児童精神医学におけるこの種のケース管理の経済的な側面を例証するために，この症例について私の知り得たすべてのことが報告されている。この症例における作業は，6年間にわたって6回の面接と手紙によってなされた。

(2) この少年は，依存までに退行する能力を発達させ維持し，両親はその退行的傾向を満足させた。こうして，この退行は治療的価値をもち，乳幼児期の感情へ通じる道をひらいた。

(3) この治療が必要だった背後には，相対的な愛情剥奪があった。この愛情剥奪は，二度目の妊娠という事実に対する，母親の病的な反応に関連していた。

(4) この少年におけるこのような退行への傾向は，両親が少年の依存を進んで満たそうとし，またその能力があったこととあいまって，信頼できる環境で育てられたほとんどの子どもの場合に見られる「甘やかし」の時期と軌を一にしている。

(5) この症例で，両親は自分たちの役割を果たすことを望み，自分たちでこの少年の「治療」を行なうことに意欲的であった。しかしながら，彼らは，全体を通して責任をとる精神科医としての私から，自分たちが行なっていることについて教えられ，時々援助を受ける必要があった。

(6) 結局，この症例が改善の方向へ促進されたのは，この少年が8歳の時に私を使用して行なった，反社会的傾向（盗み）に関する精神療法的面接によってであった。8歳の時の絵描きゲームで，私たちは乳房と接触するという深いレベルまで到達した。そのため，盗みはその臨床像から消失した。

(7) 残遺症状は存在している。特に，安定した友人関係を作り維持することはまだ困難である。しかし，この症例の結果は，家族や社会的環境との関係におけるこの少年の個人的健康という面からみれば，良好なものであった。

初回面接から14年後に書かれた追記

　この間，私はほとんど毎年その子どもか両親と面接してきた。最も重要な要因は，母親のうつ病になりやすい傾向であることが判明し，そのため彼女は精神療法を受けるようになり，それでかなり助けられていた。彼女は，子どもたちが必要とする生活環境を提供するために大変な努力をする親になってはいたが，それもしばしば，感情障害のために困難になることがあった。父親は，全体的状況の中で絶対的に不可欠な安定化要素であった。

　当然，この歳月の経過の中で，多くの非常に重要な管理が行なわれた。とりわけ適切な学校の選択が重要だった。セシルは初回面接以来，私を彼の生活の中での安定した要素として使用してきた。私は，この両親は事態が困難になった時は直ちに私に助けを求めてくる，と信じることができた。

　この症例では，その後何年かにわたって，間隔を置きつつ行なわれた12回の面接でも，この初回面接が継続していたと言わなければならないだろう。症例記録を読み返してみると，この症例では常に病者は母親であったことが分かる。そして，私は，母親自身のうつ病がこの少年に影響を及ぼさないようにするために母親によって使用されてきたし，一方，母親は彼女自身の分析治療の中で，より全般的な方法でうつ病になりやすい傾向を扱ってきたのである。当然，母親の分析医は，彼女のいくつかの対象に関連した心気的不安を扱うことになるが，それらの対象の一つが子どもであり，その子どもが悪い影響を受けている場合は，その子どもに援助を与えるために誰か他の者が必要になるのである。しかし，この症例においては，子どものパーソナリティや性格や行動に現われた症状というより，母親の病気こそが症例全体に影を投げかけていることを明確に認識しておく必要がある。

　この少年は今はグラマースクールに進んでいる。彼は成績優秀で，17歳の年齢に相応しい成長をしている。指しゃぶりや親しい友人関係の乏しさなどの退行的特徴は残っているが，母親からの自立は次第にはっきりしてきていて，彼が父親に対して反抗的になる，むしろ自然な発達時期も通過していた。この少年が成長し，健康な若者になるにつれてそれだけ，おそらくこの母親の抑うつ症状はよりはっきりしてくるだろう。つまり，その症状がもはやセシルについて心配するという特別の形態をとれなくなってしまうからである。

症例 XV　マーク　12歳

　この症例では，治療相談面接の直後に顕著な臨床的変化が起こったが，その変化は，家庭において少年に接する態度が変わった結果というより，むしろ少年と私の間のコミュニケーションの結果であったように思われる。この少年は水に対して非常に関心が強く，結局，海に行くことで自らの同一性を確立したように思えた。

　私は，ある限定された範囲で作業が行なえるやり方を例証するために，この症例について私の知る限りのことを提示するつもりである。(注1) そして，この治療相談面接というやり方では，精神療法的治療を必然的に複雑にする膨大な量の詳細な資料を扱うことは回避することができる。精神療法家，とりわけ精神分析医は一度にほんの数例しか扱えないのに，児童精神科医が同時に相当数の症例をこなすことができるのは，操作する領域をこのように限定しているからである。この作業を行う児童精神科医には，同時に進行する100例から200例の症例の治療に取り組むことが可能であり，そのため必然的に，この作業は社会的圧力との関わりを含むことにもなる。

　繰り返し述べてきたように，このような作業を行なうためのトレーニングの基礎は，長期間の個人精神療法や，数年にわたって毎日面接を行なう精神分析の徹底した基礎訓練にある，という私の見解を理解していただけるものと思う。

家 族 歴

　　姉　　　　16歳
　　マーク　　12歳
　　弟　　　　8歳
　　弟　　　　7歳

（注1）この症例のプライバシーを守るために，事実を作り替えたり，省略したりする必要のある場合を除く。

マークは12歳の時に，両親に伴われて受診して来た。父親は医師で，大学のスタッフだった。この症例では，私はまず両親に会ったが，それは彼らが問題解決の方向性を得るための援助を望んでいたからである。自然な経過をとる通常通りの面接の中で，多くの事実が明らかにされた。

家族は誰も欠けてはいなかった。マークの情緒発達における特徴が，次のように報告された。

> マークは母乳で育ち，**離乳が困難**だった。「彼は離乳に強く抵抗しました。」

これはかなり理論的に興味深い事柄である。私の経験によれば，赤ん坊が「離乳を嫌がる」場合には，しばしば母親の側に問題があり，その問題は両価的感情の領域の困難か，または抑うつ的傾向である。この二つの状態は関連したものであるが，抑うつの方がより葛藤の抑圧が著しい。

両親は続けて，少年について彼らが話したいと思っていたことを述べた。

> マークはそれまでも**決して正直ではなかった**。（後に両親は，この性質は2歳頃から固定したものだった，と語った。）
>
> マークは7歳（もしくはもっと以前から）の時には「**欲しいものは手に入れる**」少年になっていた。
>
> マークは**8歳の時に盗みを始めた**。（この詳細についての若干の訂正は，以下を参照のこと。）それは，彼が家を離れて友達と一緒の時に起こった。10歳の時には，彼は母親のバッグからよく金を盗み，嘘をついていた。彼も例にもれず白状しなかった。最近（12歳）では深刻な盗みも起こってきていた。それは彼が釣りに熱中していることと関係していた。彼は父親の財布や姉のバッグから盗み，その総額は5ポンド，10ポンドになっていた。彼は盗んでいないと誓い，普段は可愛がっている弟に罪をきせた。彼は証拠の指紋を突きつけられた時だけ白状した。そして，彼は釣り竿と精巧な釣り道具を買った。彼は，「いきつけの釣具屋」の話をして，自分の誕生日にはその釣具屋が特別の釣り竿を贈ってくれる，と言い張っていた。実際には，彼は釣り竿を2本買って隠していた。彼は発覚することを非常に警戒していた。

家族は穏当な態度をとっていたが，それは家族全体の関係性が良好であったので可能だったのである。マークが白状した時は，彼は決して罰せられなかった。しかし，両親は特に，彼の強迫的な嘘に戸惑っていた。また，これらすべての問題によって，少年がなんら苦痛を感じていないことに両親は驚いていた。

さらにいくつかの事件の後，とうとう父親はどうしていいか分からなくなり，

マークに罰を与えた。つまり，マークは食事を台所でとらされ，釣りは禁止された。マークは罪悪感をもたないまま嘆願し続けた。

両親は引き続き面接で，マークの早期幼児期の生育歴を語った。

マークは幸福だった。事実，彼は2歳の時に，生きることの愛に気づいているように，こう言った。「僕は生きているのがとっても嬉しいんだ。」

これは多分「生活に喜びを見出す」という，両親の人生観と関連しているだろう。

マークは寄宿制の小学校を続けるより，家庭での生活を選んだ。学校の報告によれば「マークは努力すれば，もっと成績は上がるだろう。」彼はゲームが得意で，平均的能力をもっていると考えられていた。彼は引き続き，グラマースクールには通学生として入学し，「一所懸命勉強して，自分を取り戻そう」と試みた。マークは自然科学をとても好み，書物をよく読み，この分野に関しては驚くべき知識をもっていた。

私が入眠時のやり方について尋ねたら，両親はこう答えた。「**マークは信じられないような姿勢**で眠ります。彼はまるで丸太のようです。床に就くやいなや，すぐ寝ついてしまいます。夢について話したことはありません。」また，マークは最近，瞬きをしながら顔をピクピクさせるようになった。

両親の話では，マークは友達はたくさんいるが親友はなく，また，年上の人に好かれるようであった。彼は性に関する知識をかなり父親から与えられていた。マークは興奮すると汗をかき顔をピクピクさせたので，神経質だと思われるようになっていった。マークは手工芸を好んだが，特別な芸術的才能は示さなかった。しかし，彼は美的感覚はもっていて，美しいものには感動することができた。彼の生活史において特徴的だったのは，彼の姉のずば抜けた才能であった。彼はこのことを十分気づいていた。この特徴と多分関連して，父親への恐怖は，彼が学校で成績が悪かった時期に増大していった。

彼は身体的なことには積極的で，水泳が好きなスポーツだった。事実，**マークの最大の関心事は水に関することだった**。3歳から8歳まで，彼は海軍に行くことを熱望していたが，入隊を許可してもらうには努力が必要だと言われて，一時（9〜10歳の時）その望みを捨てた。

両親は，マークが5歳の時に生まれた男の子から彼が影響を受けたという，重要な話を持ち出した。彼は弟を「僕たちの赤ちゃん」と呼び，常に特別に可愛がってきた。両親はここで，**マークが最初に母親から盗んだのは，この弟と部屋を共有するようになった時（6歳か7歳）**だった，と語った。

（前に母親は，最初の盗みは8歳の時だったと言っていた。）

両親との相談面接の翌日，私はマークと第1回目の面接を行なった。彼とは3回の重要な面接と，その後1回の補助的な面接（本書では取り上げていない）を行なった。私は彼についてかなりのことを知っていたが，その知識を基に治療を進めていくことには何の価値もないと思われた。その時必要であったのは，別の形式での生育歴聴取，つまり少年と私とのコミュニケーションの中で自然に明らかになる生育歴であった。この最初の面接でもたくさんのことが起こったが，ここに報告できるのは，私たちが一緒に遊んだ「スクィグル・ゲーム」をめぐる事柄である。

1回目の面接

マークと初めて個人的に接触した時に，私はスクィグル・ゲーム技法を採用

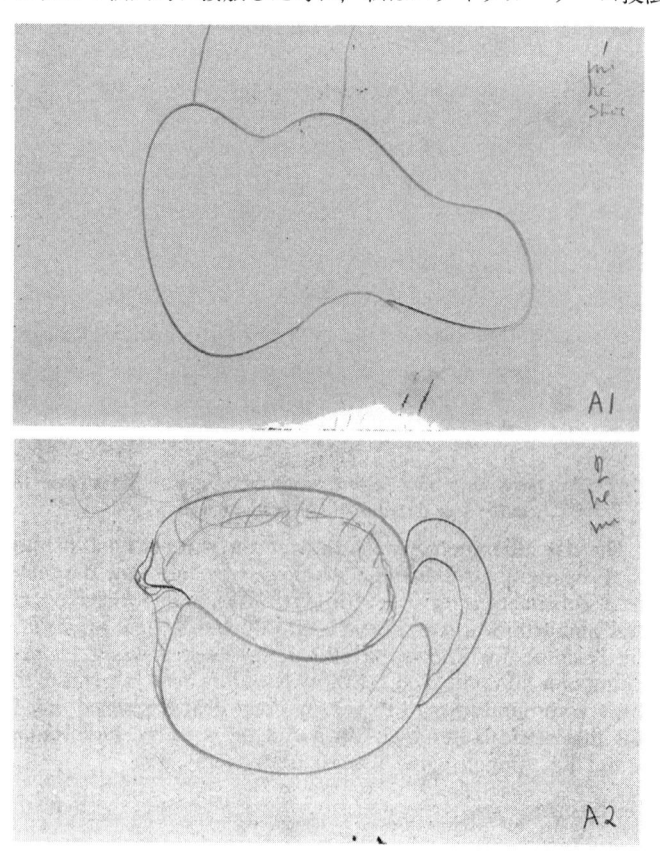

した。彼はこのルールのないゲームで遊ぶことをとても喜んでいた。

(1) 私のスクィグルを，彼は靴に変えた。
(2) 彼のスクィグルを，私は水差しに変えた。
(3) 私のスクィグルを，彼は（かなり空想的な）口髭のある男に変えた。
(4) 彼のスクィグルを，私はある種の動物に変えた。

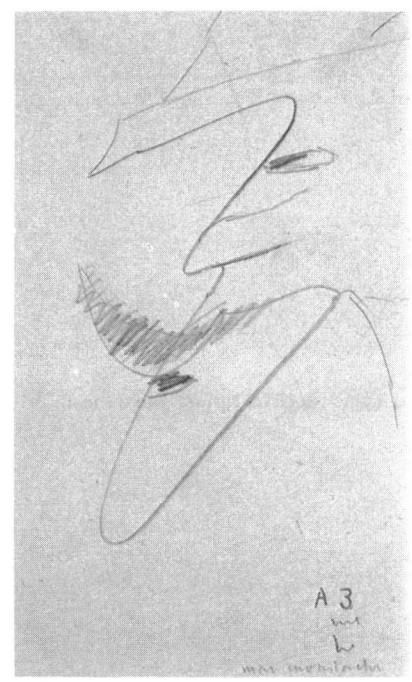

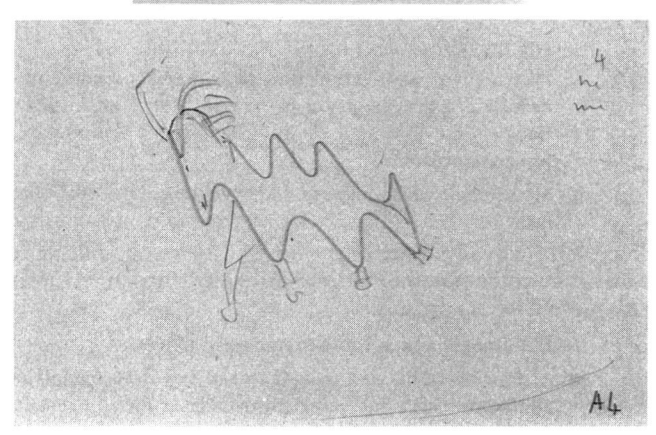

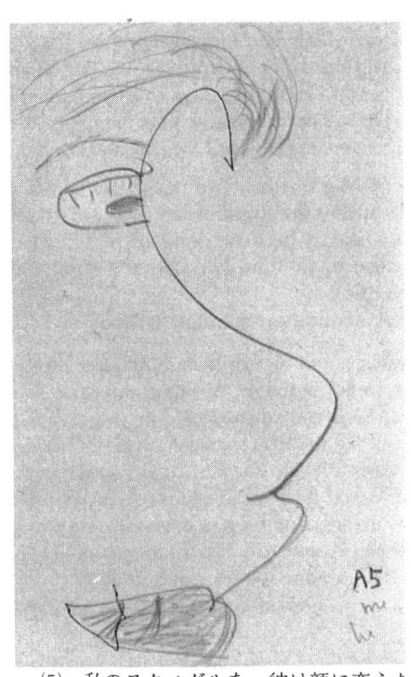

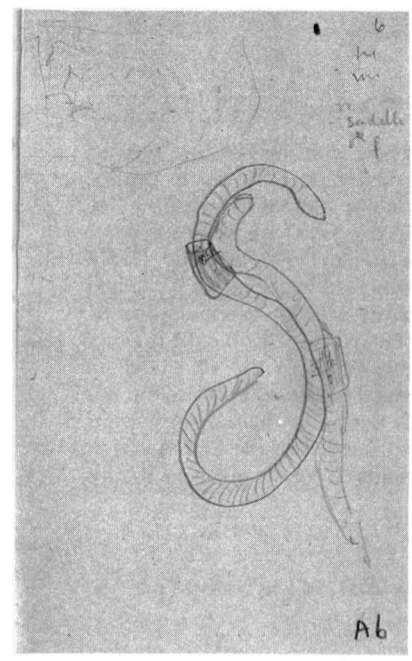

(5) 私のスクィグルを，彼は顔に変えた。
(6) 彼のスクィグルを，私は互いに密着したミミズに変えた。私たちはこの絵についてかなり話し合ったが，その中で「環帯 saddle」の機能に関する彼の意見も出された。彼はその絵で，ミミズの交尾のし方を示した。
(7) 私のスクィグルを彼は，奇妙な男の顔に変えた。

私はすでにこの時点で，この少年が空想を軽視する傾向に気づいていた。この傾向は，「彼は丸太のように眠って，夢を見ない」という両親の陳述と合致していた。

(8) 彼のスクィグルを，私は校長先生に変えた。
(9) 彼の描いた男の絵。この絵は，夢についての話題を導入するために，私が絵画の想像的な要素を使うことについて話した後に描かれた。私が夢について話すことに，彼は驚いた様子だった。この男の絵は，夢の登場人物を示していて，腰から下がだんだん不明瞭になっている。私はこの時，彼から言い出した**衝動**という言葉を使って盗みについて話した。つまり，彼は夢に似た心の中の考えを盗みで行動化しているのだ，と私は話した。彼が忘れてしまった夢について語ったので，私は次のようなことを言った。つまり，夢が利用できなくなると，衝動を行動に移すことで夢を取り戻す必要が起こってくるので，夢が実際起こることを支配し，個人の生活や行為の中に再現してくるのだ，と。

症例XV　マーク　*255*

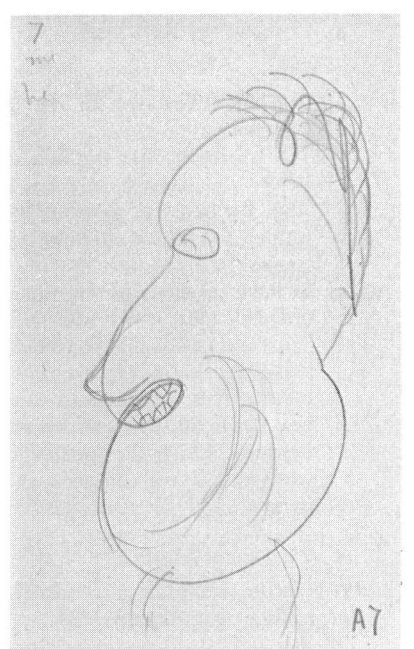

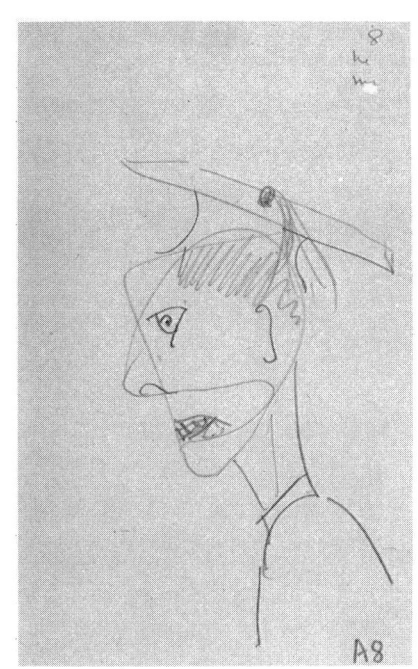

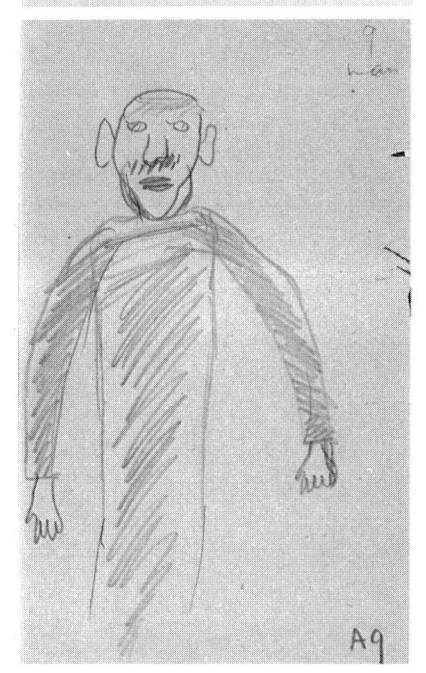

私はこの時，無意識や夢素材への私のアプローチを巧みに利用する能力を，マークがもっていることに気づいていた。この夢へのアプローチは，ある面では彼自身の防衛機制のゆえに，またある面では彼の家庭の規範のゆえに，彼にとっては目新しいものであった。それでも，私たちはこのやり方でコミュニケーションがもてたのである。
　この第1回目の相談面接の後，母親は次のような手紙をくれた。

　　先週，マークとともに先生のところを失礼いたしましてから，主人は直接的な質問は避けて，軽く尋ねることしかいたしておりません。あの子は混乱した様子もなく，さりとて嬉しそうな様子でもありませんでした。その後，ある晩彼は私に先生のところに伺った時のことについてかなり長い時間話しましたが，それは全く自発的なものでした。彼は特に，先生が夢とその意味についてなさった質問に強い印象を受けたようです。彼は，夢の重要性とそのことについての先生のご意見を不思議に思っている様子でした。この報告のすべてが何かのお役に立てばと願っております。また，先生のところにございました，たくさんの玩具についての彼の感想は，「弟にだったら天国」(注2)というものでした。

（面接室には，彼より年少の子どもたちのための玩具が置いてあった。）
　第1回目の面接の2週間後，2回目の面接の前日に，父親から電話で報告があった。最初に私のところを訪れた後も，マークは釣りに行くことを許されなかった。彼は弟と一緒に池に行く時のための特別なボートを欲しがって，母親にそれが自分への誕生日のプレゼントだと言い，それを買うために1ポンドもらえないかと言った。彼はそのボートに大層こだわって，それをすぐに手に入れることしか頭になかった。母親は断固として聞き入れなかった。彼はすでに弟にそのボートのことを話していた。しかし，結局彼が譲歩し，欲求不満を受け入れボートを買わなかったことに，両親はひどく驚いた。こんなことは未だかつてなかったことだったので，両親の注意を引いたようであった。そして，彼らはこのことを私との面接のおかげだと思った。この事件にも，再び水が関係していることにお気づきのことと思う。

(注2) これは，彼がこのような婉曲な言い方で，彼自身が幼児期の自分との関連をつけておく必要性のあることを述べたものである。

症例 XV　マーク　*257*

2回目の面接

　私がマークに会った2回目の時にも，彼は再びスクィグル・ゲームをするつもりで来ていた。

(1)　私のスクィグルを，彼はかなり巧みに，人の頭に変えた。

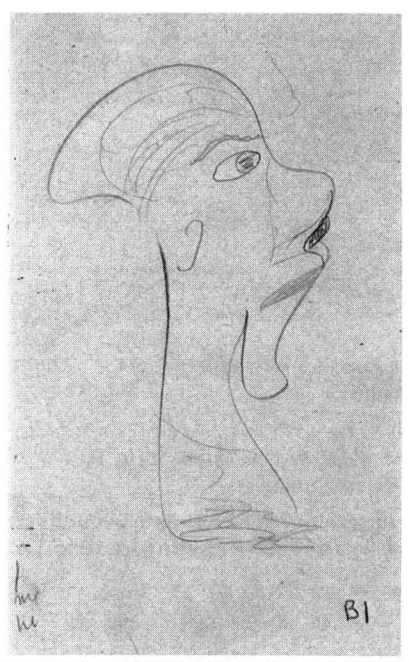

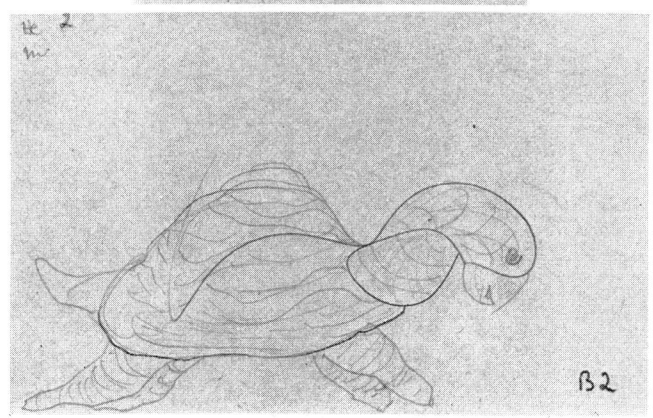

(2)　彼のスクィグルを，私はカメにした。

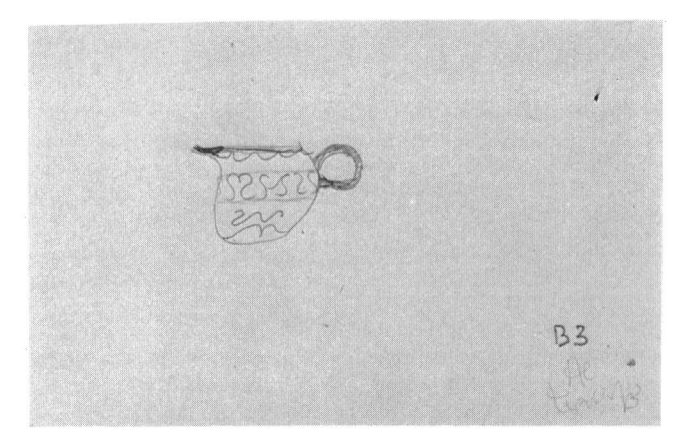

(3) 彼は自分のスクィグルを, それらしい装飾の施されたティーカップに変えた。

　ここには, 絵とその中に潜在するアイディアに対して十分責任をもとうとする彼の願望が表われていた。むしろ当然のこととして, この絵はとりたてて想像力に富んだものではなかった。

(4) 私のスクィグルを, 彼は背囊を背負って, とても危なっかしく岩を登っていく人

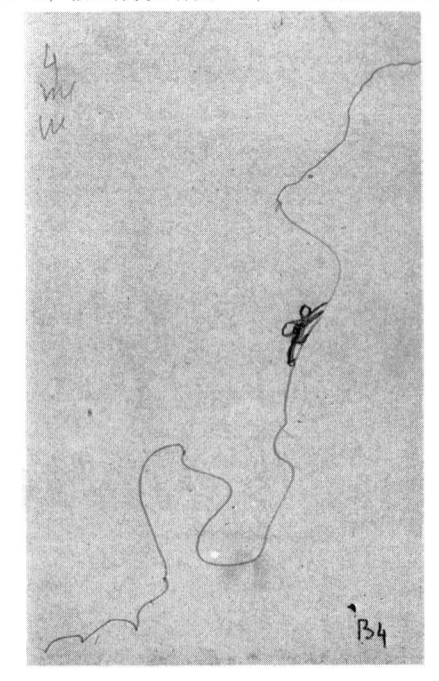

に変えた。
(5) 彼のスクィグルを，私は女の子の絵に変えた。

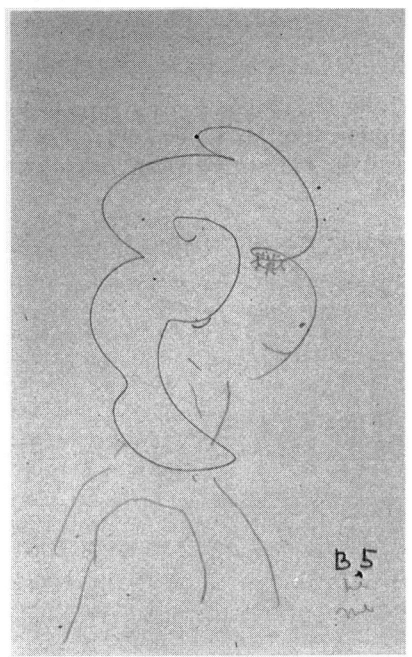

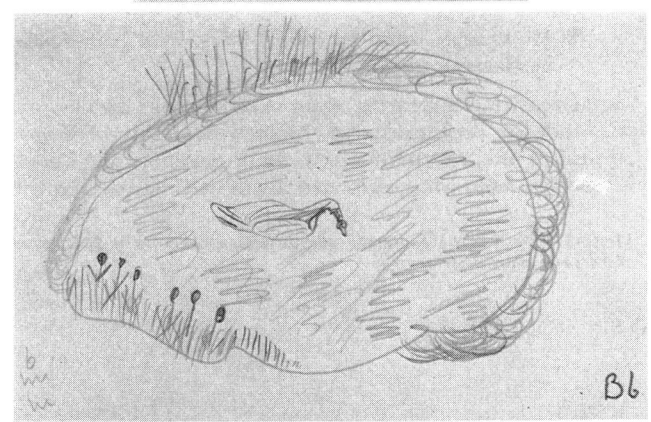

(6) 私のスクィグルを，彼は驚くべき絵に変えた。それには，周囲に蒲や葦が茂った池と，その場面を楽しんでいる一羽の水鳥が餌を獲るために，まさに頭から潜ろうとしている姿が描かれていた。

これは一幅の絵画であった。この絵は，マークの統合能力と愛する能力とを

示していた。また，この絵全体は，母親に対する愛情関係（本能的にも依存的にも）が持続していること，彼の水への嗜好，自然一般と豊穣さに対する彼の関心などを象徴していた。(注3) それはまた，彼が特別な知識をもっていることを私にかいま見せた。マークの自我構造の強さが明らかになったので，私は提示されている素材について解釈を開始してもよいと理解した。

(7) 彼のスクィグルを，私は女性の足と靴に変えた。

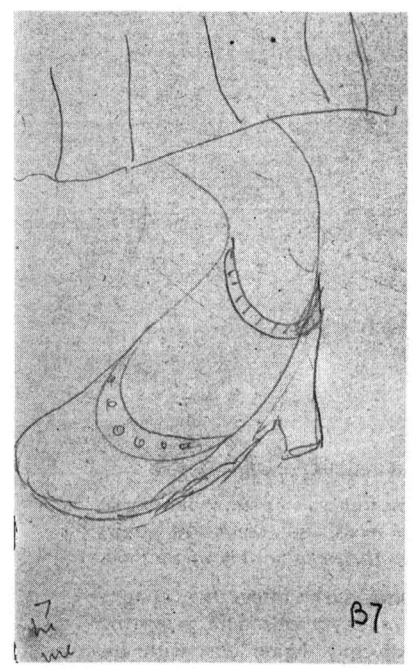

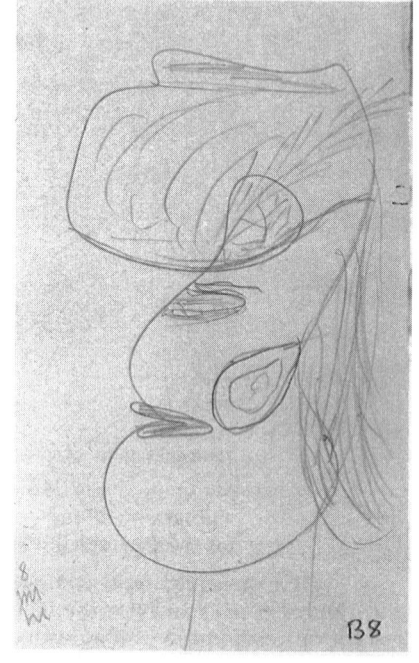

(8) 私のスクィグルを，彼は途方もない，空想的な顔に変えた。

ここで再び空想が，自由な夢素材ではない，空想的なものという形をとって現われた。これに引き続き，長時間とりとめのない会話がもたれた。しかし，そこで起こっていることから，マークは，空想であれ事実であれ，どんなものが出てきても私が同じように関心をもつ，と感じることができた。また，彼は私が彼の絵を高く評価していることを理解していた。

(注3) 彼が水を通して母親の抑うつ（悲しみの涙）を積極的に使用できたのだ，と考えることもできるだろう。

3回目の面接

3回目の面接でも，私たちはスクィグル・ゲームを行なった。

(1) 私のスクィグルを，彼は脚の長い鳥に変えた。

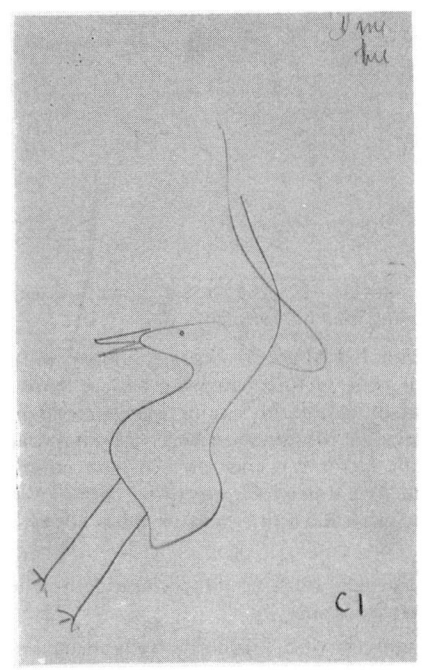

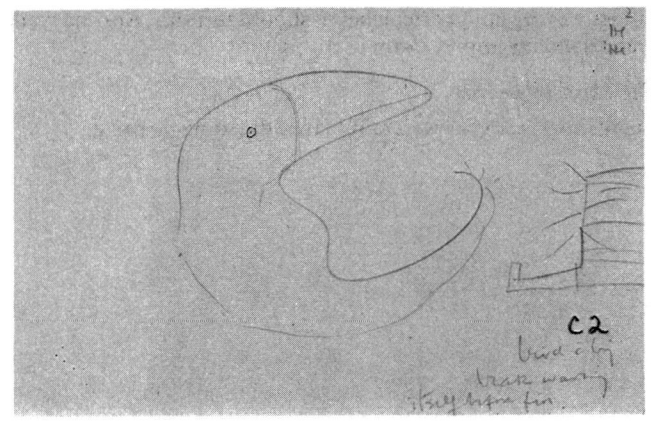

(2) 彼は自分のスクィグルを，炉の前で暖をとっている嘴の長い鳥に変えた。

このゲームはマークに，ばかばかしいと感じさせずに，空想を表現させた。彼の前にある絵は，全く彼自身の手によるもので，すべてのアイディアは彼にとって予想外に，彼の無意識から来るのだった。ここでの私の役割は，解釈することではなかった。主要な治療的要素は，その少年がごく自然なやり方で，内的世界への架橋を発見したことだった。この絵は，夢見られ想起される故に価値のある夢に似ていた。

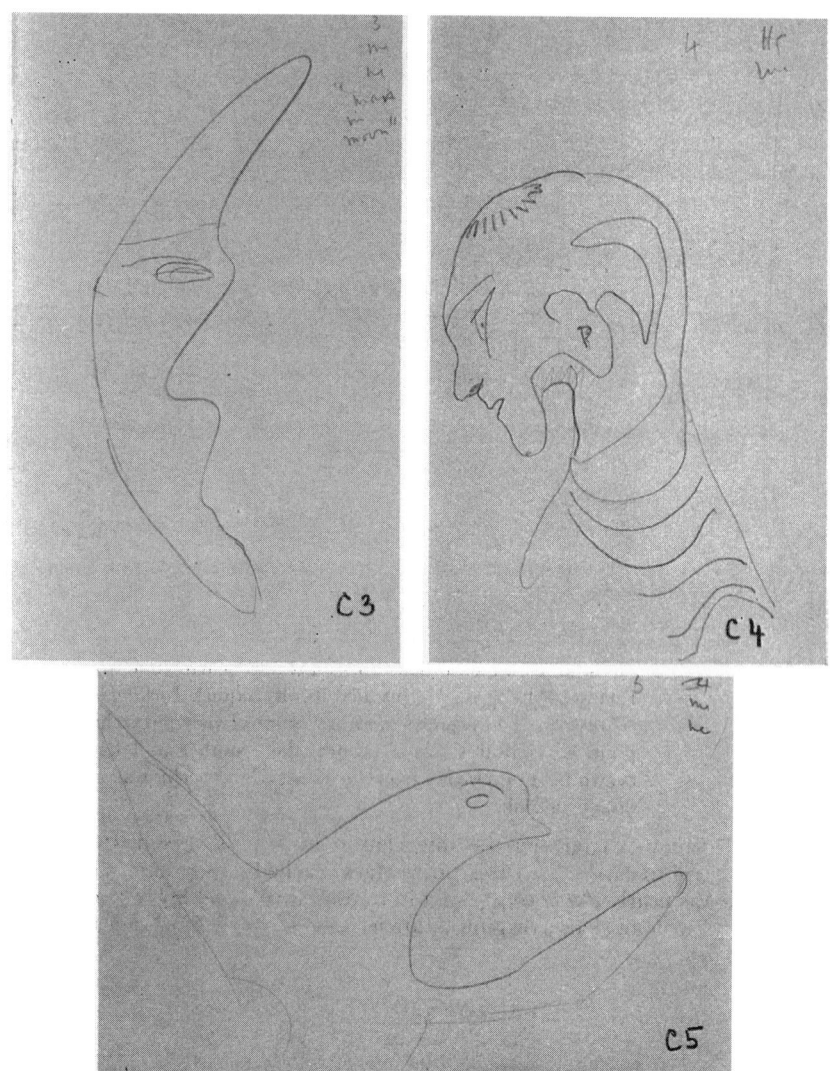

(3) 私のスクィグルを，彼は月の男に変えた。空想は続いている。
(4) 彼のスクィグルを，私は頭と肩に変えた。
(5) 私のスクィグルを，彼は空に向かって力強く羽ばたいている鳥に変えた。彼は最小限にしか手を加えておらず，そしてこのような動きを描いたことに非常に満足していた。
(6) 彼のスクィグルを私が顔にすると，彼はそれを「二通りの顔を持つ男」と名付けた。彼は私の位置からは眉に見えるものを素早く描いて，そう見えるようにした。彼の位置からは，それは口に見え，私が口のつもりで描いたものは眉になっていた。それは一瞬のうちに行なわれた。

ここには，盗みに関連したマークのパーソナリティの解離が示されている。この時点でマークは，彼自身の分裂にほぼ気づいている段階に到達していた。この分裂が，恥や罪悪感や不安を感じることなしに盗むことを可能にしていたのである。私はこのことについて解釈しなかった。

(7) 私のスクィグルを，彼は2本の腕と1本の足を持つ，実に途方もない生き物に変えた。それは一種独特のグニャグニャしたもので，鳥にもやや似ており，その絵には確かにユーモアがあった。

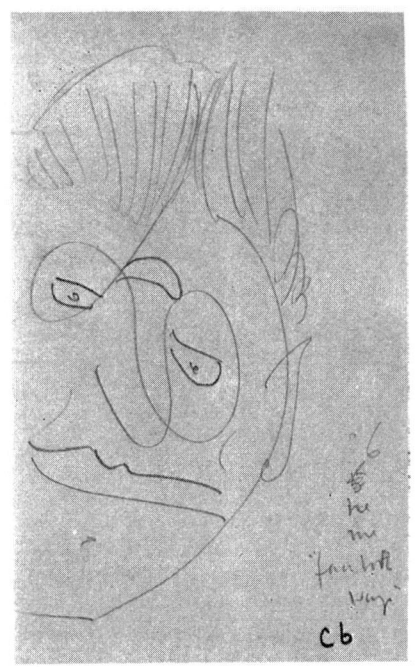

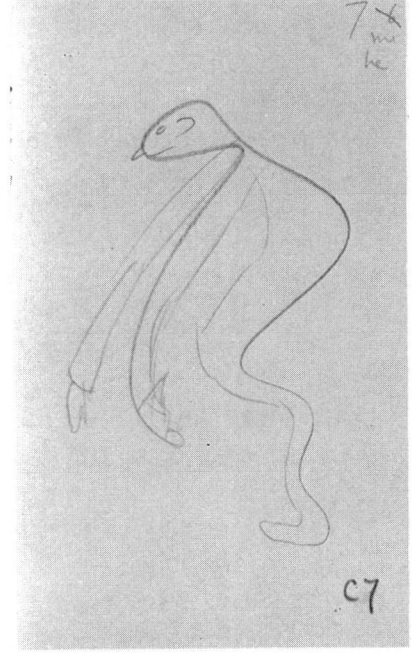

ここに現われてきたのは，何にもましてユーモアのセンスであり，のびのびできているという自由度の指標であって，常に治療者を助けてくれる。

(8) 彼のスクィグルを私が顔にすると，彼はそれをエスキモーと呼んだ。
(9) 私のスクィグルを，彼は奇妙な人の顔に変えた。この時点で，彼に夢のことを訊くのは容易だった。「僕は夢を忘れちゃうんです。どうせ，いつも馬鹿げているんだもの。」そして彼は，もし夢を思い出したら，笑われるのではないかと恐れていた。しかし，彼は次の絵を描き出した。その絵はスクィグルを基にしてはいなかった。
(10) この絵の中で彼は，道路にひざまずき，土ほこりにスクィグルを描いている。これは夢だった。

これは重要な契機だった。この絵は，抑うつという主題へと導いた。彼はこの絵を，「うんざりしてる感じ」と呼んだ。

> 彼は「僕がそう感じるのは，目が覚めた時にほんの数秒なんです。僕は時々，おかしな人生だなと思います。多分人生そのものが夢なんですね」と言った。

この時，彼は非常に真面目な人になっていた。彼はこの時，解離状態に代わって，一つにまとまった状態になり，抑うつ的な人になっていたのである。

> 彼は，今まで本当に落ち込んだことがあるかという質問に答えて，姉が麻疹にかかったために家から離れた場所で過ごした時のことを話した。その時，**彼は多分8歳だった。**彼はホームシックになり，一人ぼっちでさびしかったと言った。

この時点で，この治療ではよく起こることであるが，患者が治療者を苦悩の最も激しかった時点まで導いている。マークは8歳の時，いくつもの耐えがたい夢と，重症の抑うつ気分を表わす悪夢を見た。抑うつ気分は，自我構造と成熟，そしてパーソナリティの解体の兆候に対処する能力などを表わしている。

> 私は，離乳が困難だったという生育歴を思い出して，母親から引き離された時の悲しみの背後にある，**母親への愛情**について触れた。彼はこうコメントした。「もし母がいなくなったら，まるで様子が違ってしまいます。」
> それから，私たちは釣りの話をした。彼が抑うつ的な気持ちになったときのことを思い出した際に，深いやり方で，そして明確に表現したのは，母親への愛情であった。このことから母親から切り離された時の彼の絶望感の大きさが伺われる。

症例 XV　マーク　265

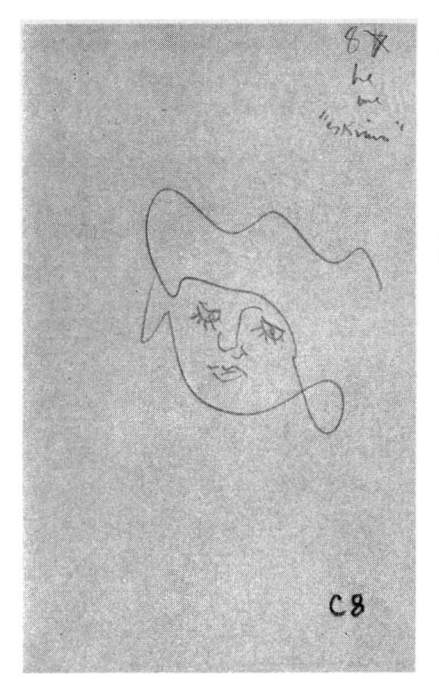

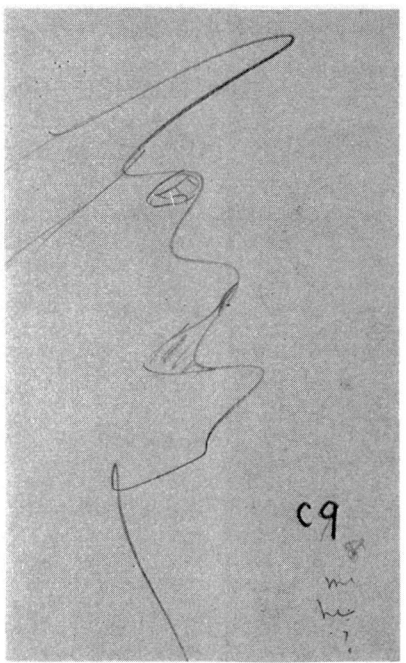

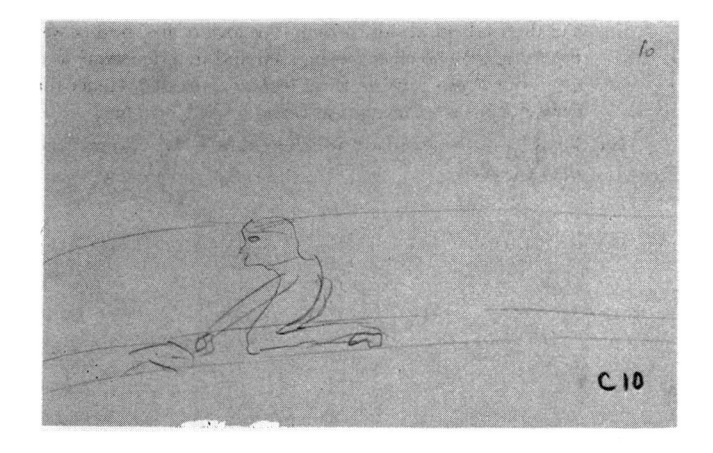

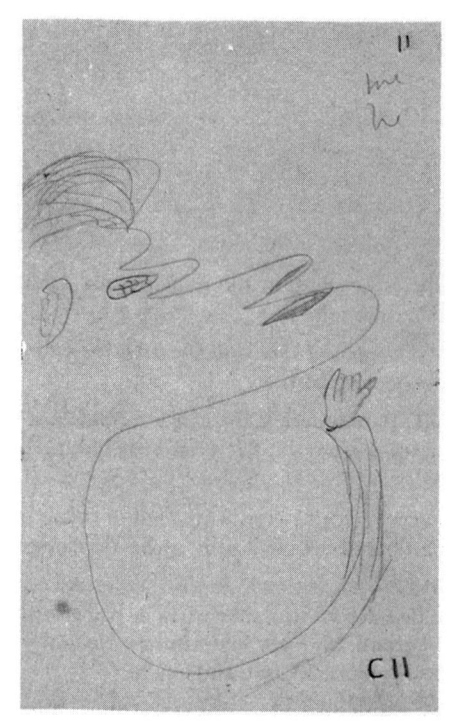

(11) 最後に，私のスクィグルを彼は，奇妙な人間に変えた。
彼には帰る準備ができていた。

全体的なコメント

　この一連の精神療法的相談の中で，マークの意識と無意識の間の，あるいは内的現実と外的現実の間の橋渡しが自然に発達していった。もし最初から夢について尋ねたとしたら，彼はおそらく何も思い出せなかったであろう。(「彼は丸太のように眠り，夢については何も報告しません。」) 3回目の面接の終了時に，マークは苦悩の最も激しかった時期について私に語れるようになった。そして，彼がその時期を思い出したのは，母親からの分離に対する反応としての抑うつへと，彼を一気に到達させた夢によってである。この母親からの分離は彼が盗みを始めた齢の出来事である。(それ以前は一度だけ，弟と寝室を共有するようになった時に母親から盗んだことがあった。)

　当然，これらすべてに前兆が見られる。マークの場合，反社会的傾向は愛情

剥奪への持続的反応を示唆していて，母親の乳房からの離乳まで実際にさかのぼることができる。（もちろん，ここでは母親の心理が考慮される必要がある。というのは，離乳の難しい赤ん坊の母親は，ほとんど常に，母親自身が元来いくぶん抑うつ的であるか，あるいはその時にいくぶん抑うつ的になっているか，どちらかだからである。）

この少年の反社会的傾向は以下のように表れていた。
(a) 虚言空想癖（2歳から）
(b) 「欲しいものは手に入れなければ気がすまない」（7歳から）
(c) 母親からの盗み（8歳）

討　論

この症例は三つの主要なテーマを例証している。
(1) 両親との第1回の面接は，この症例の全体像を明らかにし，両親にこの症例の抱えている問題に対する新たな方向づけを与えることになった。しかし，その内容は私が治療の中で役立てられるようなものではなかった。
(2) マークとの3回の面接は，その同じ問題についての新たな視点を私に与えてくれ，かなり深層におよぶ精神療法を行なう機会を与えてくれた。必要なものはすべて，十分に利用できる形で素材の中に現われていた。
　　離乳時に最初に見られた，母親固着。
　　8歳の時の重要な分離。
　　盗み。それは，「離乳」によって生じた裂け目や，解離された幾つかのパーソナリティ構造の間隙を乗り越えたり，そして，外的現実から内的心的現実へ，両者の間を行ったり来たりするものである。
　　空想の軽視。
　　分裂による防衛，虚言癖，これらは相談面接の結果解決された。
　　空想的なものの再発見，そして，空想の再発見。
　　パーソナリティにおける統一化，それとともにもたらされた，抑うつ的な夢と思いやりの感覚。
　　海への固着，それは，水へのこだわりと交互に現われ，母親固着の満足すべき昇華であることが分かった。
(3) また，この症例は，反社会的傾向が愛情剥奪（愛情欠損ではない）の反応であって，臨床的には対象関係の面での希望をも表わしている，という

理論を例証している。この症例では，盗みは8歳の時に感じた抑うつに対する躁的防衛にも関連していたし，また，マークを臨床的に二人の人間にしてしまったパーソナリティの分裂とも関連していた。そのうちの一人は，強迫的に盗みを働き，もう一人は強固な道徳感をもって，両親のようになりたいし，世の中でうまくやっていきたいと望んでいた（二通りの顔を持つ男）。

すべてのこのような治療の基礎になっている理論によれば，この少年は，盗みを働く中で，彼が盗みとる権利をもつ当の相手である母親を無意識に探していたのである。事実，彼が手に入れることができたのは，彼女が彼自身の母親であり，**彼の愛する能力から創り出された母親**であったからである。換言すれば，彼はかつて離乳させられ，しかし未だに離乳できないでいた，母乳を探し求めていたのである。離乳時の彼の困難が今になって，欲求不満に対する耐性の低さや，権利を主張して欲求不満を回避するために盗みを働く欲求，という形で再現されたのである。

結　果

1回目の面接の後に臨床的な改善がみられたが，それは，彼が現実を新たに受け入れたことで示された。1カ月後に父親が，次のような手紙をくれた。

　私どもが見る限り，マークはすべての点で大変よい状態にあります。とりわけ学業において，今までにないほどの興味を示しまして，とても真剣に取り組んで，よい結果を得ています。彼は，自分自身の考えで吹奏楽器を習い始め，本当に熱中しています。以前ピアノを習っていた時には，あまり関心がなくて，練習も強制しなければやりませんでしたが，吹奏楽器は自分から進んで練習しています。
　私ども家族は，復活祭の休みに，親戚の者と一緒に海の近くで2週間ほど過ごしました。彼は，まだ禁じられているのを知っていましたので，釣りに行きたいとはせがみませんでしたが，海辺で過ごすのはこの上なく嬉しそうでした。彼は釣りに対する関心を，模型の船を操縦することに向け替えました。彼は模型の船をとても巧みに作るのですが，時々そのことに強迫的になっているような徴候を示すので，私どもは少し不安になります。というのは，

以前の問題も釣りに対する強迫から発していた（と私どもには思えた）からです。彼は模型の船や，池の探検について絶えず話したがっています。

その3カ月後にきた，父親の手紙：

　私どもは，マークの最近の進歩を大変喜んでいます。彼は学校でとてもよく勉強していて，彼の学年の首席になり，すべての科目で優秀な成績をあげています。彼は道徳心も身につけたように思えますが，今日も一日正直で信頼されるようになろう，と毎朝彼に言わせる習慣をつけさせたことが，その強化を生んだようです。
　私どもは，長い夏期休暇の間に，適切な指導のもとで行なわれる少年たちのキャンプに彼を行かせるつもりでいます。彼はそのキャンプをとても楽しみにしております。その後，今度は1週間ほど私の友人のもとに彼を行かせることになっています。私は彼に，もし十分に分別をもってできると思うなら，そこにいる間に釣りをしてもよい，と初めて言いました。彼はそうすると言っております。私たちはどのような結果になるか見ていようと思います。彼は再びとても幸福になりました。

　この手紙で父親は，道徳心を教え込むために積極的な方法を取り続けたことを述べている。この道徳心は，この家庭の規範の一部であって，私はあえてそれを変えさせようとはしなかった。また，父親はマークの生活の中でより積極的な役割を演じるようになり，それに伴って，母親の果たす役割は，1回目の相談面接以降やや背景に退いていた。彼の盗みは完全におさまっており，嘘をつくこともももはや生活様式の一部でなくなった，とのことだった。
　父親は，最初の数回の治療相談面接の8年後に，また手紙を書いてよこした。その時，マークはすでに20歳になっていた。

　お手紙ありがとうございました。過去4～5年間のマークの進歩をまとめてご報告できることをとても嬉しく思っております。
　彼は，船乗りを自分の天職とすることを確固とした信念をもって貫きました。ちょうど今週，彼は○○艦隊における4年間の士官候補生としての訓練を完了いたしました。彼は常に極東に赴き，通常数カ月航海に出ています。多くの肉体的，情緒的苦難がありましたようで，特に最初の1～2年は大変

だったようですが，彼は海の生活に非常に満足しています。彼は不屈の精神で苦難に立ち向かってきました。

彼はもちろん，すべての面で成長し，より成熟しました。自分の属する艦隊に多大な誇りを抱き，また，義務感と責任を感じています。

家庭は，彼にとって大きな意義があるとみえまして，彼は休暇中はずっと家で過ごしています。彼は現在，家庭で休暇を過ごすことが彼の生活における安定した要素だと，明らかに感じているようです。彼は家族からの頻繁な手紙を何よりも感謝し，彼自身も私や弟や姉にどの港からも便りを書き送ってくれます。これは，どう見ても文筆好きとは思えない彼にしてみると，注目に価することです。手紙では情愛深い彼も，家にいる時はむしろ素気ないように見えます。彼には学校時代からの大親友がいて，家に帰っている時は始終一緒に過ごしています。

マークは女の子たちにもとても関心をもち，上陸すると彼女たちとダンスに行くのを楽しみにしています。彼は私や妻にガールフレンドたちのことを包み隠さず話しますし，家にも連れて来ます。彼は将校に昇進したら結婚したいと率直に語っていますが，まだ結婚したいと思うような女の子はいないようです。

海上での生活は時間を超越しているところが，彼の気に入っているようです。彼は手紙に，いつの間にか過ぎ去っていく日々や，なんとなく経過する時間について書いてきます。海上では決められた日課があるだけで，陸上で彼が面倒と感じるような，時間的制約や曜日，日付の感覚はありません。

彼は金銭的に以前に比べ良識的になりました。彼は毎月給料の中から決まった額を私のところに送ってきますが，私はその金を彼のために貯金しています。彼は極東から気前よくプレゼントを家に買って帰りますが，そうすることは彼にはとても意味のあることのようです。

自宅にいる時には彼は，女の子たちとのデート以外なんの義務も束縛もない，無計画な生活を必要としています。士官候補生の船室が厳格に整然としていなければならないのとは対照的に，彼の自宅の部屋はいつもひどくちらかっています。しかし，彼は容姿にはとても気を使い，いつも整った服装をしています。少年の頃の彼は服装や外見にはとりわけ無頓着でしたが。

約10カ月の長い不在の後，来月はマークが帰宅する予定で，彼は3カ月間ほど自宅から航海学のカレッジに通うつもりでいるようです。ここしばらくの間送ってきたのとはかなり違った生活に対して，彼がどのように反応する

か，とても興味深く思っております。
　もし，先生が何か他にお知りになりたいようなことがございましたら，何なりとおっしゃってください。私どもの見る限りでは，息子は申し分なくやっております。また，もし私たちに対して，先生の方で何かご助言なり，ご忠告なりございましたら，お聞かせ願えれば幸いに存じます。

　1962年に行なった最終の予後調査の際，父親の報告では，マークは彼の天職を続けていて，成功しているとのことだった。彼はその時26歳になっていた。
　これは児童精神医学における満足すべき結果である。つまり，この治療は両親に経済的に過大な負担をかけなかったし，精神科医にもさほどの努力も強いなかった。両親が，この作業の大半を行なったのであり，この作業にとって本質的であった管理の連続性も提供したのである。
　しかし，絶対不可欠であったのは，私がここに述べてきた，3回の重要な精神療法的面接であった。その面接は，マークに罪悪感を感じずに嘘をつかせ，反社会的な行為を行なわせていた，パーソナリティの解離を取り除く機会を与えたのである。

症例XVI　ピーター　13歳

　次に述べる症例は，作業の主要な部分がしばしば両親によって行なわれるという事実を例証することを目的としている。この少年との個人面接は，全体の治療過程の中では，相対的にあまり重要な意味をもっていなかった。しかし，この面接で私は，私が必要とするような生育歴，すなわち患者本人を通して得られた生育歴を入手することはできたのである。この生育歴をもとにして，私は，両親が彼の管理のために必要とされた大きな変化を通り抜けるうえで，サポートを提供することができた。両親が彼らの息子の問題にうまく対処できたので，退行的なエピソードの後，彼はより確固とした土台に基づいて，新たに成長し始めたのである。

　この症例の場合，描いた絵を提示することは，必ずしも必要ではない。

　ピーターは，彼が通っている私立の寄宿学校の勧めで，私のところにやって来た。彼は次のような校医の手紙を携えて来た。

　　ピーターは，今年1月に入学し，校長が寮長を兼ねている寄宿舎に入りました。知的には優秀ではないが「とてもいい子」であるというのが，それまでの彼についての公式見解でした。しかし，彼は今まで二度ほどサナトリウムに数日の入院をしていますが，この二度の病気の期間中，彼は奇妙に冷然として攻撃的で傲慢になり，とても好感がもてる様子ではなかったように，私には思われました。このことについては他の職員も同意見です。彼は確かにその時，自分のことをあらゆる点で優れていると考えているような印象を，少なくとも彼にかかわっていた職員全員に与えました。彼は同級生には受け入れられていたようです。私はこの攻撃性を，新入生によくみられる「高揚状態」が過剰になっているせいではないか，と考えていました。

　　昨日，校長から私に，3月初めから長期間にわたって寄宿舎を騒がせていた一連の不祥事は，ピーターのしわざだという話がありました。最初に気づかれた事件は，一時期病気になっていたある上級生が回復して自分の部屋に

戻った時，枕とシーツがズタズタに切り裂かれていたというものでした。次の夜には，すべての新入生のベッドが同じように切り裂かれ，また，壁にはインクがさんざんまき散らされているのが発見されました。それ以来，金銭，財布，ペン，靴，手袋などに対する盗みが頻発しました。そしてまた，少年たちは便所で何度も，家から来た手紙が開封され，汚されているのを発見しました。これらの手紙は，その受取人が手にする前にポスト・テーブルから持ち去られたに違いありません。

校長がわざわざ，これらの事件のあらましをタイプしたものを依託して参りましたので，同封致します。これらの反社会的行動のほとんどすべてがピーターのしわざであることは疑う余地がありません。彼一人が追及されたのは，唯一万年筆が紛失した事件でしたが（シーツが切り裂かれた事件では，寄宿生全員が調査を受けなければなりませんでした），有罪とするに足る証拠があまりに明白でしたので，彼はこの事件に関する罪を認め，さらに，校長が言い出す前に，他の盗みや手紙の開封についても真相を告白したのです。彼は，手紙の受取人に，誰かが彼らの所有物にいたずらをしたと気づくように，手紙を発見させたかったと言い，また，そのためにわざと便所の中に証拠を残したのだと言っていました。

私は昨日ピーターと短時間話し合いましたが，彼は全体に落ち着いていてくつろいでいるように見えました。彼は，「物を盗った」ことが露見してしまったとは言うのですが，これから起こりうる学校側の反応について，心配している様子はまったくありませんでした。彼は自分の将来について何も考えていませんが，「これ（盗むこと）は，学校を出た後もやめるのは難しいでしょう」と言っていました。

動機について尋ねますと，彼は途方にくれた様子で，そのあとに，「仕返しするため」と言いました。それから彼は，被害を受けた者のほとんどがそれまで自分とは面識がなかったことを認めました。彼はなぜ金銭や靴や手袋を盗ったのか説明することができませんでした。

シーツを切り裂いた件については，彼は以前その上級生が彼を不愉快にしたことがあったので，その少年のベッドを襲ったのだと言うのです。この少年は，オーケストラの練習の時，彼の隣の席で同じ楽器を演奏しているようです。この少年が正確な運指法をしていなかったので，ピーターはそのことを少年に伝え，どのように弾いたらよいか教えようとしたのだと言っています。そして，彼の申し出に対する上級生の言葉を不愉快だと思い，ついに上

級生のシーツに報復したのです。次の夜には，寄宿生に厳重な警告が出ていたにもかかわらず，彼は同級生の少年たち（5人）のうちの一人に対する恨みを晴らすために，自分のも含めて（これがすべての中で一番手酷くやられていました）新入生全員のシーツを切り裂きました。その夜，彼は葉緑素入りの歯磨きか，何か葉緑素を含んでいるものを飲み込んで，自分を病気にしたのではないかと思います。彼は夜中に12回も嘔吐し，翌朝サナトリウムに収容されそこで最後の嘔吐をしましたが，その吐瀉物はおびただしい量の鮮やかな緑色の液体でした。この時期は，不運にも流行性急性胃腸炎の大流行の最中で，その朝にも寄宿舎から5人も嘔吐を呈した生徒が入院しました。ピーターの症状は様相を異にしていたので，私は不審に思ったのですが，この時には残念ながらこの点を追及しませんでした。

　昨日私は不意をついて，そういう歯磨きを実際に飲んだかどうか，尋ねてみました。彼は即座に，「あの時は僕はコリノス〔練り歯磨きの商標名〕を使っていました」と答えました。

　これらの徴候は，精神病質的人格 psychopathic personality の現れを示すもののように思われましたので，私は彼を家庭に戻し専門家に意見を求めたらどうかと助言いたしました。

　私は今日，この少年の父親に会い，そして，重大な危機に対してこの父親が示した勇気と自制力に感銘を受けました。この父親は非常にしっかりした人物のように私には思えます。

　この手紙には，校長による詳細な報告と，ピーターの陳述を校長が仔細に記録しタイプライターで打ったものが同封されていた。これらの文書には，先学期の事実経過と，窃盗が発覚するまでに至った経緯，校長がピーターを面接した時の様子などが示されていた。また，ペンの盗難にまつわる多くの資料も含まれていた。ピーターは家に宛てて，「ペンなどをたくさん入れた箱を送ってくれましたか」と尋ねる手紙を書いていた。その手紙の筆跡は，障害の徴候をしめしていて，何日か前に書かれていたもう一通の手紙のものとは全く違っていた。校長は，ピーターが書いたに違いないと思われる，次のような匿名の手紙を受け取っていたのである。

　ピーターはペンを盗んでいません！　私がやりました！　私は彼を憎んでいるので，彼に罪を被せたのです。その後，彼は私にとてもよくしてくれて

いますので，どうか彼を罰しないでください．もし，私が誰か分かったら，私を罰してください．私の寄宿舎はE寮です．私がすべてのペンを盗りました．私は，校長先生はもちろん，この学校の人びと全員をとても怖いと思っています．近いうちに，私は自殺しようと思いますので気を付けてください．

これらの手紙と報告からみて，校長と校医がこの少年を，精神医学的な意味で病気である，と考えていたことは明らかである．そして，提供された情報に基づくなら，診断は「**精神病質的人格 Psychopathic personality**」であろう．校長と校医は，ピーターが学校を離れる必要があるという判断を下した．

1回目の治療相談面接

家 族 歴

姉　　　17歳
ピーター　13歳
弟　　　11歳

ピーターは，父親に伴われて受診して来た．私はまず，ピーターと40分間過ごし，その後，父親と短時間話し合った．私はピーターとは，それ以上に直接的な接触を避けるための方便として，スクィグル・ゲームを用いてむしろ表面的な接触をした．このケースでは，患者ピーターは，私に知って欲しいと思っていたいくつかの事柄を熱心に話した．17歳の姉と11歳の弟について話した後，彼は早期幼児期の記憶を語った．それは，彼が3歳の時の出来事であった．当時9歳であった姉は，魚の入った鉢をもっていた．彼はそれを床に投げつけて壊してしまった．それと同じ頃，彼は姉と一緒に，配膳用の小窓をよじ登っていて塩の入ったガラス容器をひっくり返し，割ってしまったことがあるという．後者の出来事は偶然であったが，前の事件は故意であった．このふたつの記憶のどちらにも，破壊が起こったことと，彼が自分自身の中の暴力性に対する恐れを報告していることが重要であると，私は考えた．

彼は両親や姉や弟は好きであるが，家族以外の人とはほとんど接触をもたないと言った．

私が眠りに就く方法を尋ねると，彼の弟は指をしゃぶり，ベッドの上にひざ

まずいて体を揺すり，ベッドをあちこち動かしてしまうことが多い，と彼は言った。彼自身も指をしゃぶった。しかし，彼には特定の対象をもっていたという記憶がまったくなかった。彼は自宅ではすぐ眠りに就いたが，寄宿舎では横になってから考え事をして1時間も眠れないでいた。そして，寄宿舎では朝なかなか起きられなかった。家での遊びは，ごく普通のように思われた。姉は自宅から通学できる学校に通っていて，弟は遠方の聖歌隊学校に入っていた。ピーターはチェロを弾き，歌も歌い，音楽の才能があった。音楽は彼の最良の体験であった。彼はパブリック・スクールに進学しようとは思ってもいなかった。それでも行くことになったのは，彼に音楽の指導をしてくれる人のためであった。彼は自分が何になりたいのか分からなかった。彼はプレプ・スクールでちょっと物をくすねていたが，パブリック・スクールではかなりの盗みを働くようになっていた。

　私はこの相談面接で大きな成果が得られないことに気づいていた。しかし，私は彼から信用されるようになるためにそこにいたのである。

父親との面接

　父親は最初，ピーターの問題が薬物やホルモンで治療できる身体的疾患ではないか，という考えを検討していた。そして，父親自身がかつてそのような治療を受けて効果があったことから，ピーターにも同様の治療が必要であるかもしれないと思っていた。しかし，そのような可能性はないという，私の意見を父親は受け入れた。子どもの頃，ピーターは酸性血症(アシドーシス)になったこともあり，排膿と疼痛を伴う耳の病気にも何回も罹っていた。プレプ・スクール在学中には高熱を出しポリオと考えられたが，麻痺はみられなかった。彼はさほど重症でない病気を繰り返し，本当に身体的に健康であると言える時期がなかった。

　父親は他の子どもたちについて，上の娘はせっかちで落ち着きがなく，末の息子はとても賢いと述べた。子どもたちは仲がいいようだが，口喧嘩は始終していた。母親は率直な人のようで，家族の中での自分の位置に満足していた。ピーターは両親のどちらも同じくらい好きなようだった。また，彼は常に，我慢できないくらいしつこく，両親を煩わせることがあった。

　ピーターは，（父親が言うには）他の兄弟より愛されていないと感じていた。それが明らかになったのは，彼が5歳になった時からであったが，そう感じはじめたのは，おそらく新たに生まれた赤ん坊が生後6カ月になった，3歳の時からだったのだろう。その弟が彼の競争相手になり始めたため，ピーターはま

るでそれまでの地位を失ったかのようであった。そして，ピーターは兄弟の最年長でも，末っ子でもなくなったのである。

父親の話とピーターの話には相関関係があった。どちらの話でも，3歳という年齢が重要だったのである！

父親の説明する症状は，たとえば，家に来客があった時，顔をしかめて自分に注意を引こうとする強迫的な行為などのように漠然としていた。愛情剥奪に対する反応は，その他あまり目立たない徴候として見受けられていたが，プレプ・スクールで2，3回の盗みの事件があった時点で，より現実的なものになった。

ピーターはプレプ・スクールに行く以前の，自宅の近くのジュニア・スクールの時は楽しかったようであるが，この学校に通っていた期間は短かった。彼は常に田舎を愛していた。この初期の段階で一度，彼は母親の家計費から1ポンドを盗み，何人かの友人にプレゼントを買い，すべて使い果たしてしまったことがある。

パブリック・スクールの校長はピーターを学校に残しておきたいと思っていて，「それが私たちの望むところなのです」と言った。しかし，反社会的な行動は変えられなければならない。寮母はこの少年のもっているドラゴン（非常に厳しい女性）というイメージにぴったり一致していたようであるが，彼女が実際にどのような人であるかは，私には確かめようのないことであった。

ピーターは家族全員に対して優しかったが，とりわけ，学校で精神的な病気になった後の休暇中は，以前にも増して深い情愛を示していた。彼は家の中のことや屋外のことでも，確実に役に立ちたいと望んでいて，実際にいろいろな仕事をやり遂げていた。彼は今まで一度も夜尿をしたことがなかった。

パーソナリティの成長と，病的破綻に陥る局面とが共存していることに注目することは重要である。

初回面接の2日後，私はピーターの父親から次のような手紙を受け取った。

　　火曜日の朝以来，ピーターは疲れて無気力になっているようにみえます。「先生は僕とスクィグルで［これについてはピーターが説明してくれました］遊び，ずっといろんな質問をしていたよ」と面接の直後言い，家に帰ってから「あの先生は尋問のやり方を知っているんだ」と言ったきり，彼は先生と過ごした時間のことについて一切私どもに話しません。私どもも彼に面接についてあえて尋ねるようなことは控えました。

私どもは折にふれ彼に，学校でのことについて訊いてみますが，彼はその話をするのが嬉しそうな様子なのです。
　その他に私どもに思い浮かぶことと言いますと，次のようなことです。彼の話し方はいつも舌足らずでした。彼の目は幼児の頃から，時々「遠くを見るような」不自然な目付きになることがありました。（最近受けた視力検査では「まったく異常なし」とのことでした。）7歳の時，彼は木から固い地面に落ちたことがありますが，特に怪我はしませんでした。ピーターは金曜日に一人でお伺いします。家内もいつかぜひ先生にお目にかかりたいと申しております。

2回目の相談面接（3日後）

　ピーターは一人でやって来た。面接は明らかに困難なものになりそうであった。今回も，一緒に遊ぼうという考えは起こらなかった。私は自分が質問ばかりしていることに気づき，（気を取りなおして）こう言った。「私が尋問しているみたいになっているけど，他に喋る人がいないと，どうしてもこうなってしまうね。」それから私は，彼の喜ぶ○×ゲームに切り替え，このゲームで彼は私に勝った。私は何やかや描きながら，彼と会話をもとうとしてみたが，この面接が彼自身を表わすようなものには決してならなかった。おそらく，私たちがお互いに最も近づいたのは，パブリック・スクールに戻ってもこの問題は終わらないだろう，と彼が言った時であった。彼が言いたかったことの一部は，同級生たちはいつも彼のことを泥棒というふうに憶えているだろうし，彼は自分のやってしまったことを乗り越えられないだろうということであった。しかし，彼の言葉には，これからも自分が再び盗みをすることは避けられないだろう，という意味も含まれていた。

中心的なテーマ

　それから，彼が自宅で暮らしたいという，とても強い願望をもっていることが判明した。彼はずっとそう願ってきたし，父親に近くには適当な学校がないと言われても，どうにかして自宅で生活し家から通える学校に行くようにならないものかと考えていた。そして，自宅の近くに通学制の学校がまったくないわけではないので，ピーターはどこか適当なところが見つかるという希望を捨ててはいなかった。

私は1時間におよぶ面接を終えた。この面接の時間内に起こったことは，正確に報告することができないくらい僅かなものであった。この少年が知的に劣っているとしたら，このことを説明する手掛かりになるのではないかと思いついて，私は同僚のサイコロジストに知能テストを依頼した。その検査結果はIQ：130であった。
　この時点で，私は母親との面接を設定した。私はピーターが自宅での生活を切望しているという理解をしっかり念頭に置いていた。

母親との相談面接

　母親と私が話し合ったのは，ピーターが自分の家庭を再発見し家庭生活を楽しむために自宅で暮らしてはどうかということであった。その後に，自宅から通学できる地元の学校に通うとよいだろう。私はどのようなことが望ましいか説明した。つまり，ピーターは家庭を，依存や幼児的行動にまで退行できる，精神科病院として使うようになるだろう，その期間がどのくらいになるかは私にも分からないが，私はこの期間が1年は続くだろうと考えている，と言った。ここで重要なのは，ピーターに次のような説明をしておくことである。「ウィニコット先生は，あなたは病気なのだから，学校をやめて家で生活しなさいと言っています。その後，あなたがよくなれば，きっと自宅から通学できる学校は見つかるでしょう。」
　そして私は，校医宛に次のような手紙を書いた。

　私は今，ピーターの母親にお会いしたところです。そして私は，この少年は現時点では学校に戻るべきではない，と明確に判断いたしました。確かに貴校は，素晴らしい環境にありますし，校長先生は理解ある態度を示され，両親のことも学校側はよくご存じであることも事実ですし，また，学業面でも貴校が高い水準を示していることも存じております。そのような多くの利点があるにもかかわらず，私は先に述べましたような結論に達しました。このような助言をするのに私がこれまで躊躇していたことはご想像いただけると思いますが，もしこの少年が学校に戻れば，より多くの問題が起こり，結局彼は，病人としてではなく，不名誉な形で学校をやめなければならなくなるでしょう。
　彼は，先生ご自身も病気とお認めになったような，身体的には病変のない，

情緒発達上に障害のある病気をもっています。この場合，有効な治療法は，この少年が家庭で生活することです。これは父親には歓迎されないかもしれませんが，母親には受け入れられると思います。

母親にお会いしてみて，私はピーターが病気から回復することを扱うという大変な仕事を彼女に任せられると感じました。そして，彼が1年間，家事の手伝いや草刈りをしたり，また，年齢のずっと下の少年のように電車で遊んだりすることまでをも含む，すべての建設的なことや，彼のやりたいすべてをやる以外は，何もしなくても構わないと思います。彼が成長し，思春期特有の発達課題に取り組めるようになるために，どの程度この少年が家庭状況の中で依存への退行をする必要があるのか，私にも末だ十分に予測できません。ただ，彼には思春期に対する準備がまだできていないことだけは確かです。

私が両親にこのような助言をしたこと，また，校長先生の記録がとても役に立ったと私が感謝していたことを，先生から校長先生にお伝え願えれば幸いに存じます。この少年が病気から回復するということは，絶対に不可能なわけではありません。いつの日か学校に戻る時がやってくるでしょう。しかし，この問題は現時点で話し合っておくべきことではないでしょう。復学という問題は，1，2年は起こらないでしょう。そして，この少年は地元の通学制の学校に行くほうがいいのではないか，と私は考えております。

彼の知能テストを教育心理学者に施行してもらいましたが，そのことは先生の関心のあるところだと思いますので，ご報告いたします。彼の知能指数は130で「平均よりもかなり高い」との結果を得ました。このことから考えて，情緒的な障害が彼の学業成果を著しく妨げていたことは明らかだと思います。

私は母親にも手紙を書いた。

あなたはピーターについての，かなり大変な仕事を目の前にしておられますが，きめ細かい接触を保っていくために，簡単なもので結構ですから，週1回くらい，記録を送ってください。これは，非常に面倒に感じられるかもしれませんので，その場合は電話でも構いません。

もう一つ重要なことがあります。あなたにお会いして，今後の行動計画をあなたと私の二人で立てたことをむしろ当然と考えていました。しかし，私

はこのことをご主人に事前にご相談しておかなかったことにも，十分気づいております。そうしたのは，私がこの行動計画に誰もが当然賛成するものと考えているからだろうと思います。どうぞ，私があまりにもそのことを当然と見なし過ぎているかどうか，ご意見をお聞かせください。

この症例では，私はごく明確に両親への助言をした。というのは，必要と思われるやり方でこの少年の学校生活を中断させることの全責任をとるために，両親が私を必要としていると考えたからである。

この段階での要約

高い知能をもち，良い家庭に暮らしているこの少年は，私が反社会的傾向と呼ぶ種類の重い症状を呈していた。直接質問された時，なぜ自分がそのような行動に駆り立てられるのか，彼には分かっていなかった。つまり，ある程度の解離が存在していたのである。しかし，この解離の程度は「分裂 split」という用語を使うほどではなかった。

精神療法的相談面接に特有な生育歴聴取によって，3歳時がとりわけ重要であることが分かった。つまり，この年齢の時に，この少年は相対的な愛情剥奪を受けていたのである。父親の話がそのことを裏付けた。弟が誕生した時，ピーターは家族の中で自分の場がなくなったと感じていた。

この少年は家庭で暮らしたいという意識的願望をもっていた。私は自分の社会的診断の範囲を拡げ，両親に自分たちの子どもの治療をやり通せる能力があるかどうか確かめる必要があった。したがって，私は母親一人と会う手はずを整え，その面接にもたっぷり1時間とった。この時間は，もし母親がそうしたいと思えば自分のことを話す自由もあったので，面接中に現われたことを記録するのは賢明ではなかった。しかし，私はピーターの幼少期の詳細については記録していた。

> 家庭は幸せであった。姉と弟は二人とも遠方の学校にはいっていた。母親はとても充実した生活を送っていたが，いつも子どもたちを手元に置いておきたいと望んでいた。
> 父親は戦争中はずっと軍務に就いていたので，ピーターが生まれて3年間はほとんど彼に会えなかった。ピーターが3歳，弟が6カ月の時，父親は家に戻り，弟

に対しては十分な関心を向けることができた。その時は，父親がピーターの必要としていたことを彼にしてやる時期としては，あまりにも遅すぎた。これが，ピーターの3歳時の危機の背景にあった状況である。つまりこのような意味で，彼は3歳で父親の愛情を剥奪されていたのである。

早期幼児期の生育歴

出産時：元気な赤ん坊で，大きいが安産だった。
母乳：3〜4カ月
ピーターが2カ月の時から，彼が5歳で弟が2歳になるまで，乳母がいた。彼女は狭量で欲張りな人だったが，戦後のこの時期にはえり好みできなかった。母親は常に家にいて，料理やピーターの教育はやっていた。乳母が辞めた時，彼は喜んだが，その後長い間彼女の家を訪れていた。
食事：彼は一人で食べるのが遅く，散らかしがちで，急がせても強く言っても無駄だった。
排便のしつけ：自然にまかせた。
3歳まで夜尿があった。昼間の排泄のしつけは早く身につけた。
彼は5歳で通学学校 day school に入り，「まだ可愛らしく，幼く，無邪気だった」9歳半の時に，プレプ・スクールに入るために家を離れた。
睡眠：最近，ピーターは夜眠れなかった。母親は，子どもたちが眠る時のやり方を説明してくれた。姉は指をしゃぶったほか，長袖のジャージーの切れ端も使った。ピーターは5歳まで指をしゃぶっていたし，弟は体を揺らす方法を使っていた。

母親は自分はごく普通の母親で，いつも赤ん坊や子どもを育てるのを楽しんでいたと言った。父親はとても一所懸命働いていた。「彼は疲れてしまうことがあるんですが，彼の場合，それはうつ状態なんです。そういうときには甲状腺末をのんでいて，効き目があると言っています。」（このため，彼はピーターにも身体的薬剤が効果があると信じていたのである。）

さらに細かなことでは，ピーターは6歳の時一日失踪したことがあった。彼は「湖の周りを歩いていたんだ」と言った。振り返ってみれば，このことを彼が不幸だったことの兆候と見なすことも可能である。彼は大人になったら何になりたいか，全く分からなかった。

姉と弟は二人ともこの期間，寄宿制の学校に行っていた。

症例 XVI　ピーター　283

母親は次のような2通の手紙を送ってきた。

　お手紙ありがとうございました。先生と私があらかじめ決めた行動計画は，一時期私がピーターを観察し，彼の家庭生活に対する反応や，今後あの学校に復学しないという報告に対する彼の反応を，先生にお知らせし，もう一度私が先生のところにお伺いすること，と存じております。主人と私は一緒に先生にお目にかかりたいと思っております。私どもはいくつか先生にお尋ねしたいこともございますし，ピーターの就学に関して先生にお聞きいただきたい，いくつかの提案もございます。
　私が先生にお会いし，ピーターにとにかくしばらくの間学校に戻らないほうがいいだろうと話した翌日，彼は陰うつな朝を迎え，父親からちょっとした大工仕事についてアドバイスされた時，かなり不機嫌な様子でした。それがおさまってからは，空に雲一つないような状態が続いております。彼は楽しそうに家庭の仕事や庭仕事に励んでおります。ほんの短い間遊んでいることもありますが，子どもっぽい遊びはいたしません。私と一緒に買い物や散歩に行き，よく眠り，よく食べております。今日は，姉と一緒に水泳と日光浴を楽しんできたようですし，水曜日には自分の誕生日のための釣り竿を選びに，父親とロンドンに行くことになっております。
　私は彼に，少なくとも今学期は，おそらく1年間は学校に戻らないほうがいいだろうと言いました。私たちは通学制の学校についてかなりの時間話し合いました。私は彼や他の人たちに，彼は精神的な**病気**であって自宅で療養すればすっかり良くなるだろう，と説明してきました。

2週間後の手紙：

　ピーターがどのような具合か，先生にお知らせいたします。彼は引き続き楽しそうに暮らしておりまして，家庭のすべてのことに興味を示しております。時々少しの間，彼はちょっと退屈して，何をやろうかと迷うこともありますが，すぐに庭仕事をしたり，読書をしたり，キャンディ等を作ったりしているようです。昨日などは，飛行機を作り始め，夢中で取り組んでおりました。彼はご近所に住んでいらっしゃる，若い教師の方とその奥様とお近づきになりました。お二人はとても優しく理解があり，心からピーターのことを気に入ってくださっています。私はお二人との親交が，彼に多大な影響を

与えるものと考えております．

　時々，彼はよく眠れないと訴えますが，私には彼が眠れないまま長時間横になっているとは思えません．彼はよく食べ，驚くほど元気になっております．彼はとても愛情深く，その表現が豊かで，しばしば私に腕を回します．

　彼は始終泳ぎに行っておりますし，行きたい時はいつでもプールに行けます．彼は顔見知りの少年たちがいる時でも，プールに行くのを恥ずかしがっている様子はみせません．彼は今まで時々，生き物でない対象物に腹を立て，庭に出ていって，物を投げたり強く叩いたりしました．でもこのようなことも，先週は起きませんでした．

　私どもが先生をお訪ねして，お目にかかることができますでしょうか．

3回目の相談面接

　私が次にピーターに会ったのは，初回面接から6週間後であった．彼と私は，絵を描きながら，あまりコミットしない面接をした．その後私は両親に会い，ピーターが自分の家を精神科病院として使用している様子を詳しく聞いた．そして両親から，姉と弟は遠くの学校に行っているので，当然いくらかピーターに嫉妬してはいるが，我慢をしてくれているという話も聞いた．ピーターは家庭で十分忙しく立ち働いていた．そして**反社会的な振る舞いは全く見られなかった**．彼は遊びの面でも建設的になっていて，両親はピーターが学校に行く準備がほとんどできたと考えたので，適当な通学制の学校を探していた．

　次に，私は数週間後電話で，ピーターの改善が持続していることを知った．その時には，ピーターが通学生として地元の学校に行く手筈はほとんど整っていた．私は次のような手紙を母親に書いた．

　　私はあなたがピーターの入学を申請する際，何かお役に立てばと思い，この手紙を書いています．もちろん，ご依頼があれば，さらに詳しいことを喜んでお伝えするつもりでいます．

　　全般的にいえば，ピーターはかなりの潜在的な能力のある，知的に高い少年です．でも彼は今は，実際には情緒発達上の障害である病気の経過中です．この病気は早晩消失しつつあるように思われますが，その極期には，パブリック・スクールでの事件のような，ある強迫的行動を生み出しました．彼は非行少年ではないのです．盗みは病気のひとつの症状であったわけですから，

私がこのように言っておくことは大切なことだと思います。
　この少年にとって家庭で生活することは，特にこれからの1年間非常に大切なことですし，さらにもし可能であるなら，私は彼を自宅から普通の通学制学校に通わせたいと思っています。
　当面は，教育よりも心理的な意味での回復ということを，あなたに優先していただきたいと思います。そうすることが実際には，教育的な観点からなしうる最善を尽くすことにもなる，と信じています。これまであなたから伺ってきたことから，このお子さんを自宅で生活させることで，あなたがお子さんの健康に著明な改善をすでにもたらしてきたことを，私は確信しております。そしてまた，彼は地元の通学制学校に通うようになっても異常な問題を起こさないと私は予想しています。
　適当な学校を探す初期段階で，この情報があなたの助けになればと願っております。

　1カ月後，私は次のような手紙を父親から受け取った。

　私どもはピーターを近くの代わりの学校に入れるチャンスを得ました。その学校は，（寄宿生のみの）パブリック・スクールですが，「自宅通学生」の形で，すぐにでも受け入れてくれそうなのです。
　このお話は，まず校長先生が関心を示してくださり，また寮長先生ご自身が校長先生と同じくらい，すぐに強い関心をもってくださったことから持ち上がったのです。寮長先生は，全体の話をお聞きになり，先生のお手紙をご覧になった上で，次のようにおっしゃいました。もしも，(1)私と家内が，2人で判断する限りにおいて，これが適切な方針であると心から納得し，また，(2)先生が，私どもになさったきちんとした通学制の学校を見つけるように，という説得力あるご助言を私どもが無視して，慌てて無謀な行動に出ているとはお考えにならない，という二つの条件が満たされるならば，ご自身と奥様とでピーターに新たな好ましい出発をさせ，適切で絶え間ない援助を与えるよう，全力を尽くしてくださるおつもりがあるとおっしゃるのです。
　(1)について私と家内は，これは優れた寮長先生と奥様にお願いできる，非常に得難いチャンスであると感じています。（お二人は今まで，有能でない人の手にかかると容易に不幸な「不適応」となってしまうような，何人かの「難しい」生徒さんや，格別の才能をもつ生徒さんたちを見事に扱ってお

いでです。）この学校に入ることはまた，ピーターがすでに慣れ親しんでいる場所で，多くの意味で**継続させる**得難いチャンスであるとも感じています。彼はその学校のプールで泳いでいますし，運動場や校舎もよく知っていますし，また，音楽会や教会の礼拝にもよく行っています。彼は実際，そこの工作室に魅了されているのです。またピーターは，農場を運営する先生を含め，非常に多くの先生方を存じ上げていますし，そのお子さんたちにも友達がいます。このパブリック・スクール以外の入学可能な学校となりますと，もう一つの通学制の学校ということになります。そちらの学校の校長先生は立派な方ですが，私どもは，校長先生以外の先生を全く存じ上げませんし，父兄やお子さんたちを一人も知らないのです。ですから，人びととの接触という面では，ピーターは，そちらではすべてのことを一から始めなければならなくなるでしょう。

　(2)について，私と家内，そして，寮長先生とが，先生にお尋ねしたいのは次のことです。先生は先に，通学制の学校が望ましい，という明確なご助言をしてくださいました。しかし，上に述べたような事情をすべてご考慮していただいた上で（私と家内はもちろんこれらの状況を，ほとんど思いもよらない，とても好ましいものであると考えております），先生はピーターが私どもの地元の寄宿制学校の自宅通学生となり，3〜4人いる通学生の一人となる，この機会を実現していくことにご賛同いただけるでしょうか。

　この手紙で先生に状況を充分ご理解いただけますなら，私どもが話を先に進めてよいものかどうかを，お教えいただければ幸いに存じます。

この手紙に対して私は，両親が**この件について**ピーター本人に**尋ね**，彼が色よい返事をするようなら，話を先に進めるように助言した。

父親から再び手紙がきた。（初回面接から3カ月後，ピーターはこの時14歳。）

　お手紙本当にありがとうございました。私どもは，この冒険が全く道理に合わないものではない，と先生が考えておられるのを知り喜んでおります。

　ピーターはこの計画には，ほとんど初めから「参加」していました。彼は私どもとともに，寮長先生にお会いし，先生とも奥様ともうまく馴染みました。彼はそのことについて現在話し合えますし，また，この計画に本当に関心をもち，気に入ってもいる，と私どもは考えております。私どもは明日か

ら，2週間の休暇に出掛けます。旅行から戻りましてから，この話を進めるというのが適当かと存じます。

2カ月後，私は母親に電話した。母親は，ピーターが元気で楽しくやっていること，自宅通学生として現在，地元のパブリック・スクールの第1学年に入っていること，ラグビーを楽しんでいることを語った。

3カ月後に，私はもう一度電話をかけた。母親は，次のように私に話した。「ピーターは素晴らしい状態です。風邪や熱を出して学校を休んだりすることもなく，休暇の間は姉や弟とよく遊んでいます。学業もいい成績でした。」母親は，2学期が試金石となるだろうと言った。

1カ月後，母親は私に次のような手紙を書いてきた。

お手紙ありがとうございました。先生からのお手紙が迷惑などということは，全くございません。むしろ私たちは，先生にずっと関心をもっていただいていることを，心から喜んでおります。

ピーターはとても元気で，体重も増え，少し背も伸びました。かかりそうに思える風邪にも，幸いにかかって**おりません**。彼はどうやら，本気で勉強をやり始めたように見えます。フランス語と国語の作文でいい点を取り，数学では低学年の最優秀クラスに入れられました。彼は友人をまだ本当には作ろうとしているように見えませんが，皆とうまくやっているようです。いつも楽しそうに家に帰ってまいります。私たちは今，彼が可愛がって世話をするよう，犬を飼いました。

ピーターは，楽しく感じる気分の時と，そうでない時とが，はっきりと際立っているように私には思えます。そして彼は自分がどう感じているかを分かるようになり，またそれについて話せるようになってきました。

次に母親から来た手紙（2カ月後）は以下のようなものであった。

ピーターはこの学期を順調に過ごしました。彼は風邪で1日学校を休みました。学期末にはとても疲れていて——これは精神的に消耗していたのだと思います——いわゆる咽頭炎で2日間寝込みました。そして，休暇に入って最初の1週間は，顔に軽い神経性のけいれんが出ました。現在，弟も家に居りますが，二人は今までになく楽しく遊んでいます。そして，けいれんもな

くなり，疲れている様子もまったくみえなくなりました。彼は学年で2番になり，いい成績だったので，進級できることになりました。この知らせを聞いて，彼は喜びで顔を輝かせていました。数学は最も得意な科目のようです。また彼はよく工作室に行っており，今カヌーを作っています。これは誕生日のプレゼントの分の前渡しを，その資金に充てています。また，親友を作ったようには見えませんが，皆とうまくやっているようです。

　ピーターの弟は来年，寄宿制学校を卒業しますが，その後は，家においておきたいと，私どもは考えております。ピーターが家にいることはとても楽しいことなので，私どもは下の息子ともこの喜びを分かち合いたいと願っています。彼はおそらく奨学金を受け，ピーターと同じく自宅通学生として，ピーターの学校のもうひとつの学寮に所属することができるでしょう。弟と一緒になると，ピーターにはよくないと先生はお考えになるでしょうか。弟はピーターよりずっと短気なのですが，二人は今ではとても仲良くしております。もし二人が違う学寮にはいった場合，弟との間の個人的競争意識が，誰でも経験するような，ごく普通の「学寮間の競争意識」に飲み込まれて目立たなくなるだろうと，先生はお考えになりますでしょうか。

これに私は，次のように返事を出した。

　ピーターが1学期を順調に過ごし，喜ばしく思っています。あなたがおっしゃっていた，ピーターの弟に関する問題について，ピーターは弟が家にいることに対処していけると私は思いますが，あなた自身も示唆されたように，弟がずっと家にいるようになることは，休暇で家にいるのとはいくぶん異なった事柄です。あなたはおそらく，全体のことを決めてしまう前に，**この考えをピーターに話すことができるでしょう**。私は二人が同じ学寮でない方がいいと思います。
　あなたが私との連絡を保ってくださっていることは，とても役に立っています。

3カ月後，母親からまた手紙がきた。初回面接から14カ月経っている。

　ピーターについてのご報告をいたします。今回は，それほど良いお知らせというわけではありません。というのは，ピーターは，連鎖球菌による咽頭

炎で5週間，学校を休んだのです。お医者さまが原因を見つけるまで，2週間微熱が続きました。お医者様は，何か心理的な問題が原因ではないかとさえ，思い始めておられました。その時，ピーターの学校のお友達二人が高い熱を出す咽頭炎となり——この二人は診断が容易でしたので——ピーターの咽頭培養も行なわれ，原因がはっきりしたのです。お医者さまは，ピーターが保菌者だったのだろう，と考えておいでです。

　休んでいる間，ピーターは家にいましたが，ずっと寝ていたわけではなく飛行機を作っていました。彼は決して怠惰ではなく，自分の手を使って何かをすることが好きなのです。彼は今ではまた，すっかり元気になり，今学期，授業は半分しか受けていませんが，試験を受けようとしています。彼はそのことでさほど不安には思っていないようですが，でも何とか及第したいと望んでいると思います。彼はカヌーを完成させ，それを鮮やかな青と白に塗りました。そして私たちは，このカヌーをヘンリー市の近くの川で首尾よく進水させました。このことで，彼は非常に喜んでいますし，また皆から大きな賞賛を得ています。ずいぶん長く家にいたために，同年齢の本当の友達はおりません。けれども，彼はとても楽しそうで，機嫌よくやっております。現在15歳ですが，まだ声変りしていません。彼は今度，遠方にいる伯父の家族のところに行き2週間滞在してきます。前の寄宿制学校をやめて以来，一人で出掛けるのはこれが初めてです。彼が戻ってきたら，私たちは友人たちと一緒に，一家で休暇に出かけます。私はこれらのことすべてが，彼に健康をもたらしてくれることを望んでおります。

さらに1カ月後にきた手紙：

　先生のご示唆に富んだお手紙に感謝いたします。先生にまたご助言していただきたく筆をとりました。ピーターの試験の結果は芳しいものではありませんでした。彼はできなかったことをとても残念がっております。彼が追いつけるようにするために，補習を幾つか受けることを提案すべきかどうか迷っておりました。私どもはこのことを話し合い，私は彼にうるさく言わないほうがいいだろうと考え始めました。今，成績表が届きました。これをご覧になってください。担任の先生は若い，経験の少ない方で，ピーターが来学期もまたこの先生のクラスに入ることはないと思います。ただ，この先生がピーターのことを怠けていると書いておられるのを残念に思います。学期末

に学校に戻った頃には，彼はまだ活発になれなかったのです。ひとつには，多量のペニシリンを服用していたためでもあります。新学期が始まる前に，ピーターのことをもっと説明するために，この先生にお会いしたいと思っていますが，どうお話したらよいのか，私には分かりません。また，ピーターを援助する最善の方法も分からないのです。私は成績表は問題ではないと思いますが，**ピーター**はそうは考えないと思います。咽頭炎のために，彼は5週間，同年代のお子さんたちと接触しませんでしたが，友情が芽生える可能性が2，3あるように私には見えます。また彼は，前から出演したがっていた学寮の演劇にも出られませんでした。

　主人は，6カ月間家を留守にしております。(注1) それで私ども夫婦は，これらのすべてについて一緒に話し合うわけにまいりません。先生のご助言をいただければ，本当にありがたいのです。とはいえ，どうぞお急ぎになりませんように。ピーターは今出かけておりまして，まだ成績表を見ておりません。先生は新学期が始まる前に，1科目補習を受けさせることが，ピーターの助けになるとお考えになるでしょうか。私は**成績の面**ではピーターの学業は心配ないと思っております。ただ，彼が学業に自信をもつようになれたら，もっと彼が幸福になれるだろう，と私が感じているからなのです。

　私はこの母親の手紙に対し，電話で答え，ピーターの成績表を送り返した。次の母親からの手紙は，最初に接触した時から25カ月後にきた。

　私はもう一度，ピーターについて先生にお知らせしたいと思います。この知らせはとても良いものです。彼は以前よりも素晴らしく，調子も良く，幸福でいます。ピーターは成長し，今では主人より背が高くなっていますので，先生がご覧になっても，まず彼だとはお分かりにならないでしょう。彼はやはりまだ，とても幼い顔立ちをしています。成績は良くなっておりますし，9月以降休んだのはわずか2，3日でした。学校で親密な友達を作ってはおりませんで，どちらかといえば一人で過ごすことが多いようですが，満足した生活を送っております。家では庭仕事や料理，その他のことを活発にやっております。学校では，かなりの時間を，手助けを得ながら木工のやれる学

(注1) 母親はおそらく，このケースにおける父親の不在ということのもつ，特別に重要な意味合いを分かっていなかったのだろう。

校の工作室で過ごしております。

　先生にお尋ねしたいことがございます。この9月，彼は短い間隔で片頭痛を何回か起こしました。以前にもあったのですが，これほど頻回ではありませんでした。片頭痛は，寝込まなければならないほどひどくはありませんが，彼はかなり辛そうにしていました。私も以前から時々片頭痛を起こしていたのですが，私の場合鉄剤を服用すると起こらないことに気づいております。娘が生まれて以来，私は鉄剤を処方してもらい，飲んだり飲まなかったりしてまいりました。ピーターにも鉄剤が有効なのではないかと，私は感じました。そこで，彼に毎朝1錠，休暇の間は1日おきに1錠ずつ飲ませております。私はこの薬が彼に欠乏しているものを補充している，と考えております。しかし，私のしてきたことは賢明なことなのでしょうか。この薬は，何か私の知らない害を与えていないでしょうか。

　娘（19歳）は，ホームステイとして外国に行っています。そしてピーターは，**家に子どもがたった一人**であることを喜んでおります。休暇の間は，弟と一緒に楽しく過ごしております。寮母さんは，彼をとても気に入ってくださっているようです。またピーターは，学寮で自分の居心地のいい場所をつくっているようです。

　先学期，ピーターが本を忘れ，それを言い出せなかったことから，他の子の本を黙って借りたということが発覚し，私は動転してしまいました。担任の先生が主人にそのことをお話しになったので，私どもは知ったのです。寮長先生もこの件はご存じでした。ピーターは私どもに話しませんでしたし，私どもが知っていることも分かっておりません。彼は自分自身でこの件に理性的に対処できそうですし，幸運なことに現在の担任の先生はとても思慮深い方です。

　いつもながら，先生のご援助に感謝いたしております。

私は再び，母親に返事を書いた。

　ちょうど私がピーターの様子を伺うために，手紙を差し上げようと思っている時に，あなたからのお手紙を受け取り，好都合でした。お知らせいただいたことは，良いことのように思います。

　私はピーターが鉄剤を服用してはならない理由は何もないことを，あなたにお伝えしたいと思います。しかし，もしその薬を飲んでいて彼が片頭痛を

起こすことがあっても，あまり失望してはいけません。また，便秘を起こすようでしたら，その時はしばらくの間，何回か薬を休止してみてください。

最初の接触から6, 7年後，私は母親にピーターの様子を知らせてくれるよう手紙を書き，彼女は次のような返事を送ってきた。（ピーターはこの時，22歳だった。）

　私は先生にお手紙を差し上げようと何回も考えたのですが，いつももう少し待って，何もかもがうまくいっていることをはっきり確かめてから，と判断してまいりました。良いことばかりを先生にお伝えすることになります。ピーターはあの学校に5年間在籍いたしました。最初の4年間は通学しました。これは朝食と夕食を家でとり，残りの時間はすべて学校で過ごしたというとになります。最後の1年間は寄宿生となり，最終学期は学寮の監督生をいたしました。彼はずっと健康で幸福でしたが，親友は一人もつくりませんでした。また，Shooting 8に所属し，学寮のためにフットボールをやりました。彼は6フィート4.5インチで，がっしりした体つきになっています。数学と物理，化学で，Aクラスの授業を選択しましたが，化学に合格しただけでした。彼は化学に一番興味をもっていました。先生方から勧められたわけではないのですが，大学に行きたいと心に決めていました。それで，もう一度，Aクラスの物理と数学をとり，ロンドンの家庭教師について勉強し，自宅で生活しました。そして両方に合格し，遠方の大学への入学が許可され，生化学の勉強をしております。彼の手紙はとても楽しいものです。試験に合格後の休暇中，一時ロンドンの会社の研究部門でアルバイトをやっておりました。彼はスコットランドの高地地方で行なわれた，予備将校訓練隊のキャンプに参加したり，リュックを背負ってヒッチハイクをしながら高地地方を一人で探検したりしました。
　あとは学位を得るための勉強をやりとげられるかどうかが，現在残っている唯一の彼の課題です。
　私どもが援助を大いに必要とした時に，先生にしていただいたご援助のすべてに，改めて感謝いたします。三度の面接の後再びお伺いする必要はなかったわけですが，しかし，先生がそこにいてくださると感じること自体が，私どもにはとても力づけられることでございました。
　ご親切にお問い合せいただきまして，本当にありがとうございました。私

がお伝えしたことは，先生に喜んでいただけるだろうと確信しております。私どもはピーターが先生の許にお伺いした時のことや，その時の彼の問題について，彼と話したことは今まで一度もございません。いつかは話すべきだと先生はお考えでしょうか。

私は次のように返事した。

　あなたの長文の興味深いお手紙を，大変ありがたく思っています。もちろん私はピーターのことを伺い，とても喜ばしく思っています。ピーターが私のところに来たことについて，あなたが特別に努力を払って彼に話さねばならない理由は特にないと思います。しかし，多分いつかこのことは自然に話題にのぼってくることでしょう。

結　論

　ここでは，重要な反社会的症状を呈したある少年の症例を提示した。彼は不良少年としてではなく，病気として扱われ，自分の家庭を精神科病院として使用することを許された。ほぼ1年間で，彼は精神医学的に異常な状態から回復した。そして，この症例の作業は，母親，家族全体，そして，彼の特別なニードに適合した地元の寄宿学校の受容力，等によってなされた。
　私が果たした主要な機能は，明確に述べる，ということであった。つまり，この少年は病気であるとか，彼自身が病気であるということを告げられなければならないとか，彼は精神医学的な病気から自然に回復するための時間を認められなければならない，などを明確に述べたことである。
　主要な病因は，3歳時の相対的愛情剥奪であることが理解された。それは，戦争による，最早期幼児期の3年間を通しての父親−愛情剥奪であった。

症例XVII　ルース　8歳

　このルースの症例は，次のような経過で私のところに来た。ある男性が彼自身のことで相談に来た。この人がルースの父親だった。彼は自分について話したいことを語った1時間ちょっとの間，実に多くの事実を話してくれた。これらの事実の中には，ルースの問題を述べる上で重要な二つの事柄があった。まず一つは，三人の子どものうち真ん中の娘が学校で盗みをするようになり，これに伴って彼女の性格が変わり，隠しごとをしたり，こそこそするようになったことである。そして学業成績はさがり，学校は彼女の転校を求めてきた。もう一つは，仕事をやりながら家族の世話もしてきたこの人が，妻の病気の管理に混乱するようになったことである。彼の妻は三つの病気をもっていて，そのため彼は三つの病院状況にかかわっていたが，どういうわけかその3病院のソーシャルワーク部門間のコミュニケーションが欠如していた。彼は自分が三つに引き裂かれていると感じ，また多くの時間を三つの病院の要求に応じたり，妻を一つの病院から次の病院に連れていくことに費やしていて，まるで自分自身とコミュニケートできなくなっているように思われた。彼は私との面接の終わりに，一人の人に自分の種々の不満を聞いてもらったので，初めてそれらの不満を一つのまとまりを持ったものとして見ることができるようになったと言い，これ以上援助してもらわなくてもなんとか処理できそうに思うと言った。

　しかし，彼はルースには援助が必要だと感じていた。そこで，私は彼の娘に会う手筈を整えた。その娘との面接の中で私は，彼女の反社会的行動へ向かう傾向を逆転させることが必要だろう。もし私が成功すれば，この人は妻が病気にもかかわらず示しているポジティブな資質にも当然助けられて，妻の三つの病気を含めた家族状況全体に対処できるようになるだろう，と私は確信していた。

　この三つの病気を列挙することは必要である。というのは，母親の三つの病気は，ルースが懸命に対処しようとしている問題に強い影響を与えているからである。ルースの母親は，子どもが好きだったし，特に赤ん坊の時期や早期幼児期の依存が好きであった。彼女は長女をうまく育て，また女の子であった

三人目の子を身ごもった時まで，ルースを赤ん坊として受け入れていた。事実，この頃は家族状況全体が危なっかしい時期であった。ルースの母親も妊娠したことで，自分の能力を越える重い負担が自分にかかってきたことに気づいた。多分少しの間，彼女は夫に対する信頼感をなくしていたのだろう。実際，ルースの母親は自分の処理しなければならないことがあまりに多すぎたので，3回目の妊娠中病気になってしまった。そして，ルースが犠牲者になったのであるが，しかし，そのことが起こった時点では，両親のどちらもそのことに気づかなかった。ルースの母親はリウマチ様関節炎が悪化し，脚が不自由になった。妊娠後期には急性のうつ病にもなった。それぞれの病気のたびに，彼女は入院したが，最も状態が悪かった時は三人目の子どもを出産した後で，数週間精神科病院で過ごさなければならなかった。彼女は身体的な治療を拒否し，少しずつ家庭生活や子どもの満足な世話ができるようになった。三人目の赤ん坊が生後数カ月になった時，彼女と夫は，ルースを無視してきたことに気づき始めた。もちろん，ルースは物理的に無視されたわけではなかったが。後に記述される，治療相談面接で重要な意味をもってきたのは，この無視されていた期間である。

　全体像を完全に説明するためには，次のことを言っておく必要がある。つまり，ルースの母親は三つ目の病気をもっていて，その病気は彼女に医師たちへの信頼感をもたせ，たぶん彼女が絶望の時期を乗りきるのに役立っていた。彼女は子どもの時，気管支拡張症にかかり，肺の一側全剔出術を受けた最初期のケースであった。この手術の責任を負うべき病院は，彼女に強い関心をもち，素晴らしい予後保養所を彼女がいつでも使えるようにしてくれた。それは実際，彼女が結婚してからも，いつでもすぐに使えるようになっていた。もし，体の具合が悪いと思えば，彼女はそこに行って2週間滞在することができた。

　したがって，ルースが私のところに来た時，私は家族的背景に関して，以上述べたことやその他にも多くのことをすでに知っていた。しかし，私は，彼女の幼児期を彼女の目を通してみるやり方で，彼女が私とコンタクトがとれるかどうか分からなかった。読者が治療相談で起こる一連の出来事を研究することで，私たちが供給できるこの特殊な場面を，子どもが使用するやり方をちらっとでも垣間見ることができればと願っている。この症例に関しては，私が盗みと愛情剝奪との関係に関する私自身の理論見解を使用しただけでなく，ルースの父親が家族状況や彼自身の個人的問題を語った時に，彼から聴取した情報を用いてその理論を強化したことも否定できない。

　この症例は次のような点でも，重要な意味がある。つまり，これから述べる

ように，ルースは相談面接の終わりに近づくにつれて変化していった。

ルース

　生育歴の記載は，できるだけ少なくすることにする。私がルースに会った時，彼女は8歳だった。13歳の姉と5歳の妹がいた。家族は一人も欠けてはいなかった。両親はひどく相互依存的であった。このことは，子どもたちがいつでも利用できる，永続性という感覚を家族に与えている。

　父親との面接の中で，家族自体や，家族が本来有している自己治癒的な傾向などを食い尽くしている害虫は，ルースの変わってしまった性格であることが，私には分かっていた。ルースはそれまで特別に可愛がられていて，少し甘やかされていた。その後，彼女は変化してしまい，未だに盗みを続けていた。両親はこのことに強い罪悪感を抱いていた。というのは，（彼らが言ったように）この変化を起こさせたのは自分たちだと感じていたからである。両親はその変化を防ぐことはできなかったが，ルースの変化が自分たちの目の前で起こり，母親の三度目の妊娠の初期に始まったことは分かっていた。

　この家族の修復を援助するために，最初になすべきことは，ルースに会い，可能ならば，彼女の盗みの強迫を治癒させることである，と私は決めた。そうするためには私は，愛情剥奪体験について彼女自身から見た体験が出るところまで到達しなければならない。そのための治療相談面接なのである。

　相談面接については，普段と大きく違うところはないものの，この面接以降ルースの盗みは消失し，新たな情緒的成長の時期が始まって，勉学面でもいくらか改善が見られた。子どもから反社会的強迫が消失したことに対して，家族の好ましい反応が生じた。そして両親は，着実に発展する家族の親として自分たちを再確立するために，新たな自由を非常にうまく利用できたのである。

治療相談面接

　ルースはすぐにくつろいだ。彼女は，姉のことや，学校に通っている妹のことを話してくれた。彼女は私のところに来るために学校を休んだことを，それほど気にしていないと言った。学校に出ていたとしたら国語の授業を受けているはずだった。彼女はゲームをやろうという私の提案を受け入れた。そこで，私はスクィグルを描いた。

症例 XVII　ルース　*297*

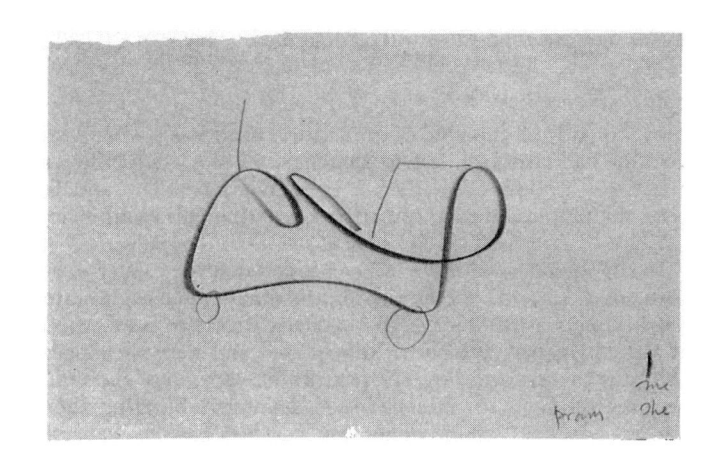

(1) 私のスクィグルをルースは素早く、乳母車に変えた。それは1年間彼女が使って
　　いた自分の乳母車だった。この話題から、彼女は三つの人形をもっていることを
　　話した。「私はそれさえあればいいの」と彼女は言った。
(2) 彼女のスクィグルを、私は植物に変えた。彼女はこれをゼラニウムと呼んだ。

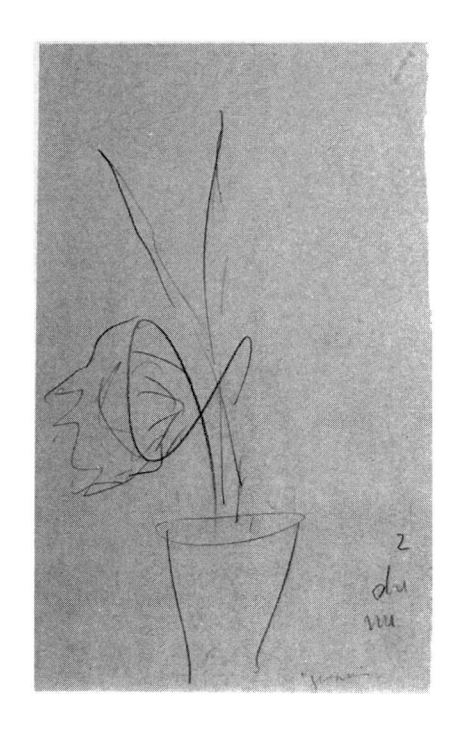

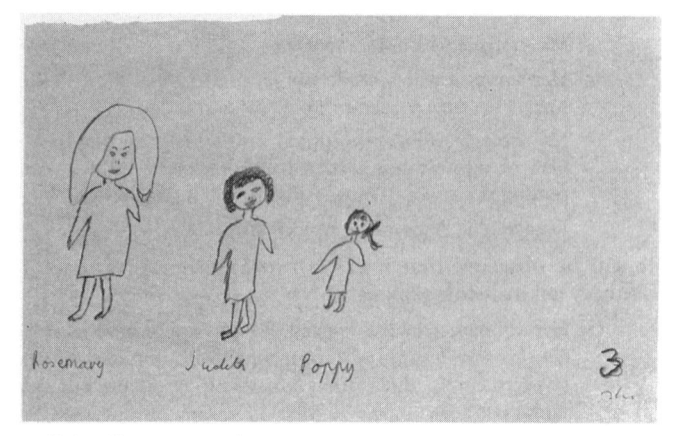

(3) この彼女の絵は，私が彼女に描くように頼んだ，三つの人形を表わしている。彼女は「私なんとかやってみるわ」「この子は似てないわ」などと言った。私は「まあ，学校じゃないんだから，私に教えたいことが描ければそれでいいんだよ」と言った。

彼女は「ローズマリーは一番大きいの。ジュディスは巻き毛なのよ。ポピーは前髪をおろしていて，ポニーテールでリボンを着けてるの」と言った。私が「お父さんとお母さんのどちらになりたいの」と訊くと，彼女はすぐにお母さんになるほうを選んだ。「私はできるだけたくさん子どもがほしいの。」

これは人形の形をとった，彼女自身の家族の絵である。彼女自身はジュディスで表わされているのだろう。この絵では，母親への同一化がジュディスの下肢の変形で示されている。両手もないようにみえるが，これは彼女が急に発病した時の母親の無力さを語っていると思われる。

(4) 私のスクィグルを，彼女は「ある人」にした。
(5) 彼女のスクィグル，これを描いて彼女は叫んだ。「あっ，これ分かるよ。」そして，彼女は自分のスクィグルを，弓と矢に変えた。
(6) 私のスクィグルを，彼女は蝶に変えた。ここで彼女は，トイレを取り付けに来た男に，自分の庭をメチャメチャにされたことについて話した。
「問題は，庭が元通りになるかどうかなの。」
私は「男というのは扱いにくい生き物だからね」と答えた。

私が解釈していなかったことが分かるだろう。私は彼女と遊んでいる間，ただお喋りをしていただけである。

症例 XVII　ルース　*299*

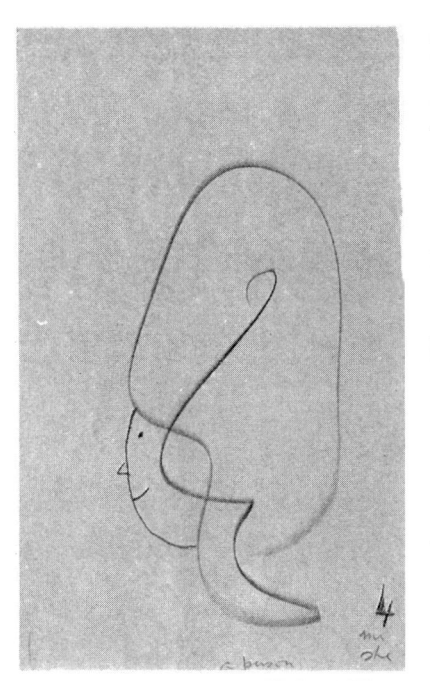

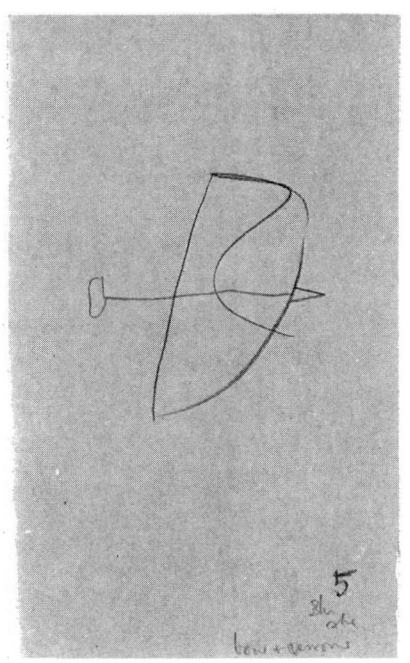

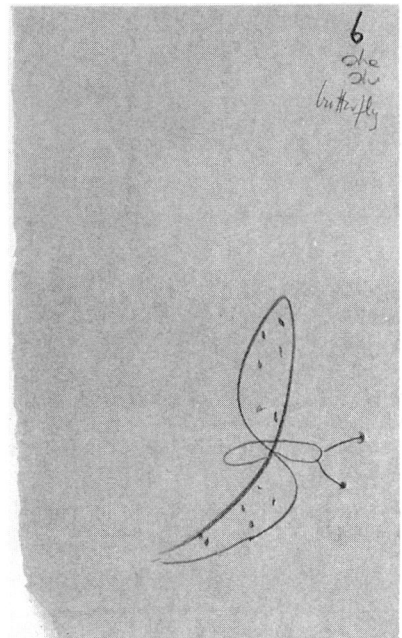

(7) 彼女のスクィグルを，私は急いで引き寄せたが，そうしないと彼女が自分でやってしまいそうだった。（こうすることで，私はゲームに熱中していることを，彼女に伝えられたと思う。）私はそれを飛行機にしたのだが，彼女は，それはハエだ，と言った。
(8) 私のスクィグルを，彼女は馬に変えた。彼女はこれに満足していた。
(9) 彼女のスクィグルを，私は動物に変えた。彼女はそれをキリンと呼んだ。
(10) 私のスクィグル。彼女はすぐに「あっ，わかった」と反応して，それをハープに変えながら，リコーダーを吹くことについて話した。リコーダーは彼女の座っている側の柵に立て掛けられていたが，彼女は使いたいとは思っていなかった。
(11) 彼女のスクィグルを，私は踊っている人物に変えた。
(12) 私のスクィグルを，彼女は女の人の頭にした。その女性の舌は突き出ていたが，ルースはその舌をタバコに描き換えたので，それはより上品になった。

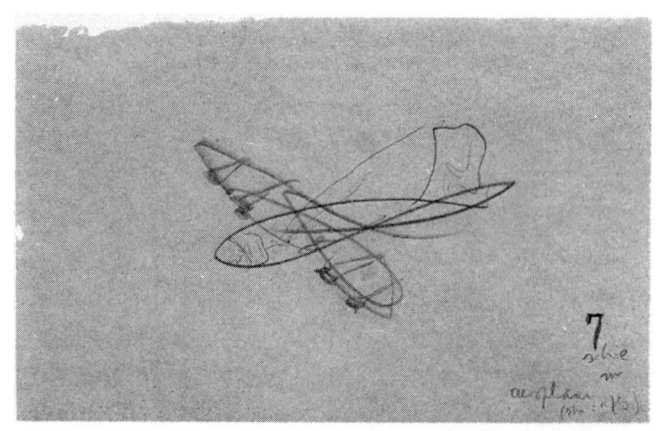

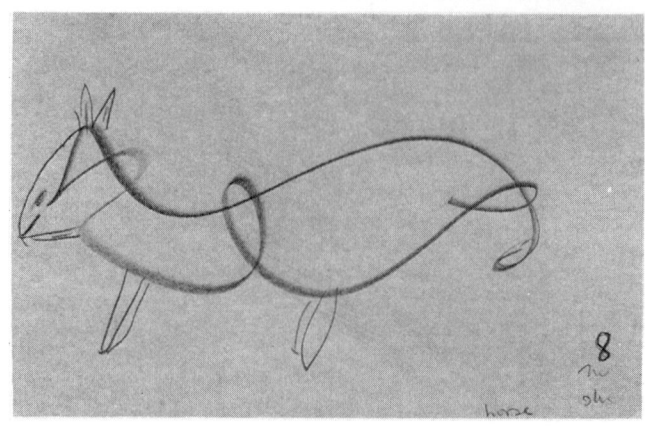

症例 XVII　ルース　301

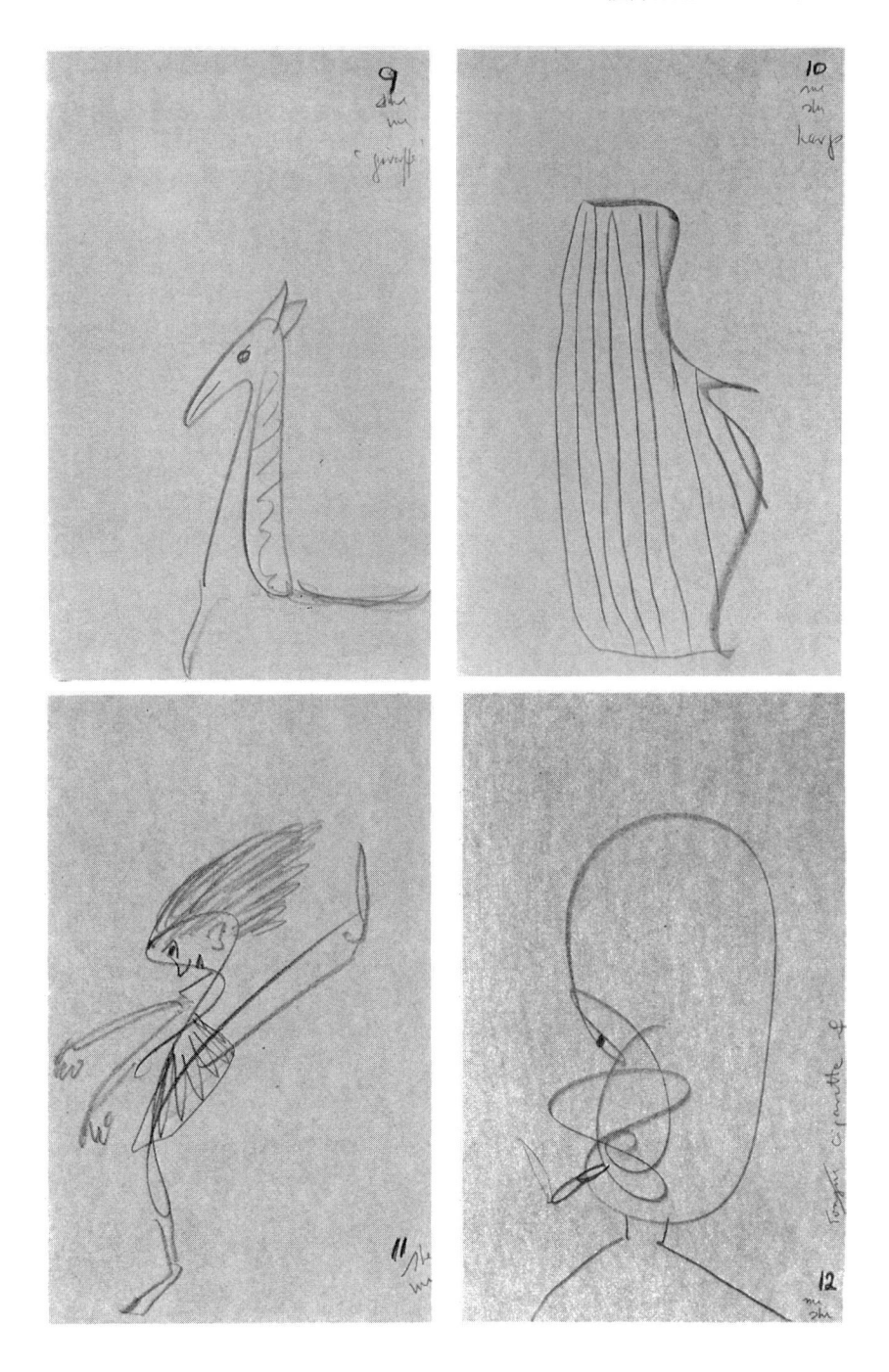

(13) 彼女のスクィグルを，私は植物に変えた。私がこれを描いている時，彼女は私にポロ（キャンディ）を差し出した。私はそれを受け取った。私が，「このゲームに飽きたの」と訊くと，彼女は「いいえ，好きよ」と答えた。

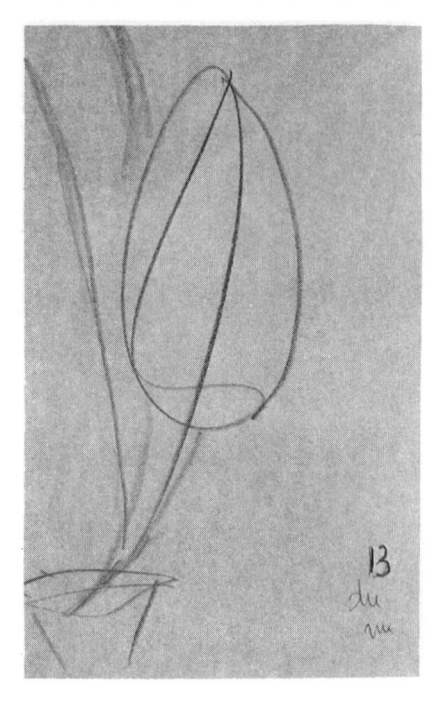

これは面接の中期に入ったことの指標であった。それは，信頼が確立されたことを示し，その後さらに深層へと進む準備にもつながるものである。

(14) この結果私は大胆になり，作為的にメチャメチャのスクィグルを描いた。彼女は，その周囲に桶を描き加えて，それが桶に入っている水となるようにした。ここにはパーソナルな空想がみられ，私はルースの夢の世界に近づくことができるようになった。彼女が夢を見る時，これと似たものの夢を見たことがあるかどうか尋ねた。彼女はテレビでなら見たことがあると言ったが，その時見たのは穴の開いた桶に入っている魚だった。私は夢というアイディアを諦めないで「おかしな夢とか，恐ろしい夢はどうかな」と訊いた。ここで，彼女の話題は夢生活に切り替わった。「私の夢ほほとんど同じなの。毎晩夢をみるわ。」この夢を図にして説明するために，彼女は大きい紙を1枚取った。

（この作業において，大きな紙に描くことは常に，重要な意味をもつ何かが現われてくることを示している。）

症例 XVII　ルース　303

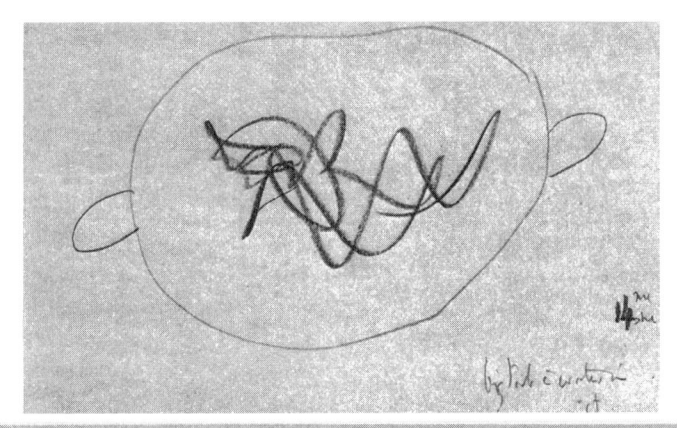

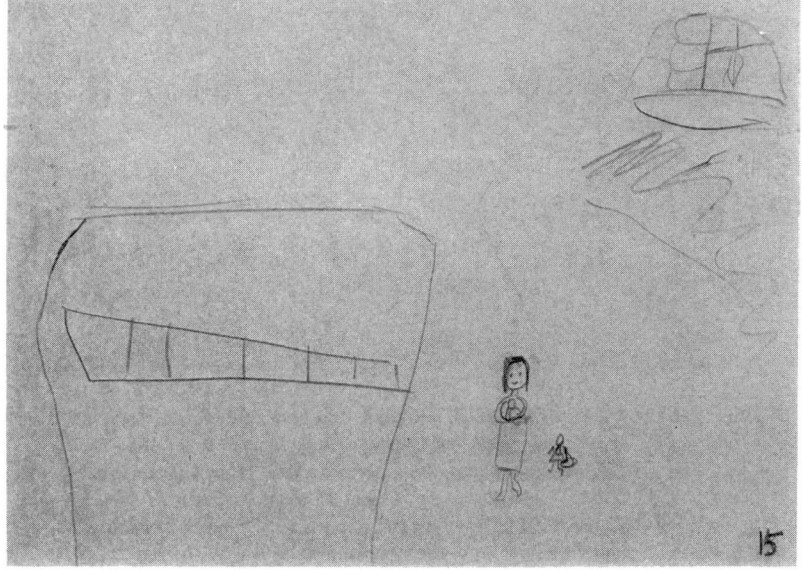

(15) 大昔の船が水とともにやってくる。「妹が腕に抱かれている赤ちゃんだった時，私は走っていたの。それはお母さんが脚を悪くする前だったの。水が押し寄せて来ているの。私はいろいろな品物や，赤ちゃんのベビーフードを持っているの。赤ちゃんのために，ベビーフードを他の品物と一緒にしておいたのね。夢は良い終わり方をしたのよ。お父さんが自動車で帰って来て，車庫にバックで入れたの。お父さんが船に体当たりして，船を粉々に壊したの。すると，水が全部引いていったの。こんなふうに夢は良い終わり方をしたの。」
父親が帰って来てその状況を救ってくれるまでの，この夢の中間の部分の叙述には，かなりの不安がみられた。

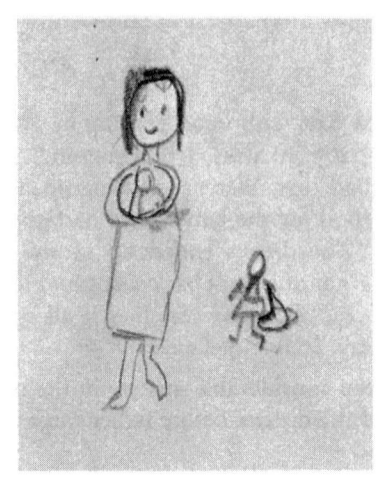

No.15の絵から採ったこの部分は、原画のサイズで復元してある。

　母親の口を描いた線が曲がっていて、その線が微笑みを表わしていることに気づかれるだろう。その絵の子どもは、母親に向かっていて、母親の近くにいる。赤ん坊はたぶん生まれていないだろう。というのは、母親のウエストのくびれがないからである。母親の両手は使えず、脚は変形している。

　私はここで、彼女が希望に胸をふくらませて母親のところに駆け寄っている事実に触れながら、次のようなコメントをした。彼女は、新しく生まれた赤ん坊に食べ物を与えて母親を助けることで、母親みたいになれるのだと思っていたのだ、と。事実、ルースが変わってしまい、悪い子になったのは、母親の妊娠終期近くであった。彼女が最初に盗んだものは、ベビーフードの缶詰だった。その後、彼女はベビーフードを買うための金を盗んだ。そして、それが癖になってしまった。この症例では、私はたまたまこのような詳しい背景を知っていた。

　この夢は楽観的で、結末はすべてうまくいっていた。だから、同じ夢の悲観的な表現形がどこかにあるはずだった。私にはこれが必要だったので、ルースに最悪の場合を描くように頼んだ。

　⒃　再びルースの描いた絵。この絵には、赤ん坊を抱いた母親が現われているが、**ルースは描きながら自分で驚いていた**。「あれ、すごく小さいチビだ。」彼女は、自分の後ろにある海には、赤ん坊を縮ませる毒が入っている、と言った。母親も縮んでしまうのだろう。「あっ見て、私、どんどんお母さんから離れていくわ。」

　この絵は、ルースの分離の最も深刻な領域と、絶望感の出現を直接的に見せてくれている。この絵は非常に素早く、そして深層に根ざした感情をもって描

症例 XVII　ルース　305

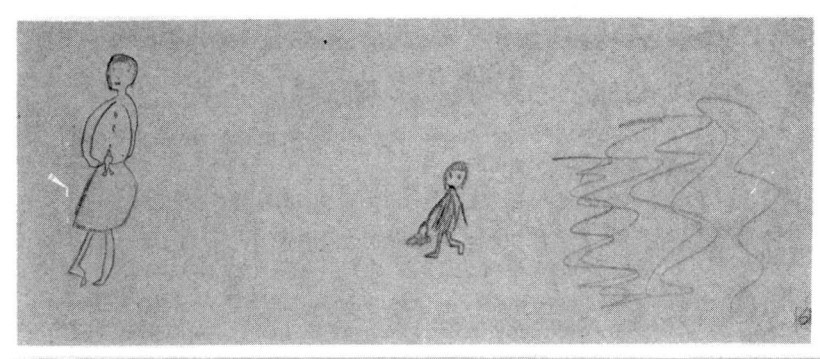

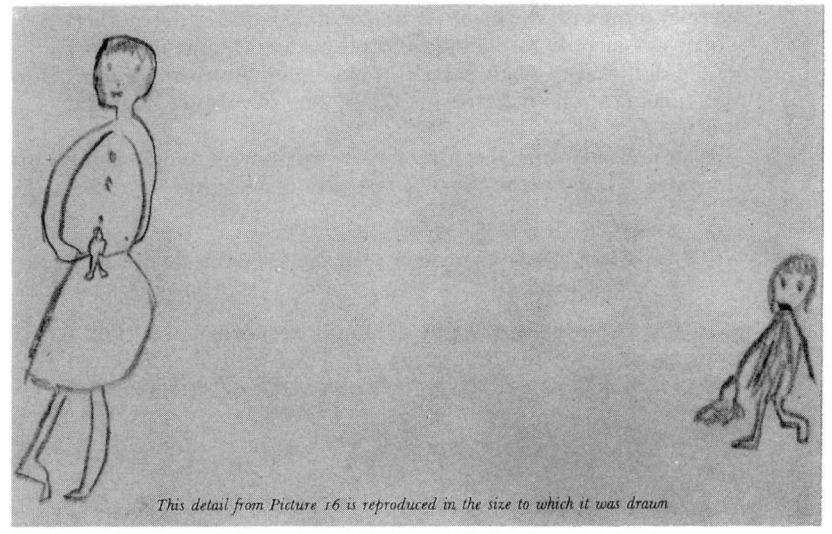

This detail from Picture 16 is reproduced in the size to which it was drawn

（訳注）この絵は No.16 の部分の原画のサイズである（本訳書ではやや縮小してある）。

かれたが，彼女は母親に直線的な口（うつ病）と，今や赤ん坊が生まれてしまったことを表わしていると思われる，ウエストのくびれを与えた。しかし，（ベビーフードとは反対の）毒の混入した水のせいで，赤ん坊は小さくなっていた。またルースは描きながら，自分が母親からどんどん離れていっていると感じた。

彼女自身の絵は，肩から直線になっていて，口の線は下にさがって腕になり，ベビーフードの入っていないバッグの一部となっていた。

　　　彼女は言った。「だから，私は一所懸命食べなければならなかったの。毒が消えた時，また私は太ってきたの。」

もっと細やかなやりとりもあったが，以下のことを除いて，ここでは省略しなければならない。

> 私は慎重にルースに尋ねた。「今まで物を盗ったことがあるの。」
> 彼女はこう答えた。「小さい時にやったわ。よくベビーフードを盗んでいたの。私が自分で食べたの。特に赤ちゃん用の桃の缶詰が好きだったわ。」
> **このことを，ルース自身から聞き出したことは重要だった。**

以上すべての内容を総合すると，これがこの子による，愛情剥奪の真の描写であると主張することは，理にかなっているように思われる。それは彼女が，母親の母性的で食物を与える人物像に同一化することによって，母親の妊娠と赤ん坊の妹の誕生に対処できるようになるのではないか，という希望を失ってしまった瞬間に起こったことである。同一化はすでに，人形の変形や夢の絵の彼女自身の変形で示されていた。しかし，それは病気という面での同一化であって，ポジティブな母性的機能についての同一化ではなかった。

ルースが帰る前に，彼女を表層に連れ戻し，容易に帰って行けるようにするために，彼女と私はさらに二つほどのスクィグルをした。

(17) 私のスクィグルを，彼女は魚に変えた。

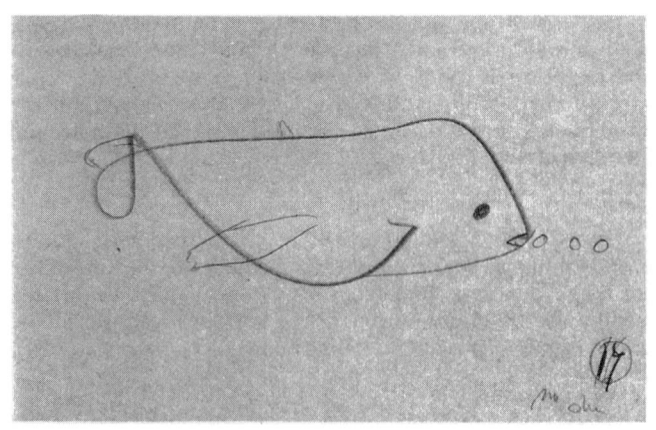

(18) 彼女のスクィグルに，私は皿を描き加えて，パンを添えた食べ物の一皿にした。

この文脈の中で私が意図しているのは単純に，子どもが愛情剥奪されたと感じたり絶望感に襲われたりした感覚を描き出している，その絵を提示することである。治療相談面接という支持的な設定の中で，このような体験を十分意識

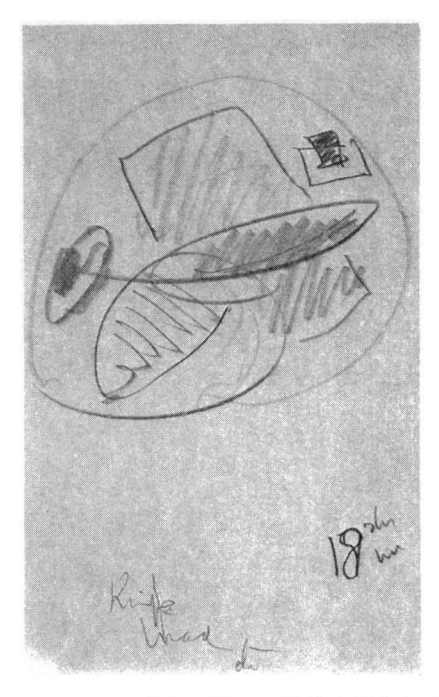

して取り戻したので，ルースは直ちに盗みの強迫を消失させ，同時に嘘をつくこともなくなってしまった。このような場合よくあることだが，彼女のパーソナリティ全体も好ましい変化を起こした。そして，学校側は，彼女に困らされてきたことや，実際に退学するよう要求していたことなど，すぐに忘れてしまったのである。

要　約

　治療相談面接で，8歳のルースは，彼女が愛情剥奪された子どもになった時の苦悩を想起し，解放することができた。そして，彼女はそれを絵で描写することができた。その体験はルースにとって治療的なものであった。さらに，ルースの変化は家族全体に利益をもたらした。

フォローアップ

　5年後，満足のいく発達を遂げて，盗みは見られない。家族は再確立されていた。

症例 XVIII　X夫人　30歳（アンナ〈6歳〉の母親）

　ここで1例，ある親との面接の例証を加えたいと思う。親との面接は，年長の青年との面接同様に，絵の交換が適切ではないということを除けば，子どもとの面接と本質的な差異はない。

　この症例は病院の外来から選ばれた。この人の娘は同僚の小児科医から紹介され，私たちの病院で治療を受けていた。子どもとの初回面接で私たちには，母親が子どもに付き添って病院にいるのは，母親自身のニードを表わしているという特徴があることが分かった。しかし，母親は自分がそうしていることの意味を考えることができず，母親が不安になっているほど重くはない娘の病気を検査し，治療しようとして，次つぎに医者を替えて娘を受診させていた。この症例の場合，児童精神医学チームは母子との接触を保ち続け，子どもの発達を期待しながら，この症例を支えていく必要があった。数カ月後，徐々に母親は疑惑を解き，彼女自身，個人的援助がとても必要な人間なのだということを明らかにした。

　私はこのチームのソーシャルワークの担当者から，私が母親と面接する時機がきたと告げられた。その母親との面接を以下に記述する。この面接の結果は，この子どもに適切な援助を与えるという，相談外来の目標の観点からみれば好ましいものであった。つまり，母親は自分自身についてコミュニケートした結果，自分の娘の管理をケースワーク組織に手渡さなければならないという，新たな事態にも対処できるようになった。この面接の結果，私たちはこの少女を適切な学校に移すことができ，事実彼女はその後数年そこに収容されていた。子どもと母親の接触は，学校側の特別の配慮により，維持することができた。

　この面接の記述は，母親の治癒を証拠立てるために提示されるのではない。母親が治癒するためには，誰かが膨大な量の作業を行う必要があっただろう。むしろ，この記述が意図するのは，待つということによって，私たちが非常に個人的な種類のコミュニケーションをする瞬間へと至った，そのありようを読者に伝えることである。たまたま，母親が自分の生育歴を語るなかで，今では

私生児の娘をもつ大人になっている彼女が，かつて自分がそうであった愛情剝奪児の特徴を明らかにしてくれた。加えて，この母親は面接とその後に起こった彼女自身の問題，とりわけ，娘の適切な保護という問題に以前よりうまく対処できるようになったといえる。

> 私はX夫人だけと会った。
> 私は「今日は。少しやせたようですね」と言った。
> 彼女は「実際は太って，服が着られなくなったんです」と言った。
> 彼女は真剣な顔つきをし，とても悩んでいる様子だった。
> 私はこう言った。「アンナについて話し合いましょう。遠慮しないで話してください。」（アンナは6歳だった。）
> X夫人は言った。「ご存じのように，娘は本当に元気です。でも，彼女はとても素晴らしい生活をしているとは言えません。たとえば，私は娘に決して話しかけません。それはただ，私が子どもだった時に，誰からも話しかけられなかったという理由からなのです。もし，私が動揺すれば，彼女はもっと悪くなるでしょうし，多分本当に手のつけられないくらい悪い子になってしまうでしょう。」

彼女は自分が学校で受けるべき試験を受けなかったために経験したハンディキャップについて話し続けた。そのため，彼女は看護師や，その他なりたかったものになれなかった。20歳の時，彼女はある診療所の女医にかかり，「不道徳で，なんの経歴もなく，いつまでも青年期にある」という報告を示された。しかし，彼女が言うように「本人がすでに知っているのに，お前はこういう人間だ，と知らせるような治療を受けるのは無駄なことです。」彼女は自分の悪いところを力説し，相談面接の終了時まで言い続けた。

> 「厄介なことは」彼女は言った。「もし，私が誰かを好きになると，相手が男性でも女性でも，好きになることは，私にとってはセックスであることなんです。19歳の時，私は初めて抱かれてキスされました。そして，この時初めて，誰かが私に愛情を示してくれたのです。だから，愛情とセックスが一遍にやって来たんです。」
> 私は「あなたがどう対処したか，想像がつきませんね」と言った。
> 彼女は「私はずいぶんマスタベーションをしました」と言った。
> それはクリトリスだけに対するものであった。彼女はごく最近まで深いオルガスムを知らなかった。
> 彼女は言った。「厄介なのは，私が独占欲が強くなって，すべてを台無しにしてしまうことなのです。私はそうするつもりはないのですが，相手の男性，あるい

は女性が，まるで私を傷つけることばかりするように感じて，いつも『何をしていたの，どこに行っていたの』と独占的になるのです。その中の一人が言っていました。『君に嫉妬されずに，トイレに行くことさえできないよ』って。」
私は言った。「子どもは，しばしばそういうふうに独占的になりますよね，多分アンナもそうだったでしょう。」
彼女は言った。「ええ，でも，今でも私が子どもであるのは恐ろしいことじゃないでしょうか。」
ここで，彼女は泣き始めた。
彼女は言った。「男性であるか，女性であるかは，全く問題にはならないんです。もし，誰かが愛情を示してくれるなら，私にとっては性的体験になるのです。私は二人の女性と関係をもったことがありますが，それはおそらく，今までの中で最も満足のいくものでした。」
その女性は二人とも，大きくて太っていて，多くの性戯と乳房への愛撫などをした。
私は言った。「そう，痛ましいことばかりですね。他に良いこともあなたに起こったのに，それは忘れてしまったのでしょう。あなたはアンナの良いところを認めることができるのですから，きっと良いことも起こったのだと思いますよ。」
それから，彼女は再び，自分の生育歴をかなり詳しく話し出した。
彼女の母親が彼女に対して酷い仕打ちをしたので，彼女は○○市の自治体の保護を受けることになった。彼女は3歳か4歳まで母親と一緒だったので，私は「おそらくお母さんは，あなたから見て初めはまったく申し分なかったのでしょう」と尋ねた。
彼女は言った。「そんなことはありえません。母がとても酷い仕打ちをしていたから，私は母から引き離されたのでしょうから。」
私たちは彼女の絶望的な孤独について話し合った。彼女はその状態について次のように両面から表現した。「私は自分の評判を悪くすることで孤独になろうとします。でも，評判の良い人，特に自分の女友達に対して凄まじい嫉妬を抱きます。」
ここで，私はこうコメントした。「孤独になることが安全なのですね。」
彼女は「それは，私が1-2週間前に友達のデイジィに言ったことです」と言い，私の言ったことを彼女自身の言葉でもう一度繰り返した。
続いて，彼女はデイジィについて話した。デイジィはとても可愛らしく，活発で，明るく気取っている22歳の女の子である。その子は何もかも今までにやってしまっているし，何でも思い通りにすることができ，銀行口座を二つ持っていて，お金をたくさん持っている。

この場合も他の場合も，彼女が自分の正常な自己を友達のパーソナリティのなかで生かし続けようとし，そして（おそらく結果的に）その友達に対して異常に嫉妬している，ということは明らかであった。

 彼女がデイジィについて話したことから思いついて，私はこう彼女に尋ねた。
 「兄弟はいますか。」
 彼女は言った。「孤児院のクリスマス・パーティで，誰かが『こちらがあなたの妹ですよ』と言ったのを憶えています。とても可愛らしい子でしたが，二度とその子には会いませんでした。」

この話題から，彼女は次のような話をしてくれた。彼女は孤児院ではポリーと呼ばれていたが，彼女が自分の出生証明書を見た時，父親が「Y」で，母親が「Z」であることが分かった。彼女が以前から呼ばれていた名前については，一切記載されていなかった。彼女は自分が〇〇で生まれたことを知った。彼女は時々，自分の家族に犯罪行為があって，そのために孤児院では彼女が恥ずかしい思いをしないように，名前を替えてくれたのではないかと思うことがある。彼女は〇〇自治体協会附属の孤児院にいて，初めは小さな子どもたちが150名収容されている場所に，その後結局〇〇に行くまで，幾つかあるより小規模の収容施設に入れられていた。その収容施設のひとつに，Miss 〇〇という外国から来た女性の管理人がいた。

私は彼女に，子どもの頃のことを質問してもいいか訊いたところ，彼女はそうしてもらえると嬉しいと言った。彼女は今まで常に，物事が自分の考えているよりももっと悪いことに気づくのを恐れて，質問するのを避けてきた。彼女が言った内容はどれも正確なものだと分かった。これらはすべて1930年代に起こったことである。

彼女は続いて，一時的な抑うつ状態について話し始めた。彼女は今までいつも，早くからベッドに入り**白昼夢をみること**でこの状態に対処してきた。この状態の時，彼女は常に自分が特別の人物であるか，何かに非凡な才能がある人間であるふりをした。実際には，彼女はこのどちらにもなれなかった。自分は不器量で痩せた子どもだったので，病院に連れて行かれたと彼女は言った。そして，彼女はあることを思い出し，再び泣き出した。(注1) 彼女は今までの人生で，親切な人にたった一人出会っていた。8歳か9歳の時，彼女は伝染病院に

(注1) ここまでのところで，私に自分自身の使い方の自由があるにもかかわらず，面接の組み立てを決めるのはまさしく患者の側である，という感覚を読者にもっていただけたら幸いである。

入院して個室にいたが,そこに入院している間,一人の面会者もなかった。ある日,一人の女性が彼女の寝室に立ち寄って,自分のバッグを開けて,こう言った。「どれか選びなさい。」彼女は鏡を選んだ。その女性はそのまま行ってしまったが,鏡を看護師に渡し,結局看護師が彼女に手渡してくれた。彼女はこのことについては,「子どものころに起こった,唯一の親切にされたことです」と言った。彼女が病院にいた6カ月間,まるで一人の面会者もなかった。彼女は自分の誕生日（夏）とクリスマスとをそこで迎えたのだから,入院していたのは6カ月間であったはずである。彼女は黒い靴下をはいて大部屋に車椅子で移され,徐々に歩くように言われたことを思い出した。自分がどんな病気だったか,彼女は未だに分からない。それから,彼女は青い服を着た男の人によって,孤児院から救急車に乗せられたことを思い出した。

　私は孤児院から連れ出される恐ろしさ,つまり,自分の家から連れて行かれるのと違って,再び戻って来る確実な保証のない恐ろしさについて話した。彼女は隔離病棟に入れられ,サンタクロースを憶えているが,それは医者であることがあとでわかった。私はここで,その病棟では彼女の身体は治療されたが,他の部分は放って置かれたようだと感想を言った。彼女のパターンで,彼女はすぐに罪悪感を抱き,次のように言った。「私は,他人が私に対してやるべきことをしてこなかったと感じますが,もちろん,悪いのは**私**なんです。でも私は,そんなふうに他人が私に対してやるべきことがもっとあるはずだと感じているから,何をやってもうまくいかないんです。もし何かがうまく行っていると,私は途中でそれを壊してしまって,そうすることで自分を傷つけるんです。」

　　　　私は言った。「何に対して怒ればいいのかを分かるのは,あなたにとってとても難しいことでしょうが,でも,あなたのどこかに暴力的な怒りがあるに違いありません。」
　　　　彼女は言った。「そうです,でも,それは奇妙な形で現われます。つまり,震えが体を突き抜けるように感じるのです。それはまるで,**ほんの一瞬だけ**（彼女はこれを説明するのが大変難しいと感じた）**狂ってしまいそうな**感覚なのです。でも,自分がどこにいるかを思い出して,それで終わって元に戻るのです。」
　　　　私は言った。「あなたが言っている意味は,あなたは**本当に狂ってしまう**,ただあまりに短い間に起こるので,すっかり元通りになるということですね。でも,あなたが恐れているのは,自分が狂っている間に何か恐ろしいことをやってしまったのではないか,ということなのでしょう。」

それから彼女は「今まで誰にも話したことのない」ことを，私に語り，とても辛そうだった。彼女は，14，5歳の時から，使いものにならないと言われて工場に勤めさせてもらえなかったので，孤児院の向かいにある，子どもたちが家庭から通って来る保育園でずっと働いていた。彼女は子どもたちや幼児たちを助けてやらなければならなかったし，保母が休めばその代理も務めなければならなかった。一人の子どもが泣き叫び，それが彼女の神経を苛立たせ，もう少しでその子を絞め殺すところだった。(これは，私が先に言ったことを完全に例証していた。)彼女はその子の首を摑み揺すったが，そこで思い止まった。別の機会には，彼女は性的な感覚を得るために，子どもたちを強く抱きしめることがあった。「これは恐ろしく，汚らしいことです。他の女の人たちが，こんなことをするでしょうか。時々，アンナがベッドに入って来て私に抱きつきますが，その時私は性的に感じてしまいます。他のお母さんたちが，このように感じることがあるものでしょうか。もちろん，保育園で私は赤ちゃんのおむつを替えることを含め，すべての汚い仕事を与えられていましたが，赤ちゃんたちにとって大切なことは何もさせてもらえませんでした。」

　保育園にいるこれらの赤ん坊たちは皆，親が迎えに来ることになっていた。そこで私は，このことが，帰る家を持ったことのなかった彼女が，子どもを殺しかけた理由の一つであるかもしれないと示唆した。

　さらに彼女は話し続けた。18歳の時，彼女はある家のメイドになったが，その時自分の出生証明書を取り寄せなければならなかった。彼女は再び次のようなことを繰り返して言った。その出生証明書は彼女を動転させた。というのは，彼女の白昼夢の中では，常に，ある日彼女の両親について素晴らしい事柄が判明することになっていたからである。しかし，彼女は自分の本当の名前がそれまで名乗ってきたものと違い，自分の父親が住所不定の行商人であることを知って泣き崩れた。

　彼女が週15シリングでメイドをしていたこの家では，若い女主人はたくさんのとても可愛らしい服と，彼女には使うことが許されなかった美しい居間をもち，また，いつもバッグに大金を持ち歩いていた。X夫人は自分のために何か可愛らしいものを買いたくて1ポンド盗んだ。女主人は大金を持っているのに，1ポンドなくなっていることに気づき，X夫人を馘にした。

　私は引き続き，彼女の中にあるに違いないが，彼女自身はどこに向けたらいいのか分からないでいる，彼女の怒りについて話した。

私は「たとえば，神についてはどうでしょう」と訊いた。
彼女は言った。「孤児院では，私たちは神様について恐ろしいことを教えられました。私は13歳まで，死んだ場合に地獄に落ちないように，いつも腕を十字に組んで眠りました。私は孤児院を離れると同時に告白をやめ，それ以来何も信じていません。一度私は尼僧になりたいと言ったことがありますが，でもそれはただ，信心深く見えるようにするためでした。私は12歳の頃から，赤ちゃんが欲しかったんです。私ってこうなんです。私は自分の人生を台無しにしてきました。どうやったら，立ち直れるのでしょうか。シリル（アンナの父親）と彼の母は私のことを嫌っていましたが，それは私が孤児院出身のせいだと堅く信じています。私はいつも，すべて孤児院のせいにしてしまいますし，孤児院を恥だと感じています。でも，マリリン・モンローのような人たちは映画に出たりして，自分たちが孤児院出身であることをみんなに知らせていますが，それはあの人たちが，私が得られなかった性格の強さをもっているからです。孤児院で私たちはずいぶん叩かれました。おばちゃん（その女の管理人はそう呼ばれていた）はよく，私たちの手を木のスプーンで叩きました。私は夜になると，ビスケットや砂糖やココアなど，たくさんの食べ物を盗みました。私たちは1枚のビスケットか1切れのケーキがもらえる日曜日以外は，甘いものを口にできなかったのです。」

この甘いものがたまらなく欲しくなる気持はいまだに続いている，と彼女は述べた。

私は再び，彼女の母親について尋ね，また，自分の過去について調べたことがあるか質問した。彼女は自分が耐えられないような，もっとひどいショックを受けたくないので，何もしなかったと答えた。

彼女は言った。「ご存じのように，母は私が3歳から16歳の間一度も私のところに来ませんでした。けれど，ある友達が私にこう言いました。『あなたはいつも，何かを探しているのね』って。」

私はここで，強迫的な盗みと，何かを探し求めること，おそらく彼女の母親との良い関係の失われた部分を探し求めること，との関連について解釈した。彼女は，今では盗みはしなくなったが，甘いものに対する衝動は今なお激しいと言った。彼女はどうしようもないほどの欲求を感じるとすぐに，たとえアンナを風呂に入れている時でも，ケーキを買いに走り出さなければならなかった。

そこで，私は夢について尋ねた。彼女は「白昼夢ですか」と聞き返した。私は「いいえ，本当の夢です」と言った。彼女の夢はすべて，ハツカネズミやネズミ

に関する恐怖に満ちたものである。

彼女は言った。「テレビにハツカネズミが映ると，その晩私は一睡もできませんでした。私はネズミやハツカネズミが怖いのです。私の悪夢にはいつもネズミが出て来ます。ネズミ退治の広告をみても身震いがします。次にお話するのは今まで三度見た夢です。私は誰かと，オレンジが1個置いてある部屋にいました。1匹のネズミがそのオレンジを食べていました。そこには他に食べ物がないので，私は飢え死するか，ネズミが齧ったオレンジを食べるか，選択を迫られます。いつも，このような夢に脅えて目を覚ましました。私はいつも，どんな時でも，明かりをつけたままにしています。私は自分で治そうとしてアンナと一緒に動物園に行ってみましたが，そこにいるネズミやハツカネズミは可愛らしくて，役に立ちませんでした。18歳の時から，怖がるのは少しも変わらないのです。」

「最も恐ろしかったのは，『救急10号棟』(注2)でした。ある少女がネズミから感染した病気になり寝ていると，ネズミが少女の部屋に入って行き，そして，たくさんのネズミがベッドの中に入っている画面が出ました。あまりショックがひどかったので私は気分が悪くなり，一晩中眠れませんでした。」

私が，何が心配なのか尋ねると，彼女は「あ，ネズミが私のことを食べると思っているんです」と答えた。

私はこの夢を使用することを差し控えた。

彼女は言った。「ふと眠り込んでしまって突然目覚めた時に見る夢があります。たとえば，列車がこちらに向かって来て，そこで目が覚める夢，あるいは，木に登っていて，いくら登ってもてっぺんに着かない夢などです。また，他の夢では私は走り続け，私の後から何千，何万という小人たちが追いかけて来ます。その小人は小さな体と巨大な頭をしています。子どもの頃，私はおやつの時でも学校でも，どこでもよく居眠りをしました。そして，いつも汚い頭をしていました。私の頭のシラミが枕に溢れたものでした。そして，実に汚らしいんですが，私はどうしても頭を触らずにいられませんでした。私はいつも，誰かが私を愛してくれて，抱きしめてくれたらと思っていました。でも，19歳になるまで，一度もキスされたことがありませんでした。おばちゃんは私たちの誰にも，おやすみのキスをしてくれなかったのです。私は今でもずっと孤児院を恥だと思っています。」

ここで，彼女は諧謔のセンスをもっていることを示すような話をした。

「ある時，バスの中で，車掌がおばちゃん（彼女は尼僧でした）に，『これはみんな，あなたのお子さんたちですか』と訊きました。おばちゃんはうろたえて，こう答えたんです。『ええ，そうですよ，でもみんな，父親が違うんですの。』」

（注2）テレビ番組。

この話は，砂漠のオアシスのようであったが，彼女はすぐにまた砂漠に戻り，次のように言った。

「この言葉は，私にはとても恐ろしく聞こえました。」
私は言った。「まるで，あなたは無数のシラミで，自分自身の子どもをたくさん産む能力について語っているようですね。あなたは12歳の時から，赤ちゃんを産むことを望んでいて，それはとても素敵だったでしょうが，それ以前は，赤ちゃんを産むことは，排泄物や汚物や（シラミやネズミの）出没などと混同されていたのですね。」
彼女は言った。「私は赤ちゃんを産むことはとてもぞっとするようなことに違いない，と思っていました。私の母がそんなことをするなんて思えませんでした。でも，その頃（確か，私が10歳の時戴冠式が行なわれました）私は王女様たちのことを読み，女王様のお姿を拝見しました。そうしているうちに，赤ちゃんについて全く何も話してもらえないために生じた，激しい不快感から逃れることができたのです。私は真夜中に，初潮を迎えました。とてもびっくりして，○○おばちゃんを起こしました。彼女は不機嫌で『あなたのやることはすべて，変わってるわね』と，言ったきりでした。でも，私は血を見て，死んでしまうと思いました。」

誰も全く何の説明もしてくれなかった。しかし，おばちゃんは自分のタオルを何枚か彼女に与え「自分できれいにしなさい」と言った。この言葉が彼女に，かつてなかったほどの恥ずかしさを感じさせた。

私は孤児院の男女混合クラスについて尋ねた。彼女は男子もいたが，男子は女子とは別の晩に入浴した，と言った。

そして彼女は，まるで忘れていた大切なことを思い出したかのように，付け加えて言った。

「9歳の時，自分自身を出している男の子を見ました。」（彼女は細かい点については混乱していた。）「その子は，女の子にキスしてくれるように頼んでいました。私はその言葉を覚えています。『これにキスしてよ。』子どもたちは笑いました。おばちゃんがやって来て，私たちは全員，木のスプーンで叩かれました。」
彼女はおばちゃんは本当にこの仕事に向いていない人だったと言った。その人は結局，解雇された。

「例として，よくおねしょをした男の子がいました。彼がそのたびに罰として，赤ちゃん用の小さなベッドの中で，『丸くなって』寝かされていたのを私は見ましたが，今思い出しても胸のつぶれる思いがします。彼女は根っからの不公正な

人でした。彼女は週2日交替しました。交替者のうち，何人かは恐ろしい人たちでした。一人いい人がいましたが，もちろん私たちは彼女を利用しました。私たちは宿舎に遅く帰り，バターとジャムをたくさん食べ，仕事を全部いい加減にしました。ええ，その人がとても甘かったので，私たちは狂ってしまったのです。その人は時々，年長の子たちをポテトの空揚げを買いにやらせ，私たちは，みんなそのまま食べてしまったものでした。でも，私がこの時代のことで憶えているのは，仕事，仕事，仕事です。」
そして，彼女は多忙だった生活を生き生きと説明した。
「私たちは，何から何までやらなければなりませんでした。学校の床をごしごし磨き，2マイル離れた宿舎に走って戻り，昼食の用意をし，食器を洗ってから，急いで学校に戻り，おやつの準備をするために宿舎に走って帰り，おやつを片付けると，次に靴下の繕いをしました。私たちは子どもたちが遊んでいるのを見ていましたが，自分たちにはまったく時間がありませんでした。」

それから彼女は，磨かねばならなかった真鍮製の家具類や，白くしておかなければならなかった階段等について多くのことを思い出した。おばちゃんが子どもたちに語りかけることは全くなかった。彼女は自分がおもちゃを持っていた記憶がなかった。私は彼女に，抱いて可愛がるおもちゃについて尋ねた。彼女はアンナも今まで持っていなかったし，自分も持っていなかったと言った。彼女は子どもの頃，光線で眩しく感じないように，枕をずり下げ，シーツを頭から被って寝たが，いつも5時には自然に目が覚めてしまい，2時間ベッドの中で白昼夢をみていた。この白昼夢をみている時には，彼女は両手を脚の間に挟んでいた。また，彼女は子ども時代ずっと続いていた，特異な行動を実演して見せてくれた。それは両手の親指を脇の下に入れて，体を前後に揺するものだった。この癖のため，彼女は何度となく平手打ちをくらった。

私はここで**解釈**をした。私たちはお互いほぼ十分に話をしたので，私はいくらか作業をしなければならないと思った。私のとるべき態度としては，ここで行動を起こすか，そうでなければ，全く行動を起こさないかのどちらかしかなかった。

　私は言った。「さて，あのネズミとハツカネズミは，良いママだったお母さんの**乳房とあなたの間にいる**，と言えるかもしれませんね。あなたが幼児期に戻り，お母さんの乳房を考える時，あなたが考えられる最善のものがネズミとハツカネズミなのです。」

彼女はショックを受けた様子で，身を震わせてこう言った。「どうしてそうなるのですか。」

私はいささか独断的に，次のように言った。ネズミは彼女自身の嚙むことを表わし，乳房は，彼女自身の嚙むことと区別されないまま，嚙みつく乳房として表われている。さらに，私はこの嚙むことと，彼女がそのパーソナルな発達において嚙む衝動という新たな問題に対処している時期に，母親が彼女を見捨てたという事実を関連させた。彼女はこの解釈をすぐに受け入れ，母親との関係に関連づけられるような何かを探し始めた。彼女は，今までに素敵な夢を一度もみたことがないと言った。彼女は最近悲しい夢をみたのかもしれない。彼女はいつも，自分が（自殺ではない）不自然な死に方をすると感じていると言い，また，あまり長生きをしたくないと思っているとも言った。その時，重要な意味のあることが起こった。彼女はあること——運ばれること——を思い出したと言った。それは孤児院に入れられる前のことに関するものであった。二つの事柄を思い出した。一つは，彼女の故郷の食べ物である「ポブズ」(訳注)に関係したものであったので，彼女が孤児院にはいる以前の時期についてのものであった。「でも，もう一つは大切な記憶です。つまり，私は孤児院に行く時（つまり，4歳の時）のことを憶えているからです。そして，このかなり恐ろしいエピソードをいつも一所懸命考えています。というのは，これが孤児院以前の時代に関連づけられる唯一の事柄だったからです。」

彼女は必死に思い出そうとした。
「声がします，走っています，ドアが開くのが分かります，そこに男の人が一人いました，人びとが叫んでいて，誰かがバッグかケースを持っています。」これは，家から孤児院に連れていかれる時の想起であった。

この記憶は，「ポブズ」という言葉のように彼女を早期幼児期に完全に連れ戻しはしなかったが，彼女にとってはきわめて貴重な記憶であり，この記憶が薄れていくことは本当に悲しく感じられるのだった。

X夫人は今やさかのぼって，裂け目を乗り越え，ある程度まで彼女自身の「良い」ママの記憶を取り戻した。

私は次のように言って，面接を締めくくった。つまり，傍観者から見れば，

(訳注) 英国ランカシャー地方で，幼児や高齢者が病気のときなどに供される，パンを小さくちぎって暖かい牛乳にひたした食べ物。

彼女の母親は彼女に残酷だったかもしれないが，二人の関係が最初は良かったということは十分にあり得る，と。私たちは事態を，この状態のままにしておくしかなかった。しかし，彼女は，私が本当に見たいなら，今までしまい込んでいて誰にも見せたことのない，自分の出生証明書を私に見せてくれると言った。以前彼女はとても素敵な人と結婚できそうだったのに，最後の瞬間に出生証明書を提出しなければならなかったので，彼女はすべてのことから逃げてしまったことがある。

これは親との面接であるが，子どもとの面接でみられるのと同様，考えと感情が遊びに富んだ展開を見せている。この母親はごく自然に飾らないやり方で，盗みと，愛情剥奪と希望の双方とのあいだの関係を提示してくれている。

結　果

この症例の前書きで述べたように，この面接は，子どもが本当に必要としているやり方で，また私たちクリニックチームが長く待ち望んでいたやり方で，子どもの身辺管理をするための新たな機会をもたらすことになった。母子のうち母親自身を病気の人として扱う，この種の面接を母親自身が利用できるようになるまでにはどうしても不可欠な，私たちに対する信頼を獲得するために，母親に時間を与えなければならなかった。この面接後彼女は，娘を病気で医学的ケアを必要とする者として利用しなくなった。この子どもは代理的な保護の下に入ったが，この子どもと母親との良い関係は維持され，豊かなものになった。アンナは今は成人に達しつつある。

症例 XIX　リリー　5 歳

　次に掲げる，ある少女についての短い叙述は，面接技法を例証するというよりも，盗みという主題がごく自然に移行現象との関連で出現してくる有様を，例証するために挿入されたものである。ここでは，一方〔盗み〕の研究が他方〔移行現象〕の研究を包含している。
　リリーは，1956年パディントン・グリーン小児病院の私の外来に連れて来られた。

家 族 歴

　　兄　　　　7 歳
　　リリー　　5 歳
　　弟　　　　1 歳半

　この家族は誰も欠けてはいなかったものの，両親の夫婦喧嘩で混乱し，上の二人の子どもは学校にうまく適応していなかった。家庭では母方の祖母が権力を握っていて，自分の娘（リリーの母親）を支配し，その時期は赤ん坊の男の子を甘やかしていた。
　私が最初に接触したのは兄のほうだったが，私がこれから述べたいと思っているのは，女の子との面接である。この面接は二人の P. S. W. と二人の見学者の同席のもとに行なわれた。リリーは絵を描くことを選び，悪夢の主要人物である怪物を描いた。これは毛むくじゃらの人間の形をした人物だった。私が彼女に，このようなものを実際に持っているかどうか尋ねたところ，彼女は二つのテディ・ベアを描いた。この後，彼女は 3 番目のテディ・ベアを描いたが，彼女が言うには，それには全く毛がなかった。彼女はお母さんはいつも人形で遊ばせようとするけど，自分は人形は好きではなくて，テディが欲しいのだと言った。彼女は自分の二つのテディ・ベアを，お父さんテディとお母さんテディと呼ぶのが好きであると言い，同時にテディは人形ではないとはっきり言い

切った。テディ・ベアの代わりに人形を与えようとしていた母親に焼かれて，毛のなくなったテディについての話がされた。

　私は後の母親との会話で，このことの客観的真実を確かめた。すると，母親は自分も恥ずかしいと思っている事件を，子どもが憶えていたことに驚いた様子だった。そして，母親はこう言った。この子に人形の乳母車を与えたところ，リリーはわざとその乳母車を手に取って，ねじって壊してしまった。母親はそのことにひどく腹が立った。母親は以前新聞で，子どもが破壊的になった時には子どもの持っているものを壊すべきだ，という記事を読んでいたので，そのテディ（リリーが毛のないように描いたもの）を取り上げ暖炉の中に投げ込んでしまった。そうしてから，彼女はとてもひどいことをしてしまったと気づいた。というのは，リリーはこのテディには特に夢中だったし，実際，そのことは早期幼児期からはっきり分かっていたからである。この事件が起こったのは，リリーが４歳の時だった。かつて一度，子どもたちの写真を見ていた時，リリーはこのテディの写真を選びだし「これは私のだったのよ」と言った。

　母親はこの話題に続けてごく自然に，リリーが最近，たとえば，本や菓子やおもちゃの時計などを盗むようになったことについて話した。母親はまるで，この盗みと，自分が怒って壊そうとした移行対象をリリーが探し求めていることとの関連を分かっているかのようであった。母親はこの移行対象を壊すことで小さな子どもが母親自身，母親のパーソナリティ，母親の身体や乳房などと関係するためのメカニズムに打撃を与えたのである。

　臨床家がこのような話を聞き，その話を信じ，母親や子どもたちから次々に提出されたアイディアの重要な意味を認識できる機会がもてるのは，母親や子どもたちが楽にくつろいで，自信をもち，防衛的になる必要を感じない時なのである。

　この症例の治療はこの家族に，彼らが緊張状態にあることと，家族の誰かに休養が必要であることとを認識させることであった。もし，この症例を，私が少女に対してだけ治療を行なうという形で扱っていたなら，この家族の崩壊の傾向を増強していたであろう。この家族全体を扱うことで，たとえば，両親が以前から感じていた，支配的な祖母と一緒に暮らすことの難しさを認めることで，家庭環境の改善がもたらされ，さらにこの子どもはその好ましい環境の変化を利用できるようになったのである。

　不幸にも私は今，自分が個人治療の技法を学んで有頂天になっていた，熱心な分析医だった頃を振り返ってみることができるが，当時の私だったら，この

子どもに分析的治療を受けさせるようにしたであろうし，そして，おそらくもっと重要な，家族の修復ということを見落としたであろう。

この症例には，フォローアップはない。ここに提示した事実は単に，一つの観点を説明するためのものである。

症例XX　ジェイソン　8歳9カ月

　ここで述べる症例は，少年の父親からの手紙でコンタクトが始まった。父親は，彼の息子がこの2，3年情緒的なストレスの徴候を示すようになり，最近ではそのために計算力をはじめ学業全般に障害が現われてきた，と書いてきた。そして，父親は，子どもが集中力の低下をひき起こすような情緒障害なり，ある種の情緒的緊張なりの影響を受けているのか，あるいは，基本的な知能に問題があるのか，と問うていた。さらに父親は細かなことに関して，たとえば，弟たちとの直接的な競争を避けて生活するようにした方がいいのか，というようなことについても指導と助言を求めてきた。この家庭には三人の息子がいて，それぞれ8歳9カ月，7歳，3歳9カ月であった。父親は「この少年の発達に影響を与えたかもしれない」8項目の要素のリストを付け加えた。

(1)　ジェイソンは出産時，過期産児であり，明らかに飢餓による衰弱が見られた。
(2)　彼は最初の子であったので，両親は育児に不慣れで不安であった。そのため，生後4カ月間の特徴は，腹痛をよく起こしたこととよく泣くことであった。
(3)　母親は彼が生後4カ月の時に再び妊娠したので，彼は生後13カ月で弟ができた。この赤ん坊を生んだ時，母親は感染症のために5週間家を空けなければならなかった。この時期，家庭には大きな負担がかかってきた。父親はとても忙しかった。
(4)　ジェイソンは2歳の時に，ヘルニアの手術を受け，4歳の時にまた手術（悪性の虫垂炎）をし，そのすぐ後に墜落をして頭蓋骨損傷を負った。6歳の時，両眼の視軸がずれているのが見出された。
(5)　ジェイソンは，喘息気味の気管支炎を繰り返し，そのたびに学校を休んだ。この症状はこの当時ほとんどなくなっていた。
(6)　彼は左利きで，身体的な協調運動がうまくいっていなかった。
(7)　彼はあらゆる面で1歳違いの弟との競争に困難を抱えていた。また始終，両親と真っ向から衝突していた。
(8)　加えて，父親自身が，精神分析治療を受けている個人的な問題をもっていたので，自分が父親としては不完全である，と主張していた。父親の病気と治療が，やはり精神療法を受けているこの少年の母親に，きわめて重い負担になっていた。

父親はこの少年の生活に影響を与えた要因についての，この有益な項目列挙に加えて，ジェイソンが**金を盗み始めた**のが最初母親からであったこと，盗みに伴って食べ物を断りなく口にし，嘘をつき，精神的苦痛の徴候として瞬きをするようになったこと，などの観察を報告してきた。瞬きは彼の計算力の低下と関連があるようであった。
　この少年は今まで 6 回ほど児童精神科医の診察を受けたことがあり，ある程度の効果が得られていた。また，家庭医も積極的に関与してくれていた。この症例において，盗みは一連の多くの問題のうちの一つであることに読者は気づくだろう。精神科的診断の側面から見ると，この症例にさまざまな防衛機制が見られることや，それらの機制がある程度まで相互に変化し得るということは，好ましい徴候であると言えるだろう。このような症例は，似たような症例でも盗み以外の症状がないものよりは治療しやすいのである。
　私は両親に，彼らとの面接の前にまず少年と二人だけで会いたいと説明してあった。ジェイソンは父親に連れて来られた。まず私は親子同席で 5 分間会った。ジェイソンは，通常親が座る，机の傍らの椅子にゆったりと腰をおろしていた。父親はいくぶん恥ずかしそうに他の座席にすわっていて，私が入って行くと立ち上がった。このように，二人の態度はきわめて対照的であった。ジェイソンはずっと目をパチパチさせていて，これは面接の間中続いていた。この瞬きは，視軸が二つあるためにうまく見ることができないという印象を与える。そして，この印象は多分正しいと思う。
　ジェイソンは自分から進んで，一般的な情報を話してくれた。

　　　彼は 8 歳（9 歳に近い）である。
　　　彼には二人の弟がいて，一人は 7 歳で，もう一人は 3 歳である。
　　　下の弟は騒々しくて，時に彼のやっていることの邪魔をする困り者である。母親は家にいて，家事や料理をしている。「お母さんは料理がとても上手なんだ」と，彼は付け加えた。
　　　それから，彼は自発的に次のようなことを話した。家庭生活で「先週の土曜日に，何か調子がおかしくなったんだ。」私はこれは父親がある集まりに出席し，帰宅が遅くなり，そのため多分彼の妻が苛立ったことと関係があるのだと考えた。しかし，この不可解な事柄は解明されなかった。
　　　私が彼に，将来のことを尋ねると，彼は「そうね，水泳選手とか，客船のコック長になろうかなと考えているんだ。僕はもう水泳ができるんだよ」と答えた。
　　　そして，彼は次のようなことを言い出した。「僕が銀行にどのくらいお金を持っているか，先生には想像できないよ。」

私は一所懸命考えて，言った。「13ポンド11シリング10ペンス。」
　すると彼は，私に強い印象を与えようと意図しながら，こう知らせてくれた。「僕は100ポンド持っているんだ。おじいちゃんからもらったんだ。」彼は続けて，祖父母から金銭を贈られていて，それをすぐ銀行に預けていることを話した。彼は貯金していて，おそらくいつの日か，そう，多分家を買うだろう。

　この頃までに，彼と私はコミュニケーションがもてるようになったので，私は父親に待合室に行ってくれるように頼んだ。私は小さな机を前に持ってきて，ゲームを提案し，スクィグルを説明した。

　　　彼は「点取りゲームを知らない？」と言った。

　彼のその時の印象では，勝ち負けのないものには耐えられそうにない感じであったので，私はスクィグル[注1]に基づいた生産的ゲームは無理かもしれないと思った。しかし，私は諦めなかった。

　　(1)　私のスクィグル，彼はこれをカタツムリに変えた。

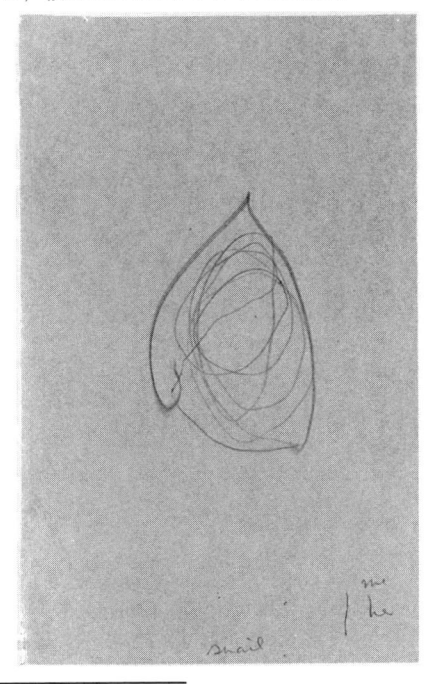

―――――――――――――――
(注1)　ゲームと遊ぶことには，興味深い相違がある。遊ぶことは（ゲームよりも）創造性や予測できないことと非常に密接な関連があって，より深い満足を与えることができる。

彼はこのスクィグル・ゲームをとてもつまらない作業と感じている様子で，点取りゲームをやろうと言い続けた。

(2) 彼のスクィグルを，私はミミズに変えた。
これらを描きながら，私は彼に家について尋ねた。彼の家には庭があった。

(3) 私のスクィグル，彼はこれをウナギか，サメに変えた。彼はこれを描くのに，特に**歯**を描くのにかなり時間をかけていたが，それでもなお彼は勝ち負けのあるゲームをしたいと言い続けていた。歯を描く時，彼は鉛筆の先を折ってしまい，謝

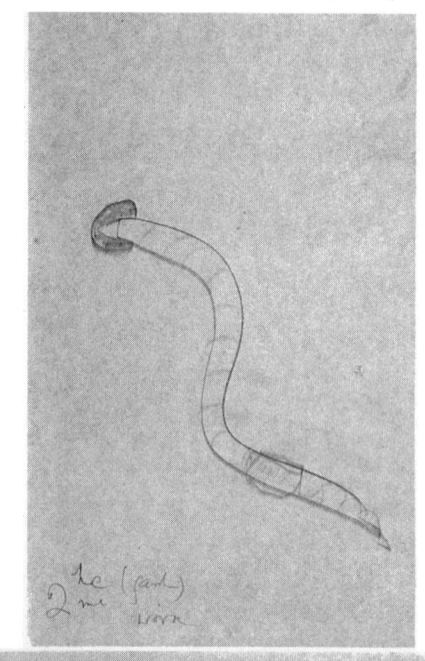

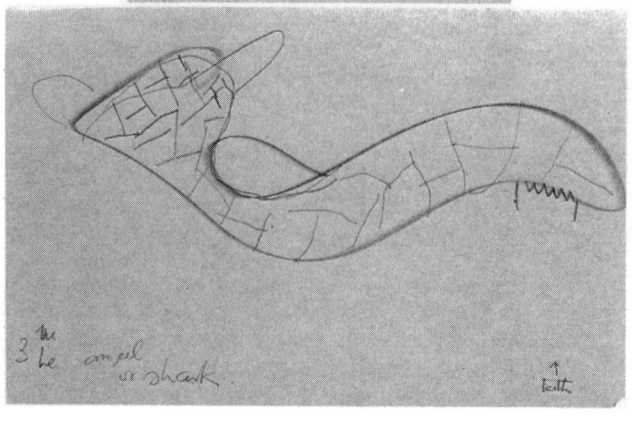

った。しかし，歯の絵の中には，何らかの悪意が注ぎ込まれていた。
(4) 彼のスクィグル，私はこれを，オタマジャクシに変えた。彼はオタマジャクシについて知らなかったので，この絵は彼にはあまり役に立たなかった。彼はオタマジャクシを魚だと考えていて，成長するとカエルになるとは知らなかった。
(5) 私のスクィグル，これを見て彼は言った。「僕にはできないな……少しこれを変えないといけないんだろうけど，とても難しいな。」彼は非常に努力して，集中して，カブトムシに変え，鳥と木を描き添えた。

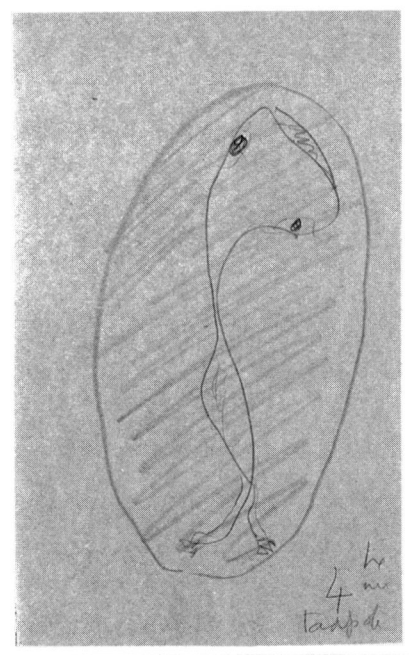

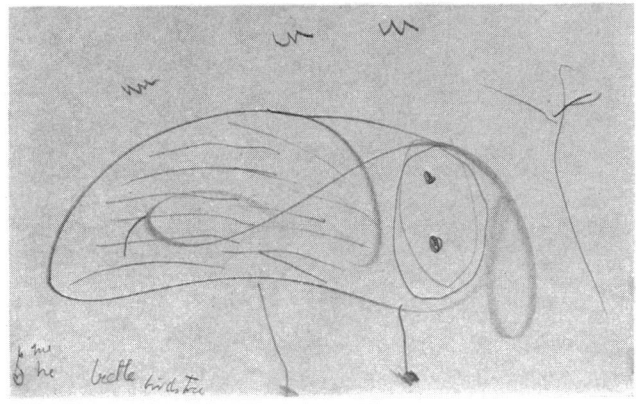

(6) 彼のスクィグル，これを彼は自分で何かに変えたがった。彼は「分かった」と言った。彼のスクィグルは，かなり注意深く描かれた曲線だった。彼はこれを，「2本の親指」に変えたが，どうしてこのように2本の親指が一緒になっているのかは，分からないままであった。

2本の親指については，私なりの考えがあったが，私はいかなる解釈的なコメントもしなかった。

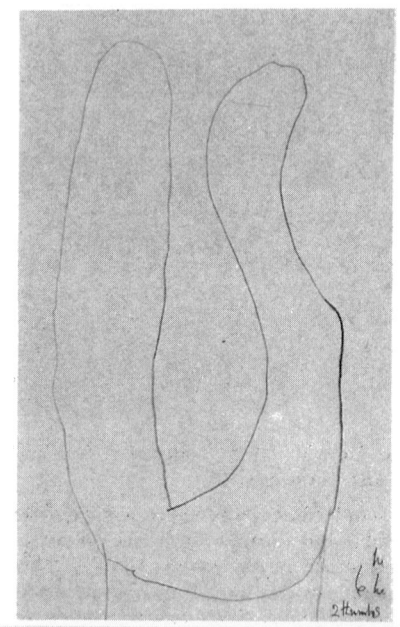

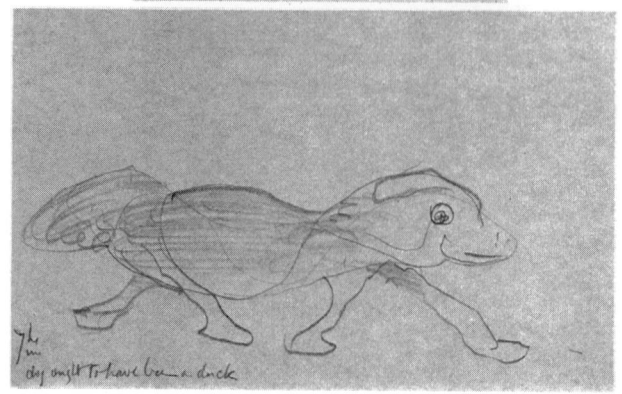

(7) 再び彼のスクィグル，私はこれを犬に変えた。彼は，これはカモになるはずだった，と言った。

(8) 私のスクィグル。「これはかなりやさしいよ」と彼は言い，素早く彼が雄牛と呼ぶものに変えた。

　通常の基準から見れば，この絵は8歳の少年のものとしては実に貧弱な雄牛の表現であるが，ゲームの中盤で現われたものなので，絵の質が彼の知能を評価する上にさほど大きな影響を与えるとは，私は考えなかった。本当に私たちはその時遊んでいたのであって，一所懸命努力していたわけではなく，意図的に行動していたのでもなかった。

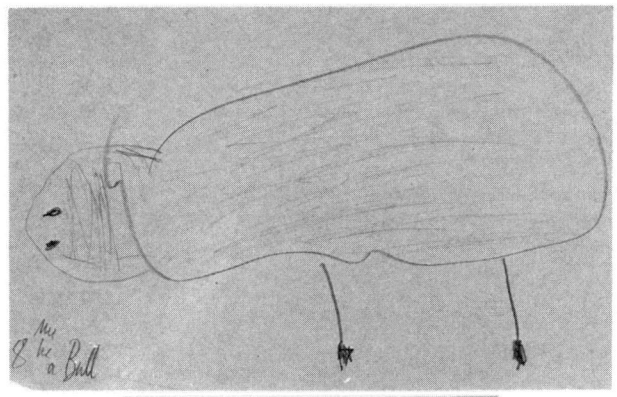

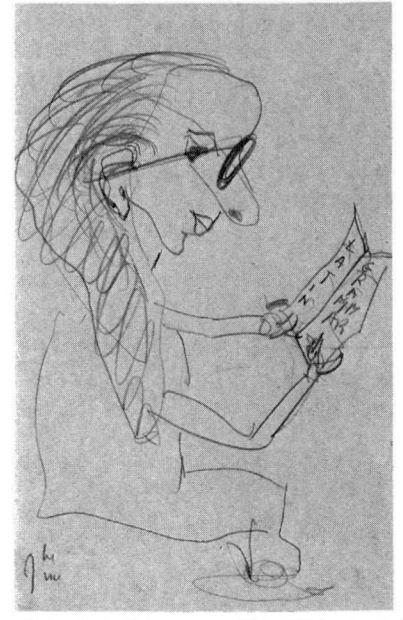

(9) 彼のスクィグル，私はこれを「本でラテン語を勉強している」学者タイプの人にした。

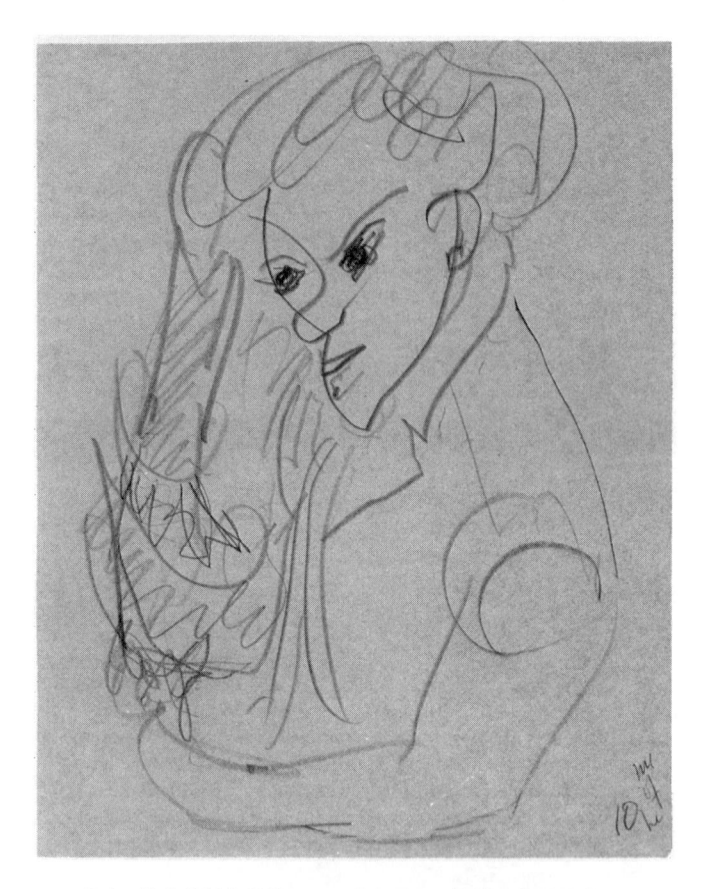

(10) ここで私は，治療状況を維持していくために，技法の変更を受け入れる必要があった。彼は「先生が描いて」と言って，私に大判の紙を1枚渡した。

私は彼の肖像を描いた。この絵は彼に似ていない。彼の顔を描くことが，まったく新たなアイディアを導入することにはならないだろう，と私は感じていた。

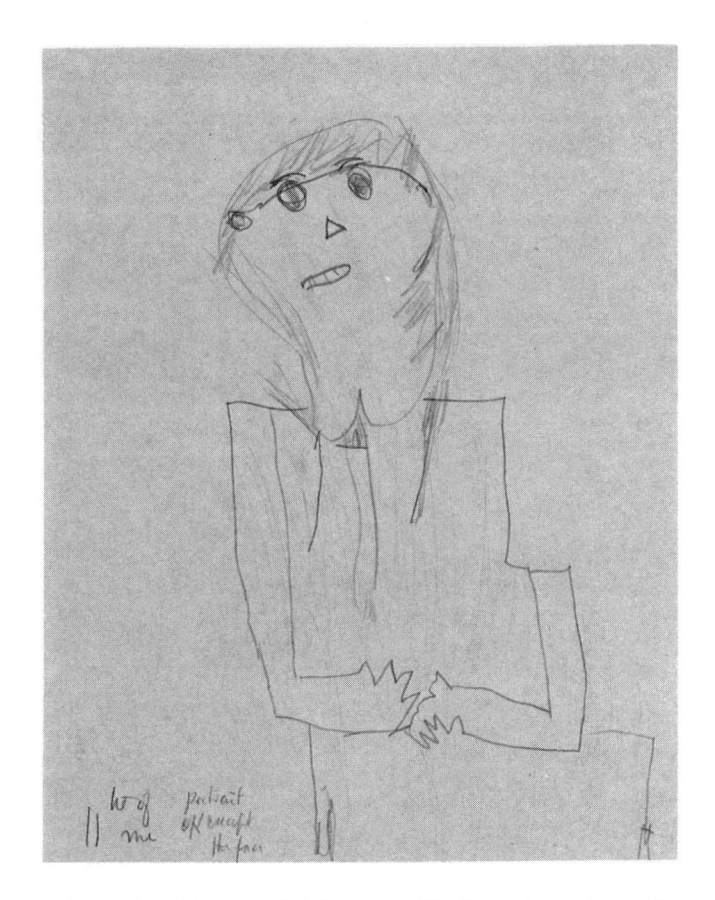

(11) 彼の観点からすると，私が彼を描いたことは適切だった。つまり，彼は，**私を描くことで応えた**のである。彼は，自分の描いた私の肖像画は「顔以外はうまく描けている」と思う，と言った。彼はその絵を徐々に仕上げながら，絵を描くことは楽しく，けっこう興奮することだと語った。そして，彼は**自分の描きたいと思う絵を描く**と言った。

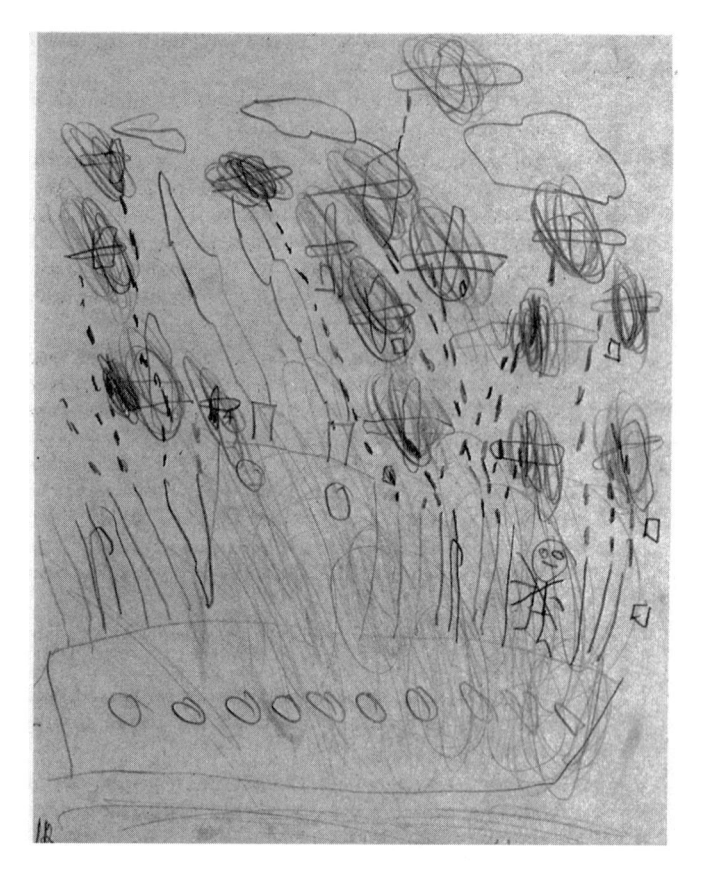

(12) 彼は不機嫌そうな艦長が乗っている戦艦を描いた。何者かがその戦艦を爆撃していた。弾薬はすべて使い果たしている。上空に飛行機がやって来る。(その場面に相応しい擬音)。

彼が不安になっていたことは，会話の途中に挿入された彼の次のような言葉で間接的に示された。「先生，パパはどこにいると思う。」彼は本当は知っていたのに，そう尋ねたのである。

「お父さんは待合室にいるよ」と，私は言った。

すると，彼は「パパは帰ったかもしれない」と言った。

このように重要なアイディアが導入されたが，私はこの時，次にどんなことが起こるか分かってはいなかった。

「これはイギリスの船なんだ。隊長機がもうすぐ戦艦を爆撃するよ。」（本物の爆撃音を真似た擬音）。
隊長機から1発の砲弾が戦艦とは違った方向に発射された。彼はその弾丸の跡を描いたが，その弾丸は結局誤って味方の飛行機にあたってしまった。そこは，激しい戦闘の真っ最中だった。
「たくさんの飛行機を描こう。飛行機は戦艦を本当にやっつけようとしてるんだ。戦争の最後の日なんだ。この船は僕らに残されたたった1隻の戦艦なんだ。隊長機はここだ。素早く降下する。1, 2, 攻撃だ。」
彼はますます興奮し，それからずっと戦争に相応しい擬音を立てていた。
「船には二つ穴があいているんだ。兵士たちはその穴をふさぐために船底に降りていこうとしているんだ。ここにはロケット弾。よし，いいぞ。ロケット弾は船を本当に爆破した。あっ，隊長機から一番すごいのが発射された。戦艦に勝ち目はない。戦艦は大砲を上に向けた。でも問題にならない。ロケット弾が飛行機を2機攻撃した。撃ち落とした。隊長機も攻撃されそうだ。飛行機はもう6機しか残っていない。飛行機は全部爆弾を投下している。船は爆発する。」
そして，彼は突然悲しそうに，「かわいそうな船」と言った。艦長は殺された。
「彼らは穴をふさいだので，戦艦はまだ航行できるんだ。この戦艦の爆発が全部の飛行機に，隊長磯にも火をつけたんだ。」
ここで，私は次のようなことを言った。「君はまるで，家族のことを言っているように聞こえるね。」戦争の擬音のために，彼には私の言ったことが聞こえなかったようである。
「隊長機は今撃破されている。ひどいよね。でも，戦艦は勝ったんだ。船員は操縦していた一人を残して，全員殺されたんだ。その残った一人は，他の者が皆殺されてとても悲しかったので，自殺しようとして水に飛び込んじゃった。だから，この船には誰も乗っていなくて漂っていたんだ。漂っているだけなんだ。彼らは水を掻き出した。船は母港に着くまで3週間もかかったんだ。今，何時なの。」
私は次のようなことを言った。「そうか，君は家から遠く離れていると思っているんだね。」そして，私は彼に時刻を告げ，あとどのくらい一緒にいられるかを伝え，さらに，このような戦争の夢を見るかどうか尋ねた。彼は「見ないよ」と答えた。彼はこの終わりのない戦争から話題をそらされたことを喜んでいるようであった。そして，彼は夢を語った。

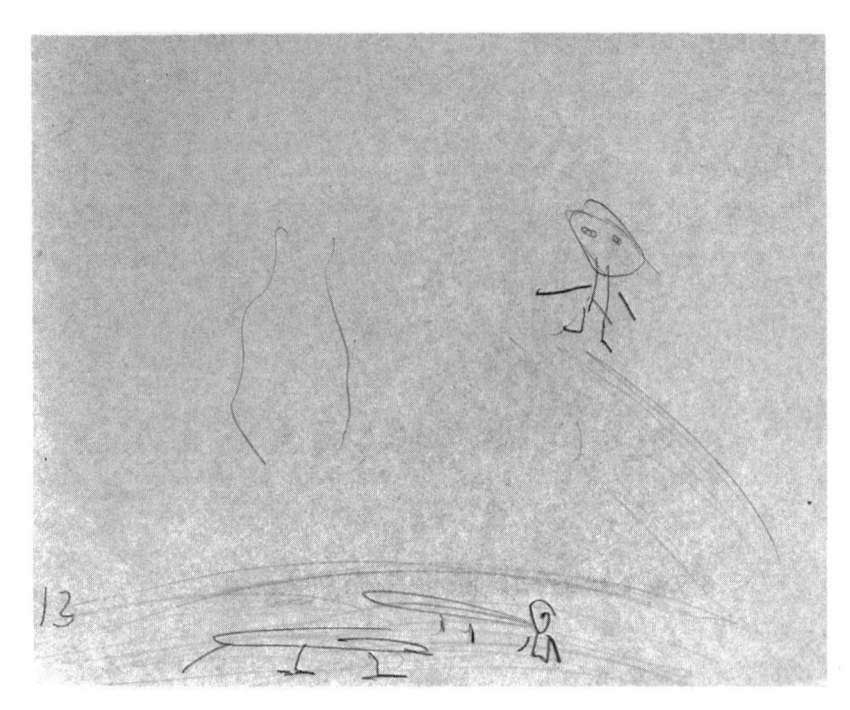

(この戦争の話は夢ではなく,「空想すること」と呼べるものだろう。この話は子どもの漫画で利用される領域に属するものである。)

夢:「僕はどんどん走っていて,川に落ちたの。水の中を進んで行ったんだ。」私は彼にその夢を図解してくれるよう頼んだ。彼は次のような絵を描いた。

(13)「僕が水の中に行った時,そこにはいろんな海の魚がいたよ。僕は魚たちが僕のことを食べようとしていると思ったんだ。その川から逃げ出したら,僕は地震で倒れたんだ。僕は起き上がれなかったの。死ぬまでそこにいたんだ。もう諦めちゃってね。自殺したんだ。僕は100フィートも高いところから飛び降りたんだ。僕は最後に自殺して終わる夢を,よく見るんだ。ナイフの絵を描きたいな。」

ここにも,彼の得意の100が現われていた——「僕は銀行に100ポンド持っている。」

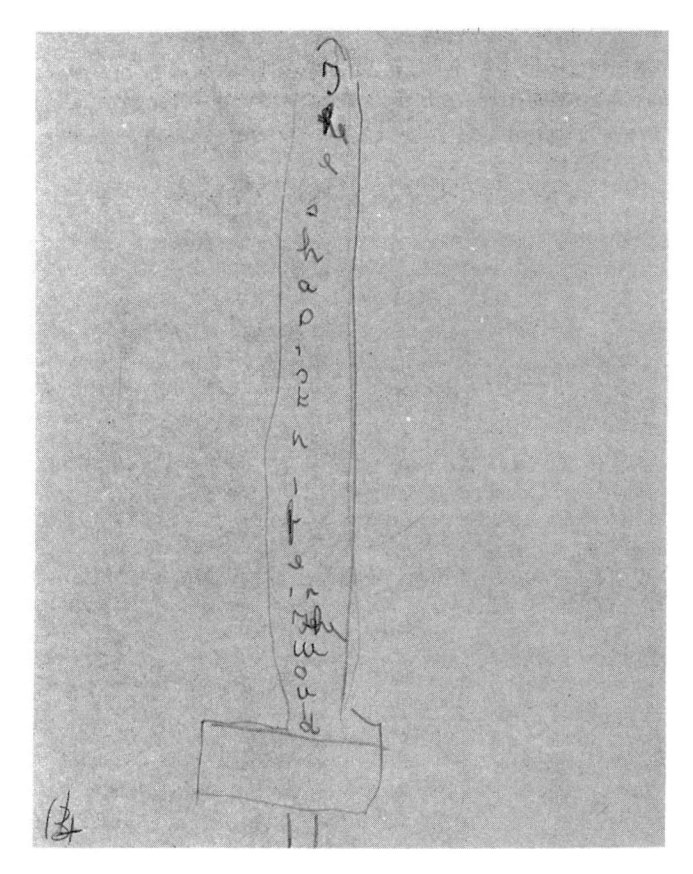

(14)　「先生の紙を無駄使いしているかな。これは僕が自分の首を切り落とすナイフなんだ。これは剣なんだ。この剣には言葉が書かれているんだ。『世界で一番鋭いナイフ』って。」

　　　それから，彼は一瞬声の調子を変えて，こう言った。「あの人たちが人間の首を切り落とした時，どんな斧を使ったか知っている？　ねえ，描いてよ。」そこで，私は次の絵を描いた。

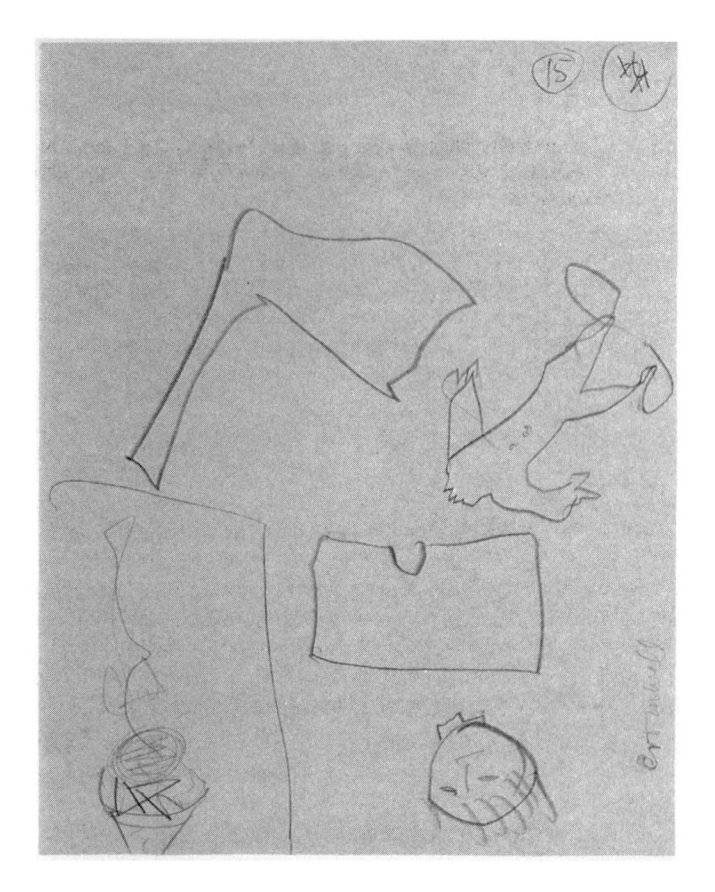

(15) どのように頭が落ちるのか，というところに彼はとても興味を示し，結局私は，頭は焼かれてしまうという彼のアイディアを図解するために，火を描いた。彼はこれはおそらくクロムウェルだと言い，クロムウェルは首を切り落とされなかったっけと尋ねた。私は，たしかクロムウェルが王様の首を切り落としたんだったと思うよ，と話した。その考えに彼も同意したようだった。私は彼に，自分自身について話せるか，尋ねた。「今は，君が本当に最悪なことを話すいい機会なんだよ。現在最悪だと言えるようなことや，今までの君の人生の中で最悪だったこと，たとえば，何の希望ももてないので自殺する夢を見始めた頃のこととか。」彼は非常に真剣に，そして現実的になった。彼は言った。「その夢を見始めたのは，6歳の時だったんだ。二人弟が生まれていて，一人は1歳で，もう一人は5歳だった。あのさ，僕は5歳か，4歳の時虫垂炎で入院したって言ったよね。とても怖かったよ。あの人たちが何度も何度も来て，

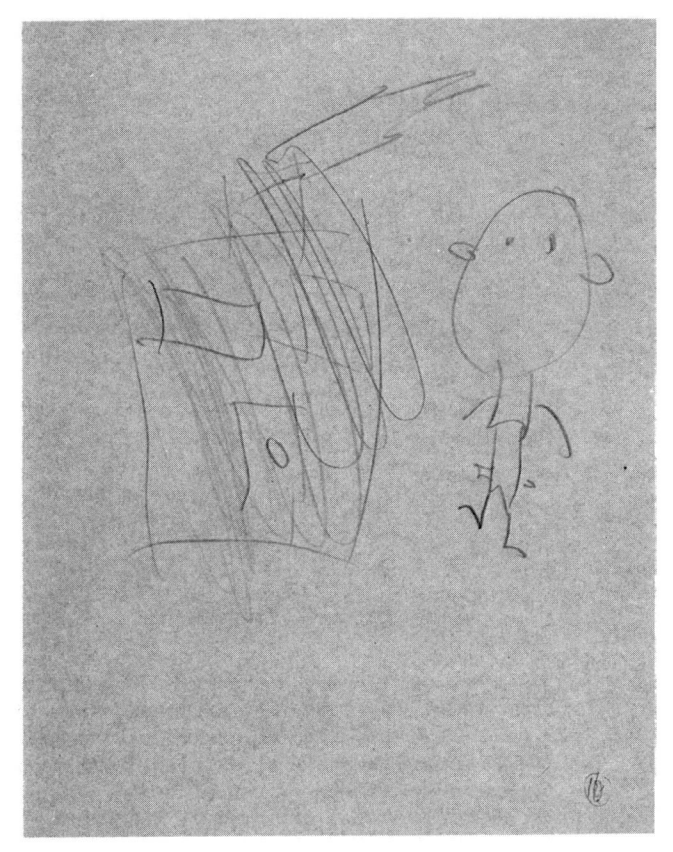

(16) 僕のお尻に何本も注射したんだ。」この出来事を考えることが彼を興奮させたのである。「僕が，何軒もの家をまっすぐに通り抜ける，悪魔の怖い夢を見たのはこの時だった。悪魔の血管から血が全部流れ出ているのが見えたよ。悪魔は火の中も通り抜けたんだ。悪魔はこの家も一直線に通り抜けられたんだ。家があって，火があって，それを通り抜ける悪魔がいたんだ。」
　私はこう言った。「その悪魔は，注射器で君の中にまっすぐに入り，通り抜ける医者だったんだね。」彼は，私の言ったことに続けて，まさに劇的にこう言った。「そして，その医者はナイフで一気に僕を刺し通したんだよ。」

彼はその医者たちが彼の防衛を尊重しなかったことを，述べていたのである。

　彼は続けて，こう語った。「それでね，パパは待合室にいて，9時に僕のところに来ることになっていたんだ。そして，パパが来てくれて，うまくいったんだ。

でも，その夢はパパが来られるようになる前に見たんだ。パパは僕のところに来ることを許されていなかったんだ。」
そこで，私はこう言った。「そうね，私は医者で，パパは待合室にいる。そして，今君はパパがまだそこにいるかしら，と気になっていたんだ。そうすると，私は，君が止められないようないろいろな恐ろしいことをする，悪魔かもしれないんだね。」
彼は「違うよ」と言いながらも，私の言ったことの意味は分かったようであった。そして，彼は言った。「悪魔は本当にいるの？」この質問に，私は即座に答えた。「いるよ，夢の中ではね。でも，君が目を覚ましている時にはいないよ。」
（私は即座にこう答えられたことに明らかに満足している。）
彼が不安になっていることは，次の言葉で示されていた。「何時に僕は帰らなければいけないの？」しかし，この言い方はすでに，彼が**本当は帰りたくないと思っている**ことを暗に示していた。
彼はその時ポジティブな感情を見せ始め，そして，「誰か次の人が待っていると思うな」と言った。この感情は，彼が家庭生活で体験しているように，もし彼が何か良いものを見つけると，そこには必ず二人の弟が現われるというものだった。また，彼は，自分が悪魔を恐れた時に求めたのは，母親ではなく父親だったということを私にきわめて明確に示してくれた。
「何人くらいの人が先生に会いに来るの，何百人かな。」
「1日8人」と，私は言った。
「すごく多いんだね。どういうことでその人たちは来るの」と，彼が尋ねた。私は「うーん，その人たちも君と同じように何かを怖がっているからだよ」と答えた。
彼は「僕は，将来どんな仕事をしたらいいか，先生に訊こうと思って来たんだよ」と抗議した。
「そうか，君はそう言われて来たんだね。でも，本当は君がひどく怖がるようになったから来たんだ」と，私が言うと，彼は「そうだね」と答えた。
そうして，彼は言った。「僕が前に行った他のお医者さんのこと知っていたの？　その女の先生のところに行った時は，とても楽しかったよ。」そして彼は，どのようにマッチ棒や爆弾や戦車を使ってゲームをして遊んだか，どれほどそのゲームが楽しかったかを述べた。その時彼の思いはすっかり，戦艦をめぐる戦争の絵に，つまり空想することに戻っていた。
私は言った。「そうか，君はその時のゲームが楽しかったし，今日戦艦の絵を描いたのも楽しかったんだ。でも，今ここでは，君は楽しくないんだね。君はここでは，とてもひどい恐怖や，恐ろしい夢や，絶望や自殺，そして，もし目を覚ま

している時に悪魔がやって来たら，自分が絶望的になってしまうという考えなどに気づいたんだものね。」

彼が「パパに会いに行ってもいいかな」と言ったので，私は「いいよ，でも，もうちょっと待って」と言うと，彼は「うん，わかった」と答えた。

そこで，私はこう言った。「ねえ，**最悪なことを本当は聞かせて欲しいんだ。**」

彼は言った。「病院で僕がパパに悪魔を追い払ってもらいたい時に，パパがいてくれなかったんだ。だから，**僕はパパを殺しちゃったんだ。**」この彼の言葉は次のようなことを暗に示していた。つまり，乗組員全員の死は，戦艦（母親）にとっても悲しいことであったし，彼自身の自殺をもたらしたのであるが，その乗組員の死の背後に隠されていたのが，父親への怒りであったのである。彼は医師が注射をしようとした時に，父親が登場して悪魔という恐ろしい考えを一掃してくれなかったことで，父親に対して怒りを向けていた。もちろん，彼は知的には，父親が9時まで面会が許されなかったので，息子の絶望を救いようがなかったことを知っていたし，またすでにそう言っていた。

彼は「もう，帰りたいな」と言った。そこで，私は「いいよ。今度こそパパは待っているから，君が呼べば来てくれるよ」と言った。そして，彼は父親を呼びに行った。私は彼に「私はお父さんとお話ししたいと思っていたけど，今君は待っているのは嫌だよね」と言った。すると，彼は「うん，**すぐパパと一緒に帰りたいよ**」と言った。そこで，私は父親にその事情を話し，そして，ジェイソンは「ねえ，僕また先生に会いに来てもいいでしょう。さようなら」と言って，二人は帰って行った。

　この症例では，両親との面接も記載しようと思う。この両親との面接の主な特徴は，ジェイソンのパーソナリティの深層についてと，両親がそれまで気づいていなかった，情緒生活における極端な種類の葛藤を彼自身が表わした経緯について，両親が知らされて驚いたことである。両親は，来た時には懐疑的な雰囲気で，いくぶん敵意があるようにみえたが，帰る時には自分たちの息子を新たに理解したと感じていた。このような結果になったのは，私が彼らに何をすべきかを話したからとか，一般的に子どもたちについて語ったからというわけではなく，ジェイソンと私が一緒に行なった面接の内容に触れる機会を，彼らに提供できたためである。私の考えでは，子どもの両親が多少とも信頼でき，自分たちの子どもと接する時に，治療者が語った面接の素材を無責任に使うようなことがなさそうな場合には，子どもとの面接の内容を知らせることは，家庭状況に好ましい変化をもたらす最も良い方法であると思う。

両親との面接（少年との面接の5週間後）

　ジェイソンの父親と母親は，息子の問題を話し合うために来院した。そして，彼らはジェイソンを連れて来なかった。
　私たちは初めにコーヒーを飲んだ。父親はいくらか神経質そうな印象を与えるが，仕事は立派にこなし，また明らかに自分の家庭の問題に対処できている様子だった。ただし，彼はあまり強いパーソナリティを持った人ではないかもしれない。母親はどことなく少年ぽい印象を与える人で，痩せていて快活であり，見せかけでない活発さで親しみを示した。
　私はまず，母親の手紙について話すことで口火を切った。その手紙の中で母親は，報告できるような変化がジェイソンに起こることを待ち望んでいる，と述べていた。しかし，彼がまったく変わらなかったことを認めざるをえないということで，私たちの意見は一致した。私の質問に答えて母親は，ジェイソンが生まれた時彼らは住居を用意したが，それは彼のために準備をしていたのだと語った。その当時彼らはアパートに住んでいた。母親はその頃自分が途方もなく寂しかったことを認めている。現在，彼らはロンドン近郊に住んでいるが，そこでは近所同士互いに助け合っている。この環境は彼女自身にも三人の子どもたちにも「素晴らしい生活」を提供してくれている。子どもたちは一日中自転車に乗ることができ，何の危険もなく，泥んこになって遊べ，また，お互いの家を行き来している。
　それから私たちはジェイソンの発達を詳しく調べていった。ジェイソンが生後4，5カ月の時に母親は妊娠し，彼が13カ月の時に弟が生まれた。母親は最初の子ジェイソンに自分がしてきたことに不満足だったので，二度目のチャンスが与えられたと思い喜んだ。しかし，ジェイソンへの影響は決して良いものではなかった。彼は生後10カ月の時，おそらく母親の妊娠のために，以前よりずっと扱いにくくなっていった。その後さらに事態を悪化させたのは，彼が生後13カ月の時に，母親が産褥熱のために1カ月間入院しなければならなかったことである。彼は心配性の母方の祖母に預けられた。母親は病院から戻った時とても用心し，すぐには新しい男の赤ん坊を彼に引き合わせなかった。彼女と夫はジェイソンと2時間遊び，それから赤ん坊を連れて来た。しかし，ジェイソンにとっては明らかにひどいショックであった。
　ジェイソンは這って行くかわりに絨毯に座ったままで，あたかも何か欲しいものがあるからといってどうしてわざわざ動かなければいけないんだというよ

うに，何もかも自分の方へ引き寄せて来るような赤ん坊であった。生後17カ月の時，彼は歩行を開始し，各発達段階に早く到達した。生後13カ月以降，攻撃的であることが彼の際立った特徴になってきた。彼はランプをひっくり返し，本を引き出したりするので，他の子どもに比べいつも見張っている必要があった。彼は生まれたばかりの赤ん坊に関心を寄せていたが，よく叩くことがあったので，母親は赤ん坊を風呂に入れる時は，危険のないようにジェイソンをサークルベッドに入れておかなければならなかった。庭のベビーサークルも同じ目的（隔離のため）に使われた。彼が2歳の時，なんと4歳の子どもたちが彼を怖がっていると言われていた。彼はいつもある一部の人たちにはとても強い愛情を示していたが，そのなかに母親は含まれていなかった。彼が生後10～11カ月になった頃から，彼と母親の意図が互いにくい違っていたと言えるだろう。

　この時点で父親が言った。「あの子が生後3カ月の頃，私がよくあの子のベビーベッドを見に行って，『まったく，なぜ皆が子どもを窓から投げ出したくなるか，よく分かるよ』と言ったのを，お前は憶えているかい。」つまり，ジェイソンが満ち足りていなかったのはごく早期の幼児期からであった。しかし，その後母親の妊娠に関係した困難が再開するまで，すなわち，生後4カ月から10カ月までは彼は扱いやすくなっていた。

　ジェイソンは生後3カ月間，断続的に母乳を与えられた。母親は，**母乳を与えることを含めて**，あくまで正しいことをしようと決めていた。彼女はスポック博士の育児書を暗記していると言った。そして，彼女は母乳に含まれる抗体のために，赤ん坊には母乳を与えなければいけないと思っていた。ジェイソンは明らかに，母親がこの決定を頑張り通したことで痛手を受けていた。そして現在彼女は，自分がもっと早いうちにこの決定をあきらめていたら，もっとうまくいっていただろうと思っている。彼女は診療所から何の援助もしてもらえなかった。というのは，その診療所は，母親は赤ん坊に母乳を与えるべきだ，という方針をとっていたからである。彼女はこの点でうまくいかなかったことに，ひどくがっかりしていた。そこで，2番目の赤ん坊をなんとか母乳で7カ月間育てられた時，彼女はとても嬉しかった。

　私は母乳を飲んでいる赤ん坊を見ている時のジェイソンについて尋ねたが，彼女はそれについては特に報告できるような重要なことはないと答えた。彼女は母親が赤ん坊に母乳を与えている時，上の子どもがよく母親に物を投げつけたりするものであることは知っていると言った。彼女は続けて，ジェイソンが攻撃的であったことや，物を投げられるようになったらすぐにやり始めたこと

や，他の子どもたちを突き飛ばしたこと，などについて語った。彼女は，彼を他人の家に預けていても，彼女がそこに戻った時，彼がそこで何かひどいことをしでかしているのではないかと，いつも気にしていた。そして，実際彼はしばしばひどいことをしていたのである。

　彼は眠る時の哺乳びんを見事なまでにすっぱりと諦めた。彼は自分で食事をとることに関してはいくらか遅かったが，いくら散らかしても喧しく言われないことになっていた。おそらく幾つかの面では，彼は正常か，あるいは，かえって早熟であった。両親の記憶はさほどはっきりしていなかったが，確かに大きな発達の遅れはなかった。父親は固形食を食べさせるようになった頃が，この子どもの臨床的状態にとって一時的に明るい時期だった，という意見を述べた。この時期の前後に，彼には一つの合併症が起こっていた。つまり，この食事を散らかしている時期に，顎に発疹ができていた。母親はこれをアレルギーと呼び，魚かトマトに関係していると考えていた。父方の祖母は，これは羊毛に関係があると考えたが，証明はできなかった。

　トイレット・トレーニングに関して，母親は決して口喧しくなかった。赤ん坊の頃は，おまるにただ座って，ずり動かして回るばかりで，それを使わなかったものだが，2歳の頃，ふと思いついたようで，1週間の内にこの種の問題は消失した。2〜3歳の頃，彼はヘルニアのために入院しなければならなかった。母親は5日間できるだけ彼と一緒にいたが，もう一人の子どもがいたので，夜まで付き添ってはいられなかった。同じ病棟にいた9歳の女の子が「あなたの赤ちゃんはすごく泣くのよ」と言っていた。確かに，彼はほとんど夜中じゅう泣きわめいていたらしい。手術の翌日，彼は静かだった。手術は成功した。彼はまた，食事を散らかすようになったことを除いて，退院後の回復は順調だった。その後，彼は小さなダンス教室に通い，あまりうまくはなかったが，楽しんでいた。この時期，他の子どもたちとの関係は改善された。彼はジグソーパズルが得意で，頭の回転も遅くはなかった。彼は1歳で言葉を使った。1歳9カ月で彼は，アメ，ハレ，ハナ（rain, no rain, flowers）などをはっきり発音でき，およそ2歳の頃には文章を使って意思を伝達することができた。

　私がジェイソンは父親と母親のどちらを好きなのだろうと尋ねたところ，両親はそれについては特別に報告するようなことはないと語った。彼は「パパが早く帰って来る時はすてきだね」と言うことはあるが，特別に好き嫌いは示さなかった。父親はここで，ジェイソンが這い這いの時期にかんしゃくを起こして，床に頭を打ちつけたことがあるという事実を話し出した。彼はトレイのつ

いた低い椅子を使っていたが，トレイがいつもの位置に付いていないと，非常に腹を立てた。ある時，彼は身を投げ出して，口を傷つけた。この事件に関して，両親の意見は食い違い，父親はまるで故意の自傷的要素があったかのように報告した。

　この少年の特徴は，幼児用の引き紐を着けられていたり乳母車に乗っている時，とても行儀よく振る舞うことであった。たとえば，彼は，他の子どもがよくやるような，店の商品を地面にほうり投げるようなことは決してしないで，どのようなことが起ころうとも何時間でも座って眺めていた。しかし，一旦彼を統制していたものが外れると，彼はとたんに手に負えない厄介者になった。母親はこのような事態を収拾するために，彼を乳母車にのせて何時間も家の周りを歩いたものだった。また，彼女は彼に本を見せたり，いろいろな物を指し示したりして，いつも多くの時間彼に積極的にかかわっていた。これは彼が厄介者になることを防ぐためだった。特徴的だったのは，彼がいかに母親に時間を割いてもらうことを必要としていたかであった。彼は早くから時間の呼び方を覚え，そしていつも時間に興味をもっていた。それは私との面接にも現われていた。「今，何時？」が，彼の習慣的によくする質問の一つである。

　彼の顔にはつねに興味深い特徴があり，それは彼が気難しいのではないかと思わせる表情だった。それは深刻そうでこわ張った表情であった。父親は郵便ポストという名の玩具を彼がどう使用したかについて話した。彼はその玩具の意味を理解していなかった。しかし，彼はどう遊ぶか正確に知っているのに，まるで父親をからかおうとして，知らない素振りをしているような印象を与えた。母親は，彼が生後6カ月から10カ月の頃に，かなりはっきりと彼女をからかったと言った。彼女の記憶では，彼は太っていて，まだ這えなかった。彼は母親のくすぐったいところに触り跳び上がらせ，からかうようにそのことを繰り返した。私は母親に，彼女自身が子どもをよくからかうような人かどうか尋ねたが，彼女はそうではないと思うと答えた。

　それから両親は，ジェイソンをうまく扱うために（彼が手に負えない厄介者になる事態を避けるために）彼らが考え出した，気を紛らす方法について話した。彼らは一度彼に冷蔵庫の扉をばたんと閉めて見せたところ，15回も繰り返さなければならないことになった。彼は自分のやろうと決めたことから，注意をそらされるのを拒んだ。母親はこの時「もちろん，私は子どもを叩いたことは一度もありません」と言った。彼女は子どもを叩くことはルールに反すると考えていた。しかし，彼女は腹の立った時，別のことをしたと言った。たとえ

ば，ジェイソンが1歳か2歳の頃，彼女は困り果てた時，罰を与えるためによく彼を背の高い椅子に座らせておいた。彼女は他の子どもたちもめったに叩かなかった。それから彼女は言った。「もちろん，本当に腹を立てた時に，彼をとても強く叩いたことはあります。」彼女は続けて，一番困るのは彼女と夫がお互いの意見のくい違いから口論を始める時であると言った。他の子どもたちは邪魔にならないが，ジェイソンはますます乱暴になり，夫婦の口論が悪い影響を及ぼすことになってしまう。つまり，母親が暗に語っていたのは，彼女と夫とが口論をしていられなくなるように，注意を他に転じる手法をジェイソンが使っているということであった。

私は移行現象について尋ねた。

ジェイソン（当時8歳9カ月）

彼は自分の手の甲をしゃぶっていたが，その後，野バラの実のシロップを入れた哺乳びんをいつもくわえるようになった。この哺乳びんは，彼が2歳1カ月になるまで絶対に必要であった。彼はテディ・ベアをベッドに入れていたが，これはいつも持って歩かなければならないというものではなかった。この哺乳びんへの耽溺は次のように終わった。父方の祖父母の家に滞在していた時，彼はその哺乳びんをほうり投げ，乳首のリングが割れてしまった。彼は「われちゃった，われちゃった，われちゃった」と言い続け，45分間泣き叫んでいた。これは彼が生後25カ月の時に起こったことである。彼は，その後しばしば哺乳びんをくわえている赤ん坊を目にする機会があったにもかかわらず，二度と哺乳びんのことで悩ませることはなかった。彼は哺乳びんを見ても「赤ちゃんのビンだ」などと，感情を込めずに言うだけだった。

次男（当時7歳9カ月）

この子は4歳になるまで右手の指をしゃぶっていた。彼はふわふわした対象を使用する子だった。彼は特にテディ・ベアの耳を利用したので，それはついに取れてしまい，彼の椅子にピンで留めてあるリボンに縫いつけなければならなかった。このテディ・ベアの耳は，彼が4～5歳になるまで，つまり3番目の赤ん坊が生まれた後も，この子にとって不可欠なものだった。

三男（当時4歳）

この末の子は自分の指をしゃぶることも，何か対象を使用することもなかっ

た。彼はふわふわした物を好んだが，耽溺するようなことはなかった。概して，二人の兄たちはこの子を嫌っている。兄たちの目から見ると，彼は困り者である。彼は兄たちをからかったり，窓を壊したりした。この家の窓は小さなガラスを鉛の枠で固定してあったが，彼は窓によじ登り，足でガラスを強く蹴った。

両親はジェイソンについて一つの事柄を付け加えた。おそらく哺乳びんが壊れたことと関係しているのだろうが，ジェイソンはたとえ何かを壊してもどんな感情も示さなかった。自分の自転車を投げ倒す場合のように，彼が何かしでかす時は，いつもそのように見受けられた。彼らがロンドンから越して来たのは，ジェイソンが3歳半の時であったが，奇妙なことにこの庭のある家に住むようになってから，上の二人の子どもたちは決して庭の門から出て行こうとはしなかった。末の子はこの境界線を全然受け入れなかった。上の二人の子たちはこの境界線を受け入れていたが，その境界線の内側ではすさまじいことをやっている。

ジェイソンは4歳の時に幼稚園に入ったが，すぐに気管支炎を起こした。彼はその後も気管支炎にかかりやすかった。また彼はその頃から瞬きをするようになり，これはいまだに続いている。彼は幼稚園の先生をとても好きになった。新しい赤ん坊が生まれる予定だった，彼が4歳9カ月から5歳の頃，彼は重篤な虫垂炎になった。**彼は注射をされることで大騒ぎをした。**（このように両親は，彼との面接で見出されたことが真実であることを立証してくれた。）彼は，彼に注射をしたので憎んでいた，当の師長を後には好きになっていった。彼は1週間後に退院したが，再入院しなければならなかった。再入院の時には，彼はすべてが夢であるかのように病院生活を楽しんでいた。彼は注射でさえも受け入れた。退院してから彼は正常に戻った。新たに生まれた赤ん坊は，彼の生活に何の変化ももたらさなかった。母親はこの頃になると，細かなことすべてにそれほど気を使わなくなっていた。彼は家政婦を困らせるテクニックを身につけた。

私は両親に，彼らがある時点で女の子を欲しがった可能性について尋ねた。このことは，彼らにとって多くの意味をもっていた。両親は下の二人の時には，特に末の子の時には，女の子が欲しかった。母親は，ジェイソンが男の子と分かった時には，生まれる前にこの子が女の子だったらという夢を見ていたので，ゾッとしたと語った。この時点で，母親の少年ぽい性質を探求しなければならないことが明らかになったので，私は彼女に少年としての自己 boy self につい

て尋ねた。この質問をきっかけにして，彼女は自分の子ども時代を語っていった。青年期前期の時期，彼女は短く刈り込んだ髪をしたお転婆で，その真只中であった13歳の頃，坊やと呼ばれていた。彼女は自分では小さい時はかなり女らしい一人っ子だったと考えているが，実際にはいつも電車の玩具で遊んでいて，人形と遊んだことはなかった。それから，彼女は自分の母親に対する感情の変化について話した。彼女はいつも母親とはとてもうまくいっていると考えていた。二人はお互いに「姉妹」であって，彼女は決して言うことを聞かない子どもではなかった。彼女は母親には従順で，一緒に郊外に散歩に出かけた。疑問なのは，母親への敵意がどこに行ったのかである。敵意は彼女の母親がジェイソンの誕生に対して奇妙な振る舞い方をした時に現われた。彼女の母親は，仕事の時間を割いて手伝いに行くと約束しておきながら，出産9日目母親が赤ん坊と一緒に家に帰る日になって，「あら，仕事を休むのを支配人に頼めなかったわ」と言った。こうして，彼女の母親は熟練した支援者として，この若く未経験な母親を助けることを完全に怠った。一方，彼女の母親は腹痛の水薬や，役に立たないガラクタを持ってよくやって来た。彼女は「私はこのことで母を許せません」と言った。彼女の母親は，「私は生まれたばかりの赤ん坊の扱い方を忘れてしまったわ」と言い切っていたが，しかし，奇妙なことに他人の赤ん坊に対しては素晴らしい対応をしていた。

　私が「あなたのお母さんは，男の子と女の子，どちらが欲しかったのでしょう」と聞くと，彼女は非常にきっぱりとした口調で「母も父も二人とも男の子を欲しがっていました。両親はそのことについては，いつもはっきりと言っていました」と答えた。

　ここに，この症例を理解する上での重要な手掛かりがあったのである。ジェイソンの母親は女性としての通常の潜在能力をもっているが，自分の両親との関係性のうえで，彼女は自分の性質の中の少年の部分を発展させてきた。彼女がジェイソンを生んだ時，最初の試練が到来し，彼女は同一化すべき母親的態度を自分の母親がまったく伝えることができないことに気づいた。そのため，彼女はまったくの独力で女性に変わらなければならなかった。そして，2番目の子どもが生まれるまでこのことに成功しなかった。以上のようなことを話しながら，彼女は他の重要な事柄をいくつか語った。その一つは次のようなことであった。ジェイソンは過期産児だったので，健康だったけれど，生まれた時強制収容所の赤ん坊のようにやせ細っていた。病棟の師長（この人はとても良い人で，その後友達になった）が赤ん坊を見て，いきなり「あなたは赤ちゃん

を飢えさせてしまったの」と言った事実さえなかったら，彼女はこの事態に上手に対処できていただろうと思っている。この師長の言葉は，母親の不安をすっかり掻き立ててしまい，彼女の体の，子どもの必要な乳を作る性向を阻害してしまった。この一言は冗談とも受け取れるが，この特別な瞬間に，特異な不安をもっていた，この特別な母親に対して発せられたために，母親の身体機能と子どもの発達全体に影響を与えてしまった。

　私は両親と現在の状況について話し合い，そして，絵を見ながらジェイソンとの面接全体を振り返った。ジェイソンと私が過ごした時間に現われた現象を知り，とても驚いた両親は，今知ったことを踏まえて，まずは事態を時の流れにまかせることに同意した。私が再びこの少年に会うのは（a）現在の状況に悪化が見られた場合と（b）彼が私に会いたいと言い出した場合であろう。

　父親は特に，「悪魔は本当にいるの？」という少年の質問に対する，私の答えに関心を示した。というのは，彼が以前息子から同じ質問をされた時，うまく答えられなかったと思っていたからである。

　私は知能検査をするように勧めた。

　この合同面接の後，父親と母親は私たちが行なったような方法で自分たちの子どもについて知る機会を得たことを高く評価して，二人の連名の手紙をよこした。彼らは知能検査の結果も報告して来た。

　　　109　　　スタンフォード・ビネー改訂版
　　　121　　　言語性検査
　　　99　　　動作性検査
　　　112　　　WISC 全検査

2 年 後

　2年後，私は父親から手紙を受け取った。父親の報告によれば，私との面接の後少年にいくらかの進歩は見られていたが，最近再び母親からの盗みが再開した。また，実際にその逸脱行為は発覚してはいないが，明らかに非行らしきことをやっている少年たちのグループと，この少年が付き合うようになっているという。同じ頃，11月5日のガイ・フォーク記念日の夜の花火によって引き起こされた恐怖に関連して，喘息も再発していた。またそれ以前に，ジェイソンは自動車にぶつかり，脳震盪を起こしていた。この事故は彼自身の行動に原

因があり，他の場合にも示される興奮した攻撃的な彼の行状から来ていることは明らかだった。それから父親は，彼と彼の妻が気づいた，この少年のパーソナリティの発達における一連の進歩を列挙し，この進歩に伴って，自分の問題を両親と話し合う能力が増大したことを語った。父親はまた，「もう一人の競争者」つまり，妹が誕生したことも報告してきた。さらに，彼のライバルの弟（13カ月年下）が彼より頭が良いだけでなく，彼を学業でも追い越してしまった事実に関連した問題も起こっていた。

この報告に基づいて，私はこの少年との二度目の面接を設定した。この二度目の面接の後まもなく私が父親と接触をもった時，父親はこの少年が自分の危機を乗り越え，盗みも消失したと報告した。そして，ジェイソンはまるで母親が一定の時に特別の関心を彼に向ける必要があるかのように，母親に圧力をかけ続けていた。つまり，彼は盗みをするかわりに，母親が通常満たしてやれるような要求，たとえば「プールに連れて行ってよ」というような要求をしていたのである。また父親はジェイソンがもう喫煙をやめたと語っていた。

ジェイソンとの二度目の面接，当時10歳，最初の面接から 15カ月後

ジェイソンは母親に連れてこられたが，母親は自分がどうすべきか知っていたので買い物に出かけた。ジェイソンはよそよそしい様子で，最初は以前ここへ来たことを思い出さなかった。彼は以前自分に何かが起こっていたことは憶えていて，当時私がテーブルの上に小さな人形をたくさん並べていたと語った。彼が思い出すのを私が助けてやると，彼は「そうだ，それは僕が他のお医者さ

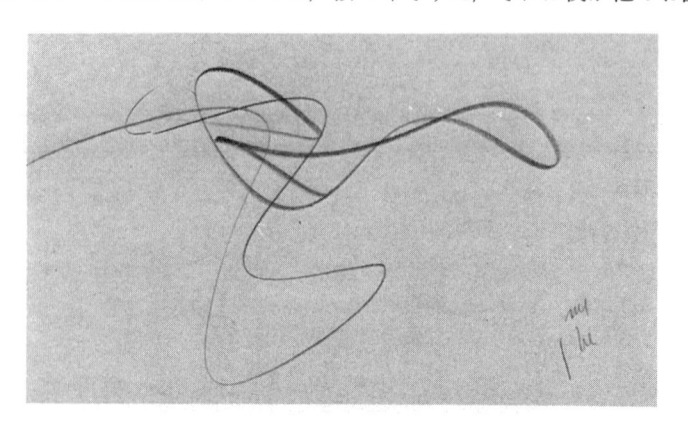

んのところに行った時見たことだった」と言った。それで，彼が以前私のところに来たことを全く憶えていなかったことがはっきりした。

　私たちがスクィグル・ゲームを始めても，彼は何も思い出さなかった。そこで，まず私がスクィグルを描いた。

(1) 私のスクィグル，彼はその上にさらにスクィグルを重ねて描いただけだった。私はスクィグルとは関係ない質問をした。彼は今自分は10歳だが，11歳になるのを楽しみにしていると言った。彼は現在の学校を出てより大きな学校に進むことになっていた。これは彼にとって悲しいことであった。というのは，彼の言うには，彼はこれまで小人数のクラスばかりの小さな学校に4年間いて，非常に素晴らしい教育を受けていたからである。

(2) 彼のスクィグル，これは三つか，四つの部分からなる，かなり丹念に描かれたスクィグルであった。それを取り囲むようなスクィグルを私は描いた。私は一つのスクィグルに対してさらにスクィグルを重ねるという，彼のアイディアを真似たのである。

(3) 私のスクィグル，彼はこれを何かにするわけでもなく，線を入念に描き加えた。

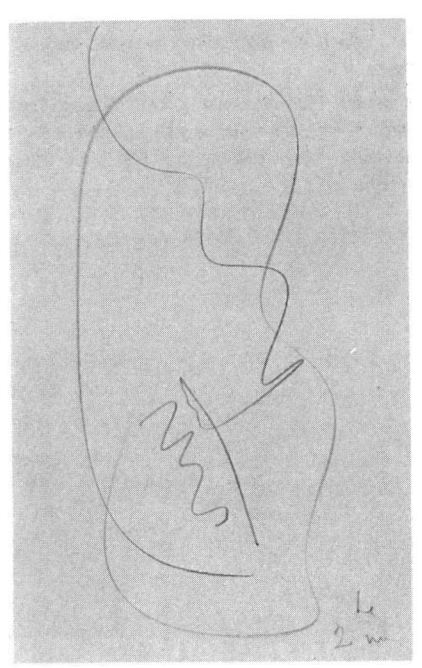

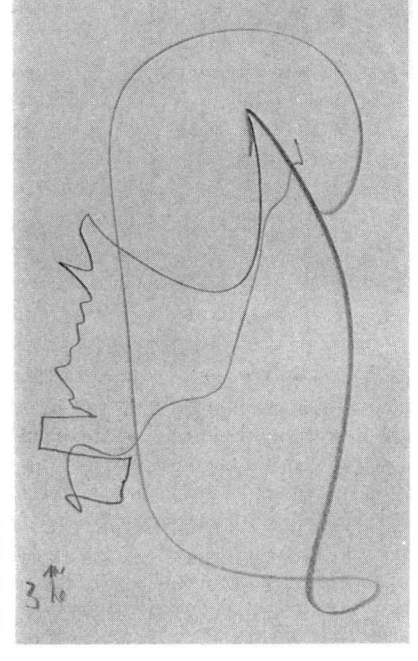

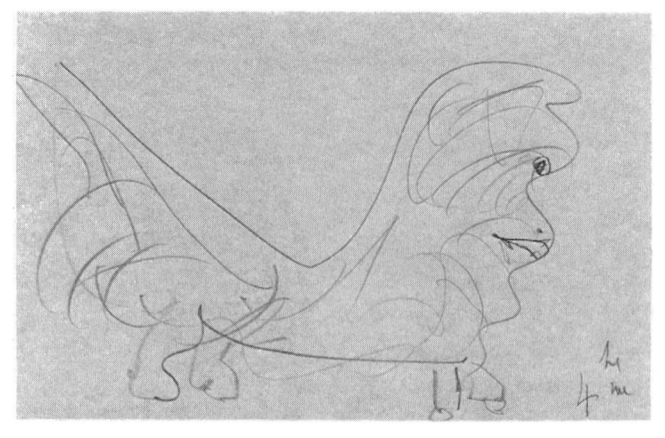

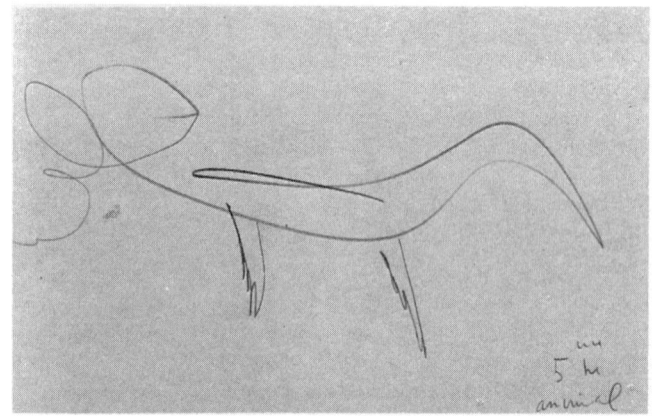

(4) 彼のスクィグル，これを私は犬の一種に変えた。彼は「うまいなあ」と言ったが，私が彼のスクィグルをこんなふうに変えたこの絵でさえも，私たちが1965年にやったゲームを彼に思い出させることができなかったようである。

(5) 私のスクィグル。彼は「これを僕が何にできるかだね」と言った。この時から，彼は私たちが以前やったゲームに取り組み始めたが，私の真似をして，これを動物に変えた。

(6) 彼のスクィグル，私はこれを，彼がウサギと呼んだものに変えた。

(7) 私のスクィグル，これに彼は入念に線を描き入れた。彼が言うには，これは「抽象画」であり，「何の意味もない」ものだった。

(8) 彼のスクィグル。これは一本の線を意図的に長く続けて描いたものだったので，明らかに私はどのようにでも使うことができた。結局，私はその周囲に壺を描き，これはすぐにでも使える紐だと言った。

症例 XX　ジェイソン　*351*

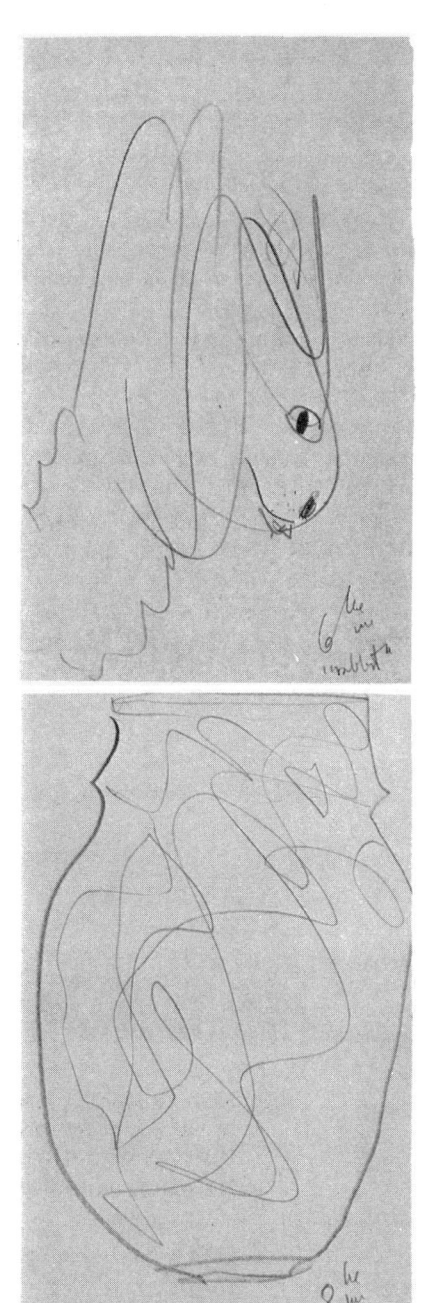

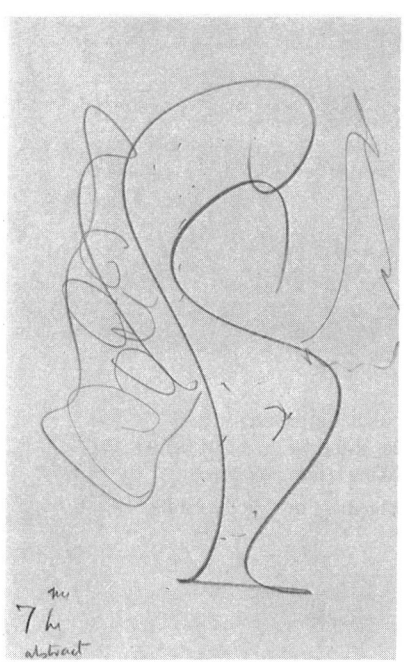

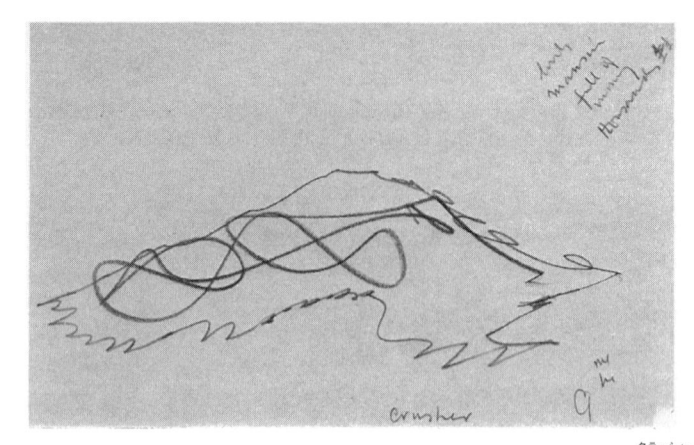

(9) 私のスクィグル。驚いたことに、彼はこれをギザギザの線で囲み、破砕機(クラッシャー)だと言った。この絵から彼はすぐに、数千ポンドの金銭の詰まった大邸宅という素敵なアイディアを思いついた。破砕機の歯は、財宝が収まっている内部に到達することと関係していた。

私たちはこの段階で(1)から(9)までの絵を見直し、そして、私は彼が何かの中に金銭を発見する夢をおそらく見ているのではないかと、言葉に出して訊いてみた。彼はこの時は単に肯定しただけであった。彼が盗みの強迫の背後にある夢を扱っていることは、私には分かっていた。

そうしている途中で、

(10) 彼のスクィグル、これは No. 8 の絵と同じような線であった。しかし、この時は彼は目を描き入れた。私はこれが壺から出てきたようにして、魔神であると言った。**彼はこの絵をとても喜んだ。**
この時、夢というアイディアが彼に、その時に思い出せる夢を描きたいという気を起こさせ、彼は次の絵を描いた。

(11) 彼はこれを描くのに大きな紙をもらって喜んだ。この絵では彼自身が恐ろしい地震に巻き込まれて倒れている。絵の中で、彼はスパイクの突き出ている一隅の土地の真ん中にいる。下方にはロボットの形をした怪物がいる。もしほんのわずかな動きがあったり、水か何かがこの機械の回路にショートを起こさせたりすると、この怪物はきわめて破壊的になる。右下の隅には1匹の動物がいる。これは特殊な足と指をもった自動機械仕掛けの白鳥である。もしこの白鳥がその足で大地を踏みつけると、恐ろしいことが起こる。他の方法では制御できないロボットのメカニズムに対して、彼は白鳥を使ってある種の制御をしているようである。紙の左側の土地の外には、先史時代の木がある。

症例 XX　ジェイソン　353

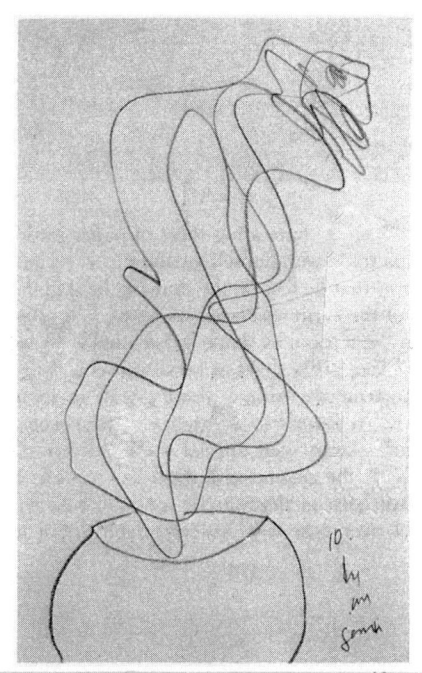

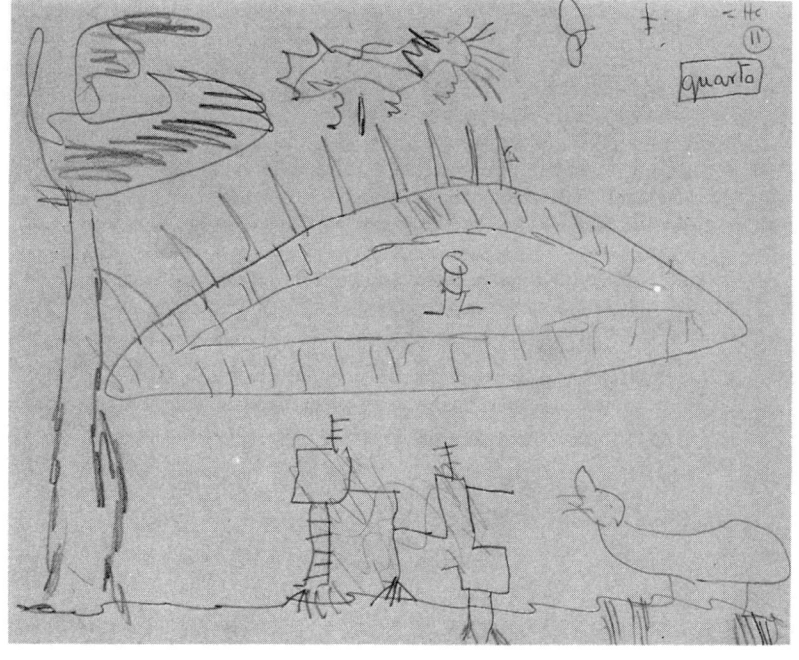

彼はこの絵を描き終わったとたん，違う種類のゲームをしたいと言い出した。それは明らかに，高まってきた不安から逃れようとする試みであった。私はコメントはせずに，15分間にわたってこのゲーム（A. B. C. D.）をした。このゲームはなされなければならなかったのである。

このゲームが自然に終わった時，私は2年前の忘れられたセッションの素材を使って夢についての意見を述べた。私は首切り役人の残忍さなどを思い出していた。

> 私はこう言った。「君の夢で，私にとって恐ろしく感じられるのは，君がまったく一人っきりでいるということなんだ。化石の木以外，お父さんはどこにもいないから，誰も君を助けてくれる人がいないよね。」

彼は素早くこれに答えて，「それで思い出した」と言い，そして絵の上方に，空飛ぶ怪物を描き加えた。この怪物は，魔術的でぞっとするような，父親のある種の側面を表わしている。しかし，彼の言うには，父親は「僕を引き上げる力をもっている。僕を持ち上げることができるんだ」と言った。さらに彼は続けて，もし水が怪物にかかった時の恐ろしい結果について語った。そして私が，もし父親が間違いなく彼を持ち上げられたら，彼はおねしょをせずにすむだろう，とコメントしたのを聞いて，彼はとても嬉しそうだった。

この夢の絵には，空想することへの驚異的な潜在力が認められ，そして，以前の時限爆弾や爆発のテーマをめぐる表現とも関係していた。

この時は，彼は絵のほうに関心を戻し，気を紛らすゲームはすべて忘れていた。そこで私は，悪夢の要素がすでにいくらかNo. 9の絵の破砕機に表われていたことを，彼に指摘した。

> 彼は，「そうだね，そして他のものにも表われているね」と言い，私が描いたNo.10の絵を取り上げて，「**先生がこれを魔神だと分かったのはさすがだね。そのおかげで僕は夢の話ができたんだもの**」と言った。
> それから彼は，花瓶の中に納められていて未だ使われていない紐を描いたNo. 8の絵を取り出した。その紐はおしっこでもあったのだろう。
> 彼はなお2，3回，「僕が10番目の絵を魔神と呼んだのは，すごくラッキーだったな」と言った。彼はNo. 3の絵を取り出し，「その魔神は，この絵の，この尖ったところにすでに表われているよ」と言った。もちろんそれは私のスクィグルの一部分であり，そこに彼が描き加えてもいた。彼がその絵に線を描き加えた時は，それがどんな意味をもっているのか，彼には分からなかった。
> 最後に私たちは，彼が意味がないと言っていた，抽象画に戻った。彼はその絵を

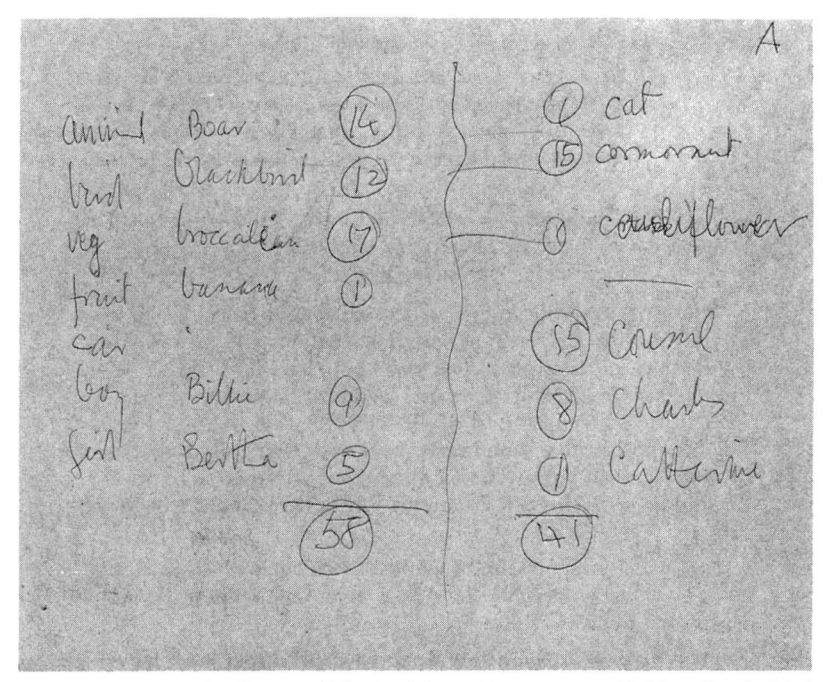

取り上げて，「本当はこの抽象画に全部が現われているんだけど，見ても分からないよ」と言った。

　ここで彼は，曖昧化することによって明瞭なものを隠蔽するという，極端に強固な防衛を放棄することができた。今彼はとても落ち着き，2年前のセッションを思い出すことができた。そして彼は，無人のまま陸地に漂着した，悲しい船のことを思い出させられることも喜んで受け入れた。

　私は次のような中心的な解釈を行なった。つまり，全てのことの背景にあって，彼に皆をことごとく追い払ってしまいたいと思わせたのは，彼の母親への愛情であった。とはいえ，もし彼がそうしたなら，母親は悲しむだろうけれど。これは，2年前のセッションから持ち越されたものであった。

　　彼はこう言って，その解釈を完成させた。「よく僕は自分の寝室に入ってから，腹が立っていると，こう独り言を言うんだ。『あいつら皆死んでしまえばいい』って。」

　これは，彼がこれまで一度も自分の母親を独占できなかったことと関係している。それから，彼は新しく生まれた赤ん坊について話し始め，その女の子が

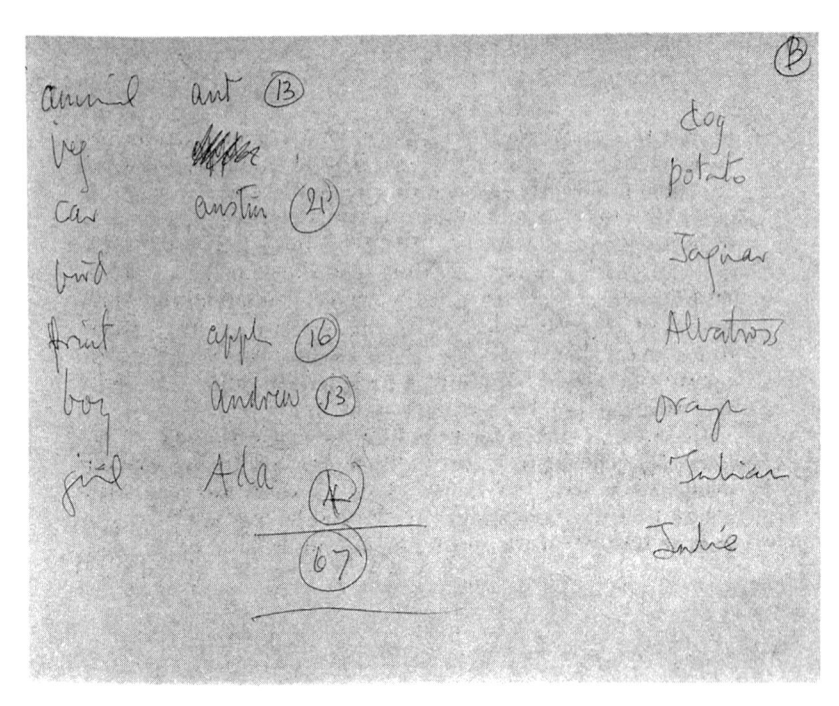

やれることや，話すことができる単語，などを誇らしそうに数え上げた。明らかに彼は，その妹のことがとても好きなのである。

彼はそれから，時速80〜100kmで走って来たジャガー〔英国の高級車〕との衝突事故について話した。彼は3日間入院し，意識を失っていた。彼はわざわざ，左膝の上の傷痕を私に見せてくれた。彼は，これは本当に自分の過失だったと言ったが，私は今では，彼がかなりの程度母親の意見に同調して，彼女の言葉を繰り返していたのだと考えている。とはいえ，彼をあっさり殺してしまえたかもしれない，この大惨事をお膳立てする上で，彼自身が大きく関与していたというのは実際にありうることであろう。この出来事は主要な悪夢とぴったり一致していた。

彼はこの悪夢に出てくる，空を飛ぶ父親像の魔術的な力について，ある程度詳しく話してくれた。この空飛ぶ父親は「『マルタ Malta』を運んで来るようだ」と彼は言った。このマルタとはおそらく「溶けた溶岩 molten lava」を短縮した言葉なのだろう。最後になって彼は救われ，今になってようやく本当に夢を見る状態から抜け出し，**空想する**ことの層に入っていた。そして，この空想することは観念を操作する能力をももたらすものである。彼は光線銃と，光

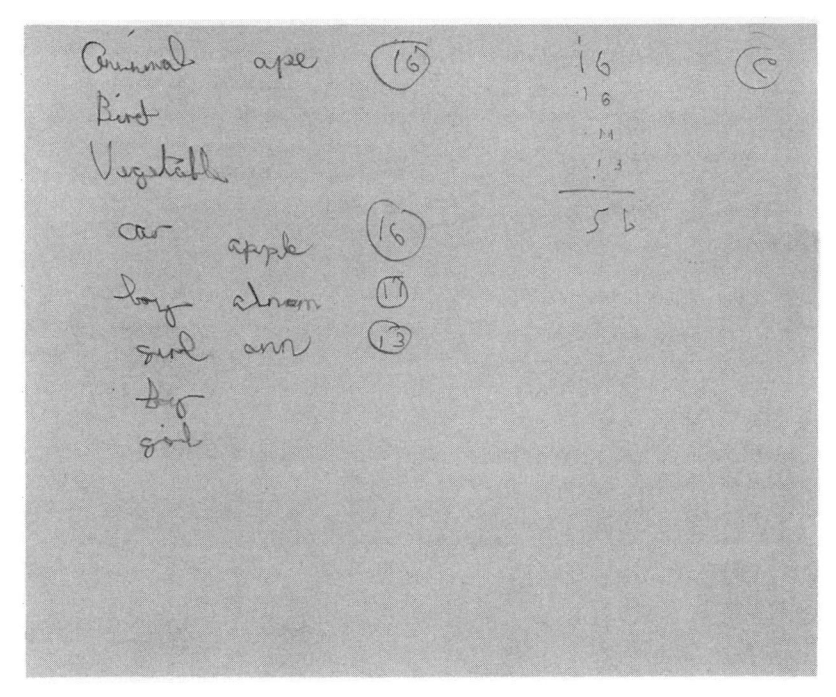

線からでさえ彼を守ってくれる空想上の盾について話した。それから，彼は再び妹のことや，皆が「壊し屋が来たぞ」と言う様子などを話した。しかし，彼はこのような事態を面白がっていた。彼は単純に，この1歳の子どもが自分の手の届くところにある，ゲームで組み立てられたものすべてを破壊してしまう事実を面白がっていたのである。

彼は最後に，小さなアパートに住み9人の子どもがいる，知り合いの家庭の話をして，自分自身の置かれている境遇より悪い境遇がありうることを暗に語って，面接を締めくくった。

私たちは別れる前に，私たちが一緒に行なってきた2回分の絵と，絵に書いてあるコメントを見直した。彼はすっかり帰る準備ができたようだった。母親が戻って来るのが遅れたので，時間をつぶすために私は玄関の戸口で彼の写真を撮り，後でその写真を彼に送った。

要　約

この複雑な症例は，父親－息子関係の正常で健康な同性愛といえる領域での，

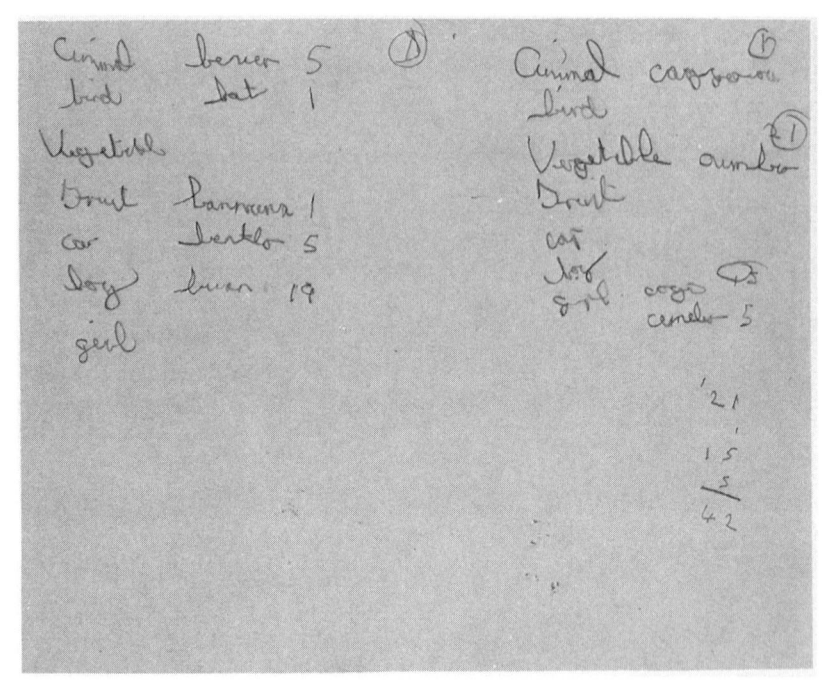

少年側の相対的愛情剥奪という観点から要約することができるだろう。これは，早期乳児期に始まり外傷的分離を含む，乳児－母親関係の相対的愛情剥奪に根ざしていた。両親とその家庭状況は，乳児－母親関係で愛情剥奪された少年をある程度まで「癒した」が，彼は父親との関係において相対的愛情剥奪が反復されることに対しては非常に傷つきやすくなっており，そのため父親の役割はとても難しいものになっていた。彼は他の子どもたちの父親であることについては容易に首尾よくなし遂げていたが，この少年の父親であることは彼の理解を越え，彼を混乱させていた。

　この症例は，少年との2回の面接，両親との面接，さらに3年間で2，3回の電話での会話を基にして扱われた。この症例の力点は，両親との面接に置かれるべきであろう。その面接で両親は，この少年と私との二人だけの最初の面接における姿を通して，彼について知り，理解することができたのである。

症例 XXI　ジョージ　13歳

　最後に私は，本書で述べてきた種類の作業では適切に扱うことのできない，潜在的な非行の症例を記述してみたいと思う。私はここまで，いくつかの症例を検討して盗むことの機制を例証してきたが，それらの症例では，子どもの防衛はあまり強固ではないので進展も見られるし，また，以前には絶望的で無力であった，症例を取り巻く環境も希望に満ちた有効なものになっていく。
　ここで述べる症例が，細部において他の症例と非常によく似ているという事実から，その病態の程度は推測できる。健康な少年少女はまことに個性的で，互いに似通ってはいないものである。一方，病気のパターンというものは類似性をもっていて，病気の程度はしばしば，この病気のパターンの固定の度合いによって判断される。もっともこの重篤な症例においても，少年と私の面接の後にある程度の進展が見られた。この進展は一つ前の症例 XX とも共通している。面接の後，この少年は母親にこう言った。「面白いんだ。先生が今まで，盗みや強盗の夢を見たことがあるかって訊いたから，僕はそんな夢を見たことがないって答えたんだ。でも先生に会った後で，僕が財布を盗んで隣の町に逃げて行って，その町でまた財布を盗んで別の町に逃げて行って，そこでもまた財布を盗んで，と続いていく夢を見たんだよ。前には盗みの夢なんか全然見なかったのに，面白いね。」
　もし，この少年の治療が行なわれるとするなら，その治療で最も望みのもてる側面は，この種の夢を利用することであろう。というのは，彼のパーソナリティの中に解離があって，それが夢の世界を自分のために利用できなくしているために，彼は強迫的な行動化によって夢と接触を保つ必要に迫られているからである。この非常に重篤な症例においても，次のような点にポジティブな要素は見出せる。つまり，その少年や少女が解離されたパーソナリティを統合しようと試みているかぎりは，たとえその試みの途上で反社会的な活動が出現して社会に迷惑をかけようとも，希望が示されているということである。
　私はこの少年と二人で1時間の面接を行ない，その後母親と会った。

家　族　歴

　　　　姉　　　　17歳
　　　　兄　　　　16歳
　　　　ジョージ　12歳11カ月
　　　　IQ　112（スタンフォード・ビネー式）
　　　　　　10歳程度の読解力
　　　　　　「学業面でうまく機能していない」

　私が少年に会う前に，家庭医から手紙を受け取っていた。その手紙で家庭医は，ジョージが盗みをしていること，概して問題児であること，さらに，家庭医の見るところ，両親は問題点の自覚に乏しいことを知らせてきた。家庭医はそれまでの精神科的診察の報告も同封してきてくれた。

　少年と二人きりの面接の展開には，全く困難はなかった。彼は学校について，とても自由な学校で，芸術課目を重要視していると話した。

　私はコンタクトをつけやすい方法として，スクィグル・ゲームを用いた。

(1)　私のスクィグルを彼は，頭に変えた。

　彼はこの歪んだ奇怪な頭に満足していた。しかし私には，彼がこの絵を面白いとは思っていないことが感じられる気がした。言い換えれば，私はすぐに，この症例ではユーモアのセンスが与えてくれるような余裕を利用できないし，彼と私は多分，一緒に遊んでいると感じられないだろう，と覚悟したのである。

(2)　彼のスクィグルを，私は馬の頭に変えた。
(3)　私のスクィグル，これは指差している男だ，と彼は言った。男の指の先には，何かが付いていた。あるいは，これは女の子の手かもしれない。多分，これは指にはめた指輪なのだろう。
(4)　彼のスクィグルを，私は植物の一種にした。

症例 XXI　ジョージ　361

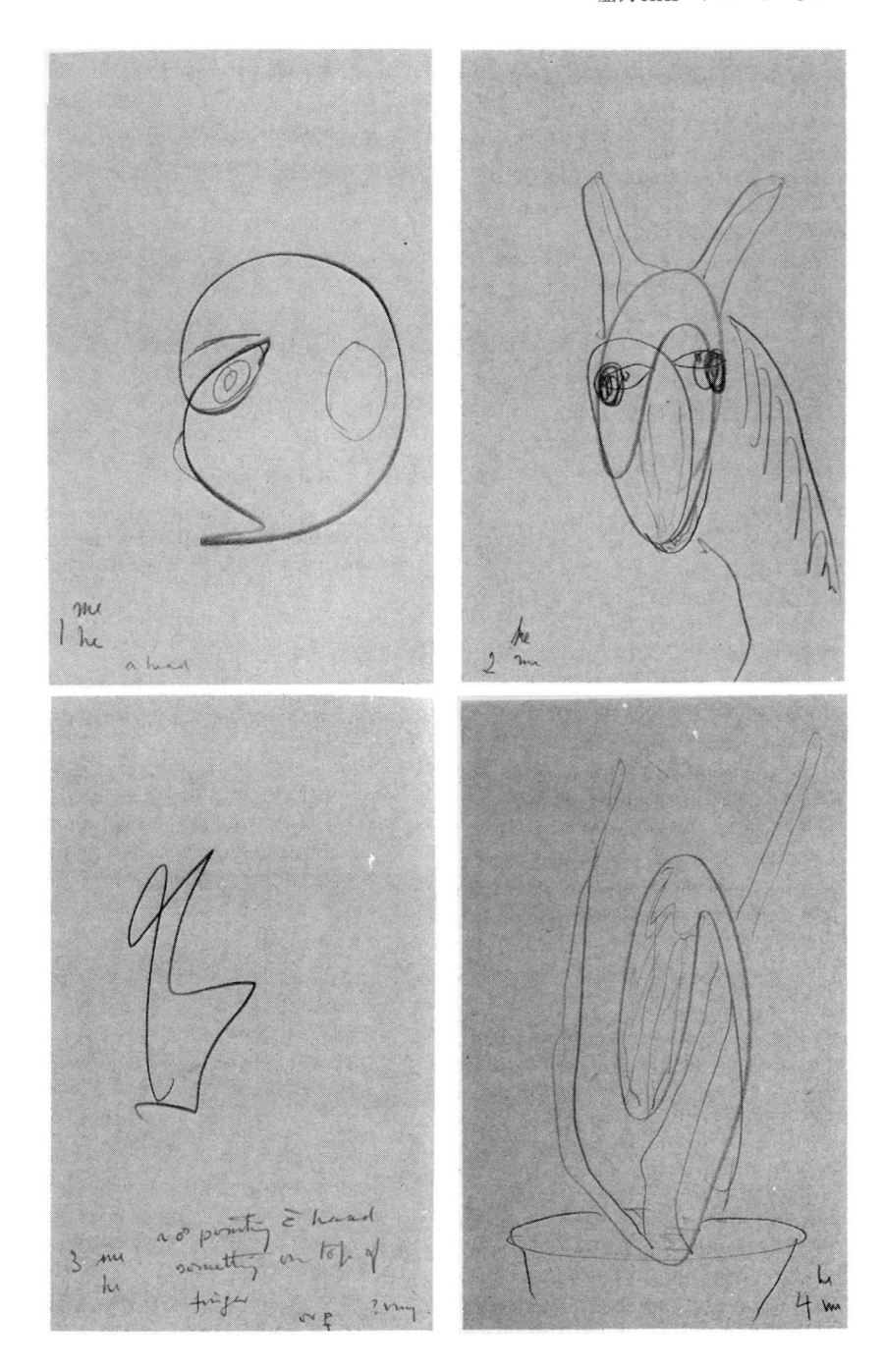

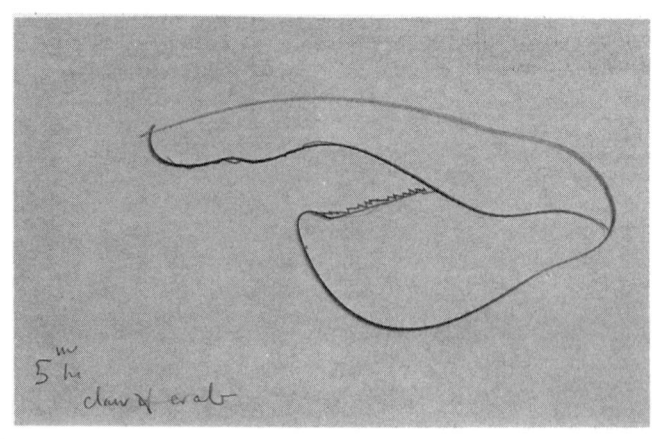

(5) 私のスクィグルを，彼はカニのはさみに変えた。

私は，No.1の絵で男の身体がないこと，No.3の絵に男も女もいないこと，No.5の絵にはカニがいないことに気づかざるをえなかった。私たちはまるで，部分対象の世界にいるかのようであった。

(6) 彼のスクィグルを，私はオリンピック競技で走っている奇怪な動物に変えた。私

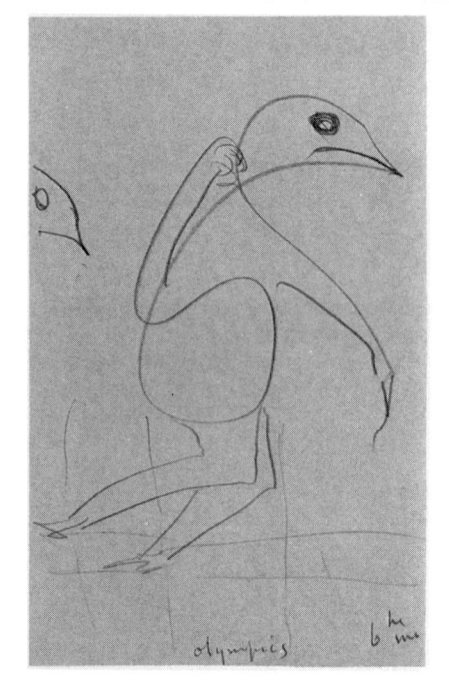

は，私たちはまだどこかに辿り着いたわけではないが，進みつつある，と心に留
めながら，次のスクィグルを描いた。
(7) 私のスクィグル。彼はこれを宇宙からやって来た生物に変えた。ここでもまた，
頭は描かれているが，身体はない。

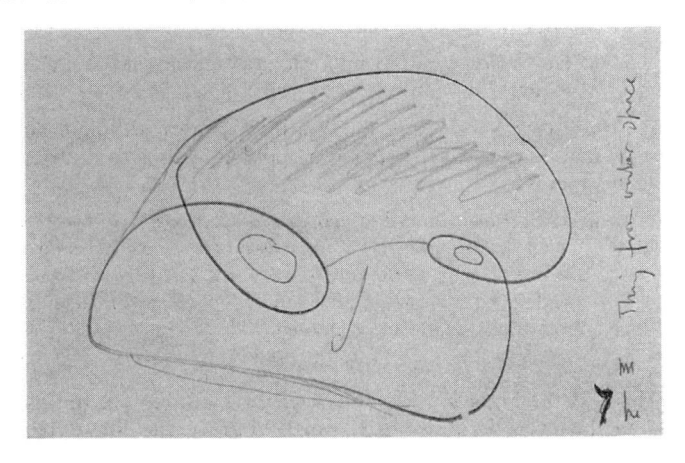

引き続き，遊びとユーモアのセンスは欠けていた。私が技法を用いていた相
手は，この見かけの素晴らしい，服装も整った，行儀は良いが何か奇妙に虚ろ
に見える少年だった。彼はスキゾイド的に虚ろなのではなく，礼儀正しい振舞
い以外には人とかかわれないという意味で虚ろだった。彼は学校のことや，学
校に受け入れられたのを嬉しく感じていることを語り，また，彼の学校に関係
した有力な人物たちについて，誇らしいというよりかなり自慢そうに話した。
彼は，私が彼の母親を知っていることを期待して，母親の芸名を口にした。こ
こには，脚光を浴びている人びとへのある種の同一化の萌芽が見られた。実際
彼は，演劇では素晴らしい演技力を発揮し，入学の予備面接で生徒を選抜して
いた人びとに感銘を与えた。彼は兄が普通の学校に行っていることを話した。
このことから，彼が普通の学校に通学できないことを分かっているのだと私は
推測した。しかし，私の見たところでは，彼はその事実を気にしてはいなかっ
た。

この段階で，私は夢について訊き始めた。

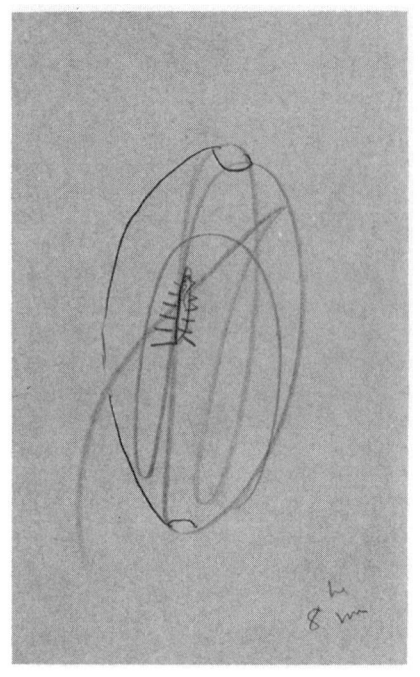

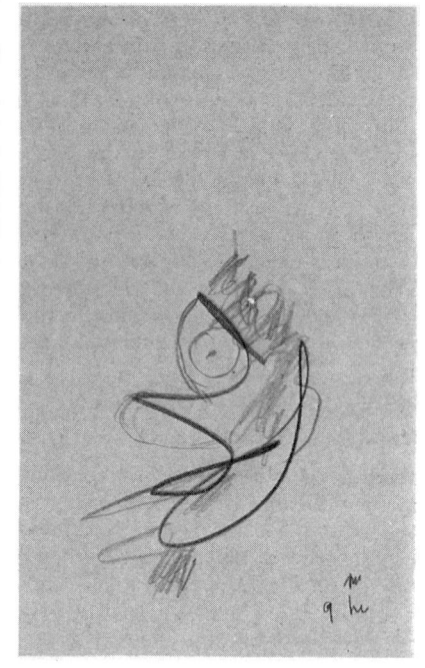

(8) 彼のスクィグルを、私は他の何にもできなかったので、ラグビーのボールに変えた。

彼は学校の休み時間には遊ぶことがあると言っているが、明らかに学校でのゲームを楽しんではいない。しかし、遊ぶ時には上手にやっているようである。

(9) 私のスクィグル、これを彼は驚くほど豊かなやり方で入念に仕上げた。彼は頭にしたが、ここでも身体の他の部分がないという特徴が見られた。この頭は、奇怪とも、醜いとも言えるものだが、この少年自身には何の感情も見られなかった。

(10) 彼のスクィグル、これも彼が自分で手を加えて入念に描き上げた。

この絵は、この面接の最大の達成であった。この絵と、この前の絵には、彼の状態の手掛かりが隠されているようであった。ここで彼は非常に原始的なものを、つまり不適切な環境的要因や環境的欠陥が個としての彼の情緒発達に影響し始める以前の、最初期の発達段階に属するであろう何かを表現しているようであった。そして、もしこの二つの顔が、最初の対象について、つまり精神分析の専門用語では一般に乳房と呼ばれ、顔の等価物と考えられるものについて、彼が抱いた幻影であると考えるならば、彼がある対象を求めて行った時に、

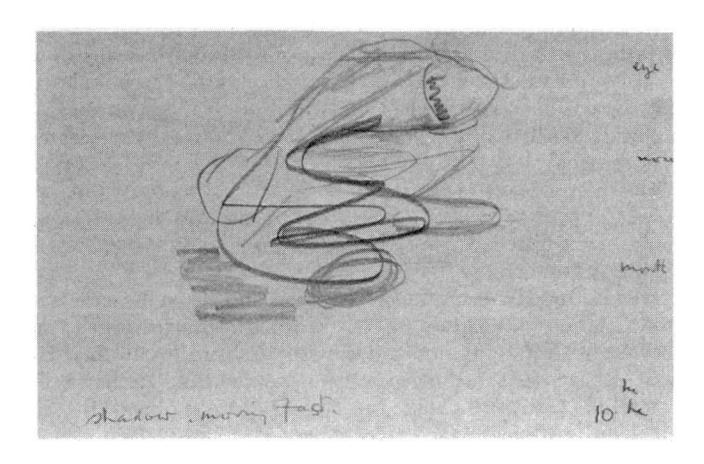

彼から見るとその対象が奇怪で，ほとんどの赤ちゃんが最初に体験するような安心感をまったく欠いていた，そんな世界に彼は生まれてきたということが理解できる。彼は No.10 を，素早く動く影，と呼んだ。そして彼は，目と鼻と口がどこに見えるかを指し示した。これ以降，彼が打ち解け，私たちがコミュニケートできていると感じられた。

(11) 彼のスクィグルを，私は昆虫の一種に変えた。

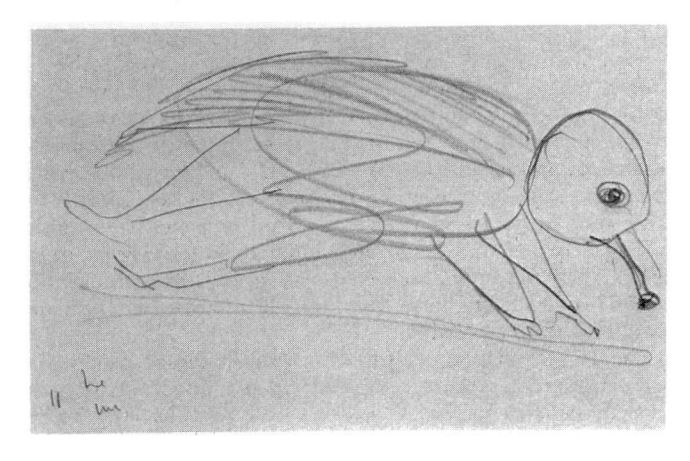

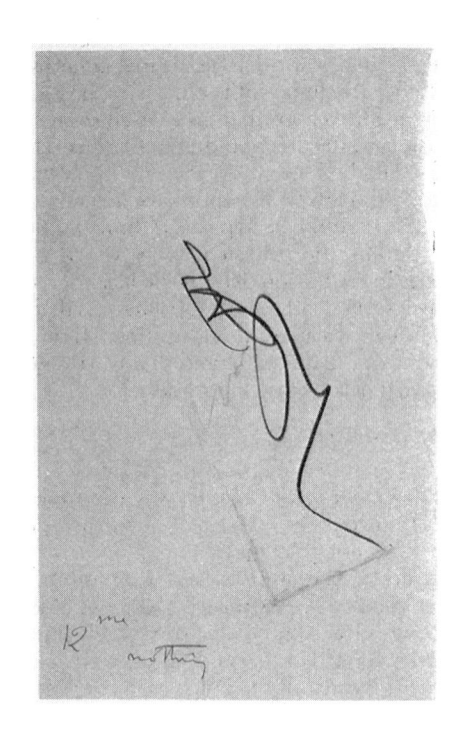

⑿ 私のスクィグル，彼はこれを入念に仕上げ，「無 a nothing」と名付けた。

　私の考えでは，これは彼自身の絶滅を表わしていた。重要なある瞬間において，あるいは，一連の重要な瞬間瞬間において，彼は手を差し伸べたのに，彼の基本的欲求あるいは創造的な切望を照らし返してくれるものは，何もなかったのである。彼はまるで，誕生の後にやってきた自分自身の死を描いているかのようであった。
　この少年を説明するにあたって，私は自分自身の想像力を用いている。私の想像力は，そこに存在していないようにみえる彼に接した，実際の体験によって強い影響を受けているに違いない。彼は服従的な基礎の上に築かれた偽りの仕組みに望みうるものはすべてもっていたが，それ以外は何ももっていなかった。彼はただ部分対象と部分機能しか理解しなかった。つまり，中心には「何もなかった」のである。しかし彼は，自分自身を何もないものとして表わすことのできる，何かをもっていた。
　自分が男の子であることを喜んでいるかどうか，今まで女の子になりたいと思ったことがあるかどうかという質問は，予想された通り，彼にとっては何の

意味ももたなかった。彼はまったく，従順の上に築かれた自分自身に疑問をもってはいなかった。

彼は父親の仕事や，家族や祖母について語った。私が率直に質問すると，彼は盗みのために受診したと答えたが，彼が盗んだのは母親からだけだと言った。彼はこう言った。「僕は4歳の時から盗み続けてきたんです。」彼は児童相談クリニックに連れて行かれたことがあったが，「僕はあの人たちに何も話したくない」と母親に言った。彼の最も健全な部分は（この面接の間に言葉で自分のことを私に話した時に）頭痛についてや，悩んでいることについて訴えたこと，そしてもちろん，自分が存在しないことをコミュニケートしたことであるといえる。彼はよく母親に「自分ではどうしようもないんだ。盗みたくなんかないのに」と言い，自責の念をもつような状態になるが，**同時に彼は盗みもしているのである**。そのため，もはや誰も，彼の自責をある種のごまかしとしか思わなくなっている。彼は「助けてほしい」と言うけれども，同時に，助けを得ることに対して完全に絶望している徴候も示していた。このような場合，助けを探し求めること自体を避けるようになってしまうものである。彼は盗みについて十分に話さず，むしろ母親から盗むことを正直に話しているように装うことで，私から盗みの行為の主要な部分を隠蔽してしまった。

最悪なのは祖母から盗むことである。年金で生活している祖母は，生活に必要な支払いのために取り分けておいた金を盗まれて，直接的な被害を蒙っている。その場その場では彼は母親を愛せるし，母親に対してこそこそしていないし，「ママが好きだよ。もう絶対に盗んだりしない」と言う。しかし，このことと，彼がその時やってしまったことや，彼が今やろうとしていることとは，何の関係もないのである。最近彼は，他の少年たちと一緒になって，学校のピアノを何台か分解してしまった。教科の中でもとりわけ音楽や美術や演劇を重視しているこの学校では，その行為は考えられる最悪のことであった。そして彼は，実際にはそのいたずらに加わっていなかったかもしれないのに，真っ先に白状してしまったらしい。この言動こそが彼の特徴であり，犯してもいない罪を告白することで，症状の一部である継続的な虚言を隠蔽するというやり方を示している。

重要なことが明らかになったのは，ある段階で私が彼に今まで盗みについての夢を見たことがあるかどうかを尋ねた場面であった。彼の答から，そんなことは問題外であることが分かった。いずれにせよ，夢を見ることは，彼にとってまるで馴染みのない事柄だった。

母親との面接

　当然，私はジョージの早期幼児期の生育歴に興味をもった。ジョージと面接した数日後，私は母親と1時間会うことができた。直ちに私は，ジョージが話す機会はいくらでもあったのに口にしなかった，さらに多くの彼の非行を知らされた。それらの非行は通常よくみられるパターンだった。母親が部屋に入って行くと，肱かけ椅子から煙が出ている。彼はまったく身に覚えがないと素知らぬ振りをするが，母親が探すと椅子の傍らにマッチの燃えさしが見つかる。家中のほとんどの椅子が今までに火をつけられていた。ジョージの行動の典型的な例は，重い風邪にかかっていたのに，猛吹雪の最中に家出したことである。彼はほんの30分家に一人でおいておかれたが，そのことに不満な様子など全くなかった。母親が帰ってみると，彼がベッドから抜け出し，祖母にも言わず，メモも残さず家を出て行ったことが分かった。彼は正午に出て行き，真夜中まで帰って来なかった。結局，彼が親戚の家の外で，スーツケースを抱え，寒さに震え空腹の状態で発見されたと，警察から家族に連絡があった。父親が彼を連れ戻しに行ったが，彼は泣くだけで，自分の行動を説明できなかった。彼は，その夜は親戚の人（伯父）と過ごしたかった，また，改札に定期券を使って入り，長時間何周も地下鉄に乗っていた，と言った。食べるものは何も持っていなかった。最後に彼は「お母さんとお父さんがいつも喧嘩ばかりしているから」と言って，家出の弁解をしようとした。母親は「彼は本気でそう言っている様子でした。でも，実際は私たちは喧嘩はいたしません」と言った。彼は姉のことが好きな様子だったが，彼女が少しでも個人的な感情や悩みを表わすと，彼は姉を怒鳴るのである。また，彼は父親とは，大した理由もないのに，口論しがちである。

　このようなことがあるにもかかわらず，家族はジョージが好きであったが，庭の納屋が燃えたり，ピアノの裏に火をつけた跡があるのを見つけるたびに，いつも腹立たしい思いをさせられるのである。

早期幼児期生育歴

　ジョージは，生後非常に早期から，絶え間なく泣いていた。いつも夜通し泣いていたと言ってもいいほどであった。兄弟の他の子どもたちの場合，気が済めば泣きやんだが，ジョージの場合には，際限なく泣き続けていた。母親が言うには，一旦泣き止んでも，すぐまた泣き始めるのだった。

私の考えでは，まさにこの時ジョージは全くの無であるということを体験し，再体験していたのである。子どもにとってそのように感じられるのは，母親の内面の心的現実に死んだイマーゴがある時である。
　彼は非常に早期から大食漢になり，食べ物に貪欲で，貯め込んだ。食べ物を取って隠したが，それを自分のために利用することはなかった。
　姉は非常に早くから，彼を保護する役割をとるようになっていた。兄はしばしば，両親がジョージに罪を認めさせるのを，やめさせようとしていた。彼はジョージに罪を認めさせることが無益だと分かっていたし，何が起こったとしても，家庭の平和のためにはジョージを咎め立てしないでおいたほうがいい，と感じてもいた。徐々に，彼のご機嫌をとって宥めるためのお決まりのテクニックが発達していった。家族がこれまでなんとかやって来られたのは，このパターンがあったからである。このご機嫌とりによる管理は，ジョージが２歳になる頃にはすっかり巧妙なものになっていた。
　早期の段階についての話には，次のような内容も含まれていた。結婚して間もなく，父親は戦争のために数年間家を離れなければならなかった。父親の帰還後，苦しい生活が続き，上の二人の子どもが生まれ，さまざまな危機をくぐり抜けたが，家族は一緒に暮らし，母親は二人の子どもたちに必要だと思われることをしてやれていた。その後，家族の歴史の上でも非常に悪い時期がやってきて，破産寸前まで追い込まれた。すべてに運がなかったので，両親は困窮している間，似たような立場に置かれている友人たちが順調にやっていくのを見ながら，耐え忍ばなければならなかった。母親は何人かの子どもを里子として養育して報酬を得，生計を立てて，この収入を基にようやく世間並みの状態に達した。その時，次のようなことが起こった。つまり，**彼女は妊娠してしまった。そして彼女は，ここで赤ん坊が生まれたらどんなことになるか，その状況にはとても対処しきれないと思った。**彼女は正規の手続きで医師たちに中絶の相談をしたが，彼らはその問題を先延ばしにし続けたため，決定が出された時にはすでに中絶するには遅すぎた。そこで彼女は里子の養育を止め，望まない赤ん坊のための準備をしなければならなかった。彼女は，誰一人としてこの問題を筋の通ったやり方で扱ってくれず，中絶についての決定が成り行きにまかされたことにとても憤慨していた。
　したがって，ジョージは兄や姉とはまったく違ったスタートを切ったのである。彼は望まれない子どもだった。そして，事実母親にしてみれば，中絶をしようとした背景にあったのは，子どもたちへの愛情だったのだろう。

母親はジョージに1カ月母乳を与えたが，乳の量が不十分で，彼を本当に満足させることができなかった。そして，あの絶え間なく泣き叫ぶことが発現して，その結果，2歳の頃にはご機嫌をとるテクニックが考え出された。2歳以降，家族は誰もがジョージから免れるために，菓子や小銭を彼に与えた。言い換えれば，彼はまったく甘やかされてきたことによって今生きているようなものなのに，甘やかされることを利用できなかったのである。

移行現象

姉は吸うための哺乳びんを持っていた。それには乳首がついていて，彼女はびんが空でも眠りに就くために使った。兄も同様の哺乳びんが与えられたが，彼の眠りに就くやり方は舌を吸うことであり，また，枕に心地よく収まるための風変わりで独特なやり方も用いていた。これらのことを述べることで母親は，自分の子どもたちが皆，覚醒状態から睡眠状態に移るのに，困難をもっていることに気づいていることを示した。ジョージは，彼を満足させられると言えるような対象も方法ももっていなかった。間もなく，彼は独りごとを言うようになったが，この困難な移行を乗り切るためのパーソナルなやり方が欠けていたのは何か異常だった。彼は相応しい年齢になるとすぐに，一種のふてくされを示し始めた。彼のふてくされは決して，気分として示されなかった。それは次のようなものだった。彼は叱られると，自分から便所に何時間もこもり，そこで独りごとを言ったり，時には歌ったり，指でとんとん叩いたりして，鍵のかかった扉の外にいる者に，自分は困っていないという印象を与えた。(明らかに，彼は絶望の果てにいた。)

ジョージは他の者なら自責感や罪悪感を抱くようなことを，すべて忘れてしまう完璧なテクニックを身につけた。このテクニックは，特に音（ノイズ）の利用と関連していた。その最もいい例が，祖母に本を読んでもらうのが好きであったことである。また，悪童たちと分解したのが学校のピアノだった。他の場合も，目覚し時計や，レコードプレーヤーや，歌うことや，指でとんとん叩くことを利用した。そして，これらはすべて，乳児期と早期幼児期に絶え間なく泣き叫んでいたことの残渣であったと思われる。この音の中に，希望の最後の痕跡が隠されていた。

時々，彼は工場で父親の手伝いをした。父親はよく，ジョージは一般の工員に比べても，二倍も仕事が速いし，よく働く，と言っていた。しかし，この事実は，彼が役立っていた，ということを意味してはいない。このことはどちら

かというと，入学時の面接の際に，予想されていたよりずっとうまくやったということに近く，日常の学業全般や，他の子どもたちとの競争における遂行能力とは関係なかった。母親は肯定的な側面として，彼が近々学校の演劇に出演することになっていること，リハーサルの時に母親にいて欲しいと言っていることを報告した。これは母親がかつて俳優として有名だったことに関して，彼が示すことのできる誇らしさと関連していた。母親自身は，彼がそのことを非常に誇張していると言うが，それでもそこには事実も含まれている。彼が一人きりで，全くの無である時よりも，**役を演じている**時のほうがより現実感に近づく，と考えるのは妥当なことと思われる。彼の観点からは，彼は一人でいる時同一性をもてないようである。そして，演じている時には，彼が偽りの自己をもっている人であるという事実は，一時的に不明確になる。

母親は彼女自身も学校ではうまくいかなかったという話をして，私が少年を理解することを助けようとした。私は，母親自身も演じることで同一性を見出していて，このことと日常生活における自分自身の不確かさとの関係に気づいている，と推測せざるをえなかった。

「あの子たちがいつも僕を脅す」ことを除いては，ジョージは自分で好きだと言うこの学校に入ってから，幾らか進歩していた。最近の彼はいくつかの非行を白状していた。おそらく彼は，自分の反社会的行為の強迫的な性質の中にある狂気に気づきだし，意識的動機が欠けているのを感じ，そのことを気にし始めているのであろう。

ここで母親は，彼が私との面接の後に，盗みについての夢を彼女に報告したと言い，その内容について話した。私との関係がある種の影響を及ぼしたことを示す内容に興味をひかれながらも，私はこの症例に自分が深く関与するべきでないと考えた。面接で見られた部分対象である頭や顔に加えて，この夢の内容には，もし私が彼にさらに2，3回会えば，彼の夢の中に自分が巻き込まれてしまったことに気づき，この症例を本格的に引き受けざるをえなくなることが示されていた。しかし，私はそれができる立場にいない。この少年の治療は，彼に十分な関心を向けようとする，形式張らず専門的な態度をもった寄宿制の施設との緊密な協力を必要とするだろう。あるいは，彼や彼のような人びとを全体的に管理するように方向づけられたチームに委ねられる必要があるだろう。その場合には，職員や人間以外の環境 non-human environment が，物理的に危険にさらされることがあるだろう。

理論の上では，私がこの少年を治療することは不可能ではなかったであろう。

彼は，自分が今よりもよりよい人生を得られ，より本当の人間になれるのではないか，という考えをもっている。しかし現在彼は，何かであることからも，**存在する**ことからも切り離されている。実際上は，その困難は非常に大きなものなので，この少年は治療が不可能であると，はっきり言ったほうが適切かもしれない。

ジョージは兄に，私が精神科医ではなく，とても感じの良い紳士だった，と語った。もっとも，この言葉は兄が「精神科医は何て言ったんだ」「今日はお前何を盗んで来たんだ」と思慮に欠けた質問をした時に，自己防衛として語られたものだった。

彼をよく知らない人びとの間では，彼はとてもよい子で通っている。彼は人からとても好かれていると言えるし，人は彼のことをとても感じのいい子だと言う。母親は父親のことを大人しい性質の人だと言い，だから自分は本来の性質に合っているいないに関係なく，強く厳しくならざるをえないのだと述べた。ジョージは，彼に本をよんでくれ，彼が無慈悲なやり方で金を盗んだ，母親の母親である祖母を愛している。彼はこの祖母のパーソナリティの何か病的なところから影響を受けている可能性がある。彼女はうつ状態になると，世界がまさに終末を迎えたと考え，そのように感じることを人に告げた。また，彼女は心霊術を使い，霊の顔が見えるという。これがおそらくスクィグル・ゲームに現われたのであろう。このような祖母の言動すべてが，家族との口論を招くことになり，その結果祖母は元の家に帰ってしまった。そしてジョージの母親は，自分の母親がひどい人生を送っていると思っている。多分ジョージも，他人の人生を感情を込めて思いやれるようになれば，同じように考えるだろう。祖母の父親は，祖母が3歳の時に自殺をした。このことは祖母のパーソナリティの発達と，幸福を感じる能力の発達に深刻な影響を与えたに違いない。

ここで母親は私を信頼して，ジョージの遺伝負因についてさらに詳しく話した。ジョージの父親の両親はナチスの迫害によってガス室で殺されたが，このこととは別に，父方の系譜には自殺と著しい反社会的行為の歴史がある。拡大家族全体を見た場合，良い人物像は父親の母親であった。この人は，暖かく陽気な人柄で，彼女の影響下にいたすべての人びとに，おのずと希望の要素と安定への可能性を提供していた。

ジョージには，悪い遺伝負因と，最初から望まれない子どもだったことに加えて，幾つか不運な外的要素があった。たとえば，7歳の時彼は，学校である少年が銃を持っていて，自分が危険にさらされているように感じると訴えた。母

親は（彼の被害的に感じる傾向を分かっていたので）現実的な危険があるなどという考えを一笑に付し，はっきりさせるために彼と学校に行ってみた。そしてその時，空気銃を持ったその少年がジョージの頭を撃ったのである。それ以来，彼の妄想体系に対して彼を安心させようとしても無駄なことになってしまった。

彼は引き続き，よちよち歩きの頃に示した，物や菓子やミニカー等を貯め込む性癖を保持している。ある時は，菓子を買って来るが，太ることを恐れて食べないことがあった。

最近彼は，空の財布を家に持ち帰った。彼は，電車の床に落ちていたのを見つけたんだ，もらってもいいかな，云々と話したという。母親は，どうして彼が財布を隠しておけないのか，理由が分からなかった。考えれば考えるほど，財布に金が入っていたように，母親には思えてくるのだった。いずれにしても，私との面接の翌日に彼女に語った夢には，財布が登場してきた。本当のところは誰にも分からない。彼は時おり正直さと告白を実際に示しておくことにより，日常の彼自身の覚醒している自己にとって無意識的な動機で決定される窃盗を，うまく隠蔽しているのである。

すでに面接で明確に表れていたように，彼が楽しんで遊ばないこと，少なくとも長時間遊ばないことは，銘記されるべきである。彼は過度に気前が良い。しかし，競争の要素を含む遊びでは，彼は勝たなければならない。彼は玩具を大切にすることができず，手に入れるとすぐ壊してしまう。何かを自慢する子に出会うと，いつも「僕はもっと大きいのを持っているよ」とすぐに応じる。両親は早い時期から「金品を用いて彼から免れる」ために必死にそのための財源を確保してきたが，彼は大変な浪費家で，このことはこの家庭の恒常的な問題である。

最後に母親は，ジョージの時は非常に難産だったと語った。「お産は一晩中続きました。彼は元気でした。先生は器具を使いたがったのですが，私は拒否しました。」

私は母親に，保護観察官と接触して，いつの日かおそらく法廷を通じてどんなことが起こってきそうかをあらかじめ話しておくように勧めた。手続きは今のところ検討中である。私が母親にはっきりと伝えたのは，たとえ病因論的見地から理解できたとしても，この家族とジョージの基本的な問題を私が変えることはできないと考えている，ということである。驚いたことに母親は，何かに対して，おそらく彼女が真実だとすでに気づいていたことがはっきり語られたことに対して，感謝しているようであった。

文献ノート

マスード・カーン M. Masud R. Khan

本書において，ウィニコット博士は，もっぱら臨床素材を提示することに専念し，理論を最小限度にとどめた。しかし，このために読者に，臨床的作業が単なる共感と直感的な閃きの結果である，と思われては困る。そこには，ウィニコット博士が過去40年間に種々の論文や単行本で提示してきた，非常に複雑で膨大な理論的背景がある。その資料は彼の7冊の単行本の中に見出される。

Collected Papers: Through Paediatrics to Psycho-Analysis. 1958. London, Tavistock Publications; New York, Basic Books.（北山修監訳『小児医学から精神分析へ——ウィニコット臨床論文集』岩崎学術出版社，2005）

The Maturational Processes and the Facilitating Environment. 1965. London, The Hogarth Press and the Institute of Psycho-Analysis; New York, International Universities Press.（牛島定信訳『情緒発達の精神分析理論』岩崎学術出版社，1977）

Playing and Reality. 1971. London, Tavistock Publications.（橋本雅雄訳『遊ぶことと現実』岩崎学術出版社，1979）

The Child and the Family: First Relationships. 1957. London, Tavistock Publications.

The Child and the Outside World: Studies in Developing Relationships. 1957. London, Tavistock Publications.

The Child, the Family, and the Outside World. 1964. London, Penguin Books.（猪股丈二訳『子どもと家族とまわりの世界（上）赤ちゃんはなぜなくの』『子どもと家族とまわりの世界（下）子どもはなぜあそぶの』星和書店，1985, 1986）

The Family and Individual Development. 1965. London, Tavistock Publications.（牛島定信監訳『子どもと家庭——その発達と病理』誠信書房，1984）

上記の単行本の中から，本書で報告されている臨床的作業にとって基礎的な理論が述べられている，より重要な論文をいくつか選び出しておくことは有益であろう。それらの論文を次に，三つの見出しの下に年代順に列挙しておく。

A．母子関係に関する論文

  1948：'Paediatrics and Psychiatry' in *Collected Papers*.（小児医学と精神医学，『小児医学から精神分析へ』所収）

  1948a：'Reparation in Respect of Mother's Organized Defence against Depression' in *Collected Papers*.（母親の抑うつに対して組織された防衛という観点から見た償い，『小児医学から精神分析へ』所収）

  1952：'Psychoses and Child Care' in *Collected Papers*.（精神病と子どもの世話，『小児

医学から精神分析へ』所収)

1956：'Primary Maternal Preoccupation' in *Collected Papers*. (原初の母性的没頭, 『小児医学から精神分析へ』所収)

1960：'The Theory of the Parent-Infant Relationship' in *The Maturational Processes*. (親と幼児の関係に関する理論, 『情緒発達の精神分析理論』所収)

1963：'From Dependence towards Independence in the Development of the Individual' in *The Maturational Processes*. (個人の情緒発達にみられる依存から独立への過程, 『情緒発達の精神分析理論』所収)

B．早期精神発達と自我病理学に関する論文

1935：'The Manic Defence' in *Collected Papers*. (躁的防衛, 『小児医学から精神分析へ』所収)

1945：'Primitive Emotional Development' in *Collected Papers*. (原初の情緒発達, 『小児医学から精神分析へ』所収)

1949：'Mind and its Relation to the Psyche-Soma' in *Collected Papers*. (心とその精神-身体との関係, 『小児医学から精神分析へ』所収)

1951：'Transitional Objects and Transitional Phenomena' in *Collected Papers*. (移行対象と移行現象, 『遊ぶことと現実』所収)

1954：'The Depressive Position in Normal Emotional Development' in *Collected Papers*. (正常な情緒発達における抑うつポジション, 『小児医学から精神分析へ』所収)

1956：'The Antisocial Tendency' in *Collected Papers*. (反社会的傾向, 『小児医学から精神分析へ』所収)

1958：'Psycho-Analysis and the Sense of Guilt' in *The Maturational Processes*. (精神分析と罪悪感, 『情緒発達の精神分析理論』所収)

1958a：'The Capacity to be Alone' in *The Maturational Processes*. (一人でいられる能力, 『情緒発達の精神分析理論』所収)

1960：'Ego Distortion in Terms of True and False Self' in *The Maturational Processes*. (本当の, および偽りの自己という観点からみた, 自我の歪曲, 『情緒発達の精神分析理論』所収)

1963：'The Development of the Capacity for Concern' in *The Maturational Processes*. (思遣りをもつ能力の発達, 『情緒発達の精神分析理論』所収)

1963a：'Communicating and Not Communicating Leading to a Study of Certain Opposites' in *The Maturational Processes*. (交流することと交流しないこと：ある対立現象に関する研究への発展, 『情緒発達の精神分析理論』所収)

1967：'The Location of Cultural Experience' in *The International Journal of Psycho-Analysis*, Volume 48. (文化的体験の位置づけ, 『遊ぶことと現実』所収)

1968：'Playing: its Theoretical Status in the Clinical Situation' in *The International*

Journal of Psycho-Analysis, Volume 49.（遊ぶこと——理論的陳述，『遊ぶことと現実』所収）

　1969：'The Use of an Object' in *The International Journal of Psycho-Analysis*, Volume 50.（対象の使用と同一視を通して関係すること，『遊ぶことと現実』所収）

C．技法に関する論文

　1947：'Hate in the Countertransference' in *Collected Papers*.（逆転移のなかの憎しみ，『小児医学から精神分析へ』所収）

　1949：'Birth Memories, Birth Trauma, and Anxiety' in *Collected Papers*.（出生記憶，出生外傷，そして不安，『小児医学から精神分析へ』所収）

　1954：'Withdrawal and Regression' in *Collected Papers*.（引きこもりと退行，邦訳は『抱えることと解釈』所収）

　1954a：'Metapsychological and Clinical Aspects of Regression within the Psycho-Analytical Set-Up' in *Collected Papers*.（精神分析的設定内での退行のメタサイコロジカルで臨床的な側面，『小児医学から精神分析へ』所収）

　1955：'Clinical Varieties of Transference' in *Collected Papers*.（転移の臨床的諸相，『小児医学から精神分析へ』所収）

　1958：'Child Analysis in the Latency Period' in *The Maturational Processes*.（潜伏期の児童分析，『情緒発達の精神分析理論』所収）

　1960：'Counter-Transference' in *The Maturational Processes*.（逆転移，『情緒発達の精神分析理論』所収）

　1963：'Psychotherapy of Character Disorders' in *The Maturational Processes*.（性格障害の精神療法，『情緒発達の精神分析理論』所収）

　1963a：'Dependence in Infant-Care, in Child-Care, and in the Psycho-Analytic Setting' in *The Maturational Processes*.（育児，保育，および精神分析的設定の中でみられる依存，『情緒発達の精神分析理論』所収）

訳者あとがき

　本書は，Donald W. Winnicott : Therapeutic Consultations in Child Psychiatry. The Hogarth Press 1971 の全訳である。原書は，21例の治療相談の記録が収録されている症例集で，3部から構成されている。第1部には，ほぼ正常といえるものから神経症範囲の症例，第2部には，神経症，スキゾイド・パーソナリティと精神病例，第3部には，反社会的傾向，特に盗みの症例が集められている。

　本書はそれぞれの症例の治療の全経過が具体的に記述されているので，ウィニコットの教育分析を受けたガントリップ Guntrip, H. をして「治療においてフロイトを越えた」と言わしめた，ウィニコットの卓越した治療技法と臨床感覚の一端を垣間見ることができる。

　本書で紹介されている，治療相談（あるいは，治療相談面接）Therapeutic Consultation は，主に1回の面接で行なわれている。これは，この治療相談面接が初回面接を十分に利用すること，つまり，子どもと初めて出会い，まだ治療者が子どもの「主観的対象」である間にコミュニケートするためというばかりでなく，ロンドンのウィニコットのところにはイギリス各地から多数の患者が紹介されて来るので，1回の面接で「やるべき作業をやってしまう」ような治療技法を開発することが要請されたためであろう。

　また，ほとんどの症例においてスクィグル・ゲーム squiggle game が用いられている。しかし，本書の目的がスクィグル・ゲームという技法の提示でないことは，著者自身が繰り返し述べているところである。そして，ロールシャハ・テストのインク・プロットがスイスの子どもたちの伝統的な遊びであったように，スクィグル・ゲーム自体はイギリスの子どもの遊びであって，ウィニコットの独創ではない。このスクィグル・ゲームは，子どもを治療対象とする場合の遊戯療法 Play Therapy の一種ともいえ，コミュニケーションを交わす手段として用いられている。つまり，スクィグル・ゲームは一種の投影法でもあるため，言語化されえない子どもの前意識的，無意識的内容を描画として表

出させる機能をもっている。したがって，そこで交わされるコミュニケーションは，かなり深いレベルにまで到達することになる。

さらに，スクィグル・ゲームは，子どもと治療者ウィニコットとの遊ぶことの体験を共有する手段として重要である。ウィニコットは『遊ぶことと現実』のなかで，「遊びにおいて，遊ぶことにおいてのみ，個人は，子どもでも大人でも，創造的になることができ，その全人格を使うことができるのである。そして，個人は創造的である場合のみ，自己を発見できるのである」と述べているが，その具体的実践の一つが，治療相談面接の中で行なわれるスクィグル・ゲームなのである。その遊ぶことの過程で出現する重要な契機が，子どもがそれまで気がつかなかった自分を発見して，仰天する体験である。これは，深い感動を伴った知的発見や洞察体験である，アルキメデスの「ユリイカ体験」や，いわゆる「アハ体験」Aha experience，また，M. Balint の flash technique で得られる体験と類似している。

このスクィグル・ゲームについて，中井久夫氏がいちはやく紹介し（1977），独自の修正を加えた技法（相互限界吟味法を加味したスクィグル法：1982）を考案し，治療にくみこんでおられることを付記しておく。

ウィニコットの著書はすでに多数出版され，数冊翻訳出版されているが，BBC 放送での講演などをまとめた啓蒙書を別にすれば，彼の重要な業績が収録されている論文集は "Collected Papers"（1958）（北山訳『小児医学から精神分析へ――ウィニコット臨床論文集』岩崎学術出版社，2005），"The Maturational Processes and the Facilitating Environment"（1965）（牛島訳『情緒発達の精神分析理論』岩崎学術出版社，1977），"Playing and Reality"（1971）（橋本訳『遊ぶことと現実』岩崎学術出版社，1979）の 3 冊である。

ウィニコットの理論の骨格をなす重要な論文はすべて，上記の三つの論文集に収録されている。彼の理論はとかく詩的で難解であると言われている。確かに，深い含蓄のこめられていることは十分認めた上でも，用語の使い方の曖昧さや理論の未整理があることも否めない。そして，筆者が彼の理論を解説するとなると，簡略化された常識的な言葉を連ねることになるか，彼の文章の抜き書きの羅列になるか，妙に解説者の思い入れの激しい独善的なものになりそうである。そこで，ここではウィニコット理論の解説は省略した。本書の治療実践の基になっている理論を学ぶには，カーン Masud Khan が整理している「文献ノート」を参考にして，原文を読んでいただくことが最善であると思う。

各症例についての解説も省略したいと思う。というのは，ウィニコット自身さえも，学生の教材として本書が用いられることを望み，読者のパーソナルな創造性の発展を妨げないように詳しく注釈を加えることを手控えているのに，訳者が中途半端な解説をすることは，著者の意図を著しく損なうと考えたためである。ウィニコットは，「書かれた楽譜から優れた音楽家の演奏を聞く満足はごく僅かしか得られないかもしれない」と，第1部の序で述べているが，この症例記述は，十分の臨場感を抱けるまでに，名演奏を生き生きと再現してくれている。各症例のセッションは「起承転結」とも「序破急」とも楽節の展開とも例えられるような進展を見せ，読む者は感嘆し，魅了させられてしまうであろう。訳者としては本訳書を通して，ウィニコットの名演奏を「楽しんで」いただけたら，と願うばかりである。

著者のドナルド・W・ウィニコットについてはすでに，数多く紹介されているが，ここでは，夫人のクレア・ウィニコット Clare Winnicott の追想録（D. W. W. : A Reflection）を参考にして，彼の偉大な「遊ぶこと」の能力の背景について簡単に紹介したい。

ウィニコットは，1896年イングランド南西部のデボンシャー州のプリマス市に生まれた。父親のフレデリック・ウィニコットは豊かな商人で，プリマス市の市長を勤め，後に Sir の称号を与えられた人物であった。父親は古風で穏やかな威厳と気品を具え，その上，諧謔を十分理解する人で，彼を知る誰からも，高い知性と優れた見識をもっていると評されていた。母親は明朗活発で社交的で，感情を屈託なく表現できる人であった。そして，両親ともユーモアのセンスの持ち主であったという。彼には，6歳と5歳年上の2人の姉がいて，向かいに家を構えていた伯父の一家には5人のいとこ（男3人，女2人）がいた。その一族の8人の子どもたちの最年少がドナルドであった。そのため，皆からとても可愛がられ，彼自身も魅力的な少年だった。しかし，彼を甘やかさない努力が，特に母親と姉たちによって，意図的になされていたようであった。そのため，彼に幾分か欠けていた，ある種の親密さと接近という面では愛情剥奪されていたのではないか，とクレア夫人は述べている。また，彼は幼い頃から，多くのいとこや姉たちに取囲まれ，遊び相手に事欠かず，家をとりまく広大な庭園を遊び場としていた。ウィニコット家では，子どもたちと大人たちのコミュニケーションは素晴らしかった。どの年齢の子どもともコミュニケートできる，彼の天性の才能はこのような家庭環境で培われたのであろう。そして，彼

の一家はみな音楽好きであったし，彼はスポーツ万能で，絵心もあった。成人してからも，彼は毎年数百枚のクリスマスカードに自分で絵を描いていたという。この才能は本書のスクィグル・ゲームでも十分発揮されている。

　何不自由ない恵まれた環境で才能豊かに育ったことが，彼の発達理論や治療理論に希望とある明るさを与え，本書にみられるような卓抜な臨床感覚を育んだものと推察できる。

　訳出の経過について簡単に述べると，監訳者である橋本は，本書と同年に出版された"Playing and Reality"を翻訳中に，次は本書をと依頼され，非常に興味深い内容なのでお引き受けした。『遊ぶことと現実』を出版後，共訳を計画実行したが間もなく中止となり，一時作業は中断していた。その後，監訳者は，舘哲朗，服部陽児，河野（当時，川井）貴子，河野正明，中村世郎，松田文雄らとともに，精神分析の勉強会を行なったが，その時教材として本書を用いた。その勉強会では，メンバーが２，３症例ずつ担当して輪読した。そして，それぞれ担当した症例の下訳を提出してもらい，それを参考にして，監訳者が訳出，推敲を行なった。したがって，文責はすべて橋本が負っている。文体はなるべく平易であることを心がけたが，理論的に複雑な箇所の多少のくどさはご容赦願いたい。用語上，訳出上の忌憚のないご教示，ご示唆を直接賜りたいと思っている。また，勉強会から出版まで年月がかかったのは，下訳の提出の遅滞のためであり，それはひとえに，強い催促のできない監訳者の気の弱さのためである。何はともあれ，共訳者とともに本書の出版の喜びを分かち合いたいと思う。

　なお，訳書は，本の体裁を考慮し，２巻に分冊した。また，版もやや小さくなっているため，図も原書より縮小されている。また「図版がいのち」の本書であるが，原版が手に入らず，原書の図版をそのまま縮小したため，出版社の方がたの多大の努力にかかわらず，いささか不鮮明になったのは残念である。

　最後に，ご校閲をいただき，幾つかの翻訳上のご指摘，ご教示を賜わった，東海大学精神科教授岩崎徹也先生に心から感謝を申し上げる。また，訳出を勧めてくださって，企画の段階から本当に辛抱強くお世話くださった，岩崎学術出版社編集部瀬戸口律子さんにも深く感謝したいと思う。

　　　1987年3月20日

　　　　　　　　　　　　　　　　　　　　　　監訳者　橋本　雅雄

新版あとがき

　このたび，一時版が途絶えていた『子どもの治療相談』を新たな形で出版することになりました。旧版が上下2冊であったのを1冊にまとめ，表題も内容がわかりやすいように『子どもの治療相談面接』に換えてみました。また，この機会に訳文の見直しをしたいと考え，東京国際大学の大矢泰士氏に手伝っていただきました。隅々まで丁寧な仕事をしていただいたので，大矢氏には監訳者に加わっていただくことにしました。もちろん，訳文の文責は橋本にあります。また，肝心の図版はデジタル的に調整を施し，旧版よりも見やすくなっていると思います。

　最後に，気長に根気よく，誠実に再版に努力を惜しまなかった岩崎学術出版社の長谷川純さんに，深く感謝を表します。

　2011年10月

橋本　雅雄

索　引

あ行

愛情剝奪　59, 199, 200, 215, 216, 243, 247, 304, 358
　　——と甘やかし　199, 230, 232, 233, 247, 370
　　——と反社会的傾向　118, 199, 200, 267, 295
　　父親に関する——　133
　　母親自身の——　309
　　反社会的な子どもの父親に関する——　199, 280, 290, 354
愛する
　　——能力　259, 268
悪循環
　　——からの変化　40
悪魔
　　——の夢　337〜339
悪夢　50, 52, 148, 336, 356
　　魔法使いについての——　73
アシカイネンさん
　　通訳としての——　12, 24
アシュトン（症例IX）　135
遊ぶこと　29
　　——と解釈しないこと　298
　　——の機会　123
　　——の能力の喪失　225
　　——を楽しむ　57
　　子どもと治療者と一緒に——　17, 49, 131, 165, 170, 196, 278, 298, 329, 360
　　正常性の徴候としての——　57
　　成人患者の相談面接における——　319
「甘やかし」
　　——と愛情剝奪　199, 230, 232, 233, 247, 370
　　——と依存への退行　199
　　——と何かをやってもらえるという意識　312
　　治療的な——　233
新たなテーマ
　　面接の終了時に——を導入する危険　23
アルバート（症例X）　149
アルフレッド（症例VII）　102
アンナ（X夫人の症例）　308

イーロ（症例I）　7, 12
怒り　59, 312
　　反応的——　59
生き残ること
　　親たちの——　199, 369
移行対象（現象）　34, 36, 89, 95, 99, 131, 140, 180, 208, 221, 225, 231, 276, 282, 317, 320, 344, 370
　　——と盗み　320
　　——と目覚めること　131
　　——の役割　95
依存　7, 29, 177, 199, 219, 232, 247, 280
　　——対 前進　35, 61, 233, 240
　　——に対する防衛　80
　　治療者に向けた子どもの——　5
　　ほぼ絶対的な——　68, 80
偽りの自己
　　——機構と外傷　80
　　——と服従　366
　　——と部分対象　364
遺伝　96, 372
イド
　　——と服従　63
イライザ（症例III）　40
受け入れ
　　解釈の——　10
嘘をつくこと
　　苦悩の徴候として——　324
打ち明け話
　　親に対するスクィグル・ゲームの——　4
うつ病（抑うつ状態）　61, 73, 79, 85, 86, 96, 98, 162, 176, 198, 234, 245, 248, 250, 260, 264, 295, 311
　　母親の——に対して持つ子どもの責任感　93
　　母親の——の影響　78
絵　3
　　大きな紙を使って重要なことを示す——　52, 72, 187, 302, 330, 352
エイダ（症例XIII）　202
X夫人（症例XVIII）　308

エディプス・コンプレックス　92, 145, 148,
　339, 355
援助
　――と絶望　367
恐ろしい
　自己の――部分　50
恐ろしさ
　――と興奮　74
落ち着きのないこと　180
　――と反社会的傾向　198
　感情の恐れの徴候としての――　196, 198
驚き　1, 4, 13, 17, 31, 135, 160, 254, 321, 339,
　347, 352, 364
思い出すこと
　――と外傷　81
親（親たち，両親）
　――が治療者の打ち明け話を悪用する　4
　――が治療者の打ち明け話を理解する　8,
　27, 40, 146, 194, 339
　――と客観的に報告する能力　8
　――と治療者の信頼　8, 40
　――の生き残ること　199
　――の状態に対して持つ子どもの責任感
　93
　子どもに影響を与える――の病気　9, 27,
　39, 113, 117, 220, 243, 248, 250, 294, 308, 323,
　347
　退行的なエピソードを扱う――　272
　治療の施行者としての――　177, 199, 223,
　243, 245, 247, 272, 281, 358
　治療を受けている――　61, 177, 248
　夢に反映される――の態度　4
音楽　6, 148, 224, 276
　音に対する防衛としての――　142, 145
　幻覚にとって代わる――　141

か行

絵画
　隠し場所としての抽象――　142, 143
　幻覚からの逃げ場としての――　142
解釈
　――対話すこと　65
　――の撤回　10
　――の否認　10
　――を拒否する子どもの権利　10, 22
　――をプロパガンダとして受け入れる　10
　過去との橋渡しをする――　243

子どもが自己を発見する助けとなる――
　60, 65
主たる特徴でない――　9, 196, 204
治療者が差し控えた――　15, 41, 47, 55, 65,
　68, 145, 165, 171, 189, 204, 208, 210, 212, 262,
　298, 315, 328
治療者の利益のための――　10
馴れ合いの防衛としての――　10
外傷
　――と思い出すこと　81
解体　80, 198
　――と時期尚早の自我機構　65
　――とハンプティ・ダンプティ　65
　――の再活性化　67
　――の兆候　72
解離　202, 214, 218, 245, 263, 359
　――対 分裂　281
顔
　――をいじること　34
鍵
　――と指　228
学習
　――困難　80, 83, 323
学生
　――と症例記述の利用　11, 118, 201
　――の選抜　1
　――のトレーニング　1
　症例のすべての資料を入手している――
　9, 118
　精神分析の――　1
家族
　――の側の病気　9, 117
　――の修復　322
　――の正常性　27, 83, 147, 281
葛藤
　情緒的――　7
　前進と退行の――　35, 36, 61, 233, 240
家庭
　精神病院として使用する――　176, 293
神
　――を信じることと自己　191
紙　52, 72, 352
噛む
　――衝動　318
感覚（感情）
　――と服従　63
　夢の終わりの瞬間の――　131

索引 385

環境
　――側の失敗に対する反応　66, 72, 75, 80, 198, 201
　――側の病気　9, 117
　――に対する子どもの関係性　6, 40, 94, 147
　――の操作　2
　――の評価　6, 197
　異常な――　5
　発達促進的――　198
　平均的に期待できる――　6
環境要因
　スクィグルにおける――の評価　3
患者
　――に同一化する能力　2
　分析医をコントロールする――の欲求　146
管理
　症例の――　6, 9, 27, 176, 219, 247, 248, 272, 281, 308, 321, 358, 371
奇怪な
　ユーモラスに対する――　360
基準
　子どもに教え込まれた親の――　87, 94, 269
傷つかないこと　80
吃音（吃り）　102
希望（望み）　29, 304
　――と反社会的傾向　201, 267
　治療者の――　10
　理解されるという――　5, 80, 198
技法（技術）　1, 6, 117, 196, 202, 363
　――の柔軟性　2, 28
　――の模倣　9
　――の模倣に対する警告　9
　当たり前のこととして認められる――　6
　子どもから手掛かりを得る――　43, 200
　スクィグル・ゲームの――　3, 163
客観的
　――になる　19
教育素材
　――としての症例記述　9, 11, 117
狂気（狂っていること）
　――の感覚　202, 312, 371
仰天する
　子どもが自分の絵で――　18, 22, 38, 90, 92, 207, 304
強迫　207, 268
恐怖（症）Phobia　59, 124, 194, 231

　――におけるヘビ・象徴　11
恐怖 Fears　124, 188, 275, 338
拒否
　子どもの――する権利　10
気を紛らす方法
　両親の――　343
空想　31, 56, 106, 170, 180, 212, 260, 262, 302, 334, 354, 356
　――の恐怖　184
　――の軽視　254
　――の能力　253
　蒼古的な不安を扱う――　77
　誕生以前についての――　21
　妊娠についての――　58, 59, 60
空想虚言癖　245, 250, 267, 324
空想的なもの
　――対　空想と夢　260
クオピオ（フィンランド）　12, 14
くつろぎ
　スクィグル・ゲームで得られる子どもの――　106
苦悩（精神的苦痛）
　――と瞬き　324
　愛情剥奪の――からの解放　307
　生育歴聴取が――を発見する　116
　治療者の行動でそらされた――　108
グループ
　――状況　8
　――療法　61
ケースワーク　117
ゲーム　153, 364
　――対　遊ぶこと　158, 179, 216, 325, 354
　不安からの逃避としての――　354
外科
　整形――：症例 I　12
結果　8, 117, 339
　相談面接の――　26, 39, 60, 81, 94, 101, 133, 147, 160, 174, 194, 218, 245, 268, 290, 306, 319, 358, 373
月経　161, 162
幻覚
　――と音楽　142
言語化
　スクィグル・ゲームにおける問題の――　20
　母親の――からの解放　26
現実

——感の喪失　80, 371
現実原則　170, 172, 268
　　　——と治療的「甘やかし」　233
原始的愛情衝動　59, 144, 196
研修医
　　　——の選抜　1
　　　——のトレーニング　1, 2
　　　病気の人をよくする——　2
原発性欠陥　62, 80
口愛サディズム　71, 144, 194, 196, 318
攻撃性　59, 160, 177, 230, 272, 348
合指症　12, 15
行動化．→ 再体験
　　　盗みにおける観念の——　254
　　　利用できない夢を取り戻すための——　254
幸福
　　　——とユーモア　31
興奮　62
　　　——と恐ろしさ　74
呼吸（息づかい）　103, 111, 119, 145
心（知性）
　　　——対 遊ぶこと　123
　　　——と禁止事項　122
　　　——と混乱　122
　　　——の開発　123
　　　——の等価物としての身体　50
　　　症状としての——　119
孤独（一人ぼっち）　192, 240, 310
言葉
　　　——の歪み　65
子どもの城　12
コミュニケーション
　　　子どもと教師の——　117, 147, 244
　　　子どもと治療者の——　3, 8, 117, 135, 161, 186, 197, 199, 249, 325, 365
　　　社会的機関の間の——　294
　　　スクィグル・ゲームを通しての——　13, 14, 18, 77, 80, 180
　　　母親と治療者の——　308
　　　母親の——の障害　229
孤立 Isolation
　　　不安に対する防衛としての——　80
孤立すること Isolating
　　　自己を保護するものとしての——　80
殺すこと　100, 145, 153, 159, 210, 339, 356
　　　自己を——　162, 335, 336, 338

混乱（ゴチャゴチャ）　127
　　　——と心　127
　　　——と想像を絶する不安　127

さ行

罪悪（感）
　　　——感　144, 245, 251, 271, 370
　　　母親の性についての——　25
　　　マスタベーションについての——　53
再体験　65, 189, 196, 307
細部
　　　——を理解することの重要さ　119
催眠　5
錯乱（混乱）状態　67, 127, 131, 198, 210
裂け目
　　　——と「良い」ママの回復　318
　　　発達の——と反社会的傾向　198
サド－マゾ的組織化　177, 190, 192
三角関係（状況）　92, 93, 145, 148, 339
死
　　　妊娠としての——　145
詩
　　　「生きなければならない」　133
ジェイソン（症例 XX）　323
自我
　　　——を時期尚早に信頼する　65
仕返し（報復）　71, 199
　　　患者の挑発に対する——　2
自我支持　196
　　　スクィグル・ゲームで描写される——　15, 165
時期尚早
　　　——の努力と破綻　111〜114
　　　自我に対する——の信頼　65
自己　205
　　　——感覚に対する脅かし　165
　　　——についての愛　24, 190
　　　——の恐ろしい部分　50
　　　——の絶滅　366
　　　——の保護として子どもが孤立する　80
　　　——のままに愛される必要性　22
　　　——を信じることと神　191
　　　相談面接での子どもの——の提示　27
　　　相談面接における——の象徴　11, 37, 180
　　　母親の少年としての——　345
　　　引きこもり状態で保護される——　81
　　　ヘビによって表わされる——　33〜35

思考
　心身的機能に対する――　81
自殺　338
私生児
　――と愛情剥奪　308
自責感
　ごまかしと誤解された――　367
自然さ（自発性）　86, 163, 190, 256
自然な発達　27, 80, 212
思想体系
　安直な解決をもたらす――　2
嫉妬　145, 311
　同胞間の――　84, 92, 159, 231, 234
質問　277
　葛藤の中心テーマからそらす――　60
　症状を誘発させる――　102
児童精神医学
　――と精神分析　1, 196, 200, 249
社会的機関　294
社会的な圧力
　――と治療的作業　249
　――を満たすこと　249
　――を満たすこと　2
社会的な要請
　――と精神分析　2
自由
　――とユーモア　31
宗教　87, 94
重要な契機
　症例Ⅰの――（No.14）　21
　症例Ⅱの――（No.13）　34
　症例Ⅲの――（No.1, 11）　41, 46
　症例Ⅳの――（No.26）　76
　症例Ⅴの――（No.7）　90
　症例Ⅵの――（No.7）　100
　症例Ⅶの――（No.12）　108
　症例Ⅷの――（No.17）　127
　症例Ⅸの――（No.13）　142
　症例Ⅹの――（No.2, 17）　150, 158, 159
　症例Ⅺの――（No.11）　169
　症例Ⅻの――（No.14）　187
　症例ⅩⅢの――（No.20）　213
　症例ⅩⅣの――（No.9）　238
　症例ⅩⅤの――（No.6, 10）　263, 264
　症例ⅩⅦの――（No.16）　304
　症例ⅩⅧの――　318
　症例ⅩⅩの――（No.16, 11）　337, 352

　症例ⅩⅩⅠの――（No.10）　364
主観的対象
　――としての治療者の役割　4, 196
　――と「神聖な契機」　5
　――と対象化　82
障害
　退行する自由の――　61
　面接によって取り除かれた発達上の――
　　177
症状　8
　アシュトンの――　135
　アルバートの――　149
　アルフレッドの――　102, 105, 114
　イーロの――　12
　イライザの――　59
　エイダの―　202, 216
　ジェイソンの――　323, 348
　ジョージの――　359, 366, 367
　セシルの――　220, 231
　チャールズの――　119
　ピーターの――　272
　ヘスタの――　162
　ボブの――　61, 78, 80
　マークの――　250
　ミルトンの――　177
　ルースの――　294
　ローズマリーの――　98
　ロバートの――　83, 84, 85
　ロビンの――　27
象徴（表現）　11, 47, 55, 166, 168, 204, 215, 225, 260
　想像を絶する不安に対する防衛としての――
　　110
　夢における――　110, 145, 157, 189
情緒発達
　――についての理論　3, 95
　――にとってのよいスタート　198, 365
　――の障害　5, 135, 177, 323
　――の複雑さ　11
衝動　163, 254
　――と服従　63
症例
　――の選択　7, 12, 27
　――の楽しめる記述　6
　――の評価　6
　――の唯一性　3
　――報告　3

──を選択する際の環境の評価　6
　　絵画によって生き生きと感じられる──
　　　3
　　子どもによって「記述された」──　3
　　すべてを記述された──　9
ジョージ（症例 XXI）　359
初回面接
　　──と多種の問題を扱う不適切さ　9
　　──における深層に及ぶ作業　5
　　──の活用　1, 4, 60, 147, 200, 202
　　──前の改善　116
食欲
　　原始的な──　59, 143
神経症的
　　想像を絶する不安に対する──組織化　77
信じること
　　神を──　191
　　自己を──　191
　　信頼性を──　196
　　理解されていると──　5, 7
心身的
　　──作用と思考　81
人生
　　問題を解決する方向への──の使用　148
「神聖な契機」
　　──の使用　5
深層に及ぶ作業
　　初回面接での──　5, 41
身体
　　──機能　59
　　心の等価物としての──　50
死んだ状態　101
診断　275, 324
　　──上の変化　80
　　──への疑念　62
　　──の価値　135
信頼（確信）
　　──とより深層に進むための準備　302
　　神聖なものとしての子どもの──　5
信頼性
　　治療者の──　2, 184, 196
神話　110, 241
睡眠
　　──障害　85, 162, 221
　　──とうつ病　79
　　環境側の失敗としての母親の──　76
スキゾイド・パーソナリティ　135

スクィグル・ゲーム
　　──で患者が仰天する　18, 22, 38, 207
　　──と親に打ち明け話をすること　4
　　──と治療相談面接との関連　3
　　──と動作　70
　　──に表われた象徴表現に子どもが気づかないこと　15
　　──における創造性　29
　　──におけるユーモア　31
　　──に積極的に参加するまで待つ　182
　　──の説明　12
　　──を通してのコミュニケーション　180
　　技法としての──　3, 163
　　子どもとコンタクトをとる手段としての──　3, 7, 105
　　子どものくつろぎに到達する──　106
　　問題の言語化を導き出す──　20
　　夢素材に通じる道としての──　31
スポック博士　341
生育歴聴取　60, 116, 199, 252, 272, 281
　　子どもからの──　202
　　──対：事実の収集　116
成果
　　症状的──に関する警告　9
性格
　　──と愛情剥奪　199
　　防衛組織としての──　80
成熟過程　198
正常性
　　子どもの──と社会的設定　12, 27, 57
　　病気というより──を見出す　95
精神病質的人格　274
精神分析
　　──と児童精神医学　196, 200, 249
　　──の適応　10, 96, 135, 200, 322
　　社会的な要請を満たさない──　2
　　治療としての──　1
　　トレーニング中の研修生の病気をよくする──　2
　　トレーニング中の治療者に必須の個人──　2
成長
　　──対：病的破綻　277
　　自然な──という感覚　94
性的
　　──絶頂　209
　　──刺激　52, 313

──象徴（表現） 33, 47, 55, 210
──情報 58, 85, 91, 251
──誘惑 52
──興奮 91, 128, 337
（性交） 145
母親の──罪悪感の欠如 25
母親の（性）生活 25, 309, 310
青年期
──に対する治療 172
正否
スクィグル・ゲームでは関係ない── 17
世界保健機関 WHO 12
セシル（症例 XIV） 219
絶望 306, 336, 339, 367, 370
絶滅
自己の── 366
善悪 149
全体対象 11
──の概念を構成する能力 62
羨望
ペニス── 168
想像（力） 47, 57, 84, 147, 165, 204, 206, 237, 258
創造的──とユーモア 31
夢を導き出す── 147
創造性 31, 146, 167, 170, 366
遊ぶことの──とゲーム 325
相談（相談面接）．→ 治療相談
──についての夢 170
相談面接の各段階 53, 65, 72, 184, 302
躁的 57
──防衛と反社会的傾向 268
──抑うつ的な動揺 162, 174

た行

体験
相互── 3
相談面接での子どもの── 3, 194, 196, 210, 306, 307
退行 28, 35, 61, 161, 199, 219, 225, 232, 247, 272, 279
親によって扱われた── 272
対象化すること
治療者を── 82
対象と関係すること 59, 144, 194
──の能力の喪失 80
原始的に── 59

第二次疾病利得 197, 199
抱っこすること 73, 76
他人に迷惑を及ぼすこと 197
楽しむこと
遊ぶことを── 57, 338
スクィグル・ゲームで相互に── 17
誕生以前
──の空想 21
知性
──対：遊ぶこと 123
父親
──愛情剥奪 199, 281, 290, 339, 354
──を治療しようとする子どもの努力 113, 114
子どもの──愛情剥奪 133
道徳を教え込む── 269
母親像としての── 226, 227, 228
母親の抱っこする機能の失敗を修正する──の援助 77
チック
──と苦悩 324
知能 78, 83, 86, 136, 147, 162, 172, 279, 323, 329, 347, 360
乳房 192, 208, 215, 241, 247, 364
──からの授乳（母乳での養育） 79, 83, 220, 225, 341, 370
──への攻撃 59, 193, 318
チャールズ（症例 VIII） 119
治癒（治療）
──における発達過程の役割 40
──についての不安 308
個性を脅かすものとしての── 165
症状的── 8, 102, 296
青年期の──は時間の経過 172
反社会的傾向の── 199
注射
──の持つ意味合い 337, 345
中絶 369
超自我
──と父親-愛情剥奪 199
──と服従 149
挑発
──と治療者からの仕返し 2
治療
──においていかに少なく作業をするか 115
──の本質 60

治療者
　——と親のコンタクト　24
　——において仕返しをする傾向のないこと　2
　——の患者と一緒に遊ぶこと　170
　——の個人分析　2
　——の自然で衝動的であること　163
　——の職業的信頼性　2
　——の独自性　6
　——の魔術的理解　17
　——の味方としてのユーモア　31
　——のユーモアの使用　127
　——をコントロールしたい患者の欲求　146
　——を対象化する子どもの欲求　82
　親が扱わない防衛を扱う——　33
　患者に同一化するための——の能力　2
　患者の葛藤を受け容れるための——の能力　2
　子どもが鍵体験を全体的人格に取り入れるのを援助する——　196
　子どもの個としての人格を脅かす——　165
　子どもの欲求に対する——の適応　184
　主観的対象としての——　4
　相談面接前夜の夢に現れる——　4, 170
　定数因子としての——　6
　「平均的に期待できる環境」に対する——の依存　6
　要求に応じる——の有効性　161
治療相談（面接）
　——とスクィグル・ゲーム　3
　——における移行対象の役割　95
　——における子どもの自己提示：症例 II　27
　——におけるプライバシー　7
　——における良循環　8
　——の回避　5
　——のための子どもの準備　4
　親（母親）との——　309
　患者に主導権のある——　10, 311
　長期間の精神療法による——のためのトレーニング　249
　無意識の解釈が主たる特徴ではない——　9
通訳
　スクィグル・ゲームでの——の使用　12

手
　——の重要な意味合い　206
抵抗　10, 200
テープレコーダー　3
手掛かり
　症例の——　41, 98, 112, 184, 346
適応　205
転移　1, 10, 196
　——対「管理」　6
転移神経症　196
同一視（同一化）　171, 182, 231, 345
　神との——　192
　子どもに——する治療者の能力　2
　自己の——　21
　父親との——　96, 113, 114
　治療者との——　23, 67
　母親との——　22, 226, 298, 306, 346, 356
同一性
　演じることを通しての——　363
　パーソナルな——の喪失　2, 160
統合
　——の能力　259, 264, 267
登校拒否　27
統合失調症
　小児——　67, 80, 135
動作
　スクィグル・ゲームにおける——の重要さ　70
倒錯
　——と服従　177, 178
同時的な
　——受容と拒否　143
同性愛
　正常としての——　93, 357
逃避
　退行的傾向からの——　247
獰猛さ　46, 57, 59
トレーニング
　精神分析のための——　1
　全症例の検討による——　3
　治療のための——　1

な行

内的葛藤
　——と素材の専門的な使用　7
　——の解決　2
　初回面接で提出される——　7, 9, 35, 41,

108, 148
何か
　恐ろしい―― 50, 54, 58, 59
馴れ合いの
　――防衛 10
憎しみ（憎悪） 25, 149, 159, 160
肉体的欠陥
　――を母親との関連で気づく 22
　スクィグル・ゲームでの――の現出 13
二相を持つスクィグル 163, 168, 169, 170, 172
妊娠 25, 205, 369
　――に対する子どもの反応 50, 53, 58, 59, 84, 193, 205, 220, 296, 304, 340
　――についての子どもの空想 58, 187
盗み 197, 202, 205, 207, 216, 233, 242, 250, 266, 294, 313, 324, 347, 359
　――と愛情剥奪 295
　――と移行現象 320
　――と贈り物をすること 207, 213
　――と買うこと 213, 314
　――と観念の行動化 254

は行

排泄物 46, 111, 228
破壊的であること 199, 321, 345, 357
白昼夢 78, 311, 313
破綻
　――と偽りの自己構造 81
　――と外傷 81
　パーソナリティの成長と共存する―― 277
発達過程
　治療での――の役割 40
話すこと（おしゃべりすること）
　――は相談面接を促進する 166
　解釈に対する―― 65
　促進的要素としての―― 109
母親
　――が子どもの病気を利用する 319
　――自身の少年としての自己 345
　――と子どもに償うための矯正治療の使用 25
　――と子どもの治療者と会う必要 24
　――と子どもの肉体的欠陥を罰として感じること 25
　――と子どもへの憎しみ 25
　――との治療相談面接 308

　――の内側の恐ろしい対象への攻撃 59
　――のうつ病（抑うつ状態） 61, 73, 78, 85, 86, 93, 96, 224, 234, 245, 248, 250, 260, 267, 295
　――のうつ病に対して持つ，子どもの責任感 93
　――の罪悪感 25, 245
　――の独占欲 309
　――を子どもが再発見する 200, 215, 218, 304, 314, 318
　子どもに影響を与える――の葛藤 27, 39, 61, 220, 243, 248, 250, 294, 308, 347
　子どもの愛する能力から創り出された―― 268
　子どもの肉体的欠陥と――の関連 22
　反社会的傾向を持つ―― 308
場面（状況）
　――についての子どもの評価 184
　――の供給 7, 27, 117, 135, 161, 295
反社会的傾向 118, 197, 202, 247, 281, 294, 359
　――と愛情剥奪 118, 199, 267, 295
　――と狂気 371
　――と錯乱（混乱）状態 198
　――と自責 367, 370
　――と躁的防衛 268
　――と父親-愛情剥奪 293
　――と発達の裂け目 198
　――の治癒 199
　――の二つのタイプ 199
　希望の表現としての―― 201, 267
反応
　環境側の失敗に対する―― 66
ハンプティ・ダンプティ
　――と統合のアイデア 65
ピーター（症例 XVI） 272
引きこもった
　自己の保護としての――状態 81
備給
　――の撤去 73, 76
左利き 105, 323
必要性
　生まれたままの状態で愛される―― 24
他人が私に対してやるべきことがあるはずだと思うこと
　――と台無し 312
病気
　――対：不良であること 293

——より正常性を見出す　95
子どもに影響する両親の——　61
相談面接において——に到達する　210
父親の——を治療しようとする子どもの努力　113, 114
母親の——　79
両親や社会状況の——　9
ファウンド・オブジェクト　30, 36
不安
　原始的な——　67, 76, 77
　混乱と想像を絶する——　127
　仕返しについての——　71
　象徴的社会活動に写し出された想像を絶する——　110
　想像を絶する——　77, 80
　相談面接中の——　74, 193, 303, 332, 354
　治癒についての——　2
服従（迎合）　20
　——と偽りの自己　366
　——と感情　63
　——と衝動　63, 178
　——と倒錯傾向　177
部分対象　11, 362, 366
プライバシー
　相談面接を促進させる——　7
分離
　母親からの——　266, 267, 305, 340
「平均的に期待できる環境」
　——に対する治療者の依存　6
ヘスタ（症例 XI）　161
ペニス　70, 74, 125, 167, 193, 204
ペニス羨望　166, 168
ヘビ
　自己を表わしている——　33, 34, 35
　ペニスや自己の象徴としての——　10
防衛　192
　——の尊重　33, 337
　蒼古的不安に対する——　80
　馴れ合いの——　10
　病気の特徴である——の強固さ　31, 57, 359
報告（すること）
　——からの報酬　3
　——の過度の簡略化　3
　——の正確さ　3, 11
　——の必要性　8
暴力性
　——の恐れ　275

「僕は在る」　37
勃起（直立）　33, 91
本能欲動
　——と情愛的関係　96

ま行

マーク（症例 XV）　249
真面目さ　264
魔術（魔法）　130, 155, 182, 356
　治療者の——を恐れる　17
魔女　108, 109, 110, 130, 131, 153, 155, 156, 246
マスタベーション　52, 78, 128, 205, 208, 210, 231, 309
瞬き　324
魔法使い　73, 77, 156, 157
水
　——へのこだわり　251, 260, 267
見ること
　——を嫌がる　17
ミルトン（症例 XII）　177
無意識
　葛藤の——的表明　35, 41
　スクィグルを通しての——への接近　262, 266
　治療相談で主たる特徴ではない——の解釈　9
　夢を通しての——への接近　110, 256
目覚めること　131
妄想体系　373
模倣
　記述された技法を——することへの警告　9
問題
　初回面接での多種の——　9
　スクィグル・ゲームで可能になる——の言語化　20

や行

役割
　親の役割と比較した治療者の——　33
　主観的対象としての治療者の——　4, 82, 196
夜尿（おねしょ）　59, 129, 131, 199, 202, 277, 316, 354
有効性
　「要求に応じた」治療の——　161, 176
友情　190, 248, 251, 270

息子と父親の―― 93
ユーモア 315
　　――と子どもの創造的な想像力 31
　　――と防衛の強固さ 31
　　自由の証としての――のセンス 31, 57, 247, 360, 363
　　治療者の味方としての―― 31
誘惑
　　性的―― 52
豊かさ 260
指しゃぶり 78, 89, 225, 238, 275
夢 18, 31, 48, 50, 73, 90, 98, 100, 106, 110, 124, 127, 140, 152, 170, 186, 190, 239, 242, 246, 254, 264, 302, 314, 333, 352, 359, 363
　　――対：空想的なもの 260
　　――と混乱 127
　　――と錯乱状態 128, 130, 131
　　――の素材に触れていく 33
　　――を絵にすることで症状が消失する 98, 99, 100, 101
　　悪魔の―― 337
　　覚えていない―― 190
　　死んでいることを表す―― 101
　　相談面接で子どもによって使用される―― 60
　　相談面接の前夜，治療者についてみる―― 4, 170
　　素材を扱う子どもの能力を示す―― 106
　　治療で使用される―― 106
　　反社会的傾向を持つ母親の―― 314, 315
　　反社会的行動化の中で取り戻された，利用できなかった―― 254
　　防衛としての―― 33
良い対象

　　――の喪失 199
「要求（要請）に応じた」療法 161, 176, 195, 200
要請
　　社会的な――と精神分析 2
抑圧 213, 250
欲求不満
　　――に対する反応 250, 267, 268
　　――の受け入れ 256

ら行

理解されること
　　――を信じる 5
　　――を望む 5
理想化 79
離乳 250, 267
両価性（アンビヴァレンス） 143, 196, 250
良循環 8
　　生命力や発達過程の力によって悪循環を――に変える 40
リリー（症例 XIX） 320
理論
　　情緒発達の――の必要性 3
ルース（症例 XVII） 294
レズビアン 162
連続性
　　――の裂け目 198, 201
ローズマリー（症例 VI） 98
ロバート（症例 V） 83
ロビン（症例 II） 27

わ

分かること
　　治療者が魔術的に――に対する恐れ 17

監訳者略歴
橋本雅雄（はしもと　まさお）
1942年　栃木県に生まれる
1968年　慶応義塾大学医学部卒業，医学博士
現　在　くじらホスピタル
訳　書　クーパー＝反精神医学（共訳，岩崎学術出版社）
　　　　ウィニコット＝遊ぶことと現実（岩崎学術出版社）
著　書　精神医学書（分担，金原出版），精神分析セミナー（編著，岩崎学術出版社）ほか

大矢泰士（おおや　やすし）
1963年生まれ
東京大学文学部，教育学部教育心理学科卒業
東京都立大学大学院人文科学研究科心理学専攻博士課程単位取得
専　攻　臨床心理学，精神分析学
現　職　東京国際大学大学院臨床心理学研究科教授
　　　　青山心理臨床教育センター臨床心理士
著訳書　ライフサイクルの臨床心理学，思春期・青年期の臨床心理学（ともに共著，培風館），もの想いと解釈，夢見の拓くところ（ともに訳，岩崎学術出版社）ほか

訳者略歴
舘　哲朗（たち　てつろう）
1950年　富山県に生まれる
1976年　奈良県立医科大学卒業
現　在　東海大学大学院健康科学研究科教授

服部陽児（はっとり　ようじ）
1952年　愛媛県に生まれる
1977年　昭和大学医学部卒業
現　在　ＮＴＴデータヘルスケアセンタ

河野貴子（こうの　たかこ）
1955年　東京都に生まれる
1980年　日本医科大学卒業
現　在　林間メンタルクリニック

河野正明（こうの　まさあき）
1954年　神奈川県に生まれる
1980年　東海大学医学部卒業
現　在　林間メンタルクリニック

中村世郎（なかむら　せいろう）
1953年　鹿児島県に生まれる
1980年　東海大学医学部卒業
現　在　中村メンタルクリニック

松田文雄（まつだ　ふみお）
1952年　広島県に生まれる
1987年　東海大学医学部大学院修了
現　在　松田病院

新版 子どもの治療相談面接
ISBN978-4-7533-1036-4

監訳者

橋本　雅雄

大矢　泰士

2011 年 11 月 15 日　第 1 刷発行
2022 年 10 月 4 日　第 3 刷発行

印刷　(株)新協　／　製本　(株)若林製本工場

発行所　　(株)岩崎学術出版社　〒101-0062　東京都千代田区神田駿河台 3-6-1
発行者　杉田　啓三
電話 03(5577)6817　FAX 03(5577)6837
©2011　岩崎学術出版社
乱丁・落丁本はおとりかえいたします　検印省略

小児医学から精神分析へ──ウィニコット臨床論文集
D・W・ウィニコット著　北山修監訳
年を追って進化する思考のプロセス──待望の合本版

抱えることと解釈──精神分析治療の記録
D・W・ウィニコット著　北山修監訳
独創的な分析家による綿密・精緻な治療記録

改訳 遊ぶことと現実
D・W・ウィニコット著　橋本雅雄／大矢泰士訳
時代を先取りしたウィニコット最後の論文集

新版 子どもの治療相談面接
D・W・ウィニコット著　橋本雅雄／大矢泰士監訳
待望の新版！卓越した治療技法と臨床感覚を生き生きと再現

クラインとウィニコット──臨床パラダイムの比較と対話
J・エイブラム／R・D・ヒンシェルウッド著　木部則雄／井原成男監訳
二大分析家を臨床体験から徹底比較

道のりから学ぶ──精神分析と精神療法についてのさらなる思索
P・ケースメント著　上田勝久／大森智恵訳　松木邦裕翻訳協力
『患者から学ぶ』に始まるP・ケースメントの「学ぶ」シリーズ第5弾

こころのマトリックス──対象関係論との対話
T・オグデン著　狩野力八郎監訳　藤山直樹訳
精神分析における主体とはなにかを問う基礎的研究

母子臨床の精神力動──精神分析・発達心理学から子育て支援へ
J・ラファエル-レフ著　木部則雄監訳
母子関係理解と支援のための珠玉の論文集

フロイトを読む──年代順に紐解くフロイト著作
J・M・キノドス著　福本修監訳
フロイトと出会い対話するための絶好の案内書